全国名院、名科、名医病例解析丛书

老年科疑难病例解析

Management and Analysis of Complicated Geriatric Cases

主 编 李小鹰 樊 瑾

副主编（按姓氏笔画排序）

马慧娟 保志军 秦明照

奚 桓 黄 春 温红侠

人民卫生出版社

图书在版编目（CIP）数据

老年科疑难病例解析/李小鹰,樊瑾主编.—北京:人民卫生出版社,2017

ISBN 978-7-117-24663-7

Ⅰ.①老… Ⅱ.①李…②樊… Ⅲ.①老年病-病案-分析 Ⅳ.①R592

中国版本图书馆 CIP 数据核字(2017)第 137083 号

人卫智网	www.ipmph.com	医学教育、学术、考试、健康,购书智慧智能综合服务平台
人卫官网	www.pmph.com	人卫官方资讯发布平台

老年科疑难病例解析

主　　编:李小鹰　樊　瑾
出版发行:人民卫生出版社（中继线 010-59780011）
地　　址:北京市朝阳区潘家园南里 19 号
邮　　编:100021
E - mail:pmph @ pmph.com
购书热线:010-59787592　010-59787584　010-65264830
印　　刷:中国农业出版社印刷厂
经　　销:新华书店
开　　本:787×1092　1/16　印张:34
字　　数:827 千字
版　　次:2017 年 8 月第 1 版　2017 年 8 月第 1 版第 1 次印刷
标准书号:ISBN 978-7-117-24663-7/R·24664
定　　价:128.00 元

打击盗版举报电话:010-59787491　E-mail:WQ @ pmph.com
（凡属印装质量问题请与本社市场营销中心联系退换）

编 者 （以姓氏笔画为序）

丁海峰　新疆石河子大学医学院第一附属医院

卜　石　中日友好医院

于　凯　中国医科大学附属盛京医院

于晓宁　山东大学齐鲁医院

马玉苹　江苏省人民医院

马金宝　首都医科大学附属北京同仁医院

马丽萍　第二军医大学附属长海医院

马敬红　首都医科大学宣武医院

马慧娟　河北省人民医院

王　宁　首都医科大学附属北京同仁医院

王　丽　新疆石河子大学医学院第一附属医院

王　林　天津医科大学第二医院

王　和　北京医院

王　峥　江苏省人民医院

王　勇　中日友好医院

王　晶　兰州大学第一医院

王　赞　吉林大学第一医院

王双艳　广州市第一人民医院

王邦茂　天津医科大学总医院

王丽静　中南大学湘雅医院

王秋梅　中国医学科学院北京协和医院

王晓丽　锦州医科大学附属第一医院

王晓明　第四军医大学西京医院

王晓斌　昆明医科大学附属第一医院

王敏健　广州市第一人民医院

王爱波　福建医科大学附属协和医院

王朝晖　华中科技大学同济医学院附属协和
　　　　医院

王智华　昆明医科大学附属第一医院

王翔凌　北京医院

文　晖　华中科技大学同济医学院附属协和医院

方保民　北京医院

方美琴　福建医科大学附属协和医院

孔　俭　吉林大学第一医院

石艳清　福建医科大学附属协和医院

田建立　天津医科大学总医院

丘惠嫦　广州市第一人民医院

付　平　新疆石河子大学医学院第一附属医院

白　松　昆明医科大学附属第一医院

白小涓　中国医科大学附属盛京医院

包海荣　兰州大学第一医院

冯美江　南京医科大学第二附属医院

邢小燕　中日友好医院

巩　路　天津医科大学总医院

曲　晨　南京医科大学第二附属医院

吕雪英　浙江大学医学院附属第一医院

朱玉峰　第二军医大学附属长海医院

朱鸣雷　中国医学科学院北京协和医院

朱遂强　华中科技大学同济医学院附属同济
　　　　医院

朱黎明　湖南省老年医院

乔礼芬　华中科技大学同济医学院附属同济
　　　　医院

任延平　西安交通大学医学院第一附属医院

牟向东　北京大学第一医院

刘　丰　广州市第一人民医院

刘　华　云南省第一人民医院

刘　昕　北京医院

刘　建　华中科技大学同济医学院附属同济
　　　　医院

刘　洋　四川大学华西医院

刘　砺　北京医院

3

刘　倩　首都医科大学附属北京同仁医院
刘　琦　首都医科大学附属北京同仁医院
刘　谦　首都医科大学附属北京同仁医院
刘　蔚　北京医院
刘东戈　北京医院
刘宇翔　辽宁省金秋医院
刘国樑　首都医科大学附属北京同仁医院
刘学军　山西医科大学第一医院
刘承云　华中科技大学同济医学院附属协和
　　　　医院
刘晓红　中国医学科学院北京协和医院
刘晓菊　兰州大学第一医院
刘梅林　北京大学第一医院
刘焕兵　南昌大学第一附属医院
刘尊敬　中日友好医院
刘慧霞　中南大学湘雅医院
刘德平　北京医院
齐海梅　北京医院
江　凌　华中科技大学同济医学院附属协和
　　　　医院
汤天清　北京医院
许宏伟　中南大学湘雅医院
孙铁英　北京医院
严　祥　兰州大学第一医院
杜卫京　天津医科大学总医院
杜毓锋　山西医科大学第一医院
李　华　郑州大学第一附属医院
李　杰　吉林大学第一医院
李　杰　山东大学齐鲁医院
李　虹　北京大学第一医院
李　锐　陕西省人民医院
李　湛　北京医院
李　新　天津医科大学第二医院
李　颖　昆明医科大学附属第一医院
李　燕　云南省第一人民医院
李小鹰　解放军总医院
李天艺　郑州大学第一附属医院
李世彬　天津医科大学总医院
李乐义　中国医科大学附属盛京医院集团老年
　　　　病医院
李必强　福建医科大学附属协和医院
李兆伟　兰州大学第一医院

李诗洋　新疆石河子大学医学院第一附属医院
李保应　山东大学齐鲁医院
李宪伦　中日友好医院
李艳伟　锦州医科大学附属第一医院
李桂琼　重庆医科大学附属第二医院
杨　明　福建医科大学附属协和医院
杨云梅　浙江大学医学院附属第一医院
杨志健　江苏省人民医院
杨丽敏　天津医科大学第二医院
杨丽霞　首都医科大学附属北京安贞医院
杨继红　北京医院
杨斯童　吉林大学第一医院
肖　刚　北京医院
肖　幸　华中科技大学同济医学院附属同济
　　　　医院
肖广辉　天津医科大学总医院
肖昌亮　华中科技大学同济医学院附属协和
　　　　医院
吴　文　广东省人民医院　广东省老年医学研
　　　　究所
吴　方　上海交通大学医学院附属瑞金医院
吴　政　福建医科大学附属协和医院
吴　健　广东省人民医院　广东省老年医学研
　　　　究所
吴红梅　四川大学华西医院
吴剑芸　广州市第一人民医院
吴雪萍　解放军总医院
吴锦晖　四川大学华西医院
吴微珍　浙江大学医学院附属第一医院
邱　洁　山东大学齐鲁医院
何　平　华中科技大学同济医学院附属协和
　　　　医院
何　青　北京医院
何慧薇　南京医科大学第二附属医院
邹　萍　华中科技大学同济医学院附属协和
　　　　医院
汪　耀　北京医院
汪金峰　华中科技大学同济医学院附属协和
　　　　医院
沙　成　北京医院
宋　昱　福建医科大学附属协和医院
张　艺　兰州大学第一医院

张　勤	浙江大学医学院附属第一医院	国　红	北京医院
张　蕴	天津医科大学总医院	罗　玲	广东省人民医院 广东省老年医学研究所
张　黎	云南省第一人民医院		
张云霞	新疆石河子大学医学院第一附属医院	罗　荷	中日友好医院
张文俊	第二军医大学附属长海医院	罗　曼	湖南省老年医院
张艺军	广州军区广州总医院	罗文利	新疆石河子大学医学院第一附属医院
张存泰	华中科技大学同济医学院附属同济医院		
		金　博	中国医科大学附属盛京医院
张红梅	天津医科大学第二医院	周　为	北京医院
张秀娥	华中科技大学同济医学院附属协和医院	周　刚	北京医院
		周　芸	兰州大学第一医院
张佳妮	中南大学湘雅医院	周　知	中日友好医院
张金枝	华中科技大学同济医学院附属协和医院	周　健	首都医科大学附属北京同仁医院
		周　瑾	广州市第一人民医院
张晓南	广东省人民医院 广东省老年疾病研究所	周玉杰	首都医科大学附属北京安贞医院
		周亚芳	中南大学湘雅医院
张瑛华	广东省人民医院 广东省老年疾病研究所	周志明	首都医科大学附属北京安贞医院
		单培彦	山东大学齐鲁医院
张湖萍	首都医科大学附属北京同仁医院	屈秋民	西安交通大学医学院第一附属医院
张新军	四川大学华西医院	赵　宁	第二军医大学附属长海医院
张韶冈	广州市第一人民医院	赵　俊	广州市第一人民医院
张慧平	北京医院	赵　班	北京医院
陆再英	华中科技大学同济医学院附属同济医院	赵咏桔	上海交通大学医学院附属瑞金医院
		郝　莹	中国医科大学附属盛京医院集团老年病医院
陈　军	云南省第一人民医院		
陈　彪	首都医科大学宣武医院	胡　芳	湖南省老年医院
陈　琼	中南大学湘雅医院	胡　宾	首都医科大学附属北京安贞医院
陈　燕	新疆石河子大学医学院第一附属医院	胡　琦	华中科技大学同济医学院附属同济医院
陈伟贤	江苏省人民医院	胡家安	上海交通大学医学院附属瑞金医院
陈庆伟	重庆医科大学附属第二医院	南会兰	天津医科大学总医院
陈劲龙	广州市第一人民医院	南昊宇	山西医科大学第一医院
陈晓燕	首都医科大学附属北京同仁医院	柯大智	重庆医科大学附属第二医院
陈硕琪	福建医科大学附属协和医院	柳　达	新疆石河子大学医学院第一附属医院
陈道纯	福建医科大学附属协和医院	钟　华	成都医学院第一附属医院
陈瑞琪	福建医科大学附属协和医院	段丽敏	江苏省人民医院
陈新宇	浙江医院	保志军	复旦大学附属华东医院
邵丽云	中国医科大学附属盛京医院集团老年病医院	侯世芳	北京医院
		施　红	北京医院
邵宗鸿	天津医科大学总医院	姜宏志	北京医院
武冬冬	北京医院	洪华山	福建医科大学附属协和医院
林　琴	北京医院	秦明照	首都医科大学附属北京同仁医院

5

秦绍森　北京医院

贾　娜　北京医院

贾　新　第四军医大学西京医院

贾德安　首都医科大学附属北京安贞医院

晏泽辉　福建医科大学附属协和医院

徐　蕾　北京医院

徐丽丽　新疆石河子大学医学院第一附属医院

徐丽姝　广东省人民医院　广东省老年疾病研究所

奚　桓　北京医院

高　硕　天津医科大学总医院

高　薇　辽宁医学院附属第一医院

高兴林　广东省人民医院　广东省老年医学研究所

郭岩斐　北京医院

郭豫涛　解放军总医院

席小青　新疆石河子大学医学院第一附属医院

涂芊茜　第二军医大学附属长海医院

黄　伟　云南省第三人民医院

黄　春　福建医科大学附属协和医院

黄若文　西安交通大学医学院第一附属医院

黄慧玲　福建医科大学附属协和医院

曹久妹　上海交通大学医学院附属瑞金医院

曹红梅　西安交通大学医学院第一附属医院

戚本玲　华中科技大学同济医学院附属协和医院

龚燕锋　南昌大学第一附属医院

崔艳艳　新疆石河子大学医学院第一附属医院

麻　琳　山东大学齐鲁医院

梁　静　首都医科大学附属北京安贞医院

梁颖慧　首都医科大学附属北京同仁医院

彭　雯　华中科技大学同济医学院附属协和医院

彭丹涛　中日友好医院

韩　英　福建医科大学附属协和医院

韩璐璐　中国医科大学附属盛京医院

葛　楠　中国医学科学院北京协和医院

葛媛媛　吉林大学第一医院

董碧蓉　四川大学华西医院

蒋景文　北京医院

智喜梅　广东省人民医院　广东省老年医学研究所

程　梅　山东大学齐鲁医院

焦文君　郑州大学第一附属医院

鲁　翔　南京医科大学第二附属医院

曾林祥　南昌大学第二附属医院

温红侠　陕西省人民医院

楼慧玲　广州市第一人民医院

蒯　东　山西医科大学第一医院

蒲娟娟　郑州大学第一附属医院

窦　萍　福建医科大学附属协和医院

蔡金凤　新疆石河子大学医学院第一附属医院

谭恩丽　兰州大学第一医院

缪京莉　空军总医院

樊　瑾　解放军总医院

潘明鸣　北京医院

薛小临　西安交通大学医学院第一附属医院心内科

戴爱国　湖南省老年医院

魏　璇　空军总医院

魏建平　北京医院

前　言

人口老龄化问题已成为发达国家和发展中国家共同面对的挑战。早在 1999 年，我国已进入老龄化社会，这一问题将存在于 21 世纪始终。

我国是世界人口最多的国家，也是老年人最多的国家。直面中国庞大的老年人群健康问题，迫切需要在我国加快发展现代老年医学，整合全国老年医学优势资源，集成医疗服务技术，促进老年医学整体发展，利用有限的医疗资源为老年人提供高效的医疗服务，以达到积极老龄化的目标。

有目共睹的是，国家对老年医学的发展十分关注并给予了大力支持，在过去的几年里老年医学取得了长足发展。国家卫生计生委科教司已将老年医学专科定位为内科学下属三级学科，并已纳入专科医师培训试点范围。在 2014 年卫计委组织的全国老年医学临床重点学科评审中，各个省市经过评审上报的候选科室已经超过 120 个，显示了我国老年医学临床中心的整体实力。最终 30 个优秀的老年医学中心脱颖而出，入围全国首批老年医学重点学科，为引领我国老年医学学科建设起到了极大的推动作用。

在过去长期的临床实践中，各个老年医学临床中心积累了大量的珍贵病例，适逢人民卫生出版社在进行各学科疑难病例征集组稿，老年医学作为新兴学科积极参加，组织全国的老年医学中心编写了《老年科疑难病例解析》一书。全书共收集老年疑难病例 100 例，来自全国 42 个老年医学中心，200 余位临床医生参与了编写工作，全部病例均来自临床，突出老年人共病的处理，老年人的综合管理和评估，重点介绍在老年复杂疾病处理过程中的临床思维过程和采用的诊治策略，针对每一例诊治困难的病例，详细介绍其诊治经过，增添了本书临床病例的特色，在讨论中尽量以老年医学的基础理论为指导，做到理论与实践相结合，力求实用，以供同道们参阅借鉴。本书每个疑难病例的写作主要结合各临床中心的经验而定，文中论点尊重作者意见，一般不做更改。

与其他资深专科相比，我国的老年医学刚刚起步，在发展中还有很多问题，对老年医学理论和实践的理解与掌握还需要一个过程，更由于编者水平所限，错误和疏漏在所难免。希望广大同仁予以斧正，以便进一步修订和完善。

本书编写过程中，得到了老年医学中心联盟和人民卫生出版社的大力支持，在此深表感谢。

作为新兴学科的老年医学在各位前辈们的引领下和临床一线医护人员的努力下正逐渐走向强大。我们相信，通过我们的不懈努力，中国的老年人一定会更好地享受到现代老年医学的医疗成果。

李小鹰

2017 年 7 月 3 日

目 录

病例 1

老年共病患者的诊治一例

葛　楠　朱鸣雷

【病例介绍】

患者女性，65 岁，因"间断头痛 5 年，加重 1 年"于 2012 年 7 月入老年示范病房。患者于入院 5 年前出现轻微头痛，无头晕，无语言和肢体活动障碍。当地医院头颅 CT 示"脑梗"（未见报告），每日口服阿司匹林 100mg，4 年，头痛无改善。1 年来发作严重头痛，伴头晕、恶心、颈痛、轻度转头受限，约每月发作 1 次，持续数小时，否认视物旋转、耳鸣。

既往史：类风湿关节炎（RA）30 年，近 5 年未服药；1 年前行右膝人工关节置换术。高血压 20 年，平日血压 150/90mmHg。糖尿病 20 年，近期空腹血糖 10mmol/L；10 年前双眼底出血，现左眼失明，右眼仅见指形。肾功能不全 3 年，近日血 Cr 133μmol/L。30 年前肺结核治愈；3 年前肾结核，三联抗结核治疗（异烟肼、利福平，余不详）2 年。5 年前年胆囊切除术。

查体：T 36.1℃，BP 158/90mmHg，HR 78 次/分，SO$_2$ 98%，BMI 27.8kg/m^2。坐轮椅，右腕、肘关节活动差，右腿活动受限。

辅助检查：血沉 53mm/h↑，TC 7.55mmol/L↑，TG 5.61mmol/L↑，LDL-C 4.46mmol/L↑，Cr 133μmol/L↑，糖化血红蛋白 10.2%↑。PPD 强阳性，淋巴细胞培养+干扰素（A）：1792SFC/10S6MC↑，淋巴细胞培养+干扰素（B）：960SFC/10S6MC↑（参考范围<24SFC/10S6MC）。

老年综合评估[1]：

感觉：粗测听力正常；左眼失明，右眼仅见指形。

睡眠：入睡困难，易醒，无打鼾。

尿、便失禁：无。便秘：大便 1 次/3～5 天，常服通便药物。

疼痛：头痛，腰痛，头痛发作时评分 5 分，平时 3 分。

认知功能和情绪：简易智能精神状态检查量表（MMSE）24 分（因文盲不识字扣 2 分、计算力减 4 分），Zung 焦虑自评量表（SAS）40 分，Zung 抑郁自评量表（SDS）50 分。

躯体功能状态：辅助步行 200m、上 1 层楼。ADL 3 分，洗澡需要他人帮助，辅助行走或坐轮椅；IADL 2 分，仅在他人陪伴下打车外出或不离开家、不能做饭、洗衣理财、购物及做家务。

跌倒史：无。

跌倒风险：高；头晕，右下肢活动受限，服用降压药；起立-行走试验（timed get-up and go test）29 秒（正常参考值<12 秒），5 次坐起试验（five-chair rising）30 秒（正常参考值<10 秒），半足距（semi-tandem stand），全足距（tandem stand）平衡试验不能完成（正常参考值<10 秒）。

营养风险：无，近年体重增加 5kg。

谵妄风险：无。

总体评价：生活半自理状态。

用药记录：

北京降压 0 号 1 片每日 1 次。

硝苯地平缓释片 20mg 每日 1 次。

尼莫地平 20mg 每日 1 次。

诺和灵 30R 18U、16U、18U 三餐前皮下注射。

盐酸西替利嗪 10mg 每日 1 次。

该患者的入院诊断及主要医疗问题见表 1-1.

表 1-1　该患者的入院诊断及主要医疗问题

入院初步诊断：	医疗问题（老年综合评估后的全面诊断，包括老年综合征和功能）：
头痛原因待查	动脉粥样硬化症，陈旧性脑梗死
高血压	肾结核，右肾损毁
2 型糖尿病	高血压
慢性肾功能不全	2 型糖尿病
肾结核	慢性肾功能不全
右肾损毁	类风湿关节炎，右膝人工关节置换术后
类风湿关节炎	胆囊切除术后
右膝人工关节置换术后	抑郁状态
陈旧性脑梗死	视力障碍
眼底出血，左眼失明	慢性疼痛
胆囊切除术后	睡眠障碍
	慢性便秘
	不适当用药
	失能（生活半自理）

【病例讨论】

患者主观的不适是头晕，头痛，睡眠障碍。慢性病方面以血压控制不稳定、血糖控制不理想、肾衰竭、结核感染为主要矛盾，以此为出发点，以老年科医师为主导的多学科老年医学团队制订了以患者为中心的个体化诊疗方案。

1. 对已有慢性病的管理　患者高血压的药物治疗存在药物重复应用现象，住院后监测血压显示 BP180/100mmHg，血肌酐 128μmol/L，查肾血流图：右肾 0ml/L，左肾 21.9ml/L，调整降压药物方案为钙离子拮抗剂+α-受体阻滞剂+利尿剂，由于患者有脑梗死史，血压控制在 130~150/80~90mmHg 较为理想。

入院后查糖化血红蛋白 9.5%，调整为诺和灵 R 三餐前 10U；睡前诺和灵 N 6U；血糖控制满意。

患者类风湿关节炎已导致右腕关节、肘关节固定，右膝关节置换。免疫科建议加用雷公藤。但考虑到患者已属 RA 晚期，疗效不明显且会影响肾功能，所以采取非药物疗法。物理治疗师建议在行走时可垫高右下肢（增加鞋底厚度）保持重心平衡，减轻膝关节损害，局部理疗止痛。

2. 本次住院新发现问题　检查发现肾结核活动期。

感染科会诊：建议 4 联抗结核治疗，但药物会加重肾功能损害需注意；

泌尿外科会诊：建议内科治疗稳定后再评估手术的可行性；

肾内科会诊：为了维持左肾功能，防止结核破坏，同意抗结核治疗，同时密切观察肾功能变化，并加用肾脏非透析治疗的药物；考虑患者肾功能不全的原因除了与肾结核有关，还与高血压、糖尿病有关，故控制血压和血糖也同等重要。

3. 对于新发现的老年综合征

跌倒高风险：对患方进行预防跌倒及家居环境改造的宣教。

睡眠障碍：艾司唑仑 1mg 每晚 1 次。

慢性疼痛：包括头痛和腰痛，是患者入院的主要原因，影响到生活质量，给予理疗师指导锻炼和理疗、洛索洛芬 60mg 每日 2 次，疼痛减至 2 分。

抑郁状态：患者多年患病，视力极差，沟通减少，生活需辅助，抑郁评分 50 分，心理科医师建议：患者有情绪低落，但是家庭和睦，支持系统强，可以先进行心理疏导，暂时不需要药物治疗。

营养情况：患者肾功能不全调整饮食结构，优质蛋白、低盐、糖尿病饮食。

经过老年医学多学科整合团队的合作，积极改善患者"最痛苦，最迫切"的诉求，住院 3 周后出院时，患者的头痛、睡眠障碍得到明显改善，慢性病控制达标，并对老年综合征进行了处理，患者的行走和平衡能力提高，可独立行走 50m，ADL 4 分，患者本人及家属对此次的住院结果非常满意。

【专家点评】

刘晓红（中国医学科学院北京协和医院老年医学科　教授）

该例患者是老年科典型病例，有多种慢性病（共病，comorbidity）、多个器官功能损害，并伴有多种老年综合征，出现躯体功能下降。老年医学对这种复杂病例着眼于"全人个体化处理"，强调恢复或维持功能，采用多学科整合团队的工作模式（interdisciplinary team），包括老年医学医师、护士、药师、营养医师、康复医师、心理医师等；对复杂的器官疾病采用多专科会诊的形式（multidisciplinary consultation），更好地管控慢性病。总的诊治策略是，从患者全人整体出发，解决患者最迫切需要解决的问题，考虑患者的总体预后、治疗的可行性和依从性，来优化治疗方案，最大化维持患者的功能状态和生活质量。尽管该例患者的慢性病不会痊愈，但是困扰她的症状改善，躯体功能改善，也可改善生活质量。这种整合团队的工作模式有助于减少住院和住护理院的时间，维持功能，增加患方满意度。在患者出院后，可通过电话随访督促，或由上门服务的社区医疗服务机构提供上门康复锻炼，可使患者的医疗具有连续性[2]，从而得到更好的效果。

现代医学已从传统亚专科"以疾病为中心"的单病诊疗模式转向以"患者为中心"的个体化医疗（personalized medicine），不仅关注老年人的慢性病的管控，更关注影响其生活质量的老年综合征，还要强调医疗的连续性和整体性。

■ 参考文献 ■

1. 王秋梅，刘晓红. 老年人综合评估的实施. 中华老年医学杂志，2012，31（1）：13-15.
2. 朱鸣雷，刘晓红. 转诊医疗——老年患者医疗连续性的重要保障. 中国实用内科杂志，2012，32（3）：183-185.

衰弱、共病老年患者的综合管理一例

王秋梅

【病例介绍】

患者男性，80 岁，因"间断咳嗽、咳痰 10 年，加重伴喘憋 5 天"于 2010 年 10 月入北京协和医院老年示范病房。患者间断咳嗽、咳痰 10 年。2 年前诊断"慢性阻塞性肺病"。5 天来咳黄黏痰，并有明显喘憋，夜间可平卧，否认发热。既往有"高血压"10 年，"冠心病"3 年，"慢性肾功能不全"1 年。无药物过敏史。吸烟 50 年·包。妻 3 年前因"脑梗死"去世；无子女，现与侄子一起生活。

患者近 1 年来多室内活动，行走不稳，手杖助行；生活需家人照料；家属诉其记忆力差，曾走失；偶有尿便失禁。2 天来答不切题、睡眠倒错、有幻觉，进食差，排尿排便正常。

用药史：不能管理用药，间断应用单硝酸异山梨酯（依姆多）、盐酸贝那普利（洛汀新）、酒石酸美托洛尔（倍他乐克）、阿司匹林、叶酸、复方 α-酮酸片（开同）和碳酸钙 D_3 片（具体剂量不详）。

查体：BP 150/80mmHg，P 84 次/分，RR 24 次/分，SO_2 92%（室氧）。消瘦，BMI 15kg/m^2，喘息貌，查体欠配合，答不切题，地点、人物和时间定向力障碍，计算力下降。双肺痰鸣音，呼气相延长，心音低，律齐。腹部（-）。下肢无水肿，四肢肌肉萎缩，肌力、肌张力正常，双侧 Babinski 征（-）。

辅助检查：胸部 X 线：肺气肿，右下肺多个小片状阴影，肺纹理粗重。CCr 30ml/min。

入院诊断：1. 慢性阻塞性肺病合并肺部感染；2. 冠状动脉粥样硬化性心脏病；3. 高血压；4. 慢性肾功能不全；5. 谵妄；6. 营养不良；7. 痴呆？

治疗：控制肺部感染，营养支持，慢性肾衰的非透析替代治疗，以及冠心病二级预防。对于这位老年慢性病患者，除了疾病治疗之外，通过全面老年综合评估（comprehensive geriatric assessment，CGA）发现患者存在下列问题：

1. 谵妄 患者有睡眠节律异常、注意力不集中、有幻觉，定向力障碍，考虑存在谵妄，谵妄的发生考虑与基础神经系统功能衰退、低氧、感染、脱水等多种危险因素有关，予积极治疗原发病的同时，进行谵妄相关的认知行为治疗（纠正脱水、充分的营养支持、恢复定向力治疗等）。

2. 痴呆 患者记忆力差，有走失史，不能管理自己用药，日常生活能力差，考虑可能存在痴呆，向家属交代，谵妄缓解后，再进行 MMSE 等评估，明确其认知功能损害程度。并对患者家属进行痴呆患者日常生活照护相关宣教。

3. 营养不良、肌少症、衰弱及日常生活能力下降 BMI 15kg/m²，四肢肌肉萎缩，扶杖行走，考虑营养不良、骨骼肌减少和衰弱明确。在予口服营养剂补充的同时，要处理其他相关因素，如患者牙齿残缺，需要配义齿；患者不能做饭，甚至忘记按时进食，需要备餐和提醒用餐，保证足够的营养摄入。日常生活活动能力（activity of daily living，ADL）评分 4 分，工具性日常生活活动能力（instrumental activity of daily living，IADL）0 分，生活不能自理，需要陪伴和照顾，保证日常生活和个人的基本需求能得到满足。

4. 跌倒高风险 进行防跌倒宣教，适当锻炼，居住环境进行防跌倒改造。

5. 多重用药 患者多种慢性病，需要长期服用多种药物，但患者认知功能下降，不能管理用药；活动不便，不能自己去看病随诊和取药，向患者家属交代，需要照料者为患者提供相应帮助。

6. 社会支持差 患者无子女，有一侄子但工作繁忙，不能照顾患者，鉴于患者有稳定的退休金，建议患者雇用居家护工或送长期照料机构养老。

出院后每月随访 1 次，随访 1 年，患者营养状态改善，功能维持尚好，未再来急诊或住院。

【病例讨论】

随着增龄，老年人各种生理功能逐渐下降，常有共病，衰弱（frailty）发生率逐渐增加，可以出现不同程度的功能残障，影响生活质量。本例患者即是一例高龄、衰弱、共病的个体，对其临床管理需要全面综合评估和管理。CGA 是对老年人医学、心理和功能等多项目、多维度进行评估的诊断过程，根据评估结果提出维护或改善功能状态的处理方法，以最大限度地提高或维持老年人的生活质量[1]。CGA 在国外已得到广泛应用，已经成为老年医学的核心技能。CGA 的内容：主要包括全面的医疗评估、躯体功能评估、认知和心理功能评估，以及社会/环境因素评估四个方面。

本例患者有高血压、冠心病、慢性阻塞性肺病、慢性肾功能损害等多种疾病，但患者未能全面、规律地应用药物治疗，存在用药管理不当问题。另外，患者有营养不良、记忆障碍、牙齿脱落、跌倒风险、尿失禁等老年常见问题（也称为老年综合征），这些问题常被误解为"正常衰老现象"，但严重影响老人的生活状态和生活质量，也需要积极地处理。所以，衰弱、共病老年患者需要全面的医疗评估，既需要对所患的多种老年慢性疾病进行全面管理，又需要注重老年问题/综合征的筛查和管理。另外，多重用药管理也非常重要，是否存在该用的药未用、该停的药未停、处方瀑布等问题，需要评估和管理。

全面功能评估是对衰弱老年人综合管理的重要内容。通过功能评估，可及时发现老年问题，并进行干预（康复、替代帮助）和预防不良影响的发生。例如该患者有基础的认知功能损害，可全面影响老年人的功能和生活质量，也是谵妄的高危因素，对此类患者应加强重点生活照护和谵妄的预防。患者的日常生活不能自理者，如得不到支持和帮助，其健康情况会持续恶化，医疗资源的使用明显增加；同样，如下降的视力和听力得不到纠正会使老年人行为退缩，脱离社会。认知和心理功能障碍，可全面影响老年人的功能和生活质量。所以，衰弱的老年人需要通过评估发现功能缺陷，可以进行针对性康复和（或）替代治疗，维持老年人的功能状态，提高他们的生活质量。

此外，社会支持系统和经济情况对衰弱多病的老年患者很重要。了解患者的居家环境及经济基础、照料者的负担情况，评估患者居家环境的活动安全性，制订合理可行的综合干预措施，明确可以照顾和帮助老年患者的人员等。和患者及家属共同制订医疗目标和照顾方案等。

衰弱多病的老年人需要 CGA，关于 CGA 的效果，不同研究间的结果存在差异，可能与采取的筛查干预方法和干预人群不同有关，这也使得不同的研究之间很难进行荟萃分析，但大多数研究结果提示 CGA 具有阳性的临床意义。对照性临床试验证实经过持续的 CGA 干预可减少入住护理机构、改善体能和智能状态、提高生存时间[2,3]。CGA 现已得到日益广泛的应用，除了老年科医师，其他专科医师如骨科[4]、肿瘤科[5]，也越来越重视应用 CGA。CGA 并不增加医疗费用[6]。

总之，CGA 是管理衰弱多病的老年人临床工作方法，是全面关注与老年人健康和生活质量相关的所有问题，通过评估和干预，需要医务人员、患者和家属共同参与，目标是维持老年患者的身心健康、躯体和社会功能，提高其生活质量。

【专家点评】

刘晓红（中国医学科学院北京协和医院老年医学科　教授）

此例为老年科常见的患者，多种慢性病共存，入院后通过 CGA 对患者进行了医学问题、躯体功能、认知心理功能以及社会环境评估，发现患者在共病基础上同时存在多种老年综合征（衰弱、肌少症、营养不良、谵妄、认知功能障碍、尿便失禁、多重用药、跌倒高风险等），日常生活能力依赖，这些问题对患者健康和生活质量影响更甚于慢性病。根据综合评估报告，对该患者进行针对性的疾病和老年综合征"全人"管理，维持并改善其功能状态，提高了患者的生活质量。老年科医师应重视 CGA 在临床工作中的普及应用。

■ 参考文献 ■

---

1. Thomas VC, Williams TF. Comprehensive geriatric assessment. //Duthie. Practice of Geriatrics. 4th ed. Chapter 4. An imprint of Elsevier by Saunders，2007.

2. Stuch AE, Siu AL, Wieland GD, et al. Effects of comprehensive geriatric assessment on survival, residence, and function：A meta-analysis of controlled trials. Lancet，1993，342：1032-1036.

3. Van Craen K, Braes T, Wellens N, et al. The effectiveness of inpatient geriatric evaluation and management units：a systematic review and meta-analysis. J Am Geriatr Soc，2010，58（1）：83-92.

4. Sletvold O, Helbostad JL, Thingstad P, et al. Effect of in-hospital comprehensive geriatric assessment（CGA）in older people with hip fracture. The protocol of the Trondheim Hip Fracture Trial. BMC Geriatr，2011，11：18.

5. Sumanta KP, Vani K, Arti H. Evaluating the older patient with cancer：understanding frailty and the geriatric assessment. A Cancer J Clin，2010，60：120-132.

6. Phibbs CS, Holty JE, Goldstein MK, et al. The effect of geriatrics evaluation and management on nursing home use and health care costs：results from a randomized trial. Med Care，2006，44（1）：91-95.

高龄冠心病合并免疫相关性血小板减少及多器官病变一例

刘宇翔　郝　莹　李乐义　邵丽云　白小涓

【病情介绍】

患者男性，96 岁。因"胸闷、气短 12 年，伴头晕、头痛 2 天"于 2011 年 5 月 19 日入院。

既往史： 2 型糖尿病 10 余年；多发腔隙性脑梗塞 3 年；右肺渗出性病变（结核性可能性大）3 年余。阿司匹林、非那西汀、美格列那过敏。

入院查体： T 36.2℃，P 66 次/分，R 18 次/分，BP 124/58mmHg。神志清楚，语言流利，颅神经查体未见异常，颈软，双肺未闻及干湿啰音，心界无扩大，心律整齐，各瓣膜听诊区未闻及病理性杂音，腹部平软，无压痛反跳痛，肝脾未及，未及包块，肠鸣音正常，双下肢无水肿，四肢肌力肌张力正常，病理征阴性。

入院诊断： 1. 椎基底动脉系统供血不足；2. 多发腔隙性脑梗塞；3. 冠心病；4. 2 型糖尿病；5. 右肺渗出性病变（结核性可能性大）。

诊治经过： 入院后给予改善心脑供血、调脂、降糖、对症治疗后头晕及头痛缓解。2011 年 8 月 10 日因胸痛行冠脉造影示前降支近中段弥漫性长病变伴明显钙化（图 3-1），行支架置入治疗，术后联用氯吡格雷（75mg 1 次/日）和西洛他唑（50mg 2 次/日），1 年后停用西洛他唑。但病人术后仍有反复心绞痛发作，并出现二度 I 型房室传导阻滞，二度 II 型房室传导阻滞，一度房室传导阻滞，完全性左束支传导阻滞，给予扩冠及对症治疗。

病情变化： 2013 年 2 月 17 日"感冒"后出现暗红色血便，无呕血，每次量约 200ml，无反酸，无明显腹痛。查体：BP 122/54mmHg，R 20 次/分，神清，精神萎靡，颜面苍白，双肺无干湿啰音。心率 80 次/分，律齐，腹软，无压痛，肠鸣音略活跃，双下肢无浮肿。急查血常规 WBC $5.49×10^9$/L，RBC $2.35×10^{12}$/L，Hb 79g/L，PLT $2×10^9$/L，按血小板减少症紧急抢救治疗：输红细胞悬液及单采血小板、止血、抑酸、保护胃黏膜及补液对症处理，给予免疫球蛋白 20g，1 次/日静点，每日输血前给予地塞米松 2.5mg 静推，以提升血小板；重组人血小板生成素（TPO）15000U，1 次/日，皮下注射。治疗 5 天后复查 PLT

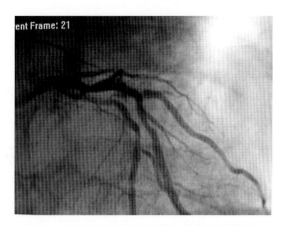

图 3-1　前降支近中段弥漫性长病变伴明显钙化

$10 \times 10^9/L$，升高不明显，故地塞米松加量为每日 5mg 至 7.5mg，免疫球蛋白用药 10 天。2013 年 3 月 1 日骨髓象支持免疫相关性血小板减少症（ITP）的诊断（见文末彩图 3-2）。治疗后血小板逐渐上升至 $120 \times 10^9/L$，将 TPO 减量为 15000U，隔日 1 次，以后逐渐减量至停用。地塞米松每日 7.5mg，减量为每日 5mg，一周停用，改为醋酸泼尼松片 15mg/d，口服，逐渐减量，2 周后完全停用。2013 年 6 月 17 日再次发作，治疗过程同前。2013 年 9 月 13 日再次发作时，由于上述治疗后血小板持续不升，同时予合成雄性激素达那唑 0.1g，每日二次口服，异甘草酸镁保肝治疗。

并发症及治疗：

（1）急性左心功能不全：2013 年 3 月 3 日突然呼吸困难，咳粉红色黏痰，双肺大量干湿啰音，急查 BNP 2477ng/ml，予静脉应用冻干重组人脑利钠肽、硝酸酯类药物及速尿等减轻心脏前后负荷，喘息减轻，肺部啰音明显减少。

（2）肺结核：2013 年 10 月 13 日突然出现咳鲜血，无发热，无胸痛。急行肺部 CT（图 3-3）检查示左上肺小空洞影，壁均匀，周围见散在卫星灶，右肺尖边界模糊条片影，内部密度高低不均，隐约可见点状钙化灶，与既往相比，病灶缓慢、逐渐增大及密度增高。影像学诊断：左肺上叶前段空洞形成，结核不除外，右肺尖慢性炎症？其他性质待除外。临床诊断为继发性肺结核，予异烟肼及莫西沙星抗结核治疗，同时甲泼尼龙继续减量至停用，后病人咳嗽咳血消失，2013 年 12 月 17 日复查肺部 CT（图 3-4）与 2013 年 10 月 13 日相比左上肺空洞消失，部分病灶缩小。

（3）药物相关不良反应：应用激素后血糖明显升高，最高空腹血糖 15.9mmol/L，餐后 2 小时血糖最高 23.5mmol/L，根据血糖变化调整胰岛素用量。治疗过程中还出现了肝功能异常，ALT 149U/L，AST 63U/L，GGT 283U/L，ALP 196U/L（2013 年 10 月 11 日），考虑口服达那唑所致的药物性肝损害有关，逐渐将达那唑减量至停用，同时应用异甘草酸镁、还原型谷胱甘肽、多烯磷脂酰胆碱保肝治疗，2013 年 11 月 18 日肝功能恢复正常。

中国医科大学附属第一医院
骨髓细胞检查报告

编号：

| 姓　　名： | | 年　龄：96 | | 科　别：门诊 | | 取材部位： |
| 性　　别：男性 | | 住院号： | | 床　号： | | 骨髓片号：其他17079 |

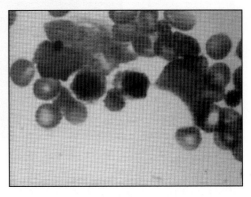

细胞名称			血片(%)	髓片 平均值	髓片 标准差	(%)
	原始血细胞			0.08	±0.01	
粒细胞系统	原始粒细胞			0.64	±0.33	
	早幼粒细胞			1.57	±0.60	2.00
	中性	中幼		6.49	±2.04	7.20
		晚幼		7.90	±1.97	4.80
		杆状核	12.00	23.72	±3.50	16.00
		分叶核	68.00	9.44	±2.92	24.40
	嗜酸	中幼		0.38	±0.23	
		晚幼		0.49	±0.32	
		杆状核		1.25	±0.61	
		分叶核		0.86	±0.61	0.80
	嗜碱	中幼		0.02	±0.05	
		晚幼		0.06	±0.07	
		杆状核		0.10	±0.09	
		分叶核		0.03	±0.05	0.40
红细胞系统	原始红细胞			0.57	±0.30	
	早幼红细胞			0.92	±0.41	2.00
	中幼红细胞			7.41	±1.91	20.00
	晚幼红细胞			10.75	±2.36	7.60
	巨早幼红细胞			0	0	
	巨中幼红细胞			0	0	
	巨晚幼红细胞			0	0	
粒系：红系				3.00	±1.00	1.88
淋巴细胞	原始淋巴细胞			0.05	±0.09	
	幼稚淋巴细胞			0.47	±0.84	
	成熟淋巴细胞		12.00	22.78	±7.04	10.80
	异形淋巴细胞					
单核	原始单核细胞			0.01	±0.04	
	幼稚单核细胞			0.14	±0.19	
	成熟单核细胞		8.00	3.00	±0.88	3.60
浆细胞	原始浆细胞			0.004	±0.02	
	幼稚浆细胞			0.104	±0.16	
	成熟浆细胞			0.71	±0.42	0.40
其他细胞	组织细胞			0.16	±0.21	
	组织嗜碱细胞			0.03	0.09	
	分类不明细胞			0.05	0.09	
巨核细胞	原始巨核细胞			0~3		
	幼稚巨核细胞			0~10		2只
	颗粒型巨核细胞			10~30		13只
	产板型巨核细胞			40~70		1只
	裸核型巨核细胞			0~30		8只

RBC:	×10^{12}/L	HGB: 75　G/L		RC:　%
PLT:　27　G/L		WBC:　9.7　×10^9/L		

化学染色	NAP积分值	74分/100分叶
	POX阳性	POX弱阳性
	PAS阳性	PAS弱阳性
	细胞内铁 58%	NAE
	细胞外铁 (+++)	NAE-NaF

分析：

骨髓取材满意，涂片、染色佳，骨髓有核细胞增生活跃，无核红细胞/有核细胞=21.28/1，G占55.6%，E占29.6%，G/E=1.88/1。

1. 粒细胞系统增生活跃，各阶段细胞比值及形态大致正常。
2. 红细胞系统增生活跃，以中幼红细胞为主，细胞形态正常。成熟红细胞大小不等。
3. 淋巴细胞比值减低，细胞形态正常。
4. 未查到特殊细胞。
5. 视片一张见巨核细胞24只，分类见表，血小板成堆可见。

血片：分类见表，成熟红细胞及血小板同髓象。

诊断：

见描述（结合临床）

报告人：	审查人：	报告日期：2013-03-06

图 3-2　骨髓穿刺结果提示免疫相关性血小板减少症

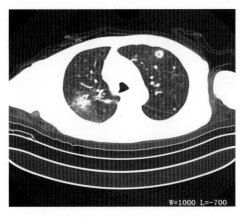

图 3-3　2013 年 10 月 13 日肺部 CT
左上肺小空洞影，壁均匀，周围见散在卫星灶

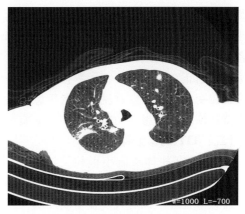

图 3-4　2013 年 12 月 17 日复查肺部 CT
抗结核治疗 2 个月，见左上肺空洞消失，
部分病灶缩小

治疗结果：患者长期应用 TPO 15000U，每周 1 次，血小板维持于（100～120）×10⁹/L 之间；抗结核治疗过程中，无咯血再发，复查肺部 CT 示左上肺空洞消失，部分病灶明显缩小；仍有反复心绞痛发作，予长效硝酸酯类扩冠、调脂、稳定斑块、改善心肌能量代谢治疗；单纯饮食控制血糖，空腹血糖及餐后 2 小时血糖在正常范围内。目前精神状态好，病情平稳。

【病例讨论】

（一）老年共病及老年多系统疾病特点

老年人是一个特殊而复杂的人群，具有生理功能减退和储备能力下降、功能残障、多种慢性疾病、特殊的老年问题/综合征等特点。同时合并 2 种及 2 种以上慢性病和老年综合征称为共病。流行病学研究显示 50% 以上的老年人患有共病且存在鲜明的个体特征，共病是老年患者的特点。共同的危险因素可以导致多种疾病，同一脏器也可发生多种疾患，如冠心病、肺心病共存于同一位老年人。本病例中的 96 岁高龄老人，有冠心病、糖尿病、肺结核、脑供血不足、ITP 等共病及多系统疾病，治疗中出现了很多治疗性矛盾，如冠心病 PCI 术后需要长期规范的抗血小板聚集治疗，而对于 ITP 者为禁忌；再如 ITP 急救在使用激素治疗显效的同时，出现了相应的不可避免的不良反应如血糖升高，更为严重的是使体内潜在的结核病灶扩散出现了继发性肺结核，这对于高龄老人的治疗是很棘手的问题。考虑到血小板减少是患者面临的主要致命疾病，我们在发病期参考专科指南、权衡整体情况进行谨慎诊疗，继续使用激素治疗的同时兼顾抗结核、降糖及保肝治疗，收到了良好的治疗效果。因此老年共病及老年多系统疾病在治疗上要权衡利弊，进行综合评估及个体化诊治。

"老年共病"共存于同一老年个体，彼此之间可互不关联，也可相互影响[1]。老年共病概念的提出，意味着老年医学的临床工作重点已经由针对疾病的传统亚专科诊疗模式转向整合医学的综合评价及综合治疗。如何为老年共病人群提供最优化管理，已成为老年医学最大的挑战之一。老年病的特点：多种疾病共存，临床表现不典型，容易发生并发症。

因此，老年医学更加关注的是功能恢复，老年多系统及多器官疾病的综合评估更显得尤为重要。老年医学多学科整合团队（geriatric interdisciplinary team，GIT）就是应对复杂老年患者的重要工作模式，强调对老年共病患者的全人管理，尽管目前在我国刚刚起步，但老年医学目前正在经历从亚临床专科的生物医学模式向生物-心理-社会医学模式或整体观医学模式转变，其治疗宗旨就是为老年患者提供全面合理的医疗与预防保健服务，最大限度地维持和恢复老年患者功能状态和生活质量。

（二）ITP 的诊治特点

ITP 是由于机体对血小板相关抗原发生免疫反应、血小板过度破坏所致的出血性疾病，骨髓穿刺可以确诊，糖皮质激素是首选治疗药物。当血小板<$2×10^{10}$/L 时，易并发出血，需急诊处理。该病人反复多次发病，以内脏出血为主要临床表现，诱因有时为呼吸道感染，而有时不确切，常在消化道出血时才发现血小板急速减少，多在 $2×10^9$/L 左右。因此，对这类患者我们要定期监测血常规，尽早发现血小板的异常。

（三）老年患者多重用药

"患者安全"是老年医学的核心价值观。老年人多患有共病，脏器储备能力下降，多器官功能衰退，对药物的代谢及排泄功能减弱，敏感性增加，耐受性相应减弱，其综合作用可能对病人产生疗效，也可能产生不良反应，甚至器官功能失代偿而危及生命[2]。病例中应用雄性激素达那唑提升血小板的同时，出现了药物性肝损伤。因此老年用药需：①尽量减少用药种类。②用药的剂量不宜过大。老年人肝肾功能、免疫功能均较成年人减低 1/3~1/2，致使药物的吸收、分布、代谢、排泄等发生改变，故老年人用药剂量要适当减少，一般为成人用量的 1/3~1/2，对肝肾功能影响的药物更要慎用。③用药的时间宜短不宜长，以免产生对药物的依赖性、耐受性。

【专家点评】

何娟（中国医科大学第一医院血液科　教授）

这是一例较典型的免疫相关性血小板减少症[3]。该病是一组免疫介导的血小板过度破坏所致的出血性疾病，以广泛皮肤黏膜及内脏出血、血小板减少、骨髓巨核细胞发育成熟障碍、血小板生存时间缩短及血小板膜糖蛋白特异性自身抗体出现、激素治疗有效等为特征，临床可分为急性型和慢性型。该患病例特点为：①男性，96 岁，出现血小板减少伴消化道出血，表现为排暗红色血便；②发作诱因为呼吸道感染；③多次检验血小板计数显著减少，最低达 $2×10^9$/L；④脾不大；⑤骨髓视片一张见巨核细胞 24 个，分类示产血小板型巨核细胞 1 个（正常值 40~70 个），显著减少。因此诊断：1. 免疫相关性血小板减少症；2. 消化道出血；3. 失血性贫血。该病有反复发作的特点，当血小板低于 $2×10^9$/L，出血严重时要给予相应的急救处理[4]：①严格卧床休息，避免外伤；②输同型单采血小板悬液、同型红细胞悬液；③免疫球蛋白：每日 20g，静点 5~10 天为一个疗程，注意心功能；④激素治疗：可通过抑制单核-巨噬细胞系统而发挥作用。地塞米松 5mg/d 开始，根据血小板情况调整用法与用量，用药期间注意激素的副作用如血糖升高、钠水潴留、感染加重扩散等，要注意观察，及时发现，及时处理；⑤TPO 15000U，每日 1 次，皮下注射；⑥止血：酚磺乙胺 2.5g，每日 1 次，静点；⑦若经上述处理后，血小板回升不佳可考虑给予雄性激素达那唑 0.1g，每日 2 次，口服，但要注意定期复查肝功能，肝功能异常停用。

白小涓（中国医科大学附属盛京医院老年病科　教授）

高龄老年冠心病患者应用抗血小板药物策略及禁忌证一直是老年医学关注重点。该患者有明确冠心病史并于2年前行PCI术，同时合并糖尿病，近期频繁出现心绞痛，抗血小板聚集药及他汀类降脂药作为冠心病的二级预防应该长期使用，但该患血小板减少，消化道出血，故抗血小板聚集、抗凝治疗为明确禁忌证，而他汀类降脂药有干扰血小板代谢的作用[5]，也不适合使用，因此在治疗上存在很大矛盾。考虑目前血小板减少症为主要矛盾，故以积极提升血小板治疗为主，停用抗血小板聚集药氯吡格雷，暂不用他汀类降脂药，同时注重加强冠心病的综合治疗，如给予改善心肌能量代谢药物，并予短效硝酸酯类药物改善心肌供血等，注意观察用药后出血量有无增加，血压有无降低。高龄、心率偏慢并有高度AVB，血压偏低，不易应用ACEI或ARB及β-受体阻滞剂。酚磺乙胺促进凝血，有可能增加心血管病风险，故停用观察。此外在消化道出血期间注意监测心电图、心肌酶学的变化，防止血容量不足、血液浓缩发生急性心肌梗死的可能。

患者3月3日因发热突然出现呼吸困难，化验BNP明显升高，既往冠心病病史明确，现存在肺部感染的诱因，故考虑有急性左心功能不全。重组人脑利钠肽具有扩管、利尿、抑制肾素-血管紧张素-醛固酮系统和交感活性的作用，对急性左心衰具有较好的疗效[6]。患者超高龄，肾功能减低，故不需负荷量静推，可予以常规剂量的2/3持续静泵，连用2天。用药期间暂停速尿，注意保持水电解质、酸碱平衡。此外，静脉应用硝酸酯类药物能够减轻心脏负荷，在扩张冠状动脉，改善心肌供血的同时有助于抗心衰的治疗。监测24小时出入水量，每日静脉入液量1000~2000ml，出量略大于入量为宜。

付宝玉（中国医科大学附属第一医院消化科　教授）

消化道出血原因主要与血小板减少症有关，但也不排除存在肠道本身病变的可能，如糜烂或肿瘤，建议病情好转后行小肠增强CT或全腹CT检查。排暗红色血便，出血部位考虑高位小肠可能性大。治疗：①可流食，从小量开始，根据情况逐渐增量；②云南白药口服，止血治疗；③考虑为高位小肠出血，无胃出血，奥美拉唑可逐渐减量；④生长抑素10~15天；⑤酚磺乙胺影响血小板，增加心血管风险，可停用；⑥给予口服谷氨酰胺促进肠道黏膜修复；⑦激素治疗可以刺激胃酸分泌，间接导致上消化道出血，但考虑患者为肠道出血，故若血液科治疗需要增加激素用量，则不受肠道出血限制，可增加用量。

李丽芸（中国医科大学附属第一医院感染科　教授）

老年，近期卧床，发热当天上午有呕吐史，故考虑为吸入性下呼吸道感染所致发热，可继续抗感染治疗。患者血气分析有低钾、代谢性碱中毒，应注意补钾；SpO_2及PO_2低，与感染后肺不张，心功能不全均有关，现无CO_2潴留，可继续吸氧，给氧浓度4L/min。目前应用广谱抗生素及激素治疗，建议：①口服金双歧、复方谷氨酰胺，预防肠道菌群失调；②必要时口服大扶康，预防念珠菌感染；③糖皮质激素在应用过程中，既要看到其治疗作用，还要关注其副作用，尤其是年老体弱、免疫力低下的患者：如使血糖升高、诱发感染或使体内潜在感染病灶扩散，这种感染往往以真菌、结核菌、葡萄球菌、变形杆菌、铜绿假单胞菌和各种疱疹为主[7]。近年结核病在老年人群中有卷土重来的复发回升趋势，该患为高龄老人，营养状态相对差，自身免疫力低下，既往肺部CT右肺渗出性病变怀疑结核性可能性大，因此要高度警惕肺结核复发播散的可能性，可反复痰查结核菌，若病情允许复查肺部 CT，以早期发现早期治疗。

陈巍（沈阳市胸科医院传染科　教授）

高龄男患，8 个月前因血小板减少，应用激素间断治疗，有糖尿病史。1 周前始发热 37.5℃，并出现小量咳血，咳少量白痰。从近 2 年肺部 CT 变化看，2 年前右肺上叶后段有渗出性病变，此为结核好发部位。2013 年 10 月与 2013 年 8 月 7 日比较病灶增多，右肺上叶后段病变略有增大，右肺上叶斑片影，右肺下叶多发小结节影，同时又出现左肺上叶前段，左肺叶等多部位新病灶。诊断思考：右肺上叶后段是结核病灶，但影像上略有增大，有部分结核会出现恶变，故不能完全排除恶变；新出现病灶不像肿瘤转移，因为转移灶多在原发病灶同侧（右侧），而该患新出现病灶在左侧。新发病灶不是结核好发部位，但也不能完全除外左肺上叶前段的空洞形成。临床诊断：继发性肺结核。治疗：①拜复乐联合异烟肼，疗程至少半年，停药前复查痰结核杆菌 DNA，转阴方可停药，而影像学病灶吸收消失缓慢；②结核病为消耗性疾病，需加强营养；③保肝治疗；④暂不停用甲泼尼龙，按血液科会诊意见继续应用甲泼尼龙。

参考文献

1. Van Lerberghe W. The world health report 2008：primary health care：now more than ever. World Health Organization，2008：148-150.

2. Diederichs C，Berger K，Bartels D. The measurement of multiplechronic diseases：a systematic review on existing multimorbidity indices. J Gerontol A Biol Sci Med Sci，2011，66：301-311.

3. Stasi R，Evangelista ML，Stipa E，et al. Idiopathic thrombocy-topenicpurpura：Current concepts in patho-physiology and management. Thrombosis and Haemostasis-Stuttgart，2008，99（1）：4-13.

4. Rodeghiero F，Stasi R，Gernsheimer T，et al. Standardization of terminology definitions and outcome criteria in immune thrombocytopenic purpura of adults and children：report from an international working group. Blood，2009，113（11）：2386-2393.

5. 贾圣英，黄全跃. 他汀类药物对血小板功能的影响. 医学综述，2009，17：2661-2663.

6. 余淑华. 新活素治疗急、慢性及顽固性心力衰竭效果探讨. 中国实用医药，2014，34：129-130.

7. 李建文，朱雁. 浅谈糖皮质激素的不良反应. 北方药学，2014，1：87.

高龄共病患者跌倒与骨折诊治一例

刘　丰　楼慧玲　丘惠嫦

【病例介绍】

患者男性，85 岁。因"发现血压升高 8 年，双下肢水肿 1 年"于 2014 年 6 月 10 日入院。

既往史：有 2 型糖尿病、周围动脉硬化闭塞症、骨质疏松症、双膝关节退行性变、前列腺增生症等病史，长期有二级预防治疗。既往检查资料：骨密度：L2-2.4SG，小转子-3.4SG；脑 CT：双侧基底节区、放射冠区、脑干区多发腔隙性梗死灶，脑萎缩，脑白质脱髓鞘样变，脑动脉硬化；心脏彩超：左房扩大、左室肥大；下肢血管彩超：双下肢动脉硬化性闭塞症 4 级，双下肢静脉未见异常；胸 CT：慢性支气管炎、肺气肿征象。

入院查体：T 36.6℃、P 65 次/分、R 20 次/分、BP 154/60mmHg。神志清，对答切题，步行入院，颅神经征阴性，颈软，双肺未闻及干湿啰音，心界稍向左下扩大，心律整齐，各瓣膜听诊区未闻及病理性杂音，腹部平软，无压痛反跳痛，肝脾未及，未及包块，肠鸣音正常，双下肢中度凹陷性水肿，四肢肌力肌张力正常，病理征阴性。

入院诊断：1. 高血压 3 级（极高危）；2. 2 型糖尿病；3. 多发腔隙性脑梗死；4. 周围动脉硬化性闭塞症；5. 骨质疏松症；6. 双膝关节退行性变；7. 慢性支气管炎伴肺气肿。

诊疗经过：入院后换为厄贝沙坦氢氯噻嗪片控制血压，加呋塞米片利尿，继续服阿托伐他汀钙片、氯吡格雷片二级预防，阿卡波糖片控制血糖水平，同时予疏通血管、改善循环、营养脑细胞、改善心肌代谢等辅助治疗。因既往检查发现双下肢动脉闭塞 4 级，且出现双下肢水肿，患者情绪焦虑，担心自己病情会恶化导致截肢，夜间睡眠欠佳，加用艾司唑仑片、唑吡坦片对症治疗，睡眠有所改善。BP 128～159/55～74mmHg，HR 60～72 次/分，血糖 5.7~10.9mmol/L，能下床独自慢行，记忆力良好，言语反应良好，双肺无啰音，利尿并调整降压药后双下肢水肿基本消退。

病情变化：2014 年 6 月 18 日凌晨起床小便时不慎摔倒，臀部、双手着地，跌倒后因左侧大腿根部疼痛不能活动，BP 178/58mmHg，P 75 次/分，R 20 次/分，SpO₂ 95%。X线片示：左侧股骨粗隆间骨折，双髋关节骨质疏松、退行性骨关节病。予以制动、止痛治疗。经多科会诊并征得患者家属同意后于次日行左侧股骨粗隆间骨折内固定术，术后 2 天转至老年科行综合内科治疗。

围术期并发症：术后相继出现急性冠状动脉综合征、精神神经症状、心功能不全、心律失常、院内获得性肺部感染、伤口渗血及消化道出血等并发症，相继出现贫血、低蛋白血症、低胆固醇血症、体重下降等营养不良情况。临床医师均给予针对性处理。

术后治疗方案：

1. 药物治疗　①术后次日开始应用氯吡格雷片抗血小板，术后第 3 天出现急性冠状动脉综合征，应用磺达肝癸钠针抗凝；②控制血压、控制血糖水平，术后 20 天发现低胆固醇血症，停用阿托伐他汀钙片；③抗感染（伤口、肺部）；④抗心衰；⑤制酸、保护胃黏膜、减少胃肠蠕动；⑥输血；⑦营养支持（白蛋白、氨基酸、脂肪乳、肠内营养液）；⑧抗骨质疏松；⑨术后镇痛镇静。

2. 辅助治疗　①指导术后功能锻炼；②指导心衰时的活动；③指导消化道溃疡并出血时的饮食调理；④指导认知障碍时的生活护理；⑤指导长时间卧床患者的床上护理。

术后治疗结果：①助行器帮助下行走，间有少许左下肢骨痛；②血压、血糖、心率、心功能良好；③消化道出血已停止，血红蛋白上升；④认知好转，睡眠改善；⑤仍有双下肢无力；⑥胃纳欠佳，进食少；⑦存在轻度贫血、低蛋白血症。

【病例讨论】

该患者入院后立即给予老年综合评估，包括生活自理能力评分（BADL）：30 分（<40 分提示生活自理能力重度下降）；跌倒风险评估：25 分，提示存在跌倒高度风险；骨折风险评估（FRAX）：骨质疏松 3.0%，髋部骨折 1.5%，提示骨折风险高；营养状况评估：BMI 27.6kg/m²，处于体重超重状态；营养筛查评分（NR2002）：>3 分，存在营养不良风险；简易智能测试（MMSE）：21 分，提示轻度痴呆。尿失禁评估：中度；心理评估：中度焦虑；睡眠障碍评估：中度。

股骨粗隆间骨折是 65 岁以上老年人群常见的髋部损伤，该人群常伴有多种内科疾病，脏器储备功能不足。牵引等非手术治疗需长期卧床，易发生压疮、坠积性肺炎等并发症，导致死亡率增高，且骨折畸形愈合多，影响患者日后生活质量，如果尽快手术，术后疼痛得到较快减轻，可以缩短卧床时间，尽快进入康复锻炼，降低因长期卧床导致的坠积性肺炎、血栓栓塞性疾病等并发症的发生率。故公认早期内固定术对老年患者获益更多[1,2]。为预防老年人跌倒可以增加体力锻炼、保持精神活动，提高其注意力、治疗相关疾病等，当患者跌倒后出现一系列的并发症时，要合理选择手术方式、针对性进行治疗同时予以良好的围术期处理，正确配伍用药，减轻药物的不良反应等提高患者生存率。

围术期的重要职责是在术前全面评估患者的身心状况，采取措施使患者具备耐受手术的良好身心条件；术中确保患者安全和手术的顺利实施；术后帮助患者尽快地恢复生理功能，防止各种并发症和残障，实现早日全面康复的目标[3]。围术期综合评估及处理极为重要，手术的时机及方式的选择应该个体化。该患者经过六周的积极治疗，各方面情况好转，病情得到有效控制。

该高龄患者围术期，各种临床问题相继出现，出现一系列老年综合征。相继出现了急性冠状动脉综合征（ACS）、精神神经症状、心功能不全、心律失常、获得性肺部感染等并发症，并因伤口渗血、消化道出血等继发营养不良、贫血、低蛋白血症、低胆固醇血症等。ACS 是由于冠状动脉易损斑块的破裂或溃烂，引起血小板聚集并激活凝血系统，进而诱发血栓形成，加之冠状动脉强烈痉挛引起急性心肌缺血的临床综合征。重要诱发因素是由于手术创伤、失血、麻醉损伤等影响并限制了冠状动脉血液携氧的能力而形成[4-6]。该患者出现胸闷、气促、烦躁，结合肌钙蛋白阳性，心电图提示心肌缺血加重，诊断为 ACS，立即予以抗凝、扩张冠状动脉，纠正心力衰竭、心律失常等，使患者病情尽快控制。临床上针对老年患者各脏器的生理功能减退，骨折和手术造成的创伤大，对患者生理储备能力和代偿能力要求高等相关因素，采取针对性的对症治疗的方法，有效缓解患者的症状，使患者各方面功能尽快恢复[7,8]。据有关文献报道，有效防止并治疗并发症的发生能显著的提高生存率[5,6]。

该病例我们得到以下教训和治疗体会：

1. 该病例的临床教训　①应及时有效预防跌倒事件发生：入院后马上给予老年综合评估，将评估结果与老年人入院后的临床表现相结合，做出正确的诊断并即时予以治疗。在护理过程中如果发现医嘱有服用安眠药、利尿剂等，护士马上启用相应药物使用细节管理。②患者出现谵妄时临床分析和处理问题：患者术后出现谵妄，烦躁、气促、乱语、日夜颠倒，经过老年综合评估，考虑除与麻醉导致缺血缺氧性脑病，脑功能紊乱有关，还与患者当时骨折和手术导致的疼痛、术后的焦虑情绪、应激性消化性溃疡、心功能不全、贫血、低胆固醇状态及药物相互作用等多因素有关[9]。因此在临床医疗中，医护人员要密切关注患者的变化，及时发现及时处理，以免耽误治疗。

2. 该病例的治疗体会　①老年人多病共存、病情突发多变、表现多样、不典型，需多学科性疾病管理；②病情重进展快，要理清思路、抓主要矛盾；③并发症多；④病程长恢复慢，要耐心细心，注意沟通，给予信心，取得理解；⑤易发生意识障碍，注意观察并及时治疗；⑥血压、血糖、血脂水平要不同时期个体化；⑦药物不良反应多，要合理用药、注意配伍，要充分考虑到药物间的不良反应，及时调整用药；⑧出现各种不同程度症状时，要综合评估制订治疗方案；⑨做好各种风险评估，做好防范措施；⑩各种康复指导。

【专家点评】

刘丰（广州市第一人民医院老年病科　主任医师）

该患者诊断明确，治疗有效，治疗期间出现多病、共病、围术期多种并发症及药物相互作用的不良反应等，因此制订最恰当的治疗方案显得非常重要。该类高龄多病患者，在入院后应常规对患者进行老年综合评估，从疾病、体能、认知、心理、社会和环境等多层面对老年患者进行全面的评估，全面关注与老年人健康和功能状况相关的所有问题，包括生活自理能力评分、跌倒风险评估、骨折风险评估、营养状况评估、简易智能测试、尿失禁评估、心理评估以及睡眠障碍评估等，在确定其医疗、康复和护理目标的基础上，施以针对性的干预措施[4]。我科在本地区率先开展骨质疏松骨折风险评估方法（FRAX）这一技术，开展了骨质疏松（OP）的骨折风险评估工作。这一特色技术获得 2012 年广州市卫生局、广东省药学会基金支持，FRAX 筛查 OP 骨折风险的有效性及其应用的适用性，在临床广泛使用，对骨质疏松患者进行有效管理，大大降低骨质疏松骨折发生，提高了老年人生活质量，降低了致残率及病死率。该病例虽然对患者进行了一些入院评估，但仍不够全面，而且即使评估了跌倒和骨折的风险，但防范及干预措施仍未到位，故患者还是发生了跌倒和骨折的事件，这方面仍需不断总结并加强管理。该病例能及时准确诊断及组织会诊，及时有效与家属沟通，得到患者及家属的理解和配合。围术期，术前需全面评估患者的身心状况，采取措施使患者具备耐受手术的良好身心条件，术中确保患者安全和手术的顺利实施，术后帮助患者尽快地恢复生理功能，防止各种并发症和残障，实现早日全面康复的目标。围术期的处理问题非常重要，除了选择合适的手术方式外，通过良好的围术期处理，可以稳定合并症，避免并发症，提高患者生存率[10]。该患者手术过程顺利，但是，术后该患者先后出现 ACS、精神神经症状、院内获得性肺部感染、应激性溃疡并出血、营养不良等一系列老年综合征。患者高龄、基础疾病较多，病情重进展快，并发症多，要理清思路、抓主要矛盾，对病情监测、及时治疗及细心护理显得特别重要，可以明显减少或避免患者并发症的发生，减少患者的痛苦，减轻患者的经济负担。全面的疾病评估和管理是老年综合评估的重要内容，与传统的内科诊治过程不同，除了评估高血压、糖尿病、冠心病等老年慢性疾病的程度，更注重老年问题/综合征的筛查（如记忆障碍、视力和听力下降、牙齿脱落、营养不良、骨质疏松与跌倒骨折、疼痛和尿便失禁等），多重用药管理在老年综合评估中不可或缺。该病例病情复杂多变，临床医师能根据患者的各种病情予以及时的诊断和处理，体现了老年病科医师的诊治水平。

■ 参考文献 ■

1. 樊仕才，金大地，苏训同，等. 老年股骨粗隆间骨折术后再发对侧粗隆间骨折的原因分析及治疗策略. 中华关节外科杂志（电子版），2010，4（4）：477-481.

2. 李向阳. 老年性髋部骨折临床治疗方法分析. 延安大学，2013，12（01）：178-179.

3. 冯治华，张建林，吴玉琪. 高龄老年人髋部骨折合并内科疾病围手术期的治疗策略. 吉林医学，2013，34（15）：2853-2855.

4. 王锦，王云徽，吴海鹰. 上消化道出血导致急性冠脉综合征危险因素分析. 中外医疗，2014，15：95-96.

5. 李树山，殷力，韩奇财. 高龄合并冠心病股骨颈骨折患者人工髋关节置换的围术期治疗. 中国实用医刊，2012，39（19）：113-114.

6. 陈冬梅. 泮托拉唑 PCI 术后合并上消化道出血 41 例应用体会. 中国保健营养（下旬刊），2014，24（04）：2223.

7. 罗爱华. 急性冠脉综合征患者抗血小板治疗过程中发生上消化道出血的危险因素. 中国医药指南，2013，02：463-464.

8. 梁雨田，郭义柱，唐佩福，等. 人工股骨头置换治疗 90 岁以上患者髋部骨折. 中国矫形外科杂志，2009，14（22）：10-12.

9. 罗荷，秦廷莉. 急性心肌梗死合并消化道出血的防治策略. 中日友好医院学报，2013，27（01）：44-47.

10. 沈杰. PCCP 治疗老年股骨粗隆间骨折的临床观察与随访分析. 第三军医大学，2013，18（15）：456-457.

高龄老人颅脑外伤后并发急性呼吸窘迫综合征一例

周 为 方保民 施 红 张慧平 姜宏志 国 红 刘东戈 汪 耀

【病例介绍】

患者男性，91 岁，于 2014 年 7 月 23 日因"头部外伤 22 小时"入院。患者不慎摔倒后出现头面部挫裂伤，无意识丧失、肢体活动障碍及恶心、呕吐。行清创缝合术并行 CT 检查提示左侧颧骨、上颌骨、眶壁多发骨折，头面部头皮下血肿，颅内蛛网膜下腔出血。予留置深静脉导管补液、抗感染、镇静治疗。因肺栓塞长期口服华法林抗凝，故分次给予维生素 K_1 50mg 纠正凝血异常，7 月 23 日晨复查凝血象正常，但因头部 CT 提示蛛网膜下腔出血量增多，为进一步诊治收住院。伤后未经口进食，睡眠差，留置尿管，未解大便。

既往史：2013 年 9 月行肺通气/灌注显像诊断左肺上叶尖后段、右肺中叶外侧段亚肺段肺栓塞，长期华法林抗凝治疗，INR 在 2 左右。2 型糖尿病史 10 年，口服伏格列波糖，血糖控制好。冠心病史 8 年，长期服用阿司匹林等药物控制，症状稳定。近 2 年来血肌酐升高，诊断为慢性肾功能不全，CKD4 期。曾有急性胃黏膜损伤，上消化道出血史。有双上肺陈旧结核、肺气肿、肺间质纤维化病史。否认药物及食物过敏史。

入院查体：神志清，精神差，平卧位，查体合作，定向力，记忆力正常。全身皮肤可见散在瘀斑，左额面部肿胀发青，敷料覆盖。左眼睑肿，双瞳孔等大等圆，直径 2mm，对光反射灵敏。张口困难，伸舌居中。颈抵抗（+），颏下二指。四肢肌力正常，肌张力略低，腱反射低，巴氏征（−），Kernig 征（+）。双肺呼吸音清，未及明显干湿啰音。心前区无隆起，心界不大，心率 85 次/分，心律不齐，可闻及期前收缩，各瓣膜听诊区未闻及杂音，无 P_2 亢进。腹平坦，未见胃肠型及蠕动波，腹软，无压痛反跳痛，肝脾肋下未扪及，肠鸣音正常。双下肢不肿。

入院诊断：1. 急性闭合性颅脑损伤；2. 蛛网膜下腔出血（H-H 2 级）；3. 颅骨骨折（多发）；4. 头面部皮下血肿。

诊疗经过：入院后血压 192/90mmHg，T 39℃，予尼膜同防脑血管痉挛、降压、头孢米诺抗感染及呋塞米适当利尿治疗。7 月 25 日精神好转，T 36.5~38.3℃，生命体征稳定，神志清，言语可，略烦躁，颜面部淤青范围扩大，但张力较低，头颅 CT 示蛛网膜下腔出血稍有加重，脑室中线未见移位。

辅助检查：

血常规：WBC $7.99×10^9$/L，Neu 83.8%↑，Hb 93g/L↓，PLT $71×10^9$/L↓。

血生化：肌酐 124μmol/L↑，尿素氮 10.2mmol/L↑，CK 146U/L，淀粉酶 86U/L，BNP 2925pg/ml↑。肝酶、LDH 均正常，心肌酶阴性。

尿常规正常。

ECG：窦性心律，房性期前收缩，交界性逸搏，冠状动脉供血不足，左室高电压。

胸部 X 线片未见明显异常（图 5-1）。

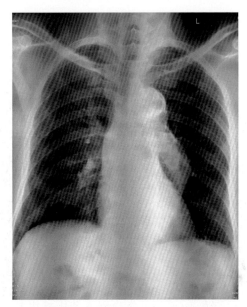

图 5-1　入院前（7 月 22 日）胸部 X 线片未见异常

7 月 26 日患者躁动、呼吸困难，脉氧饱和度 80%。胸部 X 线片示：右肺纹理较前粗多，右中上肺野中外带及下肺野内带新见斑片模糊影，考虑炎症，吸入性可能（图 5-2）。复查血象升高，血 CK 2025U/L↑。动脉血气：pH 7.521↑，PCO_2 21.4mmHg↓，PO_2 57.9mmHg↓，BE −5mmol/L↓。为加强对 G^+ 球菌的覆盖，故将头孢米诺改为替加环素，予储氧面罩吸氧，SO_2 90%~95%。

7 月 27 日患者仍气促，躁动明显，SO_2 80%~90%。复查血常规：WBC $19.06×10^9$/L↑，Neu 89.3%↑，Hb 92g/L↓，PLT $107×10^9$/L，生化示：AST 124.8U/L↑，DBIL 14.6μmol/L，Cre 144μmol/L↑，urea 24.2mmol/L↑，CK 4213U/L↑，LDH 620U/L↑，HBDH 460U/L↑。胸部 X 线片示：右下肺片状阴影明显增多，左肺野新出现斑片状模糊影（图 5-3）。超声评估肺动脉压较前升高 60mmHg↑。BNP 1780pg/ml↑。考虑患者 I 型呼吸衰竭可能由急性呼吸窘迫综合征（acute respiratory distress syndrome，ARDS）引起，不除外合并心衰。故给予 BiPAP 无创呼吸机辅助通气，吸氧浓度 FiO_2 100%，SpO_2 92%~96%，加用丙种球蛋白、生长抑素，同时给抑酸、保肝等治疗。因合并代谢性酸中毒给碳酸氢钠 350ml 静滴后代谢性酸中

毒纠正，仍留有轻度呼吸性碱中毒。全天共入量 2830ml，尿量 1930ml，共使用呋塞米 20mg 及特苏尼 20mg。

7 月 28 日晨患者仍躁动，外周 SO_2 下降至 85%，呼吸急促，R 30~40 次/分，SpO_2 90%↓。复查血常规 WBC $10.56 \times 10^9/L$↑，Neu 88.7%↑，Hb 104g/L，PLT $108 \times 10^9/L$，生化：AST 209.2U/L↑，ALT 74.1U/L↑，DBIL 21.8μmol/L↑，Cr 176μmol/L↑，Urea 33.9mmol/L↑，CK 7528U/L↑，LDH 946U/L↑，HBDH 691U/L↑。复查胸部 X 线片显示双肺浸润影较前进一步增加（图 5-4）。考虑横纹肌溶解、慢性肾功能不全急性加重及 ARDS，予禁食、大量补液、利尿治疗。征得家属同意在镇静后予纤支镜引导下经口气管插管。呼吸机模式 AC，潮气量 320ml，f 20 次/分，FiO_2 1.0，因 SO_2 持续<80%改为 BiPAP 模式，SO_2 维持在 85%~90%之间。此后患者昏迷，顽固性低氧血症，血压逐渐降至 BP 100/50mmHg，尿少。行血滤，积极药物治疗无效于次日死亡。

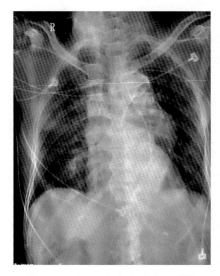 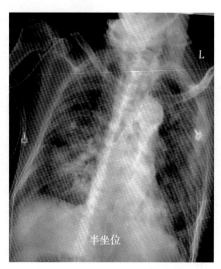

图 5-2　7 月 26 日复查胸部 X 线片
右肺纹理较前粗多，右中上肺野中
外带及下肺野内带新见斑片模糊影

图 5-3　7 月 27 日复查胸部 X 线片
右下肺片状阴影明显增多，
左肺野新出现斑片状模糊影

死亡原因考虑为 ARDS，重症肺炎，横纹肌溶解，急性肾损伤，急性闭合性颅脑损伤，蛛网膜下腔出血，多发颅骨骨折，头面部皮下血肿。

尸检证实患者存在肺部感染，以右肺为主，同时可见弥漫性的肺泡损伤及广泛的肺部透明膜形成，病理上可诊断为弥漫性肺泡损伤（diffuse alveolar damage，DAD）（见文末彩图 5-5），故其重症肺炎及 ARDS 的诊断经病理确认成立。

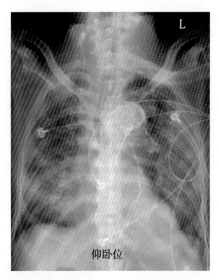

图 5-4　7 月 28 日复查胸部 X 线片

双肺浸润影较前进一步增加

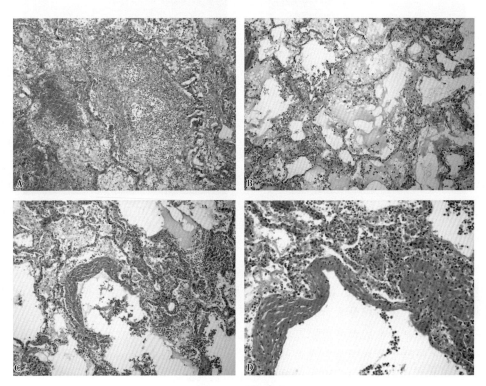

图 5-5　尸检病理

弥漫性的肺泡损伤及广泛的肺部透明膜形成

【病例讨论】

从本例患者情况我们可以看出，其存在外伤及严重感染等 ARDS 的明确诱因，有突然发生的严重呼吸困难，双肺有快速进展的弥漫性浸润阴影，氧合指数<200mmHg，虽然BNP升高，但连续超声心动检查并不支持心衰诊断，且利尿治疗后氧合情况无改善，故考虑临床诊断 ARDS。ARDS 的病因各异，临床过程也不尽相同，但其却有着共同的病理特征，即弥漫性肺泡损伤。本例患者通过尸检证实了弥漫性肺泡损伤这典型的 APDS 的病理表现，从而印证了临床诊断的正确。过去 10 多年来，ARDS 的基础和临床研究虽然取得了一定进展，但其死亡率仍处于较高水平[1]。因该疾病往往起病突然，进展迅猛，且容易与心衰、肺部感染等疾病相混淆或合并存在，如何早期正确诊断以便及时处理一直是我们面临的难题，这也是造成该疾病死亡率居高不下的重要原因之一。基于上述原因近年来有许多学者均提出重新修订 ARDS 的诊断标准。因此 2011 年在德国柏林，由欧洲危重症协会成立了一个全球的专家小组，主持修订了新的 ARDS 的诊断标准（称 ARDS 柏林定义），该定义正式发表于 2012 年美国 *JAMA* 杂志上[2]。严重而且不易纠正的低氧血症是 ARDS 的重要特征，历来 ARDS 诊断标准都对氧合指标有严格规定，从 1976 年 Bone 至 1989 年 Cryer，标准均规定 $PaO_2/FiO_2 < 140 \sim 150mmHg$。1988 年 Murray 等用"肺损伤评分系统"（lung injury score system，LISS）判断肺损伤严重程度。LISS 评分系统从 X 线胸片、低氧血症（PaO_2/FiO_2）、PEEP 和顺应性四方面来评分，各评分总数除以评分项目，$0.1 \sim 2.5$ 分为轻至中度肺损伤，>2.5 分为 ARDS。按此标准推算，必须 $PEEP > 10cmH_2O$，$PaO_2/FiO_2 < 200mmHg$，而且还要顺应性、X 线胸片肺泡实变达标才能诊断 ARDS。AECC 标准继承了 LISS 的早期是急性肺损伤，疾病发展到严重阶段为 ARDS 的概念，以便于连续评估疾病发展过程[3]。柏林定义也以低氧血症严重程度作为区别轻度和重度 ARDS 的唯一标准，但取消急性肺损伤名称，将 $200mmHg < PaO_2/FiO_2 \leq 300mmHg$ 归入 ARDS 范畴。纵观 ARDS 诊断标准发展史，开始时 $PaO_2/FiO_2 < 140 \sim 150mmHg$，以后规定 $PaO_2/FiO_2 < 200mmHg$ 加其他指标为 ARDS，引出肺损伤（$\leq 300mmHg$）概念，到现在规定 $PaO_2/FiO_2 \leq 300mmHg$ 为 ARDS，并去掉其他附加指标。在新的定义中可看出柏林定义已降低了 ARDS 的诊断门槛，这不单体现在氧合指数的范围更加宽泛，更体现在对于肺水肿的鉴别诊断上[4]。柏林定义废除以前肺动脉楔压（PAOP）$\leq 18mmHg$ 的规定。因为常规应用 Swan-Ganz 导管测定 PAOP 并发症发生率高，临床上已很少应用。研究还显示即使测定 PAOP，在测定者之间也差异较大。而且有 $1/3 \sim 1/2$ 的 ARDS/ALI 患者的 PAOP>18mmHg，经常与传送的气道压和液体复苏相关，较高的 PEEP 导致 PAOP 测定呈假性增高。柏林定义加上了"如有条件，需行超声心动图等客观检查"的内容。超声心动图可床旁进行，又无创伤，可评价心脏各房室大小、左心功能（如射血分数）、有无肺动脉高压，对排除静水压增高型肺水肿很有意义。另外，B 型钠尿肽（B-type natriuretic peptide，BNP）或尿钠肽前体（pro-BNP）的显著增加有助于心衰的诊断。中心静脉压（CVP）进行性增加的趋势对液体过度负荷也颇有价值。这些检查对危重患者的心功能评价也是很有意义的。本例高龄老年 ARDS 患者要完成 Swan-Ganz 导管检查确实存在相当的风险和困难，而通过对于超声心动图等无创指标的连续监测却可明确患者的肺水肿是否主要由心衰或液体负荷过多引起，有利于我们更早的明确 ARDS 的临床诊断并给予及时处理。

虽然本例患者由于高龄及病情过于严重（$PaO_2/FiO_2 < 100mmHg$）而去世，但我们完全有理由相信，在临床上更早的发现此类患者将对降低其死亡率具有很大帮助。在该患者的治疗上除常规使用抗感染、支持治疗外还针对 ARDS 本身使用了严格的液体平衡策略，

保护性机械通气策略，高水平的 PEEP 及双水平正压通气适用于 ARDS 的特殊机械通气模式。同时也尝试使用了糖皮质激素进行治疗，虽然糖皮质激素的疗效在此类患者中并不确切[5]，但由于该患者病情危重故积极控制感染的前提下也可作为一项治疗的选择。对于此类危重的 ARDS 患者在上述治疗方法效果不佳时应考虑使用体外膜肺氧合技术进行治疗[6]。随着该技术的不断成熟与发展，现已越来越多的运用于此类危重患者，而且治疗窗口还应适当提前。此患者的年龄是使用上述技术的最大障碍，但我们应当认识到，年龄的限制只是相对禁忌证。随着技术的不断进步和完善，在不久的将来该项措施也可能被用来挽救此类高龄患者的生命。

【专家点评】

方保民（北京医院老年医学部呼吸与危重症医学科　主任医师）

本例高龄老年患者因颅脑外伤入院。因其长期抗凝及抗血小板治疗，虽然在伤后曾给予相应的拮抗治疗且凝血象已恢复正常，但入院后蛛网膜下腔出血并未完全停止，皮下淤血也有进一步加重。由于严重外伤导致卧床，进而引发肺部感染，高热，横纹肌溶解及急性肾损伤。ARDS 的诱因应考虑为严重创伤和肺部感染，而 ARDS 所引起的严重的，难以纠正的呼吸衰竭是进一步引发多脏器功能衰竭，造成患者死亡的首要原因。

ARDS 这一综合征往往起病突然，进展迅速，如不及时处理将会给危重症患者造成极大的生命威胁。如何及时对该综合征做出正确的诊断，是改善患者预后的关键所在。从不同时期的 ARDS 的诊断标准我们不难看出，如存在 ARDS 的诱因，急性起病的呼吸困难，双肺弥漫性的浸润阴影以及氧合指数的标准都相对比较容易确定，唯有如何排除心衰引起的肺水肿在临床实践中比较困难。特别是在本例这类老年患者中，难免或多或少的会掺杂心脏方面的影响因素，鉴别起来就会更加困难。但是我们可以根据新指南的精神指引，放弃以前一些有创的检查方法，更多地去运用一些无创的手段进行连续监测及动态观察，再结合患者的临床特征和对治疗的反应从而及时作出诊断。ARDS 的及时诊断有利于我们更积极的使用针对该疾病的有效手段进行干预，从而降低其死亡率。

■ 参考文献 ■

1. Raghavendran K, Napolitano LM. ALL and ARDS: Challenges and advances. Crit Care Clin, 2011, 27: XIII-XIV.

2. The ARDS Definition Task Force: Acute respiratory distress syndrome: the Berlin definition. JAMA, 2012, 307: 2526-2533.

3. Bernard GR, Artigas A, Brigham KL, et al, Spragg R. The American-European Consensus Conference on ARDS. Definitions, mechanisms, relevant outcomes, and clinical trial coordination. American journal of respiratory and critical care medicine, 1994, 149 (3): 818-824.

4. Fweguson ND, Fan E, Camporota L, et al. The Berlin definition of ARDS: an expanded rationale, justification, and supplementary material. Intensive Care Med, 2012, 38: 1573-1582.

5. Peter JV, John P. Corticosteroids in the prevention and treatment of acute respiratory distress syndrome (ARDS) in adults: meta-analysis. BMJ, 2008, 336: 1006-1009.

6. Papazian L1, Herridge M. Outcomes and risk stratification for severe ARDS treated with ECMO. Intensive Care Med, 2013, 10: 1857-1860.

老年患者冠状动脉搭桥与结肠癌
根治同期手术一例

杨云梅　吴微珍

【病例介绍】

患者男性，61岁，因"活动后胸闷12天"于2012年5月6日入院。患者于入院12天前平路行走100余米时突发胸闷，以胸骨中下段为主，伴气急，原地休息5分钟后症状缓解，当地医院冠状动脉CTA示"左前降支近段多发钙化斑块，局部管腔重度狭窄，右冠状动脉各段多发混合密度及非钙化斑块，局部管腔轻-中度狭窄"，诊断"冠心病"，为进一步治疗入院。

既往史：高血压3年余，血压最高150/95mmHg，长期服用氨氯地平、贝那普利，血压控制在130/70mmHg。无吸烟饮酒史，母亲患有冠心病。

入院查体：BP 139/91mmHg，心律齐，心脏各瓣膜区未闻及杂音，双下肢无水肿。

入院诊断：1. 冠状动脉粥样硬化性心脏病 心绞痛；2. 高血压1级（高危）。

诊疗经过：给阿司匹林抗血小板，瑞舒伐他汀稳定斑块，氨氯地平、贝那普利降压，单硝酸异山梨酯扩张冠状动脉，以及富马酸比索洛尔和曲美他嗪等治疗，同时完善相关检查，结果如下：

辅助检查：

血常规：血红蛋白121g/L。

大便潜血：（+++）。

肿瘤标志物：CA199 39.6U/m，AFP 1.7ng/ml，CEA 3.1ng/ml，CA125 6.4U/ml。

心肌酶谱：正常。

心电图：正常。

动态心电图：窦性心律，偶发多源房性期前收缩，偶成对，偶发室性期前收缩。

因大便潜血（+）行全腹CT平扫+增强，结果：回盲部肠壁增厚，浆膜面毛糙，周围多枚小淋巴结显示，肿瘤可能，建议肠镜检查。心内科、放射科、肛肠外科、老年科多科讨论后一致认为：考虑回盲部病变恶性肿瘤，但外院冠状动脉CTA显示冠状动脉重度狭窄，应先明确冠状动脉病变并处理后，再行肠镜检查明确诊断及考虑后续治疗。2012 年 5 月 11 日冠状动脉造影检查：冠状动脉左前降支近中段重度狭窄，右冠中远段严重狭窄伴斑块破裂。因病变严重未植入支架，决定与心胸外科多科讨论下一步治疗方案。

【病例讨论】

杨云梅（浙江大学医学院附属第一医院老年病科　教授）

根据患者临床症状，以及冠状动脉造影结果，冠心病诊断明确，应进行冠状动脉介入治疗，但入院以后检查发现结肠恶性肿瘤，给我们的治疗带来了困难，两个疾病均需尽快处理；如何解决请各位专家讨论，拟定治疗方案。

阮凌翔（浙江大学医学院附属第一医院放射科　教授）

患者 CT 提示回盲部肠壁明显增厚，周围多枚小淋巴结显示，影像学检查考虑为溃疡型恶性肿瘤可能，现无明显转移证据，需行肠镜或手术明确诊断。

张芙荣（浙江大学医学院附属第一医院心内科　教授）

患者冠状动脉造影提示为冠状动脉左前降支近中段重度狭窄，右冠中远段严重狭窄伴斑块破裂，必须首先处理冠状动脉问题再考虑肠道病变处理，但有两点需要考虑：①如行药物支架或裸支架，术后均需要双联抗血小板治疗，患者目前粪便隐血（+++），抗血小板出血风险极大。②裸支架目前国际推荐的一般需要等到术后 6 周才能手术，药物涂层支架更是要等到术后 1 年才考虑手术[1]，患者为肠道恶性肿瘤病变首先考虑，不是择期手术，不能等待时间太久。故如果考虑支架植入，首选裸支架，虽然药物支架在长期预后上能改善支架内再狭窄情况。支架植入术后，应联系化疗科考虑是否行术前化疗 1~2 次。

朱建华（浙江大学医学院附属第一医院心内科　教授）

患者冠状动脉造影提示为冠状动脉左前降支近中段重度狭窄，右冠中远段严重狭窄伴斑块破裂，且患者大便潜血（+++），提示消化道活动性出血，如行药物或裸支架植入术，术后的双抗治疗易引起大出血，对于接下来的肠镜检查取活检或者是肠道病变的限期手术时机选择都是困难的，需要告知患者及家属。另一种选择是，可行冠状动脉搭桥术，因为患者冠状动脉造影检查显示多支严重病变，尤其是左前降支近中段、右冠中远段的病变位置适宜冠状动脉搭桥手术[2]。但冠状动脉搭桥术后同样面临双联抗血小板治疗的矛盾，需要结合患者及家属意愿。

倪一鸣（浙江大学医学院附属第一医院心胸外科　教授）

患者为劳力性心绞痛患者，冠状动脉造影检查显示左前降支、右冠状动脉严重狭窄，如果给予支架植入，支架数目较多，且术后抗血小板药物极有可能导致消化道出血。患者冠状动脉病变位置在左前降支近中段、右冠中远段，冠状动脉终末端狭窄不严重，适合搭桥手术。但搭桥术后确实也面临双抗治疗的问题。如果能一次性解决患者冠状动脉病变、肠道病变，这样就能解决搭桥术后双抗治疗与肠道病变处理的矛盾。但这需要心胸外科、肛肠外科、麻醉科的全力配合，甚至需要心内科的术中协助。如术中患者生命体征平稳，可考虑同时切除回盲部占位，如生命体征不稳，则给予单纯搭桥手术，不予回盲部占位切除。如果患者能够行冠状动脉搭桥手术+肠道病变同期手术，术前 2 天停用阿司匹林，给予低分子肝素处理，术后给予数天的低分子肝素抗凝治疗，然后改为阿司匹林、氯吡格雷双联抗血小板长期治疗，这样既能解决单纯 PCI 术后抗血小板肿瘤出血、肿瘤病情进展的情况，也能尽量减低肠道病变术中的心脏事件。

林建江（浙江大学医学院附属第一医院肛肠外科 教授）

患者CT诊断考虑为回盲部肿瘤。现患者存在冠心病，可考虑处理冠状动脉病变后再行肠镜或手术明确诊断。如为恶性肿瘤，化疗两次，同时在支架植入6周后再行手术治疗，如期间出现大出血，行急诊手术。但现患者冠状动脉多支病变且严重狭窄，有搭桥手术适应证，如患者术中病情允许，可以搭桥术后同时进行回盲部占位切除术，因风险较大，考虑回盲部造瘘术。

祝胜美（浙江大学医学院附属第一医院麻醉科 教授）

患者冠状动脉粥样硬化性心脏病，劳力性心绞痛，冠状动脉造影检查显示多支严重狭窄，目前阿司匹林应用，如果行冠状动脉搭桥+结肠病变同时手术，需要全麻，考虑患者全身情况尚良好，无急性心肌梗死，心脏超声评估心功能情况可，除高血压、冠心病外无其他特殊病史，可以耐受全麻。

杨云梅（浙江大学医学院附属第一医院老年病科 教授）

根据各位教授的意见，结合患者全身状况以及各脏器功能，可以行冠状动脉搭桥、肠道肿瘤同时手术，这样就能解决搭桥术后双抗治疗与出血的矛盾。如家属同意就实施以上方案。

治疗结果：上述方案征得患者和家属同意，2012年5月17日在全麻非体外循环下行冠状动脉搭桥术+右半结肠切除术，术中见冠状动脉多发斑块形成，用左内乳动脉搭前降支，建立左侧内乳动脉—左冠前降支血管桥，左侧下肢大隐静脉搭右冠后降支，建立升主动脉—大隐静脉—右冠后降支血管桥，严密止血后关胸，生命体征稳定。立即开腹行结肠肿瘤切除术，术中见肿瘤位于回盲部，大小约5cm×4cm×3cm，呈溃疡性，已有不全梗阻，末端回肠扩张，行肿瘤和右半结肠切除。

术后严密监护生命体征，给予低分子肝素钠针抗凝，单硝酸异山梨醇酯扩张冠状动脉，盐酸地尔硫革控制心率，及抗炎支持治疗，恢复良好。

术后病理：溃疡型中分化腺癌伴淋巴结转移癌。根据手术后病理情况给予XELOX方案化疗8次，同时长期服用阿司匹林、阿托伐他汀、美托洛尔缓释片等药物；随访两年未见肿瘤复发和转移，无胸痛胸闷发生，复查冠状动脉CTA未见血管狭窄。

【专家点评】

杨云梅（浙江大学医学院附属第一医院老年病科 教授）

此病例以胸闷胸痛为首发症状，经检查确诊为劳力性心绞痛。入院后大便隐血阳性，进一步检查发现肠道恶性肿瘤。所以冠心病和肠道恶性肿瘤诊断明确，而且两个疾病在治疗上存在矛盾，但都需要尽快治疗。这是一个老年患者多学科合作治疗成功的典型病例，以下几点值得注意：

1. 从不为人关注的细节发现严重问题的存在。本病例从大便隐血阳性马上认识到消化系统病变的存在，进一步腹部CT、胃镜、肠镜等检查后，明确了肠道恶性肿瘤的存在并排除其他部位转移。

2. 治疗方案的选择采取了多学科会诊模式，集思广益，制订完备的治疗方案，取得了成功。

3. 术后采用双联抗血小板治疗，特别注意伤口出血以及抗血小板药物与化疗药物之间的相互影响。

■ 参考文献 ■
---

1. Levine GN，Bates ER，Blankenship JC，et al. 2011 ACCF/AHA/SCAI guideline for percutaneous coronary intervention. J Am Coll Cardiol，2011，58（24）：e44-e122.
2. Hillis LD，Smith PK，Anderson JL，et al. 2011 ACCF/AHA guideline for coronary artery bypass graft surgery. J Am Coll Cardiol，2011，58（24）：e123-e210.

老年患者同时发生胃癌、肾癌及胃间质瘤一例

李　颖　王晓斌　王智华　白　松

【病例介绍】

患者女性，72 岁，因 "反复咯血 14 年，发热伴咳脓痰 5 天" 于 2010 年 6 月 8 日入院。

既往史：有 "白癜风" 病史。无吸烟及饮酒史。无疾病家族史。

查体：T 36.8℃，BP 120/60mmHg，R 20 次/分，消瘦，全身浅表淋巴结未扪及，左中肺可闻及哮鸣音及湿啰音，心率 80 次/分，律齐，腹软，无压痛，肝脾未扪及，未扪及包块，全身皮肤散在白斑。

辅助检查：

肿瘤标志物：CA199 134.21kU/L↑，CA242 147.8kU/L↑。

腹部超声：左肾实质性结节性质待查。

CT：①左肾上极可见软组织肿块影，大小约 4.7cm×5.2cm，其内可见低密度坏死，增强后不均匀强化，多考虑肾癌，肾盂受侵犯；②胃壁明显增厚。

上消化道 X 线钡餐：胃窦部及胃体部巨块型癌，向浸润型发展。

胃镜：胃癌、胃潴留；活检：胃窦中分化腺癌。

尿便常规正常。

入院诊断：1. 支气管扩张合并感染；2. 胃癌；3. 左肾上极包块性质待查　肾癌可能。

诊治经过：给予抗感染、对症支持等治疗。感染控制后完善术前准备于 2010 年 7 月 6 日在全麻下行 "胃癌根治术，左肾上极包块切除术"。术中见胃窦部、胃体部巨大包块，约 12cm×6cm×5cm 大小，已突破浆膜。另见胃体、胃底部浆膜多个米粒至黄豆大结节灶，取活检（3 个）。左肾上极肿块约 5cm×5cm×4cm 大小，质硬，给予完整摘除。

术后病理：

（1）胃中低分化腺癌（蕈伞型，大小 10cm×8cm×2cm，侵及胃壁肌层，未突破浆膜），脉管癌栓（+），近端、远端切缘未见癌侵犯。胃小弯侧淋巴结见癌转移（6/10），

胃大弯侧淋巴结见癌转移（3/3），（胃网膜左淋巴结）未见癌转移（0/5），（胃左旁淋巴结）见癌转移（2/2）。

（2）胃壁结节灶：胃间质瘤伴灶性钙化（上皮样细胞型）。肿瘤直径 0.7cm，核分裂 0 个/50HPF。免疫组化：CD117（＋），CD34（＋），CK（＋），S-100（＋），SMA（＋），Bcl-2（＋）。

（3）左肾上极包块为透明细胞癌，Fuhrman 核级：2 级，坏死（－）。

术后患者恢复可，术后动态观察患者血常规：白细胞总数（2.8~3.4）×10⁹/L，中性粒细胞百分比 60%~70%。因患者白细胞低，消瘦，全身情况欠佳，患者拒绝行化疗，故仅定期行免疫治疗。复查 CA199 42.92kU/L；CA242 25.02kU/L，较术前明显降低。于 2010 年 8 月 13 日出院。

出院诊断：1. 胃中-低分化腺癌 $T_2N_2M_0$ 期；2. 左肾上极透明细胞癌；3. 胃间质瘤。

术后 5 个月随访：左锁骨上窝、左胸锁乳突肌下段周围、腹主动脉及下腔静脉旁多个淋巴结肿大，考虑转移灶。肿瘤标志物较前明显增高：CA199 613.2kU/L↑，CA242 200.0kU/L↑。考虑出现肿瘤转移，患者有治疗意愿，行左颈部及腹主动脉旁淋巴结姑息性放疗同时口服替吉奥化疗（每晨 25mg，每晚 50mg，口服 28 天，停 14 天为一个疗程）。经 20 次放疗，1 个疗程化疗后复查上述淋巴结明显缩小。

术后 8 个月随访：有发热、胸痛、咳嗽、喘息、咳血痰、消瘦、乏力。辅助检查：双肺多发结节状片状影，肺内多发转移灶。腹膜后多个淋巴结肿大。考虑诊断：1. 双肺肺炎；2. 胃中-低分化腺癌晚期并双肺及多处淋巴结转移；3. 左肾上极透明细胞癌术后；4. 胃间质瘤术后。给予吸氧、抗感染、对症、无创通气支持等治疗，但患者病情逐渐加重，最终因呼吸衰竭抢救无效死亡。

【病例讨论】

重复癌（multiple primary carcinoma，MPC）又称为多原发恶性肿瘤、多重癌或多原发癌，是指同一个体同时或先后发生两种或两种以上的原发性恶性肿瘤。第一例见诸文献记载的重复癌由十九世纪著名的外科学者 Billroth 在 1889 年报道。1932 年 Warren 和 Gates[1] 提出了的重复癌的诊断标准：①每一种肿瘤在组织学上必须是恶性的；②每一种肿瘤必须具有各自独特的病理学形态；③必须排除转移或复发的情况。而根据不同肿瘤确诊时间间隔长短，又可将重复癌分为：①同时性重复癌（synchronous carcinoma，SC），两者同时确诊或两者确诊的时间间隔不超过 6 个月，约占 MPC 总数的 10%；②异时性重复癌（metachronous carcinoma，MC），两者确诊的时间间隔超过 6 个月，约占 MPC 总数的 90%[2,3]。复习国内文献，MPC 还是以二重癌为主，三重癌较少，四重及以上癌罕见。

胃肠道间质瘤（gastrointestinal stromal tumors，GIST）是一类起源于胃肠道间叶组织的肿瘤，占消化道间叶肿瘤的大部分。1983 年纽约州立大学的病理专家 Mazur 和 Clark 首次提出了胃肠道间质肿瘤这个概念。GIST 曾是令病理学家感到最为困惑和迷茫的一种肿瘤[4]。GIST 基本上属于恶性肿瘤范畴，几乎没有绝对良性的间质瘤，那些貌似良性的间质瘤也存在潜在恶性的可能。关于其恶性程度的分类正在不断完善中[4]。2002 年的 NIH 共识方案中，GITS 均被认为具有恶性潜能，不再需要区分良恶性，仅根据肿瘤大小及核分裂象判断肿瘤的危险度。近来复旦大学附属中山医院的侯英勇等[4]的研究使用包括肉眼播散、镜下播散以及原位的形态学等 12 项指标对 GIST 进行病理良、恶分型和分期分级。根据以上指标，结合该病例的病理检查结果，本例胃间质瘤判定为非恶性，相当于无转移和播散潜能的早期肿瘤。

本文所报告病例为老年患者胃癌、肾癌同时性二重癌合并胃间质瘤，查阅国内文献未发现类似病例。

近年来，随着诊疗技术的进步，重复癌在临床上日趋增多，并受到越来越多地关注。本文所报告的胃癌、肾癌合并胃间质瘤少见病例 1 例，希望能提高及加深医务人员对重复癌的认识。

重复癌的早期诊断和及时治疗尤其重要。必须对重复癌给予足够的重视，特别是对于同时性重复癌，往往因为认识不足而误诊为转移癌，从而使患者失去合适的治疗。本例患者因支气管扩张并感染就诊，完善检查后发现左肾上极包块和窦部、胃体部巨大包块，术前胃镜活检结果提示为中分化腺癌，临床上胃癌肾转移的病例并不多见，结合 CT 等影像学结果，考虑诊断胃癌-肾癌同时性重复癌可能性较大。然而，重复癌与转移癌的治疗原则不同。重复癌以根治性治疗为目的，而转移癌大部分只能进行姑息性治疗，几乎无法根治[5]。因此，在诊断明确、排除远处转移、无手术禁忌的情况下，积极对该患者行胃癌根治术，左肾上极包块切除的同期手术。术中见胃体、胃底部浆膜多个米粒至黄豆大结节灶，取活检（3 个），术后病检提示胃肠道间质瘤，肿瘤直径 0.7cm，核分裂 0 个/50HPF，判定为非恶性。

该患者胃肿瘤病理学分型为中-低分化腺癌，恶性程度高，TNM 分期为 $T_2N_2M_0$，属胃癌 ⅡB 期。且术后因白细胞减少、体质弱及个人意愿未行化疗。患者围术期恢复尚可，但随访过程中逐步出现肺多发转移灶，全身多处淋巴结转移癌，虽经放化疗、中西医结合治疗等措施病情仍进展，最终死亡，术后生存期仅 9 个月。

总之，重复癌的预后与早期诊断、积极根治性治疗有关。该病例最终死亡，原因在于其胃癌发现时已有淋巴结转移，不是早期，虽然经过根治性手术治疗，所以术后需要尽量早期进行化疗。但是，患者术后由于体质弱未能按时化疗，因此预后差。

因此，对于同一个患者同时发现一个以上的肿瘤不能简单地认为是肿瘤转移而放弃根治机会，特别是相互转移可能性不大时，更加应该考虑重复癌的可能。同时也应该加强对人群的健康教育及科学普及工作，重视预防医学的学科建设。对于老年肿瘤患者仍然强调肿瘤的早发现、早诊断、早治疗。

【专家点评】

白松（昆明医科大学附属第一医院干疗科　教授）

1. 本文所报告病例为老年患者同时发生胃癌、肾癌及胃间质瘤 1 例。临床上老年患者重复癌发生比例相对较低，胃、肾二重癌合并胃间质瘤少见，三者同期被发现、诊断更加少见，而同时得到成功手术治疗则很罕见。国内文献未发现相同病例。

2. 众所周知，恶性肿瘤的发生与机体的免疫状态有关。随着年龄的增加，身体各组织器官自然老化，器官功能逐渐衰退，新陈代谢过程变慢，免疫系统的功能也显著降低。表现在免疫细胞数量的减少和活性的下降、T 细胞增殖反应、白细胞介素-2（IL-2）水平、受体表达、信号转导及细胞毒作用等下降。老年患者发生重复癌与老年人这个群体免疫力衰退有一定关系。

3. 该患者胃癌、肾癌及胃间质瘤得到同期手术切除，虽然发现胃癌时已有淋巴结转移，术后9月最终死亡，但是患者围术期恢复可，治疗效果好。此外，在老年肿瘤患者的治疗过程中，年龄本身并不是肿瘤手术、放化疗等的禁忌证和预后的独立相关因素，治疗的限制因素在于患者的功能状态、并存病及疾病分期。目前，CGA已经成为老年医学实践中不可缺少的工具之一。它是对老年人进行医学、心理和功能等多项目、多维度鉴定的诊断过程，据此提出维持或改善功能状态的处理方法，最大限度地提高或维持老年人的生活质量。CGA在国外已得到广泛应用，但是在国内无论是医务工作者还是患者及家属群体中，CGA的知晓率还不够普及。在对老年肿瘤患者的临床实践中，除全面的医疗诊断外，我们可以通过一系列量表（如：住院患者风险评估表、术前及术后护理评估表、SGA营养评估量表、ADL日常生活能力评定量表、MMSE简易智能精神状态检查量表、跌倒评估表、压疮危险因素评估量表等）经多学科合作，分别对患者进行入院时、手术前、手术后及放化疗前等几个不同阶段的全面评估，根据评估结果可能使患者得到更加个体化的治疗。而且通过评估可以使临床医师、患者及家属三方更客观的了解其预期寿命、治疗可能的受益和风险，为治疗决策提供客观依据。以该患者为例，其术前诊断明确，合并症控制好，ADL评分100分，日常生活独立；SGA评估分级为A级，营养状况可；无跌倒、发生压疮等的风险，认知及情感正常。从疾病本身、患者功能状态等方面来看，患者有条件接受手术治疗。而术后，从病情来看患者本应尽早接受化疗，但患者SGA评估分级仅B级，营养状况差，日常生活需护理，且白细胞一直偏低，此时化疗可能弊大于利，而患者本人意愿也未选择化疗。但在之后的随访中，我们可以动态的对患者进行CGA评估，评估中一旦条件允许可建议患者接受化疗，这样对患者的治疗可能更个体化，对患者更加有益，同时可能延长患者的生存期。

4. 恶性肿瘤的发生是一个多基因参与、多步骤发展的复杂过程。可以分别从患者的胃癌、肾癌以及胃间质瘤标本中进一步在基因水平上检测与研究，为进一步揭示重复癌的发生发展机制提供线索。

■ 参考文献 ■

1. Warren S，Gates O. Multiple primary malignant tumors：a survery of literature and a satatistical study. Am J cancer，1932，16：1358-1414.

2. 葛现才，张勤，殷德光. 重复癌诊治现状. 中国肿瘤临床与康复，2013，20：671-672.

3. Kry SF，Salehpour M，Follow DS，et al. The calculated risk of fatal secondary malignancies from intensity-modulated radiation therapy. Int J radiat Oncol Biol Phys，2005，62：1195-1203.

4. 师英强，梁小波. 胃肠道间质瘤. 北京：人民卫生出版社，2011.

5. 邓康丽，姚月良，葛立本. 重复癌1例报告并文献复习. 中国实验诊断学，2012，16：1925-1927.

高龄患者脑梗死、肺感染并心力衰竭后的综合康复治疗一例

陈劲龙　刘　丰

【病例介绍】

患者男性，93岁，2013年9月26日因"咳嗽、咳痰伴气促4个月，加重3天"入院。2013年5月19日患者因过敏性休克、呼吸衰竭、感染性休克行气管插管、机械通气，2个月后虽成功脱机，但仍咳嗽、咳痰较多。因嗜睡、不能对答、四肢乏力在当地医院行头颅MRI诊断为腔隙性脑梗死。3天前肺部CT示：肺部感染，双侧胸腔积液，予抗感染治疗后转入。

既往史：既往有冠心病、脑梗死病史3年，有高血压、老年痴呆、糖耐量异常史。休克前生活完全自理，能自己上公园散步及正常进食，平素喜欢打麻将。

入院查体：T 36.4℃，P 76次/分，R 20次/分，BP 144/61mmHg，嗜睡，不能对答，查体不合作。眼球活动正常，双瞳孔等大等圆，D＝3mm，对光反射灵敏，鼻唇沟对称，伸舌不配合，颈软，呼吸稍促，双下肺少量湿啰音。HR 76次/分，律齐、有力。四肢肌力Ⅲ级，肌张力正常，生理反射存，病理征未引出。

辅助检查：白蛋白31.3g/L，血红蛋白112g/L，血CA125 176U/ml，鳞状上皮细胞癌抗原4.54ng/ml，T-PSA 7.06μg/L。

入院诊断：1. 肺部感染 双侧胸腔积液；2. 多发腔隙性脑梗死；3. 冠心病 心功能Ⅲ级；4. 高血压2级（极高危）；5. 老年性痴呆；6. 糖耐量异常。

诊疗过程中面临的问题：

1. 肺部感染反复发作。每月均有肺部感染情况，且每次肺部感染病程长，抗生素使用时间长（8~42天），治疗效果不佳。入院后为降低医院获得性肺炎（hospital acquired pneumonia，HAP）发生，已严格手卫生、床边隔离、鼻饲30°体位、鼻饲前回抽胃内容物判定有无胃潴留，无效。每次发生肺部感染抗生素治疗效果不佳，原因是什么？是否存在食物反流致吸入的存在？

2. 患者以肺部感染入院，入院后再发脑梗死，目前仍不能对答，不能自己翻身、坐

起。2013 年 11 月 14 日双上肢肌力Ⅳ级，下肢肌力Ⅲ级。其后因精神反应差，检查不配合，无法对肌力进行准确评估。现病程已超过一年，其运动、语言功能是否还能恢复？

临床处理

1. 肺部感染的预防 2014 年 6 月使用可食用蓝色色素染色鼻饲，随后发现患者的痰中带蓝色。由此明确患者存在食物反流致误吸的情况。针对该情况进行干预后，该患者在 6、7、8 月均未再出现肺部感染，未再出现气促。

2. 肢体、语言康复 继续之前的脑梗死的药物治疗，同时间断床边按摩 15 分钟/天。至 8 月份，患者精神反应较前有好转，8 月 24 日起可对答，对答部分切题，以数个单词为对答内容。同时在帮助下可缓慢行走几步。其后，我们开始对其进行康复训练，以手扶轮椅的方法，训练行走，约一个月后，患者已可手持拐杖独立行走。语言训练主要是以简答问题进行提问，诱导其进行回答，每天约 20 次左右。目前患者的对答已经能成句。

【病例讨论】

1. HAP 的预防和意义 脑梗死后 HAP 感染的预防，临床上通常是采用：①一般措施：严格手卫生，多重耐药菌感染患者行床边隔离；②危险因素干预：改善患者基础营养状况，加强免疫能力，提高排痰能力；③预防误吸：半卧位（30°~45°）可减少误吸。对留置鼻胃管患者应注意矫正胃管位置，同时调整进食量和进食速度，以避免反流。

误吸是高龄脑梗死患者发生肺炎的高危因素。误吸的发生临床上通过观察到患者出现呕吐后吸入进行诊断的，因而对其诊断存在一定困难。我国对一项老年人脑梗死后隐性吸入的研究表明，隐性误吸发生率为 39.4%[1]。该患者以可食用色素添加鼻饲后，证实有误吸存在，予以干预后，HAP 未再发生。

该患者有高血压、冠心病基础病，在反复发生 HAP 期间，多次出现急性左心衰，患者在发病期间，四肢肢体主动运动较少。在 HAP 控制后，患者未再出现气促情况，四肢肢体自主运动明显增多，精神反应也明显改善，为更进一步的康复治疗提供了条件。

2. 脑梗死后肢体、语言功能的康复 对于脑卒中的患者，其临床分期是按照发病时间进行划分的。急性期为脑卒中后一个月以内，恢复期为 2~6 个月，后遗症期为 6 个月以后。目前对于脑梗死患者应该非常重视其肢体、语言的康复，我国脑卒中康复指南[2]提出，脑卒中患者尽早接受全面的康复治疗，在病情稳定后即可进行康复评价和康复护理措施，以期获得最佳的功能水平，减少并发症（Ⅰ级推荐）。我国脑卒中康复临床路径指出对于符合进入临床路径标准的急性脑卒中患者在入院后第 3~4 天，应进行康复治疗[3]。美国《退伍军人事务部-人事部脑卒中康复治疗管理临床实践指南》也对患者急性脑梗死后吞咽障碍、运动障碍、认知障碍的康复治疗进行了较为详细的描述[4]，对急性脑梗死患者的康复治疗也非常重视[5,6]。

认知障碍的康复包括：

（1）非药物治疗：推荐对于存在注意力缺陷、记忆力缺陷、执行功能和解决问题困难的患者应给予认知再训练。患者认知功能损害常由多个部位损伤，多学科的方法可能有利于认知功能恢复。轻度的近记忆障碍的脑卒中患者，推荐使用代偿性的康复训练措施（证据水平 B）。

（2）药物治疗推荐：考虑使用乙酰胆碱酯酶的抑制剂（AChEIs），如加兰他敏、多奈哌齐、利凡斯的明等治疗脑卒中后认知障碍。血管性痴呆（VAD）或血管性认知功能障碍（VCI）使用的剂量和频率同阿尔茨海默病。VAD 或 VCI 患者可以使用 N-甲基-D-天冬氨酸（NMDA）受体拮抗剂（如盐酸美金刚）（证据水平 B）。老年性痴呆相关的精神病或行为障碍使用常规或非典型抗精神病药物时，注意短期的急性副作用。该患者在入院后就一直持续予盐酸多奈哌齐、美金刚治疗。同时间断予营养脑组织物质（小牛血去蛋白提取物）、改善脑循环（丹参酮等）。9 个月后，精神状况改善，认知功能也随之开始改善，对患者提出简单问题后，可以较为准确的对答，最初为简单的词语，其后可以将词语组织起来成为词组，现已能成句。

下肢肢体运动障碍的康复，指南推荐对脑卒中后步态异常且无心脏风险患者，使用跑台训练或减重步行训练（BWSTT）（减重量>40%体重），结合其他特定任务训练技术（证据水平 B）。足下垂患者推荐踝足矫形器（AFO）防止行走过程中足下垂，提高膝关节的稳定性（证据水平 B）。肌肉收缩障碍的患者，尤其由于踝或膝关节运动障碍引起的步态异常的患者，推荐功能性电刺激（FES）作为辅助治疗。FES 可以用来治疗急性或慢性脑卒中后患者（证据水平 B）。没有足够的证据支持脑卒中后患者步态训练期间使用机器人辅助步行训练（证据水平 B）。可考虑脑卒中后使用虚拟现实技术（VRT）加强步态恢复（证据水平 B）。

对于脑梗死后肢体康复的建议都是在病情稳定后尽早进行。本病例中因为患者在入院后长达 9 个月的时间里，心肺情况不稳定，反复肺部感染、心衰发作，仅间断在床边肢体按摩 15 分钟/天。一直未进行较为积极的肢体康复治疗。直至病情稳定后才开始进行积极的肢体康复训练。由于条件受限，该患者并未进行正规的减重步行训练，而是在辅助下站立至辅助下能行走数步后，直接采取轮椅辅助的方式进行行走。经过 1 个月的训练，现已能手持拐棍独立行走，考虑到患者 93 岁的高龄和多个基础病以及在脑卒中后 11 个月才开始出现病情明显改善，这不能不说是一个奇迹。

【专家点评】

陈劲龙（广州市第一人民医院老年病科　副主任医师）

该患者以脑梗死后肺部感染入院，入院后再次出现急性脑梗死，致病情进一步加重，最严重时，出现意识模糊，双瞳孔不等大，左上肢肌力 0，左下 Ⅱ 级。右侧肢体肌力 Ⅲ 级。其后经治疗，精神状态改善，呼之有反应。于一周后双上肢肌力恢复至 Ⅳ 级，下肢肌力 Ⅲ 级。其后虽经治疗，一直恢复缓慢。一直嗜睡，基本无对答，肢体自主活动少。

值得注意的是，患者在住院期间，反复肺部感染、心衰发作。在 HAP 反复发作期间，予盐酸多奈哌齐等药物治疗的同时一直予以床边理疗，但其肢体活动能力、精神反应、语言功能均未见好转。在 HAP 控制后，患者心肺功能亦随之改善，精神反应较前也随之改善，肢体自主活动较前也明显增加。此时，在改善认知等药物干预和肢体康复治疗方案不变的情况下，患者临床症状却在 2 个月内迅速改善。

这提示，对于高龄脑梗死患者，特别是有心肺基础疾病的患者，在加强脑梗死后康复治疗的同时，需同时兼顾其心肺等基础疾病。

郑志平（广州市第一人民医院老年病科　副主任医师）

患者为 93 岁高龄老人，以肺部感染、脑梗死收入院。入院后再次出现脑梗死。头颅

MRI：皮质下动脉硬化性脑病，双侧基底节、丘脑及放射冠多发腔隙性脑梗死（部分软化）。脑白质脱髓鞘样改变，脑萎缩。双侧蝶窦、筛窦及双侧乳突炎症。脑 MRA：脑动脉硬化。左侧大脑后动脉 P_2 段狭窄。其在脑部的病灶较多。对这种高龄老人，特别是合并多种疾病的患者，对其在急性脑梗死后的康复训练，必须同时兼顾其全身多脏器情况。该患者迟迟未能进行积极的肢体康复训练，就是因为其心肺情况未能得到很好的解决。该患者因为其心肺情况未得到根本改善，在发病之后 9 个月内，其认知、肢体障碍均未见到改善。该患者在治疗过程中一直没有忽略其认知功能的药物治疗。在心肺功能改善后，其认知功能得到快速恢复，在其肌力有所恢复的情况下，立即予以积极的下肢康复训练，其肢体障碍在 2 个月的时间内得到奇迹般的康复。

这个病例给我们的经验教训就是，对于 90 岁以上的高龄患者：①其脑梗死后的康复治疗必须有一个整体观念，在治疗脑部疾病的同时，必须同时兼顾其其他脏器功能；②在进行肢体障碍康复的同时，必须同时重视其认知功能的恢复；③在病情一旦稳定，早期积极进行下肢康复训练非常重要；④该患者在发病 11 个月才开始出现显著改善，对这类高龄患者的康复需有足够的耐心，即使在发病 6 个月后仍应积极治疗，不应轻易放弃。

刘丰（广州市第一人民医院老年病科　主任医师）

对于这样的 90 岁以上高龄老人的疾病进行治疗，必须树立一个整体的观念。

1. 许多疾病的发生是其他脏器的功能失衡所致。该患者入院后反复发生心衰，与肺部感染反复发生有关。肺部感染反复发生，其实是和脑（脑梗死导致的吞咽功能下降）、胃（胃内容物反流吸入）功能异常所致。之前单独针对其肺部情况进行干预，并不能根本降低其 HAP 的发病频率。在最后解决胃内容物反流后才解决了肺部感染的问题。

2. 针对某一个脏器疾病进行治疗时，必须同时兼顾其整体情况。高龄老人营养是目前老年患者研究的重点、热点。在对高龄老人进行治疗时，必须考虑到患者的营养问题。比如肺部感染，常常需要改善患者的营养状况。在进行营养治疗时，必须综合考虑，合理配比肠内营养和肠外营养。在保证营养供应的前提下，心、肾功能不佳的老年人必须要计算胃肠外营养的总液体量。对于易发生食物反流的患者，必须控制其胃肠道营养的总量和输注速度。

脑梗死后的综合治疗也同样如此。该患者的肢体康复就是在心、肺情况改善，认知状况改善后才发生的。只有认知能力改善，患者的主动性增强后，才能积极配合进行康复训练。心肺功能改善，体力储备提高后，才能进一步配合进行治疗。

因此对脑梗死后的肢体功能锻炼也需注重认知功能、心肺情况的改善。

参考文献

1. 李爱东，黄宗青，陈月馨，等. 老年脑梗死患者隐性误吸与吞咽异常模式的相关性研究. 实用心脑肺血管病杂志，2014，22（4）：31-33.

2. 中华医学会神经病学分会神经康复学组，中华医学会神经病学分会脑血管病学组，卫生部脑卒中筛查与防治工程委员会办公室. 中国脑卒中康复治疗指南（2011 完全版）. 中国康复理论与实践，2012，18（4）：301-318.

3. 中华医学会神经病学分会神经康复学组. 中国康复理论与实践. 2014，20（3）：285-288.

4. Management of Stroke Rehabilitation Working Group. VA/DOD Clinical practice guideline for the management of stroke rehabilitation. J Rehabil Res dev, 2010, 47（9）：1-43.

5. Bettger JA, Kaltenbach L, Reeves MJ, et al. Assessing Stroke Patients for Rehabilitation During the Acute Hospitalization: Findings From the Get With The Guidelines-Stroke Program. Archives of physical medicine and rehabilitation, 2013, 94 (1): 38-45.

6. Hafsteinsdóttir TB, Varekamp R, Rensink M, et al. Feasibility of a nursing rehabilitation guideline for patients with stroke: evaluating the use by nurses. Disability and rehabilitation. 2013, 35 (11): 939-949.

老年多脏器功能衰竭救治一例

李 华 焦文君

【病例介绍】

患者女性，84 岁。因"发热、咳嗽、咳痰、胸闷、喘息 3 天，加重 8 小时"于 2012 年 2 月 19 日入院。患者于受凉后起病，咳白色黏痰，痰多不易咳出，伴鼻塞、流涕、胸闷、气喘、乏力，最初尚能平卧，言语流利，体温最高 37.6℃，社区医院给予口服"感冒药"，效果不佳，8 小时前再次到社区医院按"慢性支气管炎急性发作"给予"氨茶碱 250mg、复方氨基酸 500ml"静滴、"双黄连口服液"口服，输液 1 小时后，胸闷、喘息加重，痰鸣音明显，不能平卧，端坐位稍缓解，言语断断续续，双下肢水肿明显，急诊来院途中给予口服"呋塞米片"1 片。发病来，神志清，精神差，无尿 2 天，大便干，自服"番泻叶"，效果不明显，体重无法测量。

既往史：2 型糖尿病 25 年，目前应用"重组人胰岛素注射液 30R 早 20U 晚 18U"，空腹血糖 10mmol/L。5 年前发现肾功能异常，饮食上控制蛋白质摄入，血肌酐进行性升高，2 年前发现双下肢水肿，间断口服"呋塞米片、果味钾"，双下肢水肿进行性加重，昼轻夜重；冠心病病史 40 年，现口服"阿司匹林片、复方丹参滴丸、通心络胶囊"；高血压病史 40 年，最高 190/90mmHg，口服"厄贝沙坦片、氨氯地平片"控制在 150/80mmHg；"胃食管反流病"病史 10 年，现口服"奥美拉唑、维酶素片"，效果可；9 年前因"子宫脱垂"行"子宫切除术"；脑梗死病史 5 年，左下肢瘫痪；压力性尿失禁病史 2 年，间断留置尿管；内痔 1 年，未治疗。

查体：T 36.0℃，P 104 次/分，R 26 次/分，BP 182/87mmHg，端坐位，痛苦面容。全身皮肤色素沉着，温度正常，皮肤弹性差。全身浅表淋巴结无肿大。眼睑水肿，结膜苍白，无充血，口唇发绀，伸舌无偏斜，喉部可闻及痰鸣音。双肺听诊呼吸音粗，可闻及呼气相痰鸣音及哮鸣音，双肺底少量湿啰音，语音共振增强。心率 104 次/分，律齐，各瓣膜听诊区未闻及杂音。膀胱叩诊浊音，肠鸣音 4 次/分。左下肢肌力 Ⅱ 级，右下肢肌力 Ⅳ 级，双下肢中重度指凹性水肿。生理反射存在，病理反射未引出。

入院诊断：1. 慢性支气管肺炎急性发作；2. 冠心病 急性心功能不全 心功能 NYHA Ⅳ 级；3. 2 型糖尿病并肾功能失代偿期；4. 高血压 3 级（极高危）；5. 脑梗死后遗症 左下

肢瘫痪；6. 胃食管反流病；7. 压力性尿失禁；8. 子宫切除术后；9. 内痔。

入院后辅助检查：

血常规：白细胞 $10.6×10^9/L↑$，中性粒细胞 79.5%↑，红细胞 $2.71×10^{12}/L↓$，血红蛋白 66g/L↓。

生化：血糖 8.9mmol/L↑；血钾 5.82mmol/L↑；血钠 123.1mmol/L↓；血肌酐 263μmol/L↑；血脑利钠肽（BNP）：803pg/ml↑。

ECG：窦性心动过速。

超声：高血压性心脏病，左室舒张功能下降；左肾轻度积水，脂肪肝；未见胸腹腔积液。

治疗：给予吸氧，心电监护，纠正电解质紊乱，给予呋塞米利尿、硝酸甘油扩张冠状动脉、头孢曲松钠抗感染、多索茶碱解痉、氨溴索祛痰、降压、胰岛素泵降糖、奥美拉唑抑制胃酸分泌、低分子肝素皮下注射防止下肢静脉血栓形成，连续应用白蛋白纠正低蛋白及免疫球蛋白增加免疫力、碳酸氢钠溶液漱口防止二重感染等支持治疗，血糖控制在 8mmol/L 左右，血压控制于 120~130/60~70mmHg。

第一次病情变化：入院第 14 天患者出现昏睡，血钠 114mmol/L↓，血氯 77mmol/L↓，血钾 5.6mmol/L；最低血糖 4.6mmol/L；头颅 CT：多发脑梗死；MRI：①双侧基底节区、双侧侧脑室旁、双侧丘脑及脑桥多发腔隙性脑梗死；②双侧额顶叶脑白质脱髓鞘；③脑萎缩。考虑患者低钠性脑病，同时血糖偏低，重度贫血，陈旧性脑梗死等基础疾病，均可加重意识障碍。请肾内科会诊后考虑床旁超滤，改善肾功能，纠正电解质失衡，改善脑供血供氧，与家属协商后家属表示暂保守治疗。在继续利尿、扩张冠状动脉、降压等治疗基础上，留置胃管口服盐水补钠，停用胰岛素泵，予高渗糖静滴改善低血糖，神经节苷脂、血塞通静滴营养脑细胞、改善循环治疗，同时予血浆、悬浮红细胞应用，并间断给予促红细胞生成素，补充铁剂、B 族维生素纠正贫血。3 天后患者意识恢复。

第二次病情变化：入院后第 26 天再次出现嗜睡，夜间烦躁，血肌酐进行性升高，最高 484.1μmol/L↑，血钾进行性升高，最高 6.3mmol/L↑；血气分析示：代谢性酸中毒。考虑患者嗜睡为肾性脑病表现，与肾功能恶化有关，立即给予床旁超滤改善肾功能，同时补充胶体，尽量缩短超滤时间，密切监测患者心肺功能，防止心肺功能衰竭。床旁超滤两天后患者意识恢复，血肌酐下降，血钾正常。

第三次病情变化：入院后 35 天患者突然出现房颤，心室率最高 160 次/分，暂停超滤透析，考虑患者肾功能差，予小剂量毛花苷丙强心及小剂量镇静药物应用，8 小时后转复窦性。后间断超滤透析 3 次，继续利尿、降压、降糖、扩张冠状动脉、营养心肌等治疗，监测血常规、肾功能、电解质等变化。

住院 60 天后患者精神逐渐好转，睡眠质量改善。血红细胞 $3.61×10^{12}/L$，血红蛋白 99g/L，血小板 $173×10^9/L$；空腹血糖 8mmol/L 左右，餐后 2 小时血糖 12mmol/L 左右；血压 125~130/75~80mmHg，最终患者病情稳定，康复出院。

【病例讨论】

李华（郑州大学第一附属医院　主任医师）

患者高龄女性，年龄大，合并多种疾病。入院 2 周后出现嗜睡、意识不清，查头颅

CT、MRI 示多发陈旧性脑梗死，给予纠正电解质紊乱、改善贫血等对症治疗后患者意识恢复，近 4 天来患者再次出现嗜睡，血肌酐进行性升高，目前主要问题有心肺肾功能不全、电解质紊乱、酸中毒、嗜睡等，病情危重。

方桂远（郑州大学第一附属医院　主任医师）

患者目前是多种慢性疾病并存，血糖、血压、电解质较前纠正，但近日出现嗜睡情况，无定位体征，近期头颅 CT/MRI 未提示有新发脑病，不足以解释嗜睡，因此考虑脑血管疾病不是主要因素。

赵占正（郑州大学第一附属医院　主任医师）

1. 患者目前一般情况差，肌酐、血钾高，既往有 40 年高血压史，25 年糖尿病病史，暂考虑高血压性肾病。入院时有心衰，考虑估计存在心肾综合征。

2. 主要问题心肺功能差、电解质紊乱、酸中毒、嗜睡、尿毒症。

3. 下一步治疗急查血气、电解质、申请血浆等，进行床旁超滤，如果不进行的话患者可能没有生存的机会，床旁超滤有可能改善肾功能，透析过程中患者右下肢尽量制动。患者原有痔疮，还有一个小出血点，超滤过程中注意抗凝药的使用。

李华（郑州大学第一附属医院　主任医师）

综合各位专家会诊意见，立即给予床旁超滤，同时补充胶体，尽量缩短超滤时间，密切监测患者心肺功能，防止心肺功能衰竭，密切观察病情变化。

【专家点评】

李华（郑州大学第一附属医院　教授）

多脏器功能衰竭（multiple organ failure，MOF）是严重感染、创伤、各种休克的主要并发症，是当前重症监护病房（ICU）内主要的死亡原因。老年多脏器功能衰竭（multiple organ failure in the elderly，MOFE）是一个有别于一般 MOF 的独立临床综合征，是指老年人（年龄>60 岁）在器官老化和患者原有多种慢性疾病基础上，在某些诱因激发下，在短时间内出现两个或两个以上器官相继或同时发生衰竭的慢性综合征。目前认为，MOFE 具有如下特点：①患者的各主要脏器功能低下，并患有多种慢性疾病；②肺部感染及慢性疾病急性发作为主要诱因；③随受累脏器数目增多，病死率上升；④首发衰竭器官及多发衰竭器官以消化系统、心血管系统、呼吸系统多见。

老年人肺部感染后易发生多脏器功能衰竭，分析其原因[1]：①老年人呼吸道保护功能减弱。且年高、体弱、对病毒及细菌侵袭的抵抗力下降，且多患有多种基础疾病，故易发生肺部感染，而老年人肺部感染起病隐匿，临床症状多样且不典型，又易被原发病症状掩盖，体征有时不典型。较易延误诊断及治疗。②老年人发生的肺部感染多为革兰阳性杆菌感染。释放内毒素，使心肌血液灌流量下降影响血流动力学，发生低血压，脏器灌注量减少，可以直接损害脏器功能。③肺部感染后易发生低氧血症及高碳酸血症，是促发多脏器功能衰竭的重要原因。本患者糖尿病病史较长，其防御感染能力下降易发生感染，感染又诱发糖尿病严重并发症，使感染恶化、病情加重而且病情变化迅速，出现多脏器功能衰竭，增加治疗难度。治疗上尤其要注意以下几点：①合理使用抗生素加强排痰，解除支气管痉挛，保持呼吸道通畅，及时纠正低氧血症、组织低灌注、低血容量状态及水、电解质紊乱。②加强营养支持在防治脓毒症并发症和 MOFE 也很重要。MOFE 与高分解代谢有关，以蛋白质分解和高血糖为特征，对 MOFE 高危患者应给予高于正常比例的蛋白和热量以额外补充营养对这些患者有益。③呼吸和循环的支持、对低氧血症者及早使用机械通气以纠正低氧血症，对心血管受损时及时合理地应用血管活性药物，并用漂浮导管进行血流动力学监测以提供用药证据。④血液净化：在危重病时由低血容量和血栓缺血造成肾血流量减少，极易导致急性肾衰竭。此时除积极扩容外，及早实行人工透析，清除尿素和肌酸等有毒物质，还可以清除过多的炎性介质和细胞因子及内毒素，有利于改善 MOFE 的临床表现或预防进入 MOFE。

入院 2 周后出现嗜睡、意识不清，结合化验检查考虑低钠性脑病，同时患者血糖偏低，重度贫血，陈旧性脑梗死等基础疾病，均可加重意识障碍。请肾内科会诊后考虑床旁超滤，改善肾功能，但由于老年患者血液透析易出现低血压、低血糖、心力衰竭、心律失常、脑出血、感染等多并发症，家属协商后家属表示暂保守治疗。给予纠正电解质紊乱、改善贫血等对症治疗后患者意识恢复，入院第 26 天患者再次出现嗜睡，血肌酐进行性升高，组织多学科会诊考虑嗜睡主要与肾功能不全相关，脑血管疾病不是主要因素，建议进行床旁超滤，如果不进行的话患者可能没有生存的机会。综合多学科会诊意见，立即给予床旁超滤改善肾功能，同时补充胶体，尽量缩短超滤时间，密切监测患者心肺功能，防止心肺功能衰竭。床旁超滤两天后患者意识恢复，血肌酐下降，血钾正常。因此糖尿病肾病患者常因血糖控制不佳，并发症发生率高，部分糖尿病肾病患者往往在出现了急性左心衰、肺水肿、高血钾时才开始透析治疗，此时患者的残余肾功能差，常伴有心血管疾病，5 年生存率较低，并且容易发生多器官功能衰竭。老年患者的肾衰竭常与糖尿病、高血压等慢性病相关联，只有早期积极治疗高血压和糖尿病等原发病，控制病程进展，才能有效地降低老年尿毒症的发生率及减少病死率[2]。

入院后 35 天透析过程中患者突然出现房颤，其主要原因[3]是：①慢性肾衰竭患者常并有酸碱平衡失调、水、电解质紊乱；②心脏本身病变；③贫血及低氧血症；④在透析过程中脱水过多过快。透析过程中心律失常的发生率非常高，其中最主要的类型为心房纤颤，这可能与老年透析患者多合并有心血管损害、透析过程中急剧血流动力学变化、电解质紊乱、酸碱失衡有关。虽然老年透析患者易于出现心律失常。但多数研究[4,5]也表明，只要处理及时、正确，多数患者的心律失常能得到迅速控制。这要求我们能根据患者的具体情况，及时给予综合处理。我们的经验是及时处理电解质紊乱和酸碱失衡，暂停超滤透析，考虑患者肾功能差，予小剂量西地兰强心及小剂量镇静药物应用，8 小时后心律转归窦性。后间断超滤透析 3 次治疗，注意防止透析中低血压；掌握好干体重，既要充分透析，又要避免过量、过快脱水；选择生物相容性好的透析膜；及时吸氧；必要时及时给予抗心律失常药物等对防治透析中心律失常至关重要。另外，对透析外的相关因素，如贫血、感染的控制水平；是否存在蓄积性药物中毒等也关系到透析中心律失常的发生。应减慢透析血流速度，停止超滤，可静脉给予高渗溶液，必要时使用升压药物，待血压回升后，心律失常多减轻或消失，然后再继续完成血液透析治疗。

对 MOFE 患者的治疗主要是进行脏器功能的支持，由于对其病理缺乏有效的遏制手段，故支持治疗尽管能延长患者的生命，但有时仍难以改变其预后。其意义主要是可能的减轻脏器损伤。因此 MOFE 的防治与其病理生理机制密切相关，要牢固树立从疾病开始即进行防治和全身整体治疗的观念，正确应用各种防治手段和方法，这样才是治疗成功的关键。

————————◆■ 参考文献 ■◆————————

1. 姚咏明，董月青. 老年多器官功能不全综合征发病机制研究进展. 实用老年医学，2004，18（5）：230-232.

2. Berthoux F，Mohey H，Laurent B，et al. Predicting the risk for dialysis or death in IgA nephropathy. J Am Soc Nephrol，2011，22：752-761.

3. 冯江超，张和平. 老年糖尿病肾病患者血液透析中常见并发症的临床分析. 四川医学，2010，3194：514-515.

4. 袁伟杰，包瑾芳. 尿毒症透析患者心血管并发症的发生与防治. 中国血液净化，2007，6（5）：236-238.

5. Bozbas H，Atar I，Yildirir A，et al. Prevalence and predictors of arrthythmia in end stage renal disease patients on hemodialysis. Ben Fail，2007，29（3）：331-339.

病例 10

老年肺结核并左心室血栓和脾梗死一例

包海荣　刘晓菊　谭恩丽　张　艺

【病例介绍】

患者女性，62岁，因"间断咳嗽、气短8个月，加重1个月，发热4天"于2013年4月8日入院。患者于2012年8月无诱因出现间断咳嗽，偶咳少量白色黏痰，无咯血。伴气短、胸闷，活动后为著。咳嗽时左上腹钝痛。伴腹胀，进食后加重。当地医院胸部CT"右肺下叶背段小空腔形成"。抗感染治疗后症状缓解。此后仍间断出现上述症状，自服抗"感冒"药或抗生素治疗有效。2013年3月胸部CT"两肺上叶及下叶背段肺结核，并左肺下叶感染"，心脏超声"肺动脉高压（轻度），左室收缩功能正常，舒张功能减低，余未见明显异常"。多次痰涂片未找到抗酸杆菌。予以头孢哌酮舒巴坦治疗后咳嗽、气短稍缓解。2013年4月4日起出现午后发热，每次持续约3~4小时，最高体温38.9℃，伴多汗，偶有寒战。当地医院抗感染治疗效果欠佳。患者自发病以来精神、饮食、睡眠欠佳，近10日未解大便，小便基本正常，体重减轻约10kg。

既往史： 2003年10月患"甲状腺功能亢进症"，服"甲巯咪唑"约7年，2012年8月因"甲状腺功能减退"服"左甲状腺素钠"2个月后复查甲状腺功能正常，停药后未再复查。

入院查体： T 38.1℃，P 93次/分，R 22次/分，BP 90/56mmHg。慢性病容，精神欠佳，睑结膜无苍白，扁桃体无肿大，口唇无发绀，甲状腺Ⅱ°肿大，无压痛，未闻及血管杂音。心、肺、腹部未查及异常体征，双下肢无水肿，神经系统未查及阳性体征。

入院后辅助检查：

血常规：白细胞$5.28×10^9$/L，中性粒细胞百分比79.5%↑，淋巴细胞百分比14.4%，红细胞$5.23×10^{12}$/L，血红蛋白154g/L，血小板$177×10^9$/L。

血生化：天冬氨酸氨基转移酶83U/L↑、丙氨酸氨基转移酶62U/L↑，谷氨酰转肽酶228U/L↑，尿素氮5.46mmol/L，肌酐54μmol/L↓，血钾3.04mmol/L↓，血钠125mmol/L↓，血氯89mmol/L↓。

凝血：抗凝血酶Ⅲ 78%，D-二聚体 5.86μg/ml↑，纤维蛋白原降解产物 17.4μg/ml↑。类风湿因子 15.30IU/L↑，C 反应蛋白 83.40mg/L↑。

血沉、血脂、血糖、自身抗体、甲状腺功能、肿瘤标志物、尿常规、乙肝三系统、丙肝抗体、梅毒螺旋体抗体、HIV 抗体均正常，呼吸道病毒抗体（8 项）均阴性。

胸部 CT：双肺多发斑片、结节影，以双肺上叶及下叶背段为主，多考虑肺结核；纵隔及肺门多发淋巴结肿大，部分钙化；左侧胸腔积液，双侧胸膜增厚（图 10-1）。

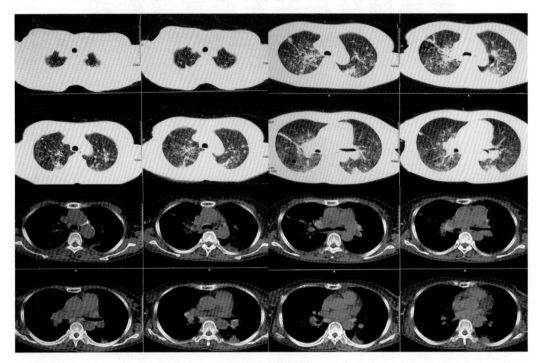

图 10-1 胸部 CT
双肺多发斑片及结节影、纵隔及肺门淋巴结肿大，部分钙化

心电图：双分支传导阻滞。

电子支气管镜检查：双肺各叶段支气管炎症性改变，支气管刷片及肺泡灌洗液涂片均未查到抗酸杆菌。

初步诊断：1. 继发型肺结核（双肺）并感染？2. 心律失常 双分支传导阻滞；3. 水电解质平衡紊乱 低钾、低钠、低氯血症；4. 甲状腺功能亢进症治疗后。

诊疗经过：入院后给予异烟肼、利福平、乙胺丁醇和吡嗪酰胺试验性抗结核、头孢他啶联合阿米卡星抗感染及纠正水电解质紊乱治疗 1 周后患者仍持续发热，体温 38 ~ 39.5℃，为排除药物热可能，停抗生素及抗结核药物。停药后仍有发热，查体右上腹压痛，墨菲征阳性。行腹部 B 超示胆囊炎症并泥沙样结石。于住院第 9 日给头孢哌酮舒巴坦联合奥硝唑加强抗感染治疗，第 11 日恢复四联抗结核治疗。当晚患者胸闷、气短加重，伴心慌。查体：血压 125/54mmHg，心率 120 次/分，律齐，各瓣膜听诊区未闻及杂音，双下肺闻及散在湿啰音。急查心肌酶正常，脑钠肽 8606ng/L↑；动脉血气示 pH 7.494↑，PCO$_2$ 24.4mmHg↓，PO$_2$ 39mmHg↓，SO$_2$ 79%↓，考虑急性左心功能不全，不排外急性肺栓塞。予面罩吸氧3L/min、毛花苷丙、呋塞米静脉注射，硝酸甘油静脉滴注，1小时后胸闷、气短、心慌改善，心率降至108次/分，双下肺湿啰音消失。次日行CT肺动脉造影未见明显肺血栓栓塞征象。心脏超声：双房轻度增大，升主动脉硬化伴瓣钙化，肺动脉瓣、二、三尖瓣反流（轻度），肺动脉高压（中度）。

住院第13日晨起进食后再次突发胸闷、气短、心慌加重，心率170~220次/分，呼吸35次/分，血压80/56mmHg，指氧饱和度74%，急诊心电图：宽QRS波心动过速，考虑房扑（2:1），给予西地兰静脉注射约半小时后心率115次/分，呼吸19次/分，血压99/64mmHg，指氧饱和度90%，房扑转为窦性心律。之后继续应用毛花苷丙和呋塞米，同时维持原方案抗感染、抗结核治疗，患者病情较平稳，但体温无明显下降。

住院第16日进食后突然出现上腹部疼痛，呈钝痛，无肩背部放射痛，无恶心、呕吐、腹泻、呕血及黑便。查体：左上腹压痛、反跳痛，无肌紧张。急诊超声及CT示脾梗死、胆囊炎、腹膜后多发淋巴结肿大、左心室近心尖部血栓（图10-2、图10-3）。明确诊断为左心室血栓、急性左心功能不全、阵发性房扑、急性脾梗死。给予低分子肝素4250IU皮下注射每12小时1次，华法林2.5mg每天1次抗凝治疗3天后，INR由1.46升至2.81，停用低分子肝素。同时按需口服双氯芬酸钠止痛，继续利尿纠正心衰，抗结核、减弱抗感染力度（换为头孢他啶）治疗。

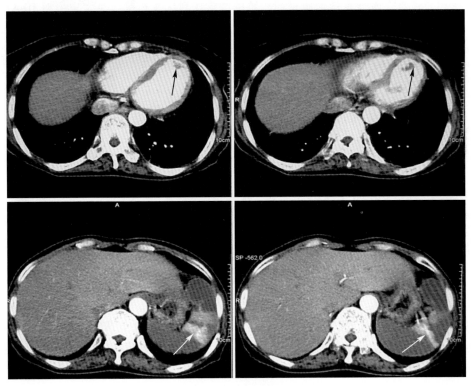

图 10-2　上腹部增强 CT
左心室血栓、脾梗死（箭头所示）

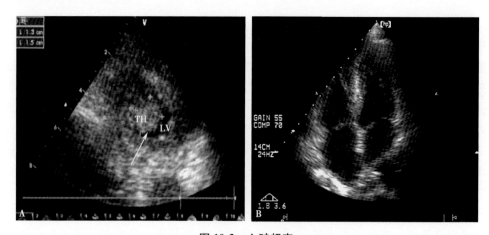

图 10-3　心脏超声

A. 左心室血栓（箭头所示）；B. 左心室血栓消失

　　住院第 22 日，患者体温高峰开始下降，发热时续时间缩短，波动于 36.8~38.1℃，咳嗽、气短逐渐缓解，腹痛减轻。

　　住院第 28 日复查心脏彩超示左心室血栓消失（图 10-3），第 29 日 CT 引导下经皮肺穿刺活检病理结果回报：小灶型干酪样坏死组织，周围包裹上皮样细胞、多核巨细胞，伴间质、纤维组织增生，慢性炎性细胞浸润。抗酸染色找到抗酸杆菌（见文末彩图 10-4）。

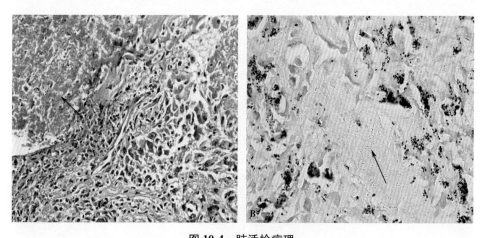

图 10-4　肺活检病理

A. 干酪样坏死（箭头所示）；B. 抗酸杆菌（箭头所示）

　　出院后继续四联抗结核治疗，同时口服华法林（据 INR 结果调整剂量）。抗凝治疗 3 个月后患者腹痛消失，当地医院复查腹部 B 超脾梗死消失，停用华法林。抗结核治疗 1 年后咳嗽、气短症状消失，复查胸部 CT 肺部斑片影消失，停用抗结核药。随访至今患者未诉特殊不适。

　　出院诊断：1. 继发型肺结核（双肺）涂阴初治并感染 呼吸衰竭 I 型；2. 左心室血栓 急性左心功能不全 阵发性心房扑动；3. 急性脾梗死；4. 水电解质平衡紊乱 低钾、低钠、低氯血症；5. 慢性胆囊炎急性发作；6. 甲状腺功能亢进症治疗后。

【病例讨论】

该患者以肺结核相关症状为首发表现，病程中伴有发热、腹痛、心慌、气短等其他表现，随疾病发展，检查深入，结果证实出现上述症状的原因为在肺结核的基础上合并出现了左心室血栓和急性脾梗死。

肺结核是由结核分枝杆菌感染导致的人畜共患病。结核分枝杆菌感染机体后释放的内毒素、结核菌代谢产物及分解产物可激活补体、使炎性细胞聚集并释放酶和过氧化物，继而损害毛细血管或直接作用于毛细血管释放组胺、前列腺素等严重损伤血管内皮细胞[1]。D-二聚体是由纤维蛋白单体形成的交联纤维蛋白经纤溶酶水解所产生的降解物之一，其水平增加说明机体可能处于高凝状态或存在较强的继发性纤溶活性。本患者D-二聚体、纤维蛋白原降解产物明显增高，考虑机体已处于高凝状态。且患者既往有甲亢病史，甲亢亦可导致患者凝血功能增强、血管内皮功能紊乱、血小板功能异常[2]。从而与肺结核导致的内皮细胞功能异常共同促进内皮损伤，血液的高凝状态，导致左心室血栓形成。血栓脱落可出现体循环动脉栓塞。最常见的栓塞部位是脑，亦可经主动脉、腹腔动脉到达脾动脉，继而引起脾梗死。本患者发生脾梗死即符合上述规律。脾梗死可以无临床症状，亦可以表现为左上腹疼痛。脾梗死的治疗主要是止痛，可以选用麻醉止痛药或非甾体类消炎药。对于有并发症的患者可以选择手术切除。脾梗死也有高度不治而愈的临床特征[3]。本患者持续发热，伴左上腹疼痛，疼痛位置集中于脾区，沿脾动脉、脾静脉走行区疼痛明显，考虑与脾梗死有关。该患者发热可能还与肺结核有关。针对脾梗死，考虑患者同时存在肺结核、左心室血栓及继发感染表现，恐不能耐受手术，故未予手术治疗。

本病例在积极抗结核、抗感染的基础上给予抗凝治疗后，患者发热、气短、心慌及腹痛症状明显减轻，复查左心室血栓消失，脾梗死消退，治疗效果良好。考虑与同时系统抗结核治疗后患者结核病得到控制、终止了凝血功能异常的始动因素密不可分。对于本病例，我们及时发现病情变化，检查得当、治疗积极，经随访，患者抗结核治疗1年后已停药，现病情平稳，一般状态良好。

【专家点评】

刘晓菊（兰州大学第一医院老年呼吸科　主任医师）

本病例为在肺结核基础上继发凝血功能障碍，继而导致左心室血栓、脾梗死，考虑凝血功能障碍与结核后高凝状态、感染、甲亢均有关系，且多考虑脾梗死为左心室血栓脱落所致，本老年患者病情复杂，变化迅速，检查及治疗均较得当，是值得我们学习的个案。

有以下几点需要提出：

1. 老年人通常基础病和合并症较多、病情复杂、变化迅速，所以需密切观察患者病情变化，细致查体，从而及时发现问题并及时解决。

2. 肺结核为呼吸系统常见病、多发病，诊断及治疗方法已被广大医师熟知。但其带来的凝血功能障碍极易被忽视，所以对于一般状态差，尤其是病变范围广泛的肺结核患者，应注意凝血功能的检查，警惕凝血功能障碍的发生。

3. 临床上，左心室血栓的形成常继发于急性心肌梗死、扩张型心肌病、心脏瓣膜病、其他影响左心室功能的心脏病及非心血管病，如抗磷脂综合征等。其发生的危险因素主要是心肌损伤、血流动力学异常及全身血液高凝状态。左心室血栓发病隐匿，临床危害主要在于脱落的栓子会导致脑和外周动脉栓塞，且无明显的预兆，有较高的致残和致死风险[4]。二维超声心动图是诊断左心室血栓无创，便捷的常用的方法，定期超声心动图检查常可以发现血栓自发的形态及移动度的改变。因此存在上述危险因素时需要临床医师高度重视，严密观察病情，定期超声心动图检查，以便及早发现血栓，及早治疗，减少栓塞发生及患者死亡。

4. 左心室血栓是发生动脉系统栓塞的高危因素，因此，抗栓治疗是预防栓塞发生的有效措施。左心室血栓抗栓治疗需联合应用肝素和华法林。由于华法林应用初期可导致短暂的血液高凝状态，因此需要重叠使用肝素抑制高凝状态。当 INR 达标后可停用肝素，继续使用华法林 3~6 个月。对于存在左心室血栓的急性心肌梗死患者建议华法林抗凝联合双联抗血小板（阿司匹林+氯吡格雷）治疗至少应持续 3 个月[4]。

▪ 参考文献 ▪

1. 彭黎明，邓承祺. 现代血栓和止血的实验室检测及其应用. 北京：人民卫生出版社，2005.
2. 梁翠格，高冠起. 甲状腺功能亢进症与凝血功能. 医学综述，2012，18（12）：1833-1835.
3. 刘东斌，刘家峰，刘强，等. 脾梗死的诊断和治疗（附 7 例报道）. 中国普外基础与临床杂志，2011，18（2）：200-201.
4. 江岳鑫，贾友宏. 急性心肌梗死合并左心室血栓的研究现状. 心血管病学进展，2013，34（6）：756-760.

高龄肾病综合征诊治一例

刘　昕　杨继红　汤天清　李　湛　赵　班　汪　耀　奚　桓

【病例介绍】

患者男性，88 岁，因"尿中泡沫增多 2 个月"于 2010 年 9 月入院。患者症状无明显诱因出现，伴双足水肿，逐渐加重，曾查尿蛋白（++）～（+++），未进一步诊治。入院 1 个月前症状加重，24 小时尿蛋白定量从 3.18g 升至 10.47g，血白蛋白从 40g/L 降至 30g/L，拟诊"肾病综合征"入院。

既往史： 入院前 5 个月查体发现右肺中叶实变影，可疑肺泡癌，4 个月前行右肺中叶切除术，术后病理诊断为右肺中叶肺泡细胞癌 $T_1N_0M_0$ I a 期，未行放化疗；有冠心病 PCI 术后、高血压、高脂血症、2 型糖尿病、脂肪肝、胆囊多发结石、特发性震颤、前列腺增生等病史。否认食物及药物过敏史。个人史和家族史无特殊。

入院查体： T 35.5℃，P 62 次/分，R 18 次/分，BP 131/69mmHg。全身浅表淋巴结未及肿大，心律齐，未闻及病理性杂音，双肺呼吸音清，未闻及干湿啰音，腹软，无压痛及反跳痛，肝脾未触及，肠鸣音 3 次/分，双下肢中度可凹性水肿，双足背动脉搏动可。

辅助检查：

血常规：WBC $5.82×10^9$/L，Hb 136g/L，PLT $288×10^9$/L，中性粒细胞 52.7%。

生化：白蛋白 29g/L，肌酐 83μmol/L，尿酸 337μmol/L，糖 5.6mmol/L，尿素氮 5.14mmol/L，CK 213U/L，钙 2.14mmol/L，磷 1.09mmol/L，钾 4.0mmol/L，钠 139.3mmol/L，氯 104.3mmol/L，总胆固醇 6.5mmol/L，甘油三酯 2.03mmol/L，CO_2CP 29.2mmol/L。HbA1c 6.3%。

免疫学检查：IgE 183IU/ml，余正常；ANA（+）核膜型 1：80，双链 DNA、ENA、ANCA 及抗 GBM 抗体均阴性。

肿瘤标志物：CA125 80.5U/ml↑，余正常。

尿液检查：尿蛋白 150mg/dl；24 小时蛋白定量 14g/24h；尿 IgG 9.67mg/L，ALB-u 194mg/dl，TRU 12.2mg/dl，$β_2$-MG<0.0191mg/L，$α_1$-MG 1.12mg/dl，κ 轻链 2.3mg/dl，λ 轻链 1.35mg/dl，κ/λ 1.7；尿本-周蛋白（-）；尿渗透压 343mOsm/kg；尿 NAG/CRE 36.85U/g，CRE；多次尿病理均（-）。

血尿免疫固定蛋白电泳：未检出 M 成分，尿 κ 轻链 9.72mg/dl，尿 λ 轻链<5mg/dl。

ECG：一度房室传导阻滞。

UCG：老年瓣膜退行性病变，主动脉瓣钙化（轻度），三尖瓣关闭不全（轻），左室舒张功能不全（轻），LVEF 70%，室间隔厚度 10mm。

肾脏超声：左肾 11.6cm×5.9cm，实质厚 1.5cm；右肾 9.1cm×5.3cm，实质厚 1.3cm；双肾实质可见多发小强回声点及无回声区，肾盂肾盏无扩张。双肾动脉阻力指数轻度增高，符合硬化样改变。

动脉超声：双侧股动脉、腘动脉、胫前后动脉粥样硬化伴多发硬斑、混合斑，左腘动脉轻度狭窄。

眼底检查：未见糖尿病视网膜病变。

左腹壁皮肤活检病理：刚果红染色（-）。

肠镜检查未见异常。

PET-CT 未见肿瘤病灶。

诊疗经过：患者为高龄男性，以蛋白尿、双足水肿起病，逐渐加重。具有以下临床特点：①高龄；②以肾病综合征为主要表现，蛋白尿进展明显，无血尿，肾功能正常；③双肾体积不小；④血压不高；⑤无明显肾外脏器受损表现；⑥既往 2 型糖尿病，近期有肺癌病史。临床上除外了糖尿病肾病、肿瘤相关性肾损害、系统性淀粉样变性、单克隆免疫球蛋白沉积病、多发性骨髓瘤及自身免疫性疾病等继发性因素后，考虑原发性肾小球疾病导致肾病综合征。为明确肾脏病理类型及治疗方案，需行肾穿刺活检。但考虑到患者高龄、动脉硬化严重可能导致穿刺出血风险较大及患者本人意愿，未行肾穿刺活检。最终诊断考虑："肾病综合征，原发性肾小球疾病可能"。病理类型为膜性肾病或微小病变可能性大。

因患者高龄、糖尿病、骨质疏松及既往有肿瘤病史等因素，予甲泼尼龙 32mg 每天 1 次+他克莫司 1mg 每 12 小时 1 次治疗方案，同时予以抗凝、降糖、降脂、抑酸、补钙等对症支持治疗，同时检测他克莫司药物浓度，谷浓度在 3~5ng/ml，3 个月后患者的蛋白尿部分缓解，6 个月后完全缓解，1 年后停用他克莫司，甲泼尼龙又维持 6 个月后也停用，氯沙坦钾 50mg 每天 1 次维持，蛋白尿未复发。

【病例讨论】

肾病综合征是成人肾小球疾病的常见表现。其中老年肾病综合征占成人肾病综合征的 12%~35%[1,2]，男性多见，占 70% 左右。老年肾病综合征首先应除外继发性病因，继发性肾病占 27.34%~35.83%[3]。其中需着重除外代谢性疾病及肿瘤有关的病因。糖尿病肾病是国内老年肾活检最常见的继发性肾病，占 9.0%~14.2%[4]；国外的病理资料中常见的继发性肾病是淀粉样变占 6.7%~12.6%，国内资料占 3.1%~3.5%[5]。肿瘤相关肾病约占老年肾病综合征的 1.6%[6]，其中肺癌、乳腺癌及胃肠道消化道恶性肿瘤最为常见，老年和吸烟为重要的危险因素。其他继发性病因如结缔组织病、感染、药物导致的老年继发性肾病综合征相对少见。该患者为高龄男性，既往有糖尿病、肺癌及尿 κ 轻链升高，我们重点除外了糖尿病、肿瘤及淀粉样变性这些可以导致肾病综合征的继发性病因。

老年人原发性肾病综合征病理类型多样，根据国外资料分析，其主要病理类型为膜性肾病（25%~54%）和微小病变性肾病（15%~20%）[5]。目前国内现有资料也显示，老年人肾病综合征的病理类型中膜性肾病占 46.2%，微小病变肾病占 19.2%[6]。由于患者高龄，伴有严重全身动脉硬化，肾活检风险大，同时考虑患者本人及家属不同意肾穿的意愿，遂未行肾穿刺活检明确病理类型。该患者结合年龄、病史及相关检查的临床指标，考虑原发性肾小球疾病可能性大，肾脏病理为膜性肾病或微小病变可能。

肾病综合征作为一种自身免疫性疾病，急性期有多种炎性因子被激活并释放入血，引起肾小球更进一步的损伤。IL-2 与 INF-γ 属于 Th1 类细胞因子，能激活多种免疫细胞，参与免疫应答。在肾病综合征中，IL-2 与 INF-γ 大量激活并释放入血，促使 Th1/Th2 平衡打破，并向 Th1 发展。他克莫司是从链霉菌属中分离出的发酵产物，其化学结构属 23 元大环内酯类抗生素[7]，为一种强力的新型免疫抑制剂，主要通过抑制 IL-2 的释放，全面抑制 T 淋巴细胞的作用；它还可以抑制 IL-10 的产生，抑制 TGF-β 的信号传递，产生拟激素效应，作用强度是环孢素 A 的 10～100 倍。在治疗肾病综合征中，其能够通过免疫调节以降低肾小球的损伤、减轻蛋白尿的症状，从而起到肾功能的保护作用[8]。在 2012 年 KIDIGO 肾小球肾炎治疗指南中明确提出：无论是微小病变还是膜性肾病，在使用激素有相对禁忌或不能耐受大剂量激素的患者（糖尿病、严重骨质疏松等），推荐他克莫司治疗。同时也有大量临床研究表明激素+他克莫司在治疗老年激素抵抗型肾病综合征中具有显著疗效，并且减少复发[7,9]。该患者高龄，有严重骨质疏松风险，合并有糖尿病及肿瘤，不宜使用大剂量激素及烷化剂，故选择中小剂量激素加他克莫司治疗方案，同时监测血压、血糖及肾功能变化，定期复查他克莫司药物浓度，该患者对治疗反应良好，他克莫司的血药谷浓度维持在 3～5ng/ml 的较低水平，与其他研究治疗原发性膜性肾病的他克莫司的血药谷浓度 3～8ng/ml 接近，比治疗节段硬化性肾小球疾病或弥漫增生的狼疮性肾炎的浓度 5～15ng/ml 低，他克莫司的疗程为 12 个月。本研究的患者无药物引起的肝肾功能等不良反应，血糖控制良好。目前已停用激素及他克莫司 2 年余，蛋白尿未复发。

【专家点评】

杨继红（北京医院老年医学部肾内科　主任医师）

1. 高龄老年肾病综合征并不少见，出现肾病综合征时，首先要除外继发因素，尤其该患者在发生肾病综合征 5 个月前曾经有肺癌的病史，首先要除外肺癌复发或其他肿瘤继发肾病综合征的可能。

2. 老年肾病综合征肾活检虽然不是绝对禁忌，但患者已 88 岁高龄，肾功能平稳，B 超提示全身多处动脉粥样硬化伴多发硬斑、混合斑和狭窄；冠心病，冠状动脉支架植入术后，长期服用阿司匹林，肾活检的风险较高，结合家属和患者对肾活检顾虑较大，我们综合考虑，权衡利弊，未行肾活检，给予经验性治疗。

3. 除外了继发性因素。虽然没有病理结果，临床上考虑原发性肾病综合征，膜性肾病和微小病变均不能除外，由于高龄和患有糖尿病，治疗上首先给予小剂量甲泼尼龙 32mg 每天 1 次治疗，给药 4 周后效果不佳，加用了他克莫司联合治疗，他克莫司在较低浓度范围即达到了良好的治疗效果，蛋白尿逐渐减少，未出现副作用。

4. 高龄老年肾病综合征的诊断和治疗，既要熟悉相关的指南，也要强调个体化治疗，比如他克莫司的使用剂量并不要求达到很高的血药浓度，蛋白尿减少，有效即可，以减少副作用。诊疗方案的选择要综合考虑，权衡利弊，治疗中要密切观察，及时调整药物，以期达到最好的治疗效果，规避不良反应及潜在风险的发生。

━━━━━━━━━━━━━ ▪ 参考文献 ▪ ━━━━━━━━━━━━━

1. Cameron JS. Nephrotic syndrome in the elderly. Semin Nephrol，1996，16（4）：319.

2. 于阳，李学旺，黄庆元，等. 老年肾病综合征的临床表现和病理类型分析. 实用老年医学，2001，15（2）：87-88.

3. 吴杰，陈香美，吴镝，等. 122 例老年人肾脏病的临床与病理分析. 临床肾脏病杂志，2002，2（2）：51-54.

4. 曾彩虹，陈惠萍，俞雨生，等. 22 年肾活检资料的流行病学分析. 肾脏病与透析移植杂志，2001，10（1）：3-7.

5. Kunis CL，Teng SN. Treatment of glomerulonephritis in the elder. Semin Nephrol，2000，20（3）：256.

6. 陈惠萍. 老年患者肾脏疾病的临床病理分析. 中华老年医学杂志，2006，25：7.

7. 孙广东，许钟镐，罗萍，等. 他克莫司联合小剂量激素治疗特发性膜性肾病的疗效观察. 中国实用内科杂志，2008，28（5）：323-325.

8. Rovin BH，Roncone D，McKinley A，et al. APOE kyoto mutation in European Americans with lipoprotein glomemlopathy. N Engl J Med，2007，357（24）：2522-2524.

9. 孙雪峰，陈香美. 他克莫司在原发性肾病综合征治疗中的应用. 中国实用内科杂志，2008，28（5）：323-325.

病例 12

老年心绞痛伴心房颤动一例

刘 洋 吴锦晖

【病例介绍】

患者男性，74 岁，因"剑突下疼痛 4 天"于 2014 年 4 月 10 日入院。入院 4 天前患者于晚饭后散步时突发剑突下疼痛伴压迫感，疼痛放射至左肩背部，可以忍受，发作时感心悸、四肢无力。有"烧心、反酸"症状，休息约 10 分钟后疼痛完全缓解，未予药物治疗。入院前数天，患者每日均于饭后散步时出现上述症状，胸痛程度、持续时间、发作频率较之前无明显变化，均未予药物治疗。

既往史： 冠心病、阵发性房颤、脑梗死、2 型糖尿病。无药物过敏史。

入院查体： 双上肢血压 120/56mmHg，神志清，胸部无压痛，双肺呼吸音清，未闻及明显干湿啰音，心界不大，心率 97 次/分，心律绝对不齐，各瓣膜听诊区未闻及病理杂音。

辅助检查：

心肌标志物：脑利钠肽 352pg/ml，肌钙蛋白 T 0.18μg/L。

生化：餐后 2 小时血糖 16.22mmol/L↑。

凝血功能：凝血酶原时间 13.0 秒，国际标准化比值 1.17。

血常规、肝肾功能、电解质无明显异常。

心电图：窦性心律 阵发性房颤。

Holter 示：平均心率 86 次/分，最慢心率 56 次/分，最快心率 114 次/分，房性期前收缩有 27 个，阵发性房颤。心电图多次出现 ST 段压低（≥0.1mV），多发生于晚餐后散步时。

心脏超声：左室射血分数 67%；双房增大；升主动脉稍宽；二尖瓣反流（轻-中度）；三尖瓣反流（轻度）；心律不齐。

冠状动脉 CT：左冠状动脉主干、前降支、回旋支及右冠状动脉管腔不同程度钙化及狭窄，右冠状动脉近段及左冠状动脉前降支、回旋支近段局部管腔重度狭窄。

冠状动脉造影：右冠状动脉近段及左冠状动脉前降支局部管腔重度狭窄，最重狭窄约 90%，回旋支近段管腔中度狭窄，最重狭窄约 50%。

诊断： 1. 冠状动脉粥样硬化性心脏病　稳定型心绞痛　阵发性房颤　CCS Ⅱ级；2. 2型糖尿病；3. 脑梗死。

治疗： 入院后给予阿司匹林 100mg/d、氯吡格雷 75mg/d 抗血小板，盐酸曲美他嗪改善心肌供血，美托洛尔缓释片 47.5mg/d 降低心肌氧耗，可定 10mg/d 稳定斑块等治疗后，患者剑突下疼痛完全缓解，活动后仍有胸闷、心悸。征得患者知情同意后在右冠状动脉及左冠状动脉前降支病变狭窄处行经皮球囊冠状动脉成形术（PTCA）及支架植入术。患者术后一般情况可，未再发胸闷、胸痛，于 4 月 29 日好转出院。

出院 1 个月随访： 改善生活方式，遵医嘱规律服药，血糖控制良好，未再发剑突下疼痛、心悸、四肢无力等症状，一般体力活动不受限（CCS Ⅰ级）。

【病例讨论】

稳定型冠心病需按照临床评估、左室功能、负荷试验、冠状动脉解剖构造的危险评估顺序对心血管不良事件进行危险分层。老年冠心病患者中，共病患者多，共患病数量多，多伴有多种老年综合征，这些情况大大限制了某些检查手段的使用，且诊断冠心病的各种检查手段并非 100% 有效，或多或少会对患者造成伤害，因此对于老年冠心病患者，使用验前概率决定检查手段的价值十分必要，即在评估患者是否患有稳定型冠心病（SCAD）前，评估其罹患 SCAD 的可能性，根据该可能性及检查手段的敏感性和特异性，决定是否进行该项检查（表 12-1）。该老年患者出现典型心绞痛，既往冠心病病史，合并阵发性房颤，发生脑卒中和栓塞风险高，临床验前概率为 89%，经评估后应尽快进行血运重建以防止不良事件发生。

表 12-1　稳定型胸痛症状患者的临床验前概率（%）

年龄（岁）	典型心绞痛		非典型心绞痛		无心绞痛	
	男	女	男	女	男	女
30~39	59	28	29	10	18	5
40~49	69	37	38	14	25	8
50~59	77	47	49	20	34	12
60~69	84	58	59	28	44	17
70~79	89	76	78	47	65	32
>80	93	76	68	47	65	32

根据怀疑或已确诊 SCAD 的初步诊断流程（图 12-1），有临床症状的能运动的稳定性冠心病患者推荐运动负荷试验来进行事件危险分层。如静息心电图异常且影响运动试验结果分析（例如左束支传导阻滞或心室起搏心率）或不能运动者，对于不良事件风险较高的部分老年患者，负荷试验风险较大。经过多科会诊并对患者综合评估后，决定暂不对该患者行负荷试验。患者冠状动脉 CT 提示冠状动脉多支严重狭窄，SCAD 指南[1] 在关于稳定性冠心病的诊断中明确提出：经无创性检查测定结果和临床特征提示可能存在严重冠状动脉病变或获益大于风险时，应推荐冠状动脉造影（图 12-2）。我们对患者进行临床病史的采集并按照诊断流程行相关检查后，予双联抗血小板、稳定斑块等治疗。该老年患者诊断

为阵发性发颤，发生脑卒中及各种栓塞风险显著增加，应长期口服华法林降低脑卒中发生率。而据文献报道[2]房颤合并冠心病患者需行冠状动脉介入治疗的人数可达房颤患者总数的 20%～30%，目前对这部分患者的抗栓治疗策略尚存争议，评估经皮冠状动脉介入治疗术（PCI）后抗栓治疗的策略及安全性十分必要。患者 CHA_2DS_2-VASc 评分 3 分（房颤患者血栓危险评估工具），HAS-BLED 评分 3 分（出血风险评估工具），属于发生血栓栓塞和使用抗凝药物致出血的高危人群，与患者及家属充分沟通后，决定行双联抗血小板治疗，暂不进行抗凝治疗。

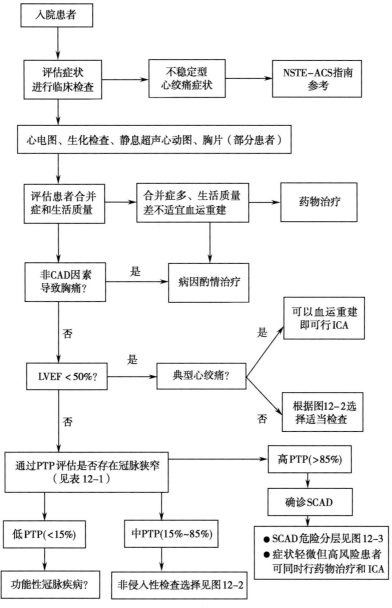

图 12-1　疑有稳定型冠心病（SCAD）患者的初步诊断过程

CAD：coronary artery disease，冠状动脉疾病；LVEF：left ventricular ejection fraction，左室射血分数；

PTP：pre-test probability，验前概率；SCAD：stable coronary artery disease，稳定型冠状动脉疾病

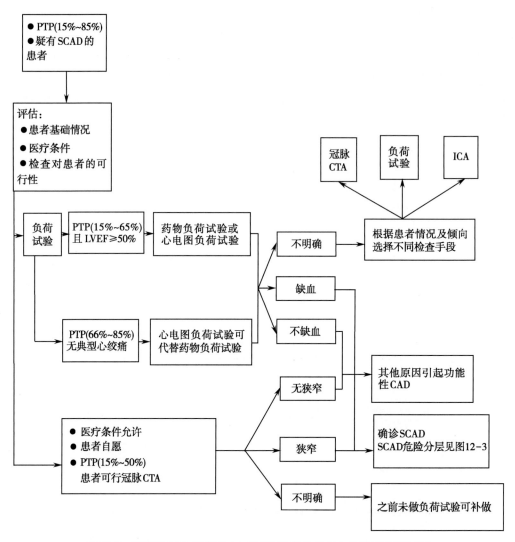

图 12-2 疑有 SCAD 患者和中度 PTP 患者的非侵入性检查诊断过程

SCAD：stable coronary artery disease，稳定型冠状动脉疾病；LVEF：left ventricular ejection fraction，左室射血分数；PTP：pre-test probability，验前概率；ICA：invasive coronary angiography，侵入性冠状动脉造影；CAD：coronary artery disease，冠状动脉疾病；CTA：computed tomography angiography，计算机断层扫描血管造影

　　该老年患者属于稳定型冠心病患者发生心血管不良事件高危组，是发生血栓栓塞和抗凝药物致出血的高危人群，经过多科会诊，综合评估及干预，按照风险事件的发生率和患者的一年期死亡率，我们选择了最佳的治疗方案包括：健康宣教、改善生活方式、控制血糖、双联抗血小板、稳定斑块、降低心肌氧耗以改善预后、冠状动脉支架置入术。充分体现了稳定型冠心病风险评估策略（图 12-3）对冠心病合并房颤的老年患者诊断治疗决策的意义。

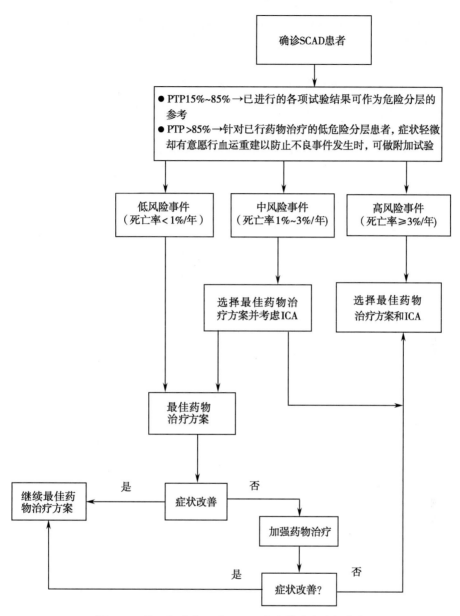

图 12-3　基于危险分层后 SCAD 患者的治疗选择方案

SCAD：stable coronary artery disease，稳定型冠状动脉疾病；

ICA：invasive coronary angiography，侵入性冠状动脉造影

【专家点评】

张新军（四川大学华西医院老年病科　教授）

此例患者一般体力活动引发剑突下疼痛，放射至左肩背部，压迫感明显。休息后持续数分钟胸痛自然缓解，结合发作时心电图 ST 段压低 0.2mV，胸痛缓解后复测心电图 ST 段恢复正常。Holter 出现 ST 段压低及房颤，且发作记录时间与患者饭后散步时间相符合。考虑上述检查高度提示患者稳定型心绞痛发作。冠状 CT 示左冠状动脉主干、前降支、回旋

支及右冠状动脉管腔不同程度钙化及狭窄，右冠状动脉近段及左冠状动脉前降支、回旋支近段局部管腔重度狭窄。综合上述情况，该患者的冠心病危险分层属于高危人群，故未进行负荷试验。

治疗方面，Graham 等研究表明，老年患者可以从血运重建获益，与年轻患者相比，年龄≥80 岁的患者接受血运重建可以使发生恶性心血管事件的绝对风险率降低 11.3%，70~79 岁的患者绝对风险率降低 4.8%，<70 岁的患者绝对风险率降低 3.3%。对接受 PCI 的老年患者（70~79 岁）进行生活质量调查，与仅仅接受药物治疗的患者相比，随访 4 年生活质量明显改善，故予患者血运重建治疗。动脉造影结果示：右冠状动脉近段及左冠状动脉前降支局部管腔重度狭窄，回旋支近段管腔中度狭窄。结合疼痛发作的诱因、部位、性质、持续时间、体征，年龄存在冠心病发病高危因素（2 型糖尿病），除外其他原因所致的心绞痛，患者诊断为冠心病、稳定型心绞痛。

该患者心绞痛发生的原因考虑是患者饱食及劳力情况下，心脏负荷突然增加，使心肌氧耗量增加，而冠状动脉的供血却未能相应增加以满足心肌供血的需要。患者冠状动脉支架植入术后，嘱低盐低脂饮食，监测血糖，进食不宜过饱，减轻精神负担，保持适当的体力活动。药物治疗方面予阿司匹林 100mg/d，氯吡格雷 75mg/d 双联抗血小板，盐酸曲美他嗪片 60mg/d 改善心肌供血，美托洛尔缓释片 47.5mg/d 降低心肌氧耗，瑞舒伐他汀 10mg/d 稳定斑块，并尽量避免各种确知足以诱致发作的因素。

另外，评估患者房颤血栓危险度及服用抗凝药物出血危险度。CHA_2DS_2-VASc 评分是在 $CHADS_2$ 评分方法基础上改良的房颤患者血栓危险度的评估工具，总分 9 分，CHA_2DS_2-VASc 评分越高，发生房颤血栓风险越大。HAS-BLED 评分是 2010 年建立在欧洲心脏调查数据库基础上得出的，最高 9 分。本患者 HAS-BLED 评分 3 分（年龄、既往卒中史、饮酒），CHA_2DS_2-VASc 评分 3 分（年龄、卒中）。属于发生血栓栓塞和使用抗凝药物致出血的高危人群，考虑患者的出血风险等于房颤血栓风险，且为 PCI 术后的房颤合并稳定型冠心病老年患者，在抗凝抗血小板治疗方案的选择上更加慎重，暂时未使用三联疗法，由于该患者刚完成 PCI，我们将继续联用阿司匹林和氯吡格雷双联抗血小板 9~12 个月，并定期监测。

同时，该患者确诊有 2 型糖尿病，研究表明，将血糖控制在合理范围内有益于改善动脉粥样硬化，从而减少心血管意外的发生。本例为老年患者，应选择相对宽松的血糖管理策略，控制糖化血红蛋白在小于 8% 即可。

■ 参考文献 ■

1. Montalescot Gilles, SechtemUdo, Achenbach Stephan, et al. 2013 ESC guidelines on the management of stable coronary artery disease. Eur Heart J, 2013, 34（38）：2949-3003.
2. Lip GY, Huber K, Andreotti F, et al. Antithrombotic management of atrial fibrillation patients presenting with acute coronary syndrome and/or undergoing coronary stenting. 2010, 31（11）：1311-1318.

老年急性感染性心内膜炎致
冠状动脉急性栓塞一例

柯大智　李桂琼　陈庆伟

【病例介绍】

患者女性，61岁。因"发热、多汗、乏力3天"于2006年9月23日入院。患者受凉后出现发热多汗，随后感全身乏力，精神差，不思饮食，乏力进行性加重，未测体温，不伴咽痛、咳喘，无吐泻和腹痛，病程中未诉胸闷及心前区疼痛，无尿频、尿急、尿痛、无肉眼血尿，大便正常。自服"感冒药"无好转。

既往史： 高血压30余年，最高180/90mmHg，长期服用利血平，血压控制在130/70mmHg左右；糖尿病史4年，未服降糖药。

入院查体： T 38.3℃，P 110次/分，R 21次/分，BP 126/70mmHg，精神差，肥胖体型，皮肤无瘀点瘀斑，浅表淋巴结未触及，球结膜水肿，咽红，唇轻度发绀，无颈静脉怒张，胸廓无畸形，双肺中下部可闻较多中细湿啰音，心浊音界向左下扩大，心率110次/分，心律齐，$A_2 > P_2$，心尖区可闻收缩期杂音4/6级，腹软，肝脾未及，墨菲征阴性，移动性浊音阴性，四肢肌力及肌张力稍差，双下肢无明显水肿，病理征阴性。

入院时辅助检查：

血常规：红细胞 $3.9×10^{12}$/L，血红蛋白124g/L，白细胞 $11.6×10^9$/L↑，中性粒细胞90%↑，淋巴细胞10%。

血电解质：钾2.9mmol/L↓，钠121.0mmol/L↓，氯89.0mmol/L↓。

肾功能：尿素氮9.1mmol/L↑，肌酐143.9μmol/L↑，尿酸735μmol/L↑。

随机血糖16.8 mmol/L↑，糖化血红蛋白7.0%↑。

肝功能：总蛋白59.6g/L，白蛋白35.1g/L，丙氨酸转氨酶36.0U/L，天冬氨酸转氨酶68.0U/L↑。

血脂：甘油三酯2.2mmol/L↑，总胆固醇4.5mmol/L，高密度脂蛋白胆固醇0.9mmol/L，低密度脂蛋白胆固醇2.6mmol/L。

纤维蛋白原6.7g/L↑。

血、尿淀粉酶、甲状腺功能正常。

血沉：113mm/h↑。

尿常规：白细胞计数 142.5 个/μl↑，尿糖（++），隐血（+++），蛋白（+++），病理性管型 16.4 个/μl；尿酮（-）。

胸部 X 线片：心影增大，呈普大型，双肺淤血，左侧少量胸腔积液。

心电图：窦性心动过速（心率 110 次/分），左室高电压，$V_{5~6}$ 导联 ST 段下移 0.1mV，T 波倒置。

入院诊断：1. 发热待查：肺部感染？2. 高血压病 3 级（极高危）；3. 2 型糖尿病；4. 高纤维蛋白原血症；5. 高脂血症。

诊疗经过：

入院后次日心肌酶升高并呈动态演变详见表 13-1。

表 13-1　心肌酶动态变化

	cTnI（μg/L）	Myo（μg/L）	CK-MB（μg/L）
9 月 24 日	7.6	393.0	46.2
9 月 25 日	4.5	479.8	42.1
10 月 7 日	0.1	90.0	5.3
10 月 17 日	正常	正常	正常

心电图（9 月 25 日）Ⅱ、Ⅲ、aVF、V_4、V_5、V_6 导联 ST 段弓背向上抬高 0.2mV，Ⅱ、Ⅲ、aVF q 波形成。

冠状动脉造影（9 月 25 日）：左主干、左前降支、回旋支和右冠状动脉均未见明显狭窄及斑块，冠状动脉血流灌注（TIMI）3 级。

血培养（9 月 25 日）：金黄色葡萄球菌生长。

超声心动图（9 月 26 日）：左房、右室增大，左室壁增厚，二尖瓣、三尖瓣、主动脉瓣关闭不全，肺动脉压增高（30mmHg）。

修正诊断：1. 急性金黄色葡萄球菌性心内膜炎并发急性下壁、前壁心肌梗死、心脏扩大、窦性心动过速、心功能Ⅲ~Ⅳ级；2. 高血压病 3 级（极高危）；3. 2 型糖尿病；4. 高纤维蛋白原血症；5. 高脂血症。

治疗：入院后根据血培养药敏试验结果，选用左氧氟沙星抗感染，并给予降压、降糖、利尿、控制心室率、改善肾功能、纠正电解质紊乱、补充能量、营养心肌等治疗。因考虑急性心内膜炎，故针对急性心肌梗死仅给予抗血小板治疗，未行抗凝治疗。患者在入院后 5 天体温恢复正常，心脏收缩期杂音逐渐减轻至 2/6 级，心室率降至 80 次/分，肺部啰音消失，血沉下降，尿蛋白（++），病理管型、尿糖、隐血阴性。

9 月 27 日心电图Ⅱ、Ⅲ、aVF、V_4、V_5、V_6 导联 ST 段较前下降。9 月 28 日上述导联 ST 段基本回复至基线，T 波倒置。10 月 17 日复查心电图Ⅱ、Ⅲ、aVF、V_4~V_6 倒置的 T 波变浅。

9 月 26 日至 10 月 24 日共 5 次查血常规，红细胞、血红蛋白呈渐进性下降，升高的白细胞及中性粒细胞在治疗过程中逐渐下降至恢复正常。复查心肌损伤标志物恢复正常；10

月 17 日复查超声心动图示左室收缩末期内径、右室内径缩小。两次血培养无细菌生长（9月 27 日、10 月 17 日）。住院 32 天，于 10 月 25 日好转出院。

【病例讨论】

1. 1994 年，Duke 等制定了感染性心内膜炎的诊断标准。与 Von Reyn 的诊断标准不同，该标准不但包括了心脏超声检查的结果，而且还引入了主要标准和次要标准的概念。国内研究表明，Duke 标准的敏感性和特异性均高于 Von Rey 标准[1]。根据 Duke 主要诊断标准：①2 次血培养阳性，而且病原菌完全一致；②超声心动图发现赘生物、脓肿或新出现的瓣膜关闭不全（已有、不明显的杂音强度增加或发生变化）及次要标准：①基础心脏病或滥用药物史；②发热，体温>38℃；③血管现象：栓塞、细菌性动脉瘤、颅内出血、结膜瘀点及 Janeway 损害；④免疫反应：肾小球肾炎、类风湿因子阳性；⑤血培养阳性，但不符合主要诊断标准；⑥超声心动图发现异常但不符合主要诊断标准。本例患者符合其 1 项主要诊断标准（超声心动图发现新出现的瓣膜关闭不全、治疗后杂音强度的减弱）与 6 项次要诊断标准，因此临床诊断感染性心内膜炎是可以成立的。

2. 本例患者系老年，高血压及糖尿病史多年，体型肥胖，高脂血症，高纤维蛋白原血症，存在冠心病的多项危险因素；有心电图、心肌坏死标志物的动态变化。虽然患者无胸痛的症状，且冠状动脉造影阴性，但仍考虑诊断急性下壁、前壁心肌梗死。Larsen 等报道，急性心肌梗死（AMI）发生时冠状动脉造影正常者为 2.8%[2]，其临床表现与冠状动脉造影有动脉粥样硬化的 AMI 患者基本相似，但恶性心律失常、心力衰竭和低血压相对少见。可能的病因与发病机制有：冠状动脉痉挛、冠状动脉栓塞、冠状动脉小血管或微血管血栓形成、亚临床型动脉粥样硬化、血液高凝状态、交感神经功能亢进、儿茶酚胺分泌增多、血管内皮功能障碍、炎症及自身免疫性疾病、心肌炎、冠状动脉损伤等[3]。结合本例患者的具体情况，推测应为急性感染性心内膜炎赘生物碎片脱落或者微血管血栓形成造成冠状动脉的急性栓塞。冠状动脉造影阴性的心肌梗死患者预后通常好于冠状动脉粥样硬化引起的 AMI[4]，影响预后的因素主要是左心室功能和是否并存糖尿病。

【专家点评】

陈庆伟（重庆医科大学附属第二医院老年病科 教授）

2009 年欧洲感染性心内膜炎防治指南[5]阐明随着年龄增长，IE 发病率逐渐增加，并在 70~80 岁时达到最高，约为 14.5 例/10 万人次。感染性心内膜炎的临床表现涉及全身多脏器，既多样化又缺乏特异性，这些患者常有类似于感冒的症状如发热、寒战、多汗、肌痛或关节痛、乏力，但临床表现差别很大，不少患者无明确的细菌入侵途径可寻。通常自发性菌血症的持续时间短、临床症状较轻，但其发病率较高。这可解释为何多数 IE 并无明显创伤病史[5]。病原菌学也有变化，葡萄球菌位居首位，链球菌已退至第二位，其次为肠球菌。从病程和病原菌来讲，本病例罹患急性金黄色葡萄球菌性心内膜炎。Demin 和 Drobysbeva[6]观察 230 例感染性心内膜炎并发心肌梗死，临床表现为无痛性心肌梗死占 57%，心律失常（激动起源及传导异常）和急性左心衰竭占 29%，主动脉瓣上赘生物阻塞冠状动脉口占 47% 和（或）严重主动脉瓣关闭不全引起冠状动脉低灌注压占 62%；所有感染性心内膜炎患者都有血小板及凝血机制激活，血液呈高凝状态，使心肌梗死容易发生。北京阜外医院 2005 年至 2012 年住院治疗的 IE 患者 368 例临床分析表明感染性心内膜炎以心力衰竭最为常见，其次为脏器栓塞，其中冠状动脉栓塞 6 例（1.63%）[7]。超声心动图在 IE 的诊疗及随访过程中，经胸超声心动图（敏感性 40%~60%）和经食管超声心动图（敏感性 90%~100%）检查很重要[5]。感染性心内膜炎超声未发现赘生物经病理证实多小于 2mm，国内外报道类似，因此，即便超声未发现赘生物，也不能排除感染性心内膜炎，经食管超声可以进一步提高诊断的敏感性。文献报道感染性心内膜炎即便通过病理检查，难以确诊的病例仍在 18%~24%[4]。60 岁以上人群中退行性瓣膜病变的检出率为 50%，提示老年人患 IE 的风险较高。即使无明显瓣膜损害，内皮细胞炎症，也可诱发 IE[6]。

本例根据药敏联合应用敏感抗生素 4 周，病情好转出院。但在整个诊治过程中，仍需完善的是采用经食管超声来提高诊断瓣膜赘生物的敏感性；对发热、贫血、心脏杂音改变、栓塞等疑似感染性心内膜炎的病例应当重视血培养的采取。目前国内外均采用改良的 Duck 标准，推荐在第 1 个 12~24 小时内，至少间隔 1 小时在不同的静脉穿刺点抽血进行 3 次血培养。而且因为菌血症的数量级可能是比较低的，至少要 20ml 的血才可能是血培养的敏感性达到最大。如果血培养 24~48 小时后仍然阴性，而临床高度怀疑感染性心内膜炎，则应进行更长时间和特殊培养。因首诊医师对本例患者罹患感染性心内膜炎的认识不足，未能按照规范进行血培养，且抗生素使用后，降低了血培养的阳性率，是本例应当汲取的教训。

参考文献

1. 钱杰，高润霖，熊长明，等. 感染性心内膜炎 93 例临床分析及两种国际诊断标准的比较. 中华心血管病杂志，2003，31（10）：745-748.

2. Larsen AI, Galbraith PD, Ghali WA, et al. Approach Investigators. Characteristics and outcomes of patients with acute myocardial infarction and angiographically normal coronary arteries. Am J Cardiol, 2005, 95（2）：261-263.

3. Kardasz I, De Caterina R. Myocardial infarction with normal coronary arteries：a condition with multiple etiology and variable prognosis. G Ital Cardiol, 2006, 7（7）：474-486.

4. Da Costa A, Isaaz K, Faure E, et al. Clinical characteristics, aetiological factors and long-term prognosis of myocardial infarction with an absolutely normal coronary angiogram, a 3-year follow-up study of 91 patients. Eur Heart J, 2001, 22（16）：1459-1465.

5. Endocarditis of the european society of cardiology（ESC）. Endorsed by the European society of clinical microbiology and infection diseases（ESCMID）and the international society of chemotherapy（ISC）for infection and cancer. Eur Heart J, 2009, 30：2369-2413.

6. Demin AA, Drobysheva VP. Myocardial infarction in patients with infectious endocarditis. Kardiologiia, 2004, 44（1）：4-9.

7. 王鹏，卢静海，王贺玲，等. 感染性心内膜炎 368 例临床分析. 中华心血管病杂志，2014，42（2）：140-144.

老年感染性心内膜炎一例

李诗洋　罗文利　柳　达　付　平　王丽

【病例介绍】

患者男性，79 岁。因"间断发热、腹胀 2 个月"于 2014 年 5 月 20 日入院。患者起病无诱因，体温 38～39.0℃，伴干咳、食欲减退、消瘦、肌肉关节痛，体重减轻 8kg，自服"阿奇霉素 0.5g 2 次/日"及中成药效果欠佳，以"发热待查"入院。

既往史： 主动脉瓣异种生物瓣膜置换术后 9 年、高血压 10 年、腔隙性脑梗死 7 年、2 型糖尿病 7 年。

入院查体： 体温 37.3℃，心率 100 次/分，呼吸 20 次/分，血压 130/68mmHg，神志清，无贫血貌，营养一般，全身皮肤黏膜无皮疹及瘀点、瘀斑，浅表淋巴结未触及肿大，颈静脉无怒张，胸部可见纵行长约 12cm 陈旧性手术瘢痕，双肺呼吸音清晰，未闻及干湿啰音，心律齐，各瓣膜听诊区未闻及病理性杂音，腹平软，无压痛及反跳痛，双下肢无水肿，生理反射存在，病理反射未引出。

入院后辅助检查：

血常规：白细胞 $14.1×10^9$/L↑，中性粒细胞 80.3%↑，血红蛋白 130g/L；

C 反应蛋白：206mg/L↑；血沉 41mm/第 1h↑；降钙素原 0.21ng/ml。

尿蛋白（++）。

血生化：葡萄糖 8.53mmol/L，羟丁酸脱氢酶 244U/L，乳酸脱氢酶 320U/L。

血培养连续 2 次均为屎肠球菌，对青霉素、喹诺酮、万古霉素、庆大霉素、链霉素均敏感。

便常规，自身免疫抗体，甲乙丙肝，HIV 初步筛查，甲状腺功能，肺炎支原体，抗"O"+类风湿，结核 DNA，梅毒三项，肥达反应，呼吸道病毒感染检测均正常。

心电图：窦性心律，正常心电图。

心脏超声：主动脉瓣置换术后，未见明确异常（图 14-1）。

腹部超声：脾脏形态大小未见明显异常，包膜光滑，完整，实质回声欠均匀，内未见异常（图 14-2）。

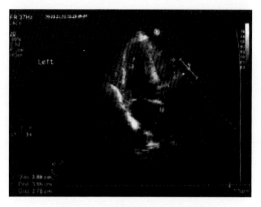

图 14-1　入院超声心动图结果

主动脉瓣为人工瓣，瓣架固定，瓣叶启闭灵活，瓣周未见异常回声附着，余各瓣膜形态结构未见异常，主动脉瓣向前血流速度最大约为 3.9m/s，最大压差约为 61mmHg

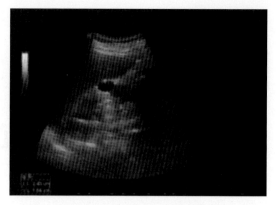

图 14-2　入院常规腹部彩超结果

脾脏形态大小未见明显异常，包膜光滑、完整，实质回声欠均匀，内未见异常

肺部 CT：右肺上叶尖段陈旧性结核，心脏瓣膜置换术后改变。

病情变化：住院第 9 天患者突发言语不清，左侧肢体麻木无力，腹痛，症状持续不缓解。影像学检查提示脾梗死（图 14-3），双侧外囊区、基底节区、左侧额叶区腔隙性脑梗死。心脏超声考虑人工瓣狭窄，二尖瓣少量反流（图 14-4）。

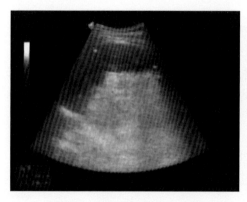

图 14-3　第 9 天腹部彩超结果

脾厚约 5.2cm，包膜光滑、完整，实质回声欠均匀，于下极实质见约 7.9cm×3.9cm 的低回声，边界欠清晰，CDFI：低回声内部未见明确血流信号。脾大、脾内异常低回声考虑梗死

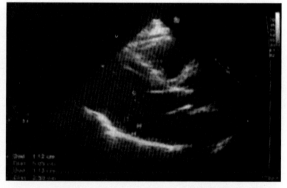

图 14-4　入院 9 天超声心动图结果

主动脉瓣为人工瓣，瓣架固定，瓣叶毛糙，开放受限，瓣周未见明确异常回声附着，余瓣膜形态未见异常，主动脉瓣人工瓣位前向后血流速度最大约4.1m/s，最大压差约为 69mmHg 提示：主动脉瓣置换术后 考虑人工瓣膜狭窄

诊断：1. 高度可疑感染性心内膜炎；2. 主动脉瓣异种生物瓣膜置换术；3. 脾梗死；4. 脑梗死；5. 高血压病；6.2 型糖尿病。

治疗方案：给予万古霉素 0.5g 1 次/12 小时+哌拉西林他唑巴坦 4.5g 1 次/8 小时连续应用 30 天，并给予阿司匹林、波立维抗血小板等治疗，体温正常出院。

再次入院（第 94 天）：出院后间断发热 2 个月，体温 37.8~38.5℃，伴颈背部肌肉疼痛，于 2014 年 8 月 19 日再次收住入院。

入院查体：体温 38.0℃，血压 130/80mmHg，心率 90 次/分，呼吸 22 次/分，双肺呼吸音粗，主动脉瓣听诊区可闻及收缩期 3/6 级粗糙吹风样杂音呈递增递减型，向颈部传导。

入院辅助检查：本次入院连续 3 次血培养均为屎肠球菌，对万古霉素、庆大霉素、链霉素均敏感。心脏超声：主动脉瓣置换术后，生物瓣轻中度狭窄并轻度关闭不全，主动脉瓣生物瓣呈团块状，EF 54%（图 14-5）。腹部 B 超示：脾大（图 14-6）。

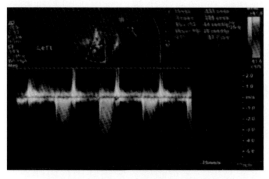

图 14-5　入院 94 天超声心动图结果
主动脉瓣为人工瓣，瓣架固定，瓣叶增厚，呈团块状，瓣周未见明确异常回声附着，余各瓣膜形态结构未见异常主动脉瓣人工瓣向前血流速度最大约为 3.3m/s，平均压差约 25mmHg，且可见少量反流信号。超声提示：主动脉瓣置换术后，生物瓣轻度狭窄并轻度关闭不全，主动脉瓣生物瓣呈团块状

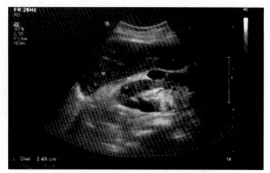

图 14-6　入院 94 天腹部彩超结果
脾脏光滑，完整，脾下缘实质回声不均匀形态

诊断：1. 感染性心内膜炎；2. 主动脉瓣膜（生物瓣）置换术后；3. 主动脉瓣狭窄并关闭不全；4. 脾梗死；5. 脑梗死；6. 高血压病；7.2 型糖尿病。

治疗方案：给予万古霉素 0.5g 1 次/12 小时抗感染治疗 10 天，同时给阿司匹林肠溶片 100mg/d，阿托伐他汀钙片 20mg/d，厄贝沙坦片 150mg/d、胰岛素等治疗。再次入院后第 12 天抢救无效死亡。

【病例讨论】

医疗活动相关的人工心脏瓣膜置换后老年患者感染性心内膜炎（infective endocarditis, IE）发病率明显增加，临床表现不具特异性；老年患者中症状不典型或不具有特异性，在医疗工作中漏诊、误诊率高，值得临床关注。IE 年发病率为每年 3~10 例/10 万人次，随年龄升高发病率增高，在 70~80 岁老年人为每年 14.5 例/10 万，男女之比≥2∶1。人工心脏瓣膜或再造成形的自体瓣膜上的感染性心内膜炎（PVE）发生率为每年 0.3%~1.2%，在我国确诊 IE 患者中占 2%~4%，近年达 13.9%。住院的 IE 患者死亡率约 9.6%~26%，PVE 住院死亡率国外为 20%~40%，我国为 13.5%；50%患者在住院期间接受外科手术，有外科指征而手术风险较高，无法实施手术者预后差。

患者反复发热 2 个月伴：①心脏内人工材料；②曾有瓣膜性心脏病；③血培养典型 IE 致病菌阳性或血清学阳性，入院应高度警惕感染性心内膜炎。根据 Duke 临床诊断标准[1] 本例老年患者，主动脉瓣异种生物瓣膜置换手术史 9 年，反复发热，多次血培养为屎肠球菌生长，心脏听诊出现新的主动脉瓣杂音，超声心动图见主动脉瓣人工瓣膜团块状形状改变，并发脑梗死、脾梗死，明确诊断感染性心内膜炎。

疑诊 IE 患者应首先行超声心动图检查，在 IE 感染的早期人工瓣膜上识别赘生物（<2mm）检出率低，治疗第 9 天再次复查超声心动图有变化，2 个月后再次复查超声心动图见主动脉瓣叶增厚，呈团块状，故临床上高度怀疑 IE 的患者进行一次以上的心脏超声检查非常必要。同时需要在抗感染完成后进行临床心功能评估和经胸超声心动图检查，并定期随访，尤其在第 1 年随访期内。一般建议抗感染结束后第 1、3、6、12 个月进行临床评估，血液检查（白细胞计数、C 反应蛋白）及经胸超声心动图检查[3]。

抗菌药物是治疗 IE 的最主要手段，应遵循早期、足量、全程、杀菌剂、监测血清杀菌滴度、必要时联合用药的原则。该患者连续多次血培养为屎肠球菌感染，IE 患者中 5%~15% 由肠球菌所致，其中屎肠球菌 5%，病程通常呈亚急性，临床特点不显著。合并基础瓣膜疾病、糖尿病、留置导尿管、血液透析的老年感染患者中多见[2]。肠球菌对抗生素（如氨基糖苷类、β-内酰胺类和万古霉素）可能高度、多重耐受，常需联用具协同杀菌作用的细胞壁抑制剂和氨基糖苷类药物，并且给药时间足够长（6 周左右）。对阿莫西林和庆大霉素敏感时给予阿莫西林 2g、1 次/4h 静滴，疗程 4~6 周，或青霉素 2.4g、1 次/4h 静滴联合庆大霉素 1mg/kg、1 次/12h 静滴，疗程 4~6 周；青霉素过敏或者阿莫西林耐药时万古霉素 1g、1 次/12h 静滴联合庆大霉素静滴 1mg/kg 理想体重、1 次/12h 静滴疗程 4~6 周，根据肾功能调整万古霉素及庆大霉素剂量。此例患者药敏结果对万古霉素敏感，规范给予万古霉素治疗[3]。初次感染 IE 后 6 个月内的再次发生 IE，且病原菌与前次一致，为复发 IE，我国 2014 的成人 IE 共识建议，复发 IE 应根据致病菌和药敏试验选择抗生素，并需额外延长抗感染时间 4~6 周。

患者突发脑栓塞应考虑活动期 IE 赘生物脱落导致脑栓塞的可能性大，能否使用抗栓和抗凝药物值得探讨，细菌性栓子不予抗凝治疗，无效且可能引起出血并发症（细菌性动脉瘤破裂脑出血），溶栓治疗后出血的发生率为显著增高，且获益明显降低[4]。患者的背景疾病中有继发血栓形成缺血性梗死的可能性，故给予阿司匹林，氯吡格雷抗栓治疗。

IE 的早期手术指征为心力衰竭，不能控制的感染，预防栓塞[5]。手术治疗是整体治疗策略的重要组成部分，而不是保守治疗无效的后续治疗。人工瓣膜置换后心内膜炎，有手术指征的患者应尽早进行外科手术治疗；瓣膜赘生物的形成是紧急手术的指征；病情稳定，细菌药敏敏感，无瓣膜结构损害及心脏并发症的患者可择期进行手术[6]；脑卒中应立即进行外科手术（ⅡaB）、TIA 或无症状性脑梗死应无延迟手术（IB）、颅内出血至少延期 1 个月后手术（IC）[7]。结合此例患者具体特点有明确的紧急手术指征，因患者家人考虑手术风险未同意行手术治疗，患者病情的进一步恶化，造成死亡。

【专家点评】

王丽（新疆石河子大学医学院第一附属医院心内科　教授主任医师）

本例老年共病患者人工生物瓣膜置换术后 9 年后的 IE 患者少见报道，老年患者症状不典型，病情进展迅速，预后不良。最终治疗无效死亡。老年感染性心内膜炎患者明确诊断后，在有效的足够疗程的抗菌药物同时，应及时进行病情评估，若手术指征明确，选择恰当的时机进行手术治疗，患者获益最大。

诊治经验：

1. 对于拟诊 IE 的患者应根据指南规范诊断流程，综合病史、体征、血培养和心脏超声，全面分析判断。

2. 应规范细化使用抗菌药物，合理应用抗菌药物，把握抗生素停药指征；人工瓣膜心内膜炎抗感染疗程需6~8周或更长，以降低复发率。针对肠球菌所致 IE 的抗菌药物治疗原则多建议联合应用抑制细胞壁活性制剂（青霉素、氨苄西林、万古霉素及替拉考宁）和庆大霉素，可提高肠球菌的抗菌活性，且疗程可至6周。抗生素的不规范使用导致少见的、高度耐药的病原体感染已经常见报道。临床观察肠球菌的多重耐药菌株增加，对糖肽类抗菌药耐药菌株正逐渐增加，此例患者根据药敏试验结果对万古霉素敏感，第一次万古霉素疗程为30天，疗程不够？基于氨基糖苷类抗菌药物较高的耐药性，此例为老年男性，有高血压、糖尿病病史多年，存在肾功能不全的基础状况，是否联合氨基糖苷类药物值得斟酌。

3. 提高心脏瓣膜手术及心血管手术患者的晚期随访及管理，进行风险评估；加强 IE 高风险的患者健康教育，增加患者 IE 感染的相关症状的知晓率，并及时来院复诊，定期的实验室检查及心脏超声检查，在预防 IE 方面使患者获益增加。

参考文献

1. Durack D T, Lukes A S, Bright D K, et al. New criteria for diagnosis of infective endocarditis: utilization of specific echocardiographic findings. The American journal of medicine, 1994, 96 (3): 200-209.

2. Slipczuk L, Codolosa J N, Davila C D, et al. Infective Endocarditis Epidemiology Over Five Decades: A Systematic Review. PloS one, 2013, 8 (12): e82665.

3. 中华医学会心血管病学分会. 成人感染性心内膜炎预防、诊断和治疗专家共识. 中华心血管病杂志, 2014, 42 (10): 806-816.

4. Asaithambi G, Adil M M, Qureshi A I. Thrombolysis for Ischemic Stroke Associated With Infective Endocarditis Results From the Nationwide Inpatient Sample. Stroke, 2013, 44 (10): 2917-2919.

5. Habib G, Hoen B, Tornos P, et al. Guidelines on the prevention, diagnosis, and treatment of infective endocarditis (new version 2009) The Task Force on the Prevention, Diagnosis, and Treatment of Infective Endocarditis of the European Society of Cardiology (ESC). Eur Heart J, 2009, 30, 2369-2413.

6. Attaran S, Chukwuemeka A, Punjabi P P, et al. Do all patients with prosthetic valve endocarditis need surgery? Interact Cardiovasc Thorac Surg, 2012, 15 (6): 1057-1061.

7. Rossi M, Gallo A, De Silva R J, et al. What is the optimal timing for surgery in infective endocarditis with cerebrovascular complications? Interact Cardiovas Thorac Surg, 2012, 14 (1): 72-80.

病例 15

粪肠球菌致感染性心内膜炎并发脑出血一例

王翔凌　刘　蔚　何　青　刘德平　汪　耀　奚　桓　施　红

【病例介绍】

患者女性，86岁，因"上腹不适、恶心1天"入院。入院1天前患者晚餐进食龙虾刺身及芥末后出现症状，无呕吐、腹痛及腹泻，无发热，服小檗碱0.3g无效，急查血白细胞 $18.29×10^9/L$、中性粒细胞 91.6%、血红蛋白 123g/L、血小板计数 $303×10^9/L$，ECG：一度房室传导阻滞，无ST-T动态演变，为进一步诊治入院。

既往史：高血压病、冠状动脉粥样硬化、老年退行性心瓣膜病、2型糖尿病、糖尿病周围神经病变、高甘油三酯血症、高尿酸血症、慢性骨髓增殖性疾病伴肝脾增大（平素白细胞 $14.42×10^9/L$、中性粒细胞 86.6%、血红蛋白 125g/L、血小板 $480×10^9/L～500×10^9/L$）、陈旧性肺结核、慢性胃炎、脑膜瘤、颈椎病、骨关节病等病史，曾行胃息肉钳除术、回盲瓣及直肠增生性息肉钳除术，否认药物过敏史。

入院查体：T 36.0℃、RR 20次/分、BP 121/71mmHg。神志清，自主体位，皮肤黏膜无苍白及黄染，浅表淋巴结未触及肿大。两肺呼吸音清，未闻及啰音。心界不大，心率92次/分，律齐，各瓣膜听诊区未闻及病理性杂音。腹软，无压痛、反跳痛，未扪及包块，肝肋下约3cm，剑下5cm，脾肋下约2cm，质中，移动性浊音（−），肠鸣音2次/分。双下肢不肿，右侧足背动脉搏动稍弱。

入院辅助检查：

血常规：白细胞 $28.01×10^9/L↑$，中性粒细胞 92.4%↑。

生化：AST 92U/L↑、LDH 875U/L↑、HBDH 828U/L↑，血肌酐、电解质、淀粉酶正常。

便常规（最初两次）：可见红、白细胞中量/HP，潜血（+）。

便细菌、真菌及难辨梭菌培养及毒素A测定均为阴性。

腹部B超：肝大、脾大、右肾小囊肿。

诊断：急性胃肠炎，不除外缺血性肠病。

治疗：予莫西沙星及甲硝唑抗感染、禁食、补液、止泻、调节肠道菌群等对症支持治疗，入院当晚感腹胀、排便困难，体温正常，予通便治疗后自解稀便及少量胶冻样黏液血便，症状渐好转，体温仅有 2 天达 37.2℃。入院次日出现右手手掌肿胀及掌心、小鱼际侧疼痛，握拳受限，右手小鱼际处可见皮肤红斑及波动感，3 日后右手中央及示指红肿、触痛未改善，予对症处理后好转。应用抗生素 7 天后停用。

入院当晚及入院第 8 天患者两次发作胸闷、气短及喘息，两肺可闻及湿啰音及哮鸣音，血气分析示低氧血症，TNT 阴性，NT-proBNP 最高 9725ng/ml，心电图示窦性心动过速及阵发房颤、阵发房性心动过速，胸部 X 线片提示肺淤血、肺水肿、双侧胸腔积液，诊断急性左心衰，为明确病因多次复查超声心动图（入院第 1 天、第 8 天、第 16 天）提示：老年瓣膜退行性病变、主动脉瓣钙化伴关闭不全（轻）、二尖瓣环钙化、二尖瓣、三尖瓣关闭不全（轻~中），估测肺动脉收缩压 21~62mmHg，左室收缩功能正常，LVEF 67%~68%，左室舒张功能减低。考虑患者高龄、既往高血压病、糖尿病、左室舒张功能减低，此次入院后因感染、补液、心律失常等诱因导致急性左心衰（舒张性心衰），予以吸氧、严格限制入量、加强利尿、吗啡、重组人脑利钠肽减轻肺水肿并改善心功能、单硝酸异山梨酯扩张血管、地尔硫草及美托洛尔控制心室率、纠正心律失常及螺内酯抑制心室重构等积极治疗后心衰纠正，心功能显著改善，但仍有乏力、体弱及进食欠佳等表现。

心衰次日（入院第 9 天，停抗生素后 2 天）心功能好转，但体温升至 38℃，血白细胞 28.91×10^9/L，N 89.3%，Hb 136g/L、PLT 547×10^9/L，尿糖 50mg/dl，PCT 0.13ng/ml，CRP 0.96mg/dl，自身免疫性抗体及 ANCA 等基本阴性，给头孢米诺钠抗感染 4 天效果欠佳，改为比阿培南后体温逐渐下降，仍感乏力明显。入院第 23 天复查血常规 WBC 23.54×10^9/L，N 89.7%，降钙素原 0.1ng/ml，考虑患者体温已正常 4 天，比阿培南已应用 10 天，予以停用。

入院第 24 天夜间（停用抗生素 36 小时）患者再次发热，体温最高 38.3℃，血常规 WBC 27.5×10^9/L，N 92.2%，Hb 123g/L、PLT 476×10^9/L，痰真菌培养丝状真菌，胸部 X 线片两肺间质肺水肿，心功能不全有所加重，双侧胸腔积液（少~中量），给予头孢他啶、甲硝唑联合卡泊芬净抗感染治疗，同时留取血培养。

入院第 25 天凌晨患者突发意识丧失、呼吸浅慢及血压下降，查体双侧瞳孔不等大，左侧 4~4.5mm，右侧 2mm，对光反应消失，四肢瘫痪，双下肢病理反射阳性，紧急给予气管插管及呼吸机辅助呼吸、多巴胺及去甲肾上腺素升压等处理，急查头颅 CT 显示：左侧颞叶脑实质内新鲜大量出血并血肿形成，血肿破入脑室内及蛛网膜下腔，左侧脑室体部、第三脑室、双侧脑室后角及脑池系统积血，中线结构明显受压右移，出血总量约 150ml，右侧顶骨椭圆形低密度影，考虑蛛网膜颗粒可能，超声心动图较前比较主动脉瓣反流较前加重，为中-重度关闭不全，左室舒张功能减低，左室收缩功能正常 LVEF 60%，血培养回报阳性为粪肠球菌（D 群），降钙素原 4.18ng/ml，NT-proBNP 11237ng/ml，凝血异常 PT 17.4S、AT 54.8%、INR 1.44、纤维蛋白原 5.32g/L、APTT 32.4 秒、TT 14.9 秒、D-Dimmer 4453.9ng/ml。予甘露醇降颅压、利尿、替加环素抗感染、升压等积极治疗，患者仍昏迷、低血压及持续高热，体温 38~39.7℃，入院第 26 日再次复查超声心动图提示主动脉瓣赘生物、主动脉瓣关闭不全（中~重）、估测肺动脉收缩压 34mmHg、左室舒张功能减低、左室收缩功能正常 LVEF 65%，血白细胞 $16.08\times10^9/L$，N 89.3%，Hb 100g/L、PLT $312\times10^9/L$，诊断为急性感染性心内膜炎、急性左心衰、心律失常、败血症、感染中毒性休克、急性大面积脑出血。

转归： 根据血培养细菌药物敏感结果继续予以替加环素联合替考拉宁抗感染及间断冰毯物理降温，呼吸机辅助呼吸，静脉多巴胺、去甲肾上腺素维持血压、输血、补液、利尿等对症支持治疗。患者意识无改善，体温 36.8~38.8℃，血压仍偏低，逐渐出现血三系下降、PT、INR 延长、血尿、肝、肾功能明显异常、严重低蛋白血症、电解质紊乱、高尿酸血症、严重代谢性酸中毒等。入院第 30 天上午患者病情加重，心率减慢与房扑 2∶1、房颤及窦性心动过速等交替出现，血压下降、血氧饱和度测不出，多次给予血管活性药物静脉推注及持续泵入仍不能维持血压及心率，当日夜间患者自主呼吸及心律消失，宣布临床死亡。

【病例讨论】

感染性心内膜炎（infective endocarditis，IE）指因细菌、真菌和其他微生物（如病毒、立克次体、衣原体、螺旋体等）直接感染导致心瓣膜或心室壁内膜炎性反应，形成以瓣膜赘生物为特征性病理损害的一种感染性疾病，赘生物脱落可引起栓塞、感染转移或脓毒血症[1]。由于风湿性心脏病的减少和老龄化等因素，近年来 IE 在老年人不少见，其发病率随年龄增加而增加[2]。IE 的病原菌目前排在前三位的分别为葡萄球菌、链球菌及肠球菌，有报道粪肠球菌占肠球菌菌血症的 70%~80%，且大部分呈多重耐药[3]。粪肠球菌为上呼吸道及肠道的正常菌群，广泛存在，属条件致病菌，机体免疫低下者易发生粪肠球菌异位寄生而导致多系统的感染性疾病。典型临床表现有：发热、杂音、贫血、栓塞、皮肤病损、脾肿大和血培养阳性等[4]。其中，血培养阳性对 IE 诊断有重要价值。凡有提示细菌性 IE 的临床表现，如发热伴有心脏杂音，尤其是主动脉瓣关闭不全杂音，贫血，血尿，脾大，白细胞增高，伴或不伴栓塞时，血培养阳性，可诊断本病。此外，超声心动图检出赘生物对明确诊断也很重要。IE 可累及多个器官系统，其中神经系统并发症较为常见，三个主要的中枢神经系统表现：①脑血管病变：缺血性卒中是 IE 最常见的神经系统表现，其次为细菌性动脉瘤和脑出血。脑出血或蛛网膜下腔出血占 IE 患者的 3%~7%[5]。②脑实质的感染：如急性脑膜炎和脑脓肿。③非特异性表现如头痛、癫痫及脑病。IE 病死率高达 10%~20%，未治疗的急性患者几乎均在 4 周死亡，而合并神经系统并发症的 IE 患者病死率达 58%[6]。

回顾本例患者的病史、体征及辅助检查，总结其病例特点为：①患者因"急性胃肠炎"入院时体温正常，因患有慢性骨髓增殖性疾病，平素 WBC 偏高，给予抗感染治疗 1 周，仅 2 天出现体温 37.2℃，后停用抗生素 2 天体温升至 38℃，当时肠道症状已好转，胸部 X 线片未提示明显炎症，再次立即给予广谱抗生素比阿培南治疗 10 天，体温正常 4 天，停药后 36 小时再次发热 38.3℃，感染考虑非常见原因所致；②既往虽有高血压、冠状动脉粥样硬化，但最初反复舒张性心衰发作似乎不能以胃肠道感染诱发及慢性病所致解释；③入院早期曾出现右手掌、手指红肿疼痛，因有慢性骨髓增殖性疾病，提示发生栓塞的风险高于常人；④高龄、有糖尿病、血液系统疾病、老年瓣膜退行性病变、免疫功能低下等多系统疾病，非常见的感染和不易纠正的心衰，一直警惕有无感染性心内膜炎，但未拿到证据；⑤随着病情进展，出现高热、血培养阳性，为粪肠球菌，逐渐出现贫血、休克，超声心动图提示主动脉瓣反流增加及主动脉瓣赘生物，且细菌毒力强，细菌赘生物脱落栓塞形成菌栓性动脉瘤破裂致急性脑出血，符合改良 Duke 诊断标准[7]的主要标准：两次血培养获得同样的典型微生物；超声心动图主动脉瓣赘生物及反流加重，及次要标准：存在 IE 易感因素：主动脉瓣退行性病变；发热，体温≥38℃；大面积脑出血，故明确诊断急性感染性心内膜炎合并急性大面积脑出血、败血症及感染中毒性休克；⑥治疗虽予以积极抗感染、维持生命体征，但患者高龄，合并心衰、脑出血、败血症等并发症，病程进展迅速、病情危重，最终导致死亡。

【专家点评】

刘蔚（北京医院心内科　教授）

回顾此病例的病史、体检及辅助检查分析，患者为高龄老年患者，基础疾病多，入院初期主要表现为恶心、腹泻、黏液血样便等胃肠道症状，一过性低热及反复发生心衰等不典型表现，经积极抗感染、纠正心功能处理一度有所好转，但停用抗生素后再次反复发热，体温逐渐升高，血白细胞及中性粒细胞明显升高，曾经怀疑是否有感染性心内膜炎，予以多次超声心动图检查，均未发现相应证据，而病程初期体温未超过38℃，故未留取血培养。随着病程的进展，出现高热、急性大面积脑出血、血培养阳性及超声心动图主动脉瓣反流加重、主动脉瓣赘生物等典型 IE 临床表现。根据药敏结果给予替加环素、替考拉宁、卡泊芬净等治疗及维持血压、呼吸，纠正心衰，降颅压，增加免疫力，营养支持等积极抢救，但患者高龄，基础疾病多，伴有主动脉瓣重度反流、心衰、脑出血等严重并发症，感染源为粪肠球菌，最终没能逆转其转归。总结该病例特点及经验，对于老年免疫力低下患者，不能以常见感染解释的反复发热及心功能不全应考虑感染性心内膜炎可能，尽早行血培养及动态超声心动图检查除外 IE。血培养最好在应用抗生素之前，不需要等到体温≥38℃再留取。此外，对于老年感染性心内膜炎患者应尽早及长程应用敏感抗生素治疗，警惕严重栓塞并发症。当感染控制不佳或出现严重并发症应尽早外科手术治疗。

参考文献

1. Netzer RO, Altwegg SC, Zollinger E, et al. Infective endocarditis: determinants of long term outcome. Heart, 2002, 88 (1): 61-66.

2. The Task Force on the Prevention, Diagnosis, and Treatment of Infective Endocarditis of the European Society of Cardiology (ESC). Guidelines on the prevention, diagnosis, and treatment of infective endocarditis (new version 2009). European Heart Journal, 2009, 30: 2369-2413.

3. Katie F, Carol P. The ecology, epidemiology and virulence of Enterococcus. Microbiology, 2009, 155 (pt 6): 1749-1757.

4. Heiro M, Hdanius H, Hurme S, et al. Long-term outcome of infective endocarditis: a study on patients surviving over one year alter the initial episode treated in a Finnish teaching hospital during 25years. BMC Infect Dis, 2008, 8: 49.

5. Salgado AV. Central nervous system complications of infective endocarditis. Stroke, 1991, 22 (11): 1461-1463.

6. Pruitt AA, Rubin RH, Karchmer AW, et al. Neurologic complications of bacterial endocarditis. Medicine (Baltimore), 1978, 57 (4): 329-343.
7. Durack D T, Lukes A S, Bright D K, et al. New criteria for diagnosis of infective endocarditis: Utilization of specific echocardiographic findings. Duke Endocarditis Service. Am J Med, 1994, 96: 200-209.

老年多发性大动脉炎一例

刘 谦 陈晓燕 张湖萍

【病例介绍】

患者男性，65 岁，因"发热 6 周"于 2008 年 12 月 22 日入院。患者起病无明显诱因，最高体温 38.3℃，伴乏力、食欲减退，偶有夜间盗汗，体重下降 5kg，曾查血白细胞 6.61×10⁹/L，中性粒细胞 76.6%，血红蛋白 106g/L，血小板 366×10⁹/L，红细胞沉降率 115mm/h，肺部 CT：左上肺陈旧性结节灶，先后口服头孢克洛、左氧氟沙星、克拉霉素、清开灵、热炎宁治疗，体温仍高 37.1~38.1℃，为进一步诊治来我院。

既往史：高血压 14 年，吸烟 20 年，每日 10 支，平时偶咳嗽、咳少量白痰；否认冠心病、糖尿病史。

入院查体：体温 37.3℃，脉搏 80 次/分，呼吸 18 次/分，血压 130/80mmHg，一般状态可，皮肤黏膜无苍白、黄染及发绀，无皮疹，浅表淋巴结未及肿大，咽略红，双扁桃体不大，颈动脉未闻血管杂音，双肺呼吸音清，未闻干湿啰音，心界不大，HR 80 次/分，律齐，各瓣膜听诊区未闻及杂音，腹软，无压痛及反跳痛，肝脾肋下未及，墨菲征阴性，麦氏点无压痛，双下肢不肿，双侧足背动脉搏动正常。

入院诊断：发热原因待查 结核？肿瘤？

诊疗经过：入院后予莫西沙星抗感染治疗 3 周，体温波动于 36.8~37.2℃，偶头痛，为顶枕部隐痛，可自行缓解，无视力下降及视野缺损，无四肢无力、皮肤发凉、麻木，无意识障碍，无胸闷、憋气及胸痛，无皮肤结节、皮疹，无肌肉关节疼痛。

入院后化验及辅助检查结果如下：

血常规：白细胞 8.5×10⁹/L，中性粒细胞 68.1%，血红蛋白 103g/L↓，血小板 366×10⁹/L↑。

血生化：尿素氮、肌酐、丙氨酸氨基转移酶、天冬氨酸氨基转移酶正常，碱性磷酸酶 181U/L，γ-谷氨酰转肽酶 222U/L↑，血白蛋白 25g/L↓。

ESR 84mm/h↑，高敏 C 反应蛋白（hs-CRP）101.36mg/L↑，抗链球菌溶血素"O"（ASO）93.52U/ml，类风湿因子<20IU/ml。

抗平滑肌抗体阳性；人类白细胞抗原（HLA）B27 阴性；抗中性粒细胞胞浆抗体

（ANCA）、抗核抗体、抗肝肾微粒体抗体、抗线粒体抗体、抗心肌抗体、抗胃壁细胞抗体、抗主动脉抗体等均为阴性。

尿便常规、甲状腺功能、肿瘤标志物正常。

骨髓涂片：轻度核左移骨髓象，骨髓活检未见异常。

微生物检查（－）。

于2009年1月7日行氟-18标记的氟脱氧葡萄糖正电子发射断层照相-计算机断层照相（^{18}F-FDG PET/CT）提示升主动脉、主动脉弓、降主动脉及双侧颈总动脉、锁骨下动脉、腋动脉、肱动脉、髂总动脉及股动脉管壁放射性摄取均匀增高，符合多发性大动脉炎，体部其余部位及脑代谢活性未见异常。此时查体：右上肢血压150/80mmHg，左上肢血压130/75mmHg，右下肢血压165/85mmHg，左下肢血压160/80mmHg，全身动脉搏动正常，双侧锁骨下动脉、腋动脉、肱动脉处可闻血管杂音，左侧著。大动脉B超：双颈动脉管壁增厚，双侧锁骨下动脉管壁增厚伴左侧中下1/2管腔狭窄，右腋动脉-肱动脉中上1/3及左腋动脉中上1/3管壁增厚伴管腔狭窄，符合大动脉炎改变，椎动脉、颞动脉、髂总动脉、股动脉未见异常。

明确诊断： 多发性大动脉炎。

予甲泼尼龙片32mg/d起始，氯吡格雷75mg/d治疗，体温降至36.2~36.7℃，同时继续降压调脂治疗。治疗前后实验室检查及激素减量过程见表16-1。2011年8月8日复查大动脉B超：双侧颈总动脉管壁弥漫性增厚，较厚处0.15cm，颈内外动脉管壁未见明显异常；双侧锁骨下动脉管壁不光滑，左侧内中膜较厚处约0.09cm，右侧内中膜较厚处约0.12cm；双侧上肢动脉管壁欠光滑，内中膜未见明显增厚；均较前有好转。2014年5月复查大动脉B超：双侧颈动脉管壁光滑，内中膜厚0.09~0.12cm，壁上未见明显斑点，管腔内部未探及异常回声；双侧上肢动脉、锁骨下动脉管壁光滑，内中膜未见明显增厚。

表16-1 甲泼尼龙治疗前后化验结果一览

时间	WBC（10^9/L）	Hb（g/dl）	PLT（10^9/L）	ESR（mm/h）	hs-CRP（mg/L）	ALB（g/dl）	甲泼尼龙剂量
2008年12月3日	8.5	10.3	366	84	101.36	25	32mg
2009年2月11日	12.71	13.9	206	30	3.37	38	28mg
2009年5月11日	10.78	15.2	165	14	2.83	36	26mg
2009年6月8日	9.46	15.2	162	9	3.75	36	24mg
2009年9月7日	9.98	14.8	148	10	1.18	37	20mg
2010年3月8日	9.26	14.7	148	10	1.22	38	16mg
2011年6月13日	7.55	13.5	159	21	6.17	35	12mg
2012年5月14日	7.15	13.6	157	10	1.1	38	8mg
2013年6月17日	7.18	13.8	139	13	0.78	35	4mg
2014年6月17日	7.18	13.9	150	13	3.84	36	2mg

【病例讨论】

多发性大动脉炎又称无脉症，Takayasu 病（高安病），它是由日本眼科教授 Takayasu 首先报道的。它是一种少见的与自身免疫相关的慢性炎症性疾病，其发病原因尚不明确。本病多发于年轻女性，男女比例约为 1：4，发病年龄为 5~45 岁（平均 22 岁），30 岁以内发病者约占 50%。大动脉炎是主动脉及其分支以及肺动脉的慢性肉芽肿性炎症性疾病，引起病变部位血管的狭窄或闭塞，少数引起动脉扩张或动脉瘤，受累及的血管部位多为：锁骨下动脉 93%，主动脉 65%，颈动脉 58%，肾动脉 38%，椎动脉 32%，但还可累及其他的大动脉。约有 33% 的患者发病初期有全身症状如发热、盗汗、乏力、体重下降，而有发热的仅约 20%，男性具有这一表现的较女性更少[1]。

此患者为老年男性，以全身症状低热为主要表现，符合不明原因发热（fever of unknown origin，FUO）的诊断标准，伴 ESR 增快、hsCRP 增高、白蛋白和血红蛋白降低，入院后根据 FUO 的诊断流程首先针对感染性疾病及肿瘤包括实体瘤和血液系统肿瘤进行鉴别诊断，其次也进行了非感染性疾病如风湿性疾病及自身免疫性疾病的相关检查，无细菌、病毒、特殊病原体感染及肿瘤的依据，同时无系统性红斑狼疮、类风湿关节炎、韦格纳肉芽肿等结缔组织病的依据。为进一步除外肿瘤及非感染性炎症行 ^{18}F-FDG PET/CT 提示多发性大动脉炎，再行四肢血压测量，大动脉杂音听诊，大动脉 B 超，根据 1990 年美国风湿学会制定的大动脉炎的诊断该患者符合其中三条：①双上肢收缩压差大于 10mmHg；②存在血管杂音；③影像学提示大动脉狭窄，管壁增厚，故多发性大动脉炎诊断成立。大动脉炎是临床较为少见的疾病，其危害性大，有报道提示其 5 年死亡率达 35%，其早期表现多为非特异性，易误诊及漏诊，有研究说明患者出现症状 3 年以后仍有 20% 未被确诊，故在 FUO 患者应鉴别此病以早期诊断并进行治疗可降低其危害性。

2005 年 Kobayash 首次应用 PET/CT 对大血管炎进行了评价，其对于诊断大动脉炎是一项新应用于临床的手段。多项研究提示其可作为不明原因发热的诊断方法，对于大血管炎、感染性疾病及肿瘤有很好的鉴别作用。有研究提示其在 FUO 中病因明确率可达 92%[2]。PET/CT 结合了 CT 解剖部位准确及 PET 代谢成像两方面的优点，对于临床症状不特异疑诊大动脉炎时，PET/CT 可除外恶性肿瘤及感染性疾病而对其做出诊断。有研究提示 PET 对于血管炎的诊断敏感性达 92%，特异性 100%，阳性预测价值 100%，阴性预测价值 85%，其可以发现尚未发生血管狭窄的早期病变，同时对于监测疾病的活动性和对治疗的反应比 ESR 及 CRP 更敏感[3]。

治疗首选糖皮质激素，许多研究证实其可改善全身症状，使 ESR 下降，但对于是否改善已形成的血管狭窄性病变尚有争议，而且目前尚无足够的证据证实其改善预后。单用糖皮质激素治疗无效或因严重副作用不能增加剂量时，可加用免疫抑制剂。近期有研究提示应用以上两种药物仍无反应的患者，肿瘤坏死因子 α（tumor necrosis factor α，TNF-α）有效。此外，小剂量阿司匹林及他汀类药物因具有抗炎作用亦可能有效[4]。此患者早期诊断后应用甲泼尼龙治疗，很快改善症状，ESR 及 CRP 下降。因并存糜烂性胃炎未予阿司匹林，给予氯吡格雷治疗。

监测 ESR、CRP、多普勒超声、MRA、PET/CT 均可反应疾病的活动性及治疗效果。近期研究[5]提示基质金属蛋白酶（matrix metalloproteinase，MMP）3、9 也可反映活动性。

MRA 及 PET/CT 因价格昂贵及仅有少数医院具有此设备，在监测方面的应用受到限制。此患者选用临床较为普及的 ESR、CRP 和大血管多普勒超声进行定期监测。

【专家点评】

陈晓燕（首都医科大学附属北京同仁医院干部医疗科　教授）

此患者为 65 岁男性，以发热为主要表现，无局部缺血的症状，非多发性大动脉炎的高发人群，故易漏诊及误诊，对于不明原因发热的老年患者，当临床无肿瘤和感染性疾病的依据时，应考虑非感染炎症性疾病的可能。该病例提醒我们在不明原因发热诊断过程中应首先从病史、体检、实验室及影像学检查中寻找有潜在诊断价值的线索（potential diagnostic clues，PDCs），有报道[6]提示异常体征中有 60% 为 PDCs，其中有一半体征是在再次体检时发现，主要原因是初诊时漏掉了有意义的体征或在疾病发展过程中出现了新的体征，因此应强调反复细致的体格检查，包括不同部位的血压、大动脉杂音、颞动脉检查等。此患者若入院时即进行以上体格检查，可避免不必要的辅助检查以节约医疗费用。在该病例诊断过程中，PET/CT 起了非常重要的作用，但因其价格昂贵及仅有少数医院具有此设备，应用受到一定限制，可重视大动脉多普勒超声的诊断及随诊价值。该病例在早期成功诊断了多发性大动脉炎，并给予及时治疗及其他动脉粥样硬化因素的控制，密切进行了随访，调整激素的用量，避免了晚期血管狭窄的发生。

■ 参考文献 ■

1. Kerr GS, Hallahan CW, Giordano J, et al. Takayasu Arteritis. Ann Intern Med, 1994, 120: 919-929.

2. Ferda J, Ferdova E, Zahlava J, et al. Fever of unknown origin: A value of ^{18}F-FDG-PET/CT with integrated full diagnostic istropic CT imaging. Eur J Radiol, 2010, 73 (3): 518-525.

3. Webb M, Chambers A, Al-Nahhas A, et al. The role of ^{18}F-FDG-PET in characterizing disease activity in Takayasu's arteritis. Eur J Nucl Med Mol Imaging, 2004, 31: 627-634.

4. Andrew J, Mason J C. Takayasu's arteritis-recent advances in imaging offer promise. Rheumatology, 2007, 46: 6-15.

5. Matsuyama A, Sakai N, Ishigami M, et al. Matrix metalloproteinases as novel disease markers in Takayasu arteritis. Circulation, 2003, 108: 1469-1473.

6. 张黎明. 不明原因发热的诊断策略. 中国临床医师杂志, 2007, 35: 6-8.

老年结构性心脏病伴心理疾病一例

任延平

【病例介绍】

患者女性，82岁，因"反复心前区不适5年余，加重3个月"入院。患者无明显诱因起病，伴胸闷，无明显疼痛，冠状动脉造影提示右冠状起始段40%狭窄，前降支30%~60%狭窄，远端TIMI血流3级，症状发作时无明显心电图改变，但服用"丹参滴丸"后约1~2小时似有好转。3个月前因受他事刺激出现心前区不适症状加重，伴全身不适、头疼、头晕和食欲下降，夜间睡眠质量下降。

既往史： 高血压史20年，最高血压170/90mmHg；慢性支气管炎，阻塞性肺气肿；发现颈动脉硬化、糖耐量异常5年。5年间坚持用药：氨氯地平5mg 每天1次；阿托伐他汀钙20mg 每天1次，缬沙坦75mg 每天1次，阿司匹林0.1mg 每天1次，美托洛尔缓释片23.75mg 每天1次；血压时有波动。

辅助检查：

血常规和肝、肾功能正常；胆固醇4.05mmol/L，甘油三酯1.02mmol/L，高密度脂蛋白2.01mmol/L，低密度脂蛋白1.82mmol/L；肌酸激酶129.70U/L，肌酸激酶同工酶13.00U/L；高敏C反应蛋白1.33mg/L；同型半胱氨酸13μmol/L；空腹血糖6.03mmol/L，餐后2小时血糖10.38mmol/L，糖化血红蛋白6.4%。

颈部血管超声：双侧颈动脉，右侧锁骨下动脉粥样斑块形成。

头颅CT：脑多发腔梗，脑萎缩，脑白质脱髓鞘。

入院诊断： 1. 冠状动脉粥样硬化性心脏病 心绞痛 心功能Ⅱ级；2. 原发性高血压（2级）；3. 颈动脉硬化症；4. 慢性支气管炎稳定期阻塞性肺气肿；5. 糖耐量异常。

诊疗经过： 入院后再次行冠状动脉造影与5年前无明显变化。但患者仍感症状明显，经PHQ-9量表评估评分18分，请精神心理科会诊后诊断为：焦虑抑郁状态，加用舍曲林50mg 每日1次，余降压，调脂治疗同前，2周后患者自感心前区不适明显减轻。

【病例讨论】

该患者的病例特点：①高龄，女性；②器质性疾病症状明显，但症状比较泛化，除心前区不适症状外，包括头疼，头晕，全身不适，食欲不佳，睡眠差等非特异性症状；③相关实验室及辅助检查提示冠状动脉粥样硬化性心脏病合并多器官疾病共存，涉及循环，呼吸，代谢多个系统，器质性疾病诊断明确；④诊断后给予标准化治疗，但治疗效果差，患者仍反复诉多种不适症状。

综合医院的心血管专科或老年科经常遇到类似的患者：有明显的各种各样躯体不适症状，但做相应检查，却找不到与症状相符的器质性疾病或者是症状与疾病严重程度不相符合，给予器质性疾病的标准化治疗，治疗效果欠佳。碰到这类患者，需要关注患者的器质性疾病与心理障碍的共病，也就是心身疾病和身心疾病。

心身疾病：是由于患者对自身的认识发生了改变，导致心理状态不平衡，并进一步影响到身体的生理变化，从而出现心身转换，发生疾病。身心疾病是因为人的机体发生了生理改变而引发了个体心理、行为上的变化，如老年性痴呆、经前精神紧张、更年期综合征等。而这种器质性疾病与心理障碍共病如果发生在以心脏病为主的器质性疾病上就称为"双心医学"。这是心身医学和身心医学的一个重要的分支学科又称为精神心脏病学（psychocardiology）或行为心脏病学。是研究心脏疾病与心理疾患相关性的学科。

因为心血管疾病的下列特殊性导致在心血管疾病患者中合并心理障碍的发病率很高：重复检查无器质性心脏病证据；普通心脏病但精神压力很重；有创检查和手术后并发精神心理障碍；病史长预后差的心血管疾病；高端治疗多费用高。在这一类患者当中，筛查心理问题，同时给予"双心"的治疗干预模式，会收到事半功倍的效果。

【专家点评】

黄若文（西安交通大学医学院第一附属医院老年病科　教授）

该病例在临床中非常常见，需要明确患者是心病（心脏病）还是心病（心理疾病）。对于冠心病最常伴发的心理问题包括：

1. 焦虑　焦虑障碍是常见的情感障碍，是指无明确对象的内心紧张不安，预感到将要发生某些危险事件的不愉快心境或体验，并伴有兴趣丧失、无愉快感、精力减退或疲乏之感。患者不但有焦虑症状，而且存在着大量的躯体症状及自主神经症状，其发病率有不断增高的趋势。但在临床上，非精神科医师对此大多认识不足，往往特别关注躯体症状，而忽视了患者心理状况对疾病的影响，忽视了生物-心理-社会在疾病中发生、发展及转归中的相互关系。

焦虑临床上分为慢性焦虑（又称广泛性焦虑）和急性焦虑（又称为惊恐发作）。慢性焦虑患者往往由于胸痛、胸闷、气短等症状就诊心内科，容易被误诊为冠心病、心绞痛。急性焦虑发作则表现为突然出现的心悸、胸闷、呼吸困难伴出大汗等表现，同时伴强烈的惊恐感、濒死感，有的患者夜间发作，除上述症状外还有被迫坐起、要求吸氧等类似急性左心衰的症状，发作时都有心动过速，常就诊医院急诊科，症状重，很容易被误诊为急性左心衰。据国外文献报道，就诊急诊科的胸痛患者超过50%是非心源性的，其中16%~25%是惊恐发作，惊恐发作在心内科患者也高达31%~56%。对于此类患者单纯抗心绞痛、抗心衰治疗往往效果不佳，若同时给予抗焦虑及心理行为治疗可以收到比较好的疗效。

2. 抑郁　抑郁症是指以显著而持久的情绪低落、活动能力减退、思维与认知功能迟缓为临床主要特征的精神疾病，严重威胁患者的心身健康，其发生与心理和社会因素有密切关系。Koening[1]等在 404 例冠心病心力衰竭伴有抑郁症状的患者中，发现重度抑郁 157 例，平均随访 20.2 周，有 47.8% 患者随着抑郁症状减轻，心衰症状有明显好转，在心衰伴轻度抑郁的 247 例患者中，平均随访 13.3 周，有 60% 患者随着抑郁的缓解，心力衰竭症状也获得显著改善。国内苏便苓[2]等应用抑郁自评量表（SDS）评价 169 例慢性充血性心力衰竭患者中，103 例有较明显的抑郁表现，占 60.9%。

冠心病伴发心理障碍对患者会产生很大的影响，包括：

1. 生活质量下降　对于预后差的冠心病和急性冠状动脉综合征，共病抑郁生活质量明显下降，独立于其他传统的影响生活质量的预测因子。例如有抑郁病史的急性冠状动脉综合征患者，其自述心绞痛症状是无抑郁者的 2 倍，自述体力活动受限、与健康相关的生活质量下降是无抑郁者的 3 倍。

2. 医疗成本增加　冠心病与抑郁共病可以明显增加呼叫救护车、住急诊室，病床使用时间和失能的概率。对于合并抑郁的心肌缺血女性患者，其 5 年用于心血管疾病的费用比不合并抑郁者高 15%~53%[3]；对于急性心梗后的合并抑郁的患者，其后 1 年用于门诊、急诊和再入院的费用（不包括心理疾病支出的费用）比不合并抑郁者高 41%[4]。Katon 等报道，对抗抑郁治疗依从性好的患者，对伴发的躯体疾病治疗的依从性较高，并且能显著降低躯体疾病的治疗费用，其中依从性好的冠心病/血脂异常患者较依从性不好的患者降低 17%，而冠心病/血脂异常/糖尿病者则降低 14%；这些患者的总住院费用也显著降低，前者降低 6.4%，后者降低 19.8%[5]。

3. 预后差　在急性冠状动脉综合征患者，抑郁除了增加医疗成本、增加死亡率，流行病学资料同样提示抑郁是冠心病再发的预测因子。前瞻性观察研究发现在冠心病患者中合并抑郁症状的全因死亡风险比为 1.80，（95%CI，1.46~2.51），而 MI 再发风险比 1.80（95%CI，1.33~2.85）[6]。所以对于这一类患者正确的筛查，识别、治疗、干预、转诊是非常重要的。

薛小临（西安交通大学医学院第一附属医院心内科　教授）

因为冠心病合并抑郁的高发病率，在冠心病患者中筛查抑郁是非常重要的。对于冠心病患者识别抑郁同时提供良好的医疗是非常必要的。而对于无症状的有明显的心血管危险因素的患者（如糖尿病）也应该进行筛查。本例患者在明确了心脏的器质性问题基础上应用 PHQ9 筛查心理状态，及时请心理科介入展开治疗，患者全身不适症状明显缓解。因此在老年科患者诊治当中需要关注身心双重问题，在以心脏病为主的器质性疾病的诊疗当中需要关注"双心"问题，是心病还是心脏病？或者两者兼有。及早筛查、诊断、治疗，适当时转诊。

为了进一步认识简单筛查量表对于心血管病的重要性。2008 年[7]美国 AHA（American Heart Association）提出应用 PHQ-2。PHQ-2 是 PHQ-9 的简写，仅为 PHQ-9 的前两个问题。AHA 推荐在经过 PHQ-2 筛查后可以应用 PHQ-9，对于阳性患者应该转诊至专业机构诊断和治疗抑郁。在 Heart and Soul Study 中，对于 PHQ-2 阳性答案可以预测 55% 心血管事件，但尚需进一步研究用来评价 PHQ-2 和 PHQ-9 在不同临床疾患、年龄种族、城市农村人群中的有效性。本例患者在明确了心脏的器质性问题基础上应用 PHQ9 筛查心理状态，及时请心理科介入展开治疗，患者全身不适症状明显缓解。但是很多类似的病例在临床当中并没有得到及时有效的筛查和重视。影响在冠心病患者中筛查抑郁的因素有：时间少，缺乏转诊专家，缺少培训或认为无用。2005年一项在初级卫生保健中心进行的关于严重抑郁筛查（非 ACS 患者）的 RCT 荟萃分析指出这种筛查策略并没有增加抑郁的检出率和治疗率，对生存质量，抑郁症状，其他疾病，包括费效比也似乎没有影响。2008年[8]Cochrane 更新的研究同样为令人失望的结果，故迫切需要循证医学支持的指南推出。

参考文献

1. Koenig HG. Depression outcome in inpatients with congestive heart failure. Arch Intern Med, 2006, 166：991-996.

2. 苏便苓，李拥军，刘振红. 心理干预对慢性充血性心力衰竭患者伴抑郁患者心脏功能的影响. 中国康复医学杂志, 2006, 21：354.

3. Thombs BD, Bass EB, Ford DE, et al. Prevalence of depression in survivors of acute myocardial infarction. J Gen Intern Med, 2006, 21：30-38.

4. Nicholson A, Kuper H, Hemingway H. Depression as an aetiologic and prognostic factor in coronary heart disease：a meta-analysis of 6362 events among 146 538 participants in 54 observational studies. Eur Heart J, 2006, 27：2763-2774.

5. Nabi H, Shipley MJ, Vahtera J, et al. Effects of depressive symptoms and coronaryheart disease and their interactive associations on mortality in middle-aged adults：the Whitehall II cohort study. Heart, 2010, 96：1645-1650.

6. Pan A, Lucas M, Sun Q, et al. Increased mortality risk in women with depressionand diabetes mellitus. Arch Gen Psychiatry, 2011, 68：42-50.

7. Lichtman JH, Bigger JT, Jr, et al. Depression and coronary heart disease：recommendations for screening, referral, and treatment：a science advisory from the American Heart Association Prevention Committee of the Council on Cardiovascular Nursing, Council on Clinical Cardiology, Council on Epidemiology and Prevention, and Interdisciplinary Council on Quality of Care and Outcomes Research：endorsed by the American Psychiatric Association. Circulation, 2008, 118：1768-1775.

8. Graham I, Atar D, Borch-Johnsen K, et al. European guidelines on cardiovascular disease prevention in clinical practice：executive summary：Fourth Joint Task Force of the European Society of Cardiology and Other Societies on Cardiovascular Disease Prevention in Clinical Practice（Constituted by representatives of nine societies and by invited experts）. Eur Heart J, 2007, 28：2375-2414.

附：

一、PHQ2 问卷

①过去的一个月，你是否经常被情绪低落、沮丧或无望的情绪所困扰?
②过去的一个月，你是否经常感到做事没有任何兴趣和愉悦感?

评分标准：	从来没有	0分
	偶尔有	1分
	超过一半的时间有	2分
	几乎每天都有	3分

二、PHQ9 问卷

过去2周，你被以下问题所困扰的频度如何?

①做事缺乏兴趣或愉悦感。

②感觉情绪低落、沮丧或无望。

③入睡困难，易醒或睡眠过多。

④感觉疲乏或无力。

⑤没有胃口或暴饮暴食。

⑥对自己评价低，觉得自己是失败者或者让自己或家人失望。

⑦注意力不集中，如在读报或看电视时。

⑧行动或讲话异乎寻常的缓慢，或过于焦躁或难以平静。

⑨觉得自己最好死去，或思考过以何种方式伤害自己。

评分标准：没有　　　　　　　　　　0 分

少有一半时间　　　　　　1 分

超过一半时间　　　　　　2 分

几乎每天都有　　　　　　3 分

三、筛查流程示意图

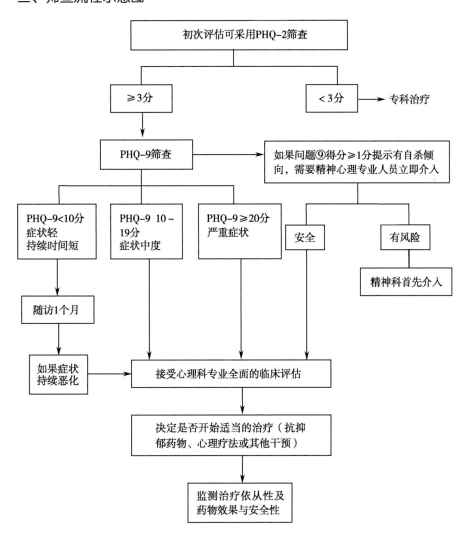

老年直立性高血压一例

宋　昱　洪华山　李必强　黄慧玲　石艳清

【病例介绍】

患者男性，79 岁，因"发现血压升高 40 年，气促 8 年，加重 3 天"于 2013 年 2 月 18 日入院。患者 40 年前体检发现血压高，心电图示"左室高电压"，后诊断"高血压"但未规则服药，仅于血压升高时服用"尼群地平"。20 年前起规律服用"氨氯地平"，血压 140~150/70~90mmHg。8 年前因血压控制欠佳且出现上 3 层楼梯气促，最高血压 180/110mmHg，降压方案调整为"氨氯地平、缬沙坦、螺内酯、呋塞米"，血压 100~160/60~90mmHg。无阵发性头痛、心悸、出汗、脸色苍白等。4 年前在外院查冠状动脉造影示"未达到冠状动脉粥样硬化性心脏病标准"。3 天前，无明显诱因出现气促加剧，时有胸闷不适，自测血压 180/110mmHg，休息后无明显缓解，门诊测血压 180/100mmHg，心电图示"左室高电压"，以"高血压、高血压性心脏病"入院。起病以来，饮食、精神、睡眠佳，大便正常，体重无明显下降，夜尿 1~2 次。

既往史：有"2 型糖尿病、双侧额顶叶多发腔梗、甲状腺功能减退症、前列腺增生、空肠平滑肌瘤切除术后、胆囊切除术后、阑尾切除术后"等病史，无吸烟、酗酒史，个人史、家族史无特殊。

入院查体：体重 84kg，身高 170cm，腰围 91cm。BMI 29.07kg/m²。T 36.5℃，P 72 次/分，R 19 次/分，BP 160/90mmHg，神志清，步行入院。浅表淋巴结未触及肿大。双瞳孔等大等圆，直径 3mm，对光反射灵敏。无满月脸、水牛背。颈软，颈静脉无怒张。桶状胸，肋间隙增宽，双肺呼吸音清，双下肺闻及少许湿啰音，未闻及明显干啰音，未闻及胸膜摩擦音。心率 72 次/分，律齐。上腹正中偏右可见一竖形陈旧性手术瘢痕，约 20cm。腹肌软，无压痛、反跳痛，肝脾肋下未触及。双下肢无水肿。四肢肌力肌张力正常。膝腱反射正常，巴氏征阴性。

辅助检查：

血生化：甘油三酯 1.18mmol/L，胆固醇 4.84mmol/L，高密度脂蛋白胆固醇 1.52mmol/L，低密度脂蛋白胆固醇 2.69mmol/L，血尿酸 450μmol/L，肝肾功能正常。

NT-proBNP：56pg/ml。

糖化血红蛋白：6.2%。

超敏 C 反应蛋白：<0.20mg/L。

甲状腺功能：正常。

24 小时尿尿酸：3618μmol/24h（1490~4460μmol/24h）。

心电图：ST 段改变。

超声心动图：室间隔增厚伴左室舒张功能减退（LVED 45.7mm，LVES 29.6mm，LVPW 9.5mm，IVS 11.5mm，EF 64.6%，LVM 195.7g）。

颈部血管彩超：右侧颈动脉内中膜增厚。

腹部 B 超：右肾囊肿，左肾结石，腹主动脉粥样硬化。

头颅、肾上腺 MR：双侧额顶叶多发腔梗及缺血灶；脑萎缩、动脉硬化性脑白质改变；双侧肾上腺增粗，考虑良性增生；右肾多发囊肿。

冠状动脉 CTA：右冠状动脉近中段轻度狭窄伴钙化斑及软斑（约狭窄 10%~30%）。左前降支近段轻~中度狭窄伴钙化斑及软斑块（约狭窄 30%~60%）。

肺功能：①轻度限制性通气功能障碍；②小气道明显阻塞性病变；③弥散功能轻度减退；④气道阻力基本正常。

动脉弹性功能监测无明显异常。

患者诉近年来出现坐位及站位时血压明显高于卧位 20~30mmHg，伴有头晕症状。住院期间立卧位血压监测结果见表 18-1，发现患者体位由卧位变换为立位时血压值迅速升高。

表 18-1　患者血压水平（选取治疗方案调整前 1 周及治疗方案调整后 2 周记录）

日期	2月18日	2月19日	2月20日	2月21日	2月22日[①]	2月23日	2月24日
卧位血压（mmHg）	160/90	150/80	142/82	142/80	140/80	138/86	150/90
立位血压（mmHg）	180/102	180/100	170/90	164/90	160/90	162/92	170/98

日期	2月25日[②]	2月26日	2月27日	2月28日	3月1日	3月2日	3月3日
卧位血压（mmHg）	136/86	138/80	132/72	140/80	142/82	140/80	130/70
立位血压（mmHg）	150/90	152/90	162/94	160/90	168/90	160/90	150/82

日期	3月4日	3月5日	3月6日	3月7日	3月8日	3月9日	3月10日
卧位血压（mmHg）	140/90	128/80	140/80	128/74	130/80	132/76	130/78
立位血压（mmHg）	150/96	140/86	148/88	140/80	138/86	140/80	138/80

注：①加用美托洛尔、停利尿剂；②加用多沙唑嗪

为进一步鉴别诊断，进行了如下的检查：

血皮质醇（8：00）：405.84nmol/L。

醛固酮（卧位）：103.73pg/ml；醛固酮（站立 2 小时）：566.74pg/ml；24 小时尿醛固酮 17.13μg/24h。

肾素活性：2830pg/（ml·h）［正常值：560~2800pg/（ml·h）］。

血管紧张素Ⅱ测定：76.23pg/ml（正常值：29.0~71.6pg/ml）。

尿 VMA：阴性。

诊断：1. 高血压 直立性高血压；2. 冠状动脉粥样硬化性心脏病；3. 2 型糖尿病；4. 双侧额顶叶多发腔隙性脑梗死；5. 双侧肾上腺良性增生；6. 甲状腺功能减退症；7. 脂肪肝；8. 右肾囊肿；9. 左肾结石；10. 前列腺增生；11. 腹主动脉粥样硬化；12. 空肠平滑肌瘤切除术后；13. 胆囊切除术后；14. 阑尾切除术后；15. 老年肺气肿。

诊治经过：患者由卧位变换为直立体位后收缩压升高 ≥ 20mmHg（最高相差 30mmHg），舒张压升高≥10mmHg（最高相差 20mmHg），根据患者的临床表现，肾素活性基本正常、结合其他指标和肾上腺素 MR 等结果，排除嗜铬细胞瘤、原发性醛固酮增多症和库欣综合征，故考虑为直立性高血压。给予调整降压方案，停用利尿剂，加用 α-受体阻滞剂甲磺酸多沙唑嗪（4mg 每天 1 次）及琥珀酸美托洛尔（23.75mg 每天 1 次）治疗。降压方案调整 10 天后血压降至目标水平（降压方案调整前后动态血压结果见表 18-2 和表 18-3），患者症状明显好转，无明显气促，体位变换时从卧位到立位也无头晕，卧立位血压逐渐基本相同。

降压方案调整前 Holter：窦性心动过缓，偶发房性期前收缩，室性期前收缩 1 次，ST 段压低，T 波低平或倒置。平均心率 55 次/分。

降压方案调整后 Holter：窦性心律、偶发房性期前收缩（有时成对出现）、ST 段低平，T 波低平，平均心率 63 次/分。

表 18-2 降压方案调整前 24 小时动态血压

平均值（mmHg）	白天	夜晚	全天
收缩压	134	140	135
舒张压	79	82	79

表 18-3 降压方案调整后 24 小时动态血压

平均值（mmHg）	白天	夜晚	全天
收缩压	121	113	119
舒张压	71	64	69

随访：出院后随访至今，血压达标，卧立位血压无明显差别，无头晕气促等症状。坚持服用氨氯地平、缬沙坦、甲磺酸多沙唑嗪、美托洛尔、阿司匹林、左甲状腺素片、阿托伐他汀、格列奇特、罗格列酮等药物。

【病例讨论】

临床上，老年患者直立性低血压（orthostatic hypotension，OH）比较常见，由于其与晕厥、心脑血管事件以及靶器官损害密切相关[1]，也备受关注和重视，临床医师比较熟悉。但直立性高血压（orthostatic hypertension，OHT）是一种重要但被重视程度不够的临床现象，尤其多见于老年高血压及超杓型高血压患者，根据国外报道，直立性高血压占高血压人群的 10% 左右。

目前 OHT 的诊断标准尚未完全统一，目前对于 OHT 的定义多数为卧位改为直立位后短时间内血压升高的情况；可伴有去甲肾上腺素、血管加压素、肾素活性增高[2]。多数认可的方法和标准如下：卧位改为直立位后 3 分钟，收缩压升高 ≥20mmHg，或（和）舒张压升高 ≥10mmHg[3]（血压增幅法）。

OHT 发病机制尚未明，可能与以下机制有关[4]：站立后下肢静脉容量增加，回心血量减少，心脏排出量减少，反射性引起交感神经激活，全身小血管挛缩以增加回心血量，过度的升压反应导致了直立性高血压。发病早期，患者仅立位血压偏高，而卧位血压常正常或仅稍有升高，随着病程的延长，交感神经持续激活，全身小血管处于持续挛缩状态，最终导致卧位血压的升高。目前认为 OHT 的发生过程可能与自主神经功能障碍及交感神经过度激活有关，因此，药物治疗方面，主要应用 α-受体阻滞剂及 β-受体阻滞剂降低交感神经活性[5]，减少小血管挛缩，从而降低立位血压。而利尿剂的使用会使有效循环血量减少，进一步加剧交感神经激活，故针对直立性高血压的治疗不宜使用利尿剂[6]。

本患者发现血压升高多年，外院就诊诊断"高血压"，给予多种降压药物（包括 CCB 类、ACEI 类、利尿剂）治疗，但降压效果欠佳，症状反复，血压未达标。此次入院后，通过对患者日常血压的监测，发现患者卧位变换为立位时，血压升高 >20/10mmHg，结合肾素活性稍有增高，OHT 诊断可成立；结合影像学及血液学检查，排除了嗜铬细胞瘤、原发性醛固酮增多症、皮质醇增多症等诊断。针对该疾病的病理生理机制，给予 α、β-受体阻滞剂，停用利尿剂。降压方案调整后，患者血压逐渐达标，卧立位血压无明显差异。出院后随访至今，血压达标，卧立位血压无明显差别，无头晕气促等症状。也证明了我们的诊断。

【专家点评】

洪华山（福建医科大学附属协和医院老年病科　教授）

这是一例典型的 OHT，临床上经常注意老年直立性低血压，而 OHT 常被忽视。本例在外院长期诊疗（根据病史至少 4 年），并没有得到正确的诊断和治疗，需要引起临床特别是老年科和年轻医师的注意和重视。通过我们对患者病史的详细追问，找到了患者易被忽略的血压波动特点，每天进行不同体位下准确测量，并通过实验室及影像学检查排除了常见的继发性高血压，得到正确诊断和治疗，获得满意的治疗效果。再次证明临床基本功在当今老年医学中仍然具有不可替代和超越的地位。

根据本例的诊疗经过，有以下 2 点需要提出：

1. 卧立位血压测量的重要性　国外文献报道，OHT 占高血压人群的 10%，但在国内，对此病认识程度不够，真正对入院或门诊的老年患者进行卧立位血压测定非常少。实际检出率并不高；漏诊比较多。因此，临床医师特别是老年科医师，对经过多种药物降压效果不佳或体位变化时有症状的高血压患者应进行卧立位血压测定，明确是否存在直立性高血压。

2. OHT 降压药物的正确选择 目前高血压指南或老年高血压专家共识均推荐 ACEI、ARB、CCB、β-受体阻滞剂和利尿剂为常用的降压药，一般未包括 α-受体阻滞剂，而近年来 β-受体阻滞剂在高血压治疗中的地位受到质疑和争议。OHT 患者（如本例），临床上宜选用 α、β-受体阻滞剂，而不能使用利尿剂进行降压。因 OHT 患者，利尿剂非但不能降血压，反而可引起交感神经反射的更加激活，导致血压进一步升高。

综上，临床上医师应提高对直立性高血压的认识，老年高血压患者对降压药疗效欠佳或体位变化时有症状的患者要进行卧立位高血压的测定，以确定或排除直立性高血压或低血压，以选择正确的药物治疗。

■ 参考文献 ■

1. Shiboa C，Biaggioni I. Orthostatic hypotension and cardiovascular risk. Hypertension，2010，56（6）：1042-1044.

2. Kario K，Eguchi K，Hoshide S，et al. U-curve relationship between orthostatic blood pressure change and silent cerebrovascular disease in elderly hypertensives：orthostatic hypertension as a new cardiovascular risk factor. JACC，2002，40（1）：133-41.

3. 胡伟通，苏海. 体位性高血压值得关注. 中华高血压杂志，2011，19（9）：803-804.

4. Streeten DH，Auchincloss JH，Anderson GH，et al. Orthostatic hypertension. Pathogenetic studies. Hypertension. 1985，7（2）：196-203.

5. Raffai G，Mészáros M，Kollai M，et al. Experimental orthostasis elicits sustained hypertension，which can be prevented by sympathetic blockade in the rat. Journal of cardiovascular pharmacology，2005，45（4）：354-361.

6. Fan X H，Wang Y，Sun K，et al. Disorders of orthoststic blood pressure response are associated with cardiovascular disease and larget organ damage in hypertensive patients. Am J Hypertens，2010，23（8）：829-837.

病例 19

多病共存的超高龄患者临床治疗经验分享

刘 丰 王敏健 王双艳

【病例介绍】

患者男性，97 岁。因"反复双下肢乏力 4 年余"于 2015 年 8 月 5 日入院。

既往史：有高血压病、冠心病 PCI 术后、多发腔隙性脑梗死、梗阻性肾病、慢性肾功能不全、骨质疏松并腰椎压缩性骨折 L_2 椎体成形术后、周围动脉硬化闭塞症、胆囊结石伴慢性胆囊炎等病史。曾行"前列腺癌根治术+人工膀胱成形术"并放疗 42 次，术后并发"肠粘连"，反复合并"肠梗阻、泌尿系感染"。否认药物过敏。有多次输血及血制品史。

入院查体：T 36.5℃，P 72 次/分，R 20 次/分，BP 120/60mmHg。神志清，对答切题，扶行入院，贫血貌，颅神经征（-），双上肢肌力Ⅴ级，双下肢肌力Ⅴ-级，肌张力正常，病理征未引出，脑膜刺激征（-）。听诊双肺未闻及干湿啰音，心界无扩大，心率 72 次/分，律齐，各瓣膜听诊区未闻及病理性杂音，腹平软，脐下可见一竖行约 15cm 手术瘢痕，右下腹可见人工膀胱造瘘口接尿袋，全腹无压痛、反跳痛，未扪及包块，肠鸣音弱，3~4 次/分。

入院诊断：1. 多发腔隙性脑梗死；2. 前列腺恶性肿瘤术后肠粘连并不完全性肠梗阻 膀胱造口状态；3. 冠状动脉粥样硬化性心脏病 PCI 术后 心功能Ⅱ级；4. 高血压病 3 级（极高危）；5. 梗阻性肾病 慢性肾功能不全 氮质血症期；6. 骨质疏松并腰椎压缩性骨折 L_2 椎体成形术后；7. 周围动脉硬化闭塞症；8. 胆囊结石伴慢性胆囊炎

诊疗经过：给予活血化瘀、改善循环、营养神经、营养脑细胞，口服酒石酸美托洛尔（倍他乐克）、辛伐他汀（舒降之）、质子泵抑制剂、调节肠道菌群、保护胃黏膜药物、葡萄糖酸钙、阿法 D3、补铁，针对该患者现存消化功能的特殊性，营养以肠内为主（半量鼻饲膳及肠内营养制剂）辅以部分肠外营养，同时加强康复理疗，患者病情稳定。

病情变化及处理：

1. 2015 年 8 月 15 日患者突发上腹痛，予解痉、通便等处理后腹痛稍缓解，但随后患者腹痛转移至下腹部，查体：下腹部脐周压痛，无反跳痛，肠鸣音未闻及明显亢进。考虑肠梗阻，给予禁食、胃肠减压、灌肠、抗感染、质子泵抑制剂、生长抑素等处理，同时加强静脉营养。当日下午出现发热、腹痛加重，全腹压痛、反跳痛。化验：WBC 10.58×10^9/L、N 91.6%、D-Dimer 720μg/L。腹平片：小肠内少量气液平面，提示肠扩张。胃肠外科会诊并经腹部 CT 证实：急性弥漫性腹膜炎、消化道穿孔。告知家属有手术指征，但患者高龄、心肺功能差，术中、术后均有生命危险，家属拒绝手术，希望继续内科保守治疗。经全科大会诊及多次外科会诊，尊重家属意见行内科保守治疗。

治疗期间遇到问题：①呕吐、黑便：大便潜血（+），血压稳定，Hb 76g/L，考虑消化道出血，消化科会诊：患者高龄，目前有消化道穿孔，不适宜内镜，且基础疾病多，内镜下止血风险高，不一定能耐受，建议同步请介入科会诊明确是否能行介入治疗，生长抑素增至每 8 小时用一次。②腹泻：考虑肠道二重感染，加用替考拉宁和大扶康。③间有胸闷、气促：尽管患者有冠心病 PCI 术、心功能不全基础病，但长期大便潜血（+），未行抗血小板治疗，予硝酸酯类药物对症治疗。④营养支持：因穿孔和腹膜炎给予静脉营养，热量 1300～1400kcal/d。患者病情逐渐好转，整体状况基本恢复至入院时。

2. 2015 年 10 月 18 日持续排暗红色便，面色苍白、疲倦，血压下降，辅助检查：Na^+ 129.9mmol/L、K^+ 5.22mmol/L、Cr 208.9μmol/L、BUN 14.84mmol/L、ECO_2 19.5mmol/L、Hb 66g/L、WBC 4.83×10^9/L。考虑急性活动性消化道大出血并失血性休克，再次禁食，并予抗休克、注射用血凝酶止血、输血及应用质子泵抑制剂、生长抑素等治疗。10 月 21 日大便出现血块且量增至 1230ml/d，面色苍白，血压 110～124/50～60mmHg，HR 66～82 次/分，脉氧 97%，Hb 63g/L，D-二聚体 1530μg/L，TT 43.5 秒，PT 24.9 秒，INR 2.08，FIB 测不出，BUN 9.50mmol/L、Cr 156μmol/L、肝脏功能正常。血液科会诊考虑急性下消化道出血、失血性贫血、低纤维蛋白原血症，建议：①补充纤维蛋白原直至 FIB>1.5g/L；②输红细胞至 Hb>80g/L；③止血敏静滴，谨慎使用止血芳酸，必要时可以使用凝血因子Ⅶ；④促红细胞生成素；⑤注意排除 DIC。因患者及家属不同意外科手术及介入治疗，且患者既往因术后肠粘连肠镜只能进入大肠 15cm 左右，无法内镜止血。按上述方案治疗后当天血便量减少至约 810ml，无血块。复查 Hb 57g/L，FIB 0.96g/L、D-二聚体 898μg/L、纤维蛋白原降解产物 80<FDP<160mg/L。

10 月 22 日再次解大量血便，Hb 48g/L、FIB 0.65g/L。介入科医师急会诊考虑消化道活动性出血，病情危急，有介入治疗适应证，但因有肾功能不全，应用造影剂有加重肾功能损害的风险。征得患者及家属同意后急行造影明确为回结肠动脉之盲肠动脉分支破裂出血，遂行血管栓塞治疗并继续输血、止血等，便血停止，Hb 71g/L、D-二聚体 858μg/L、APTT 19.1 秒、FIB 1.00g/L。10 月 24 日起大便转黄后逐渐停用生长抑素等药物，逐步由全胃肠外过渡到静脉营养+白粥水再过渡到肠内营养。病程中合并胸闷、导管相关性感染等，均经积极治疗后好转。

修正诊断：1. 急性消化道出血 失血性休克 盲肠动脉栓塞术后；2. 急性弥漫性腹膜炎 消化道穿孔；3. 静脉导管相关性感染；4. 冠状动脉粥样硬化性心脏病 PCI 术后 心功能Ⅲ级；5. 多发腔隙性脑梗死；6. 前列腺恶性肿瘤术后肠粘连并不完全性肠梗阻膀胱造口状态；7. 高血压病 3 级（极高危）；8. 梗阻性肾病 慢性肾功能不全 氮质血症期；9. 骨质疏松并腰椎压缩性骨折 L_2 椎体成形术后；10. 周围动脉硬化闭塞症；11. 胆囊结

石伴慢性胆囊炎。

治疗结果：1. 肠内营养（鼻饲膳+肠内营养制剂）及部分肠外营养；2. 基本日常生活可自理；3. 仍有双下肢乏力，可独立行走，但需有人陪同；4. 血压、心率、心功能管理良好；5. 血红蛋白恢复至入院前水平；6. 二便恢复至入院前状态。

【病例讨论】

该患者老年相关评估：BADL 75 分，MMSE 29 分，MoCA 22 分，GDS 7 分，FIM（功能独立性评定）124 分，Essen 6 分。对于双下肢乏力，诊断思路：依据病史患者入院时心功能 Ⅱ 级，无基础肺病、关节病、恶病质及感觉异常、抑郁、运动迟缓等，排除功能性因素，考虑神经系统病变所致，但患者病史、体格检查不符合运动皮层、皮质脊髓束、前角细胞、脊神经根、周围神经、神经肌肉接头、肌肉病变特征，因此不能按照传统神经肌肉系统病变进行定位诊断，结合患者头颅影像学改变，诊断腔隙性脑梗死。

腔隙性脑梗死是脑小血管病最重要的一种类型，国外有研究发现腔隙性脑梗死在 60 岁检出率为 6%~7%，而 80 岁检出率则上升至 28%[1]。目前认为脑小血管病的危害很大，是导致卒中、老年血管性认知障碍以及步态平衡障碍、情绪障碍、尿失禁、痴呆等疾病的重要因素之一[2]。然而由于它发病隐匿而不易识别，临床表现也多种多样，常常被患者和医护人员忽视，因此要结合临床表现和影像学检查的结果进行规范化诊断。目前尚无脑小血管病的防治指南，也没有特殊的药物治疗方法，建议严格控制各种血管性危险因素并积极治疗合并的临床血管病。该患者为超高龄老人，多种慢病共存，临床治疗上存在着多种矛盾，权衡利弊后针对该特殊患者采用个体化的治疗：未予抗血小板治疗，仅予降压、稳定斑块、活血化瘀、改善循环及其他基础病相关治疗。

在治疗过程中出现 2 次病情变化：急性弥漫性腹膜炎、消化道穿孔和急性消化道出血均为消化系统急症。第一次病初虽及时完善了腹平片检查，但结果阴性，其后的腹部 CT 提示气腹，鉴于临床腹平片检查的局限性，对于高龄患者、检测结果阴性的病例，仍要警惕疾病的存在，因此应积极寻求更精准的检查，尽早明确诊断，从而指导治疗。

第二次的消化道出血，暗红色血便提示下消化道出血（左半结肠以上部位可能性大）。且患者具有：持续性出血、血流动力学不稳定、严重共存疾病如冠状动脉疾病、高龄、因其他原因住院的患者发生出血、贫血、腹部无压痛等高风险特征，预示着治疗结局及转归差。治疗过程中根据患者临床状态、循环容量缺失程度、出血速度、年龄及并发症情况给予适当的补液及输血治疗，同时予禁食、抑酸、生长抑素、止血药物等处理。治疗期间并发的低纤维蛋白原血症，考虑与使用止血药物注射用血凝酶（10 月 19 日及 20 日各用 6 支）相关，该药通过水解纤维蛋白原使其变为纤维蛋白而增强机体凝血功能，但对动脉、大静脉受损的出血，必须及时外科手术处理。提醒我们临床药物治疗过程中一定要熟悉药物的作用机制、适应证及注意事项。

同时在临床工作中要不断学习，及时跟进知识的更新，《不明原因消化道出血诊治推荐流程》中明确提到：大出血建议血管造影，而本例患者最终经介入科血管造影及动脉栓塞手术而止血。综合该病例的诊疗过程体会如下：①对于高龄患者，入院的首发症状及第一诊断固然重要，但因多种慢病共存，病情随时可能出现变化，且临床表现非典型，因此要求日常工作中做到密切观察。②临床治疗过程中矛盾重重，但一定要理清思路，要抓主要矛盾。③高龄患者因多重用药现象普遍，加药要慎重，熟悉药物说明书，注意药物相互作用。④临床治疗过程中注意做好患者及家属的病情告知。⑤出现病情变化时，应对患者重新再评估，综合分析、权衡利弊后制订合理的治疗方案。⑥高龄患者多系统病变，及时组织多学科共同管理，体现团队治疗的优势。

【专家点评】

刘丰（广州市第一人民医院老年病科　主任医师）

该患者既往诊断明确，病例特点：超高龄、多种慢病共存、临床治疗过程中存在着治疗矛盾多和多重用药等。入院即完善 BADL、MMSE、MoCA、GDS、FIM、Essen 等老年相关评估，从日常生活、认知、心理、疾病复发风险等方面进行综合评估，了解其功能状态，以便施以具有针对性的干预措施。

腔隙性脑梗死属脑小血管病的一种。脑小血管病定义：泛指脑小血管的各种病变，由此而导致的临床、认知、影像及病理表现的综合征[3]。因脑小血管病的高检出率，应了解其病理同时涵盖了血管和脑组织的变化，熟悉目前专家建议的治疗措施。临床中应特别注意其隐匿性的损害如卒中风险增加、认知损害及步态平衡障碍等整体功能下降。

患者在未服用抗血小板药及其他可能引起消化道出血药物情况下发生了危及生命的消化道出血，且之前数日出现消化道穿孔。回顾患者消化道穿孔过程，其临床表现不典型，体现了高龄患者疾病的多变性以及病变的多样性，提醒老年科医师临床诊疗过程中要注意病情观察和综合分析，要求老年科医师能做到全面、系统地把握，提出更精确的辅助检查手段（腹部 CT），尽早诊断、指导治疗。

患者在病情变化过程中，我们面对的几个问题：①止血过程中的低纤维蛋白原血症：此时要求我们及时查找原因，重视老年患者多重用药问题，注意药物间的相互作用及监测药物不良反应，尽可能明确是否为可逆性因素，并及时纠正。②某种治疗效果不佳时，积极寻求更有效的治疗手段：如本例患者最后采用的介入治疗。患者为严重出血伴血流动力学不稳定而无法行内镜检查，符合指南推荐血管造影，尽管患者基础肾功能不全，此时应抓主要矛盾，同时密切观察肾脏功能、缺血性肠病等并发症，积极采取可行的措施加以预防。③与患者及家属的沟通：需要做好患者及家属的知情告知，做好风险评估，通过耐心细致的沟通争取达到治疗共识。④营养支持：考虑到该患者现存消化功能，临床治疗过程中在充分考虑营养供应量的基础上，针对性给予肠内及肠外营养，避免了加重消化功能损害的客观因素，体现了我科对老年营养的高度重视。⑤合并感染、胸闷发作等：提醒我们在处理老年患者时，要注意共病问题，不能简单的采用"一元论"处理。⑥多科协作：全科大讨论及多次的消化、胃肠外科指导，康复和营养科的辅助支持，体现了老年医学多学科团队的优势。

因此，老年医学就是预防和治疗与老年相关的疾病及问题，分析疾病、功能间的关系，最大程度地维持和恢复老年人的功能状态。

参考文献

1. Vermeer SE，Longstreth WT，Koudstaal PJ. Silent brain infarcts：a systematic review. The Lancet Neurology. 2007，6（7）：611-619.

2. Pantoni L. Cerebral small vesseldisease：from pathogenesis and clinical characteristics to therapeutic challenges. The Lancet Neurology. 2010，9（7）：689-701.

3. Wardlaw JM，Smith C，Dichgans M. Mechanisms of sporadic cerebral small vessel disease：insights from neuroimaging. The Lancet Neurology. 2013，12（5）：483-497.

老年患者高钾血症并交界性心律失常一例

李　虹　刘梅林

【病例介绍】

患者女性，72 岁，因"头晕、大汗 9 小时"入院。患者无明显诱因于空腹站立位时自觉头晕，伴大汗淋漓、乏力、手抖、食欲不振，无恶心、呕吐，无胸闷、胸痛、心悸、气短，无头痛、黑矇、耳鸣、视物模糊、视物旋转，未监测血压、心率、血糖，卧床休息可减轻，活动后症状再次加重，为进一步诊治入院。

既往史：高血压病 7 年，最高 200/120mmHg，服用苯磺酸氨氯地平、氯沙坦钾治疗，血压控制在 130/80mmHg 左右。2 型糖尿病 5 年，服用二甲双胍、阿卡波糖控制血糖治疗，空腹血糖 6~7mmol/L，餐后血糖 7~9mmol/L 左右。血脂异常数年，服用阿托伐他汀，血脂控制达标。甲状腺功能减低 4 年，口服左甲状腺素钠替代治疗。因精神疾病服用碳酸锂 0.25g 2 次/日、奥氮平 5mg 1 次/晚治疗（具体使用时间不详，近一个月药物加量）。否认冠心病、胃病、肾病、脑血管病史。对磺胺类药物过敏，表现为皮疹。父亲患高血压病。

入院查体：神清，BP 105/50mmHg，双睑结膜略苍白，双肺呼吸音清，未闻及干湿啰音，心界不大，HR 40 次/分，心律齐，各瓣膜区未及杂音，腹软无压痛，双下肢不肿，病理征（−）。

辅助检查：

心电图检查：交界性心律，HR 35 次/分，ST-T 未见明显异常（图 20-1）。

即刻指尖血糖：9mmol/L。

血红蛋白：108g/L。

生化检查提示：血钾 6.6mmol/L，肝肾功能、心肌酶、碳酸氢根、乳酸未见异常。

初步诊断：1. 头晕原因待查；2. 心律失常　交界区心律；3. 高钾血症；4. 高血压病 3 级（极高危）；5. 2 型糖尿病；6. 脂代谢异常；7. 甲状腺功能减低；8. 贫血（轻度）。

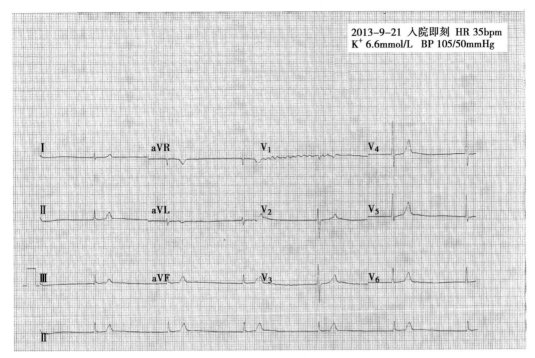

2013-9-21 入院即刻 HR 35bpm
K⁺ 6.6mmol/L BP 105/50mmHg

图 20-1　入院心电图检查

交界性心律，心率 35 次/分，ST-T 未见明显异常

【病例讨论】

1. 患者心电图为交界性心律失常，生化提示高钾血症。初步分析心律失常与高钾血症相关，遂立即予呋塞米、10%葡萄糖+胰岛素、5%碳酸氢钠及降钾树脂降钾治疗。患者未口服补钾药物，考虑高钾血症与肾功能减退、服用氯沙坦钾及多种药物之间相互作用有关，暂停降压、降糖及调脂药物的使用。

2. 心律失常是否还存在其他原因？患者因精神因素长期口服碳酸锂及奥氮平，碳酸锂的治疗窗很窄，其有效治疗浓度与中毒浓度非常接近。近 1 个月患者两种药物均加量服用，考虑不除外碳酸锂过量的可能，在停用碳酸锂的同时，抽血送检安定医院查血浆锂浓度（停药 2 天后送检）：1.29mmol/L ↑（正常值 0.40~1.2mmol/L），红细胞锂浓度 0.50mmol/L↑（正常值 0.24~0.40mmol/L），证实存在锂中毒。因此，不除外锂中毒及高钾血症共同导致的交界性心律失常。

治疗效果：

一日后血钾降至正常，恢复窦性心律，HR 50~60 次/分，BP 120~145/50~60mmHg，心电图变化见图 20-2~图 20-4，头晕、多汗、乏力、食欲不振症状好转。随后完善心血管系统其他检查：

动态血压：全天血压平均值升高（137/63mmHg），昼夜节律减弱。

动态心电图：窦性心律，平均 63 次/分（43~83 次/分），最大 RR 间期 2.03 秒，室上性期前收缩 35 次，ST-T 未见明显异常。

逐渐恢复降压、降糖及调脂治疗，并换用相互作用较小的药物：将苯磺酸氨氯地平及氯沙坦钾改为坎地沙坦，阿托伐他汀改为瑞舒伐他汀，阿卡波糖改为伏格列波糖。在精神病专科医师指导下，患者恢复碳酸锂 0.25g 1 次/日、奥氮平 2.5mg 1 次/晚治疗。

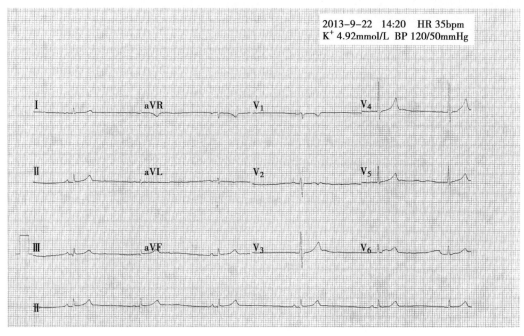

图 20-2　2013 年 9 月 22 日 14：20 心电图

新的问题：

1. 急性肾功能不全　入院 15 小时内无尿，血肌酐升至 163μmol/L，查体：膀胱叩诊（-），急查尿比重 1.015，肘静脉压 7cmH₂O，床旁 B 超未见输尿管扩张及肾盂积水。结合查体、化验、影像结果，考虑患者无尿与入量不足有关，随即予补液治疗。经积极补液后（总体入量为 2030ml），当日尿量为 900ml，复查血肌酐降至 109μmol/L。

2. 血尿酸明显升高　最高达 705μmol/L，24 小时尿中尿酸 1199μmol，考虑患者尿量偏少，予别嘌呤醇及碱化尿液治疗后血尿酸降至 338μmol/L。

3. BNP 升高　患者入院后查 BNP 1402pg/ml，但无心功能不全的症状及体征，UCG 示左房正常高限，左室壁不均匀肥厚，LVEF 63%，舒张功能 Ⅱ 级。考虑 BNP 升高与急性肾功能不全相关，不除外心功能不全。随着患者尿量及血 Cr 逐渐恢复正常，BNP 亦明显下降至 240pg/ml。

4. 其他

（1）患者既往甲状腺功能减低，入院查 TSH 0.07IU/ml↓，T₃、T₄ 正常，TPOAb 143IU/ml↑，Tg 0.67ng/ml↓，彩超示甲状腺弥漫病变，甲状腺多发片状低回声区，左叶甲状腺下极偏强回声实性结节，符合桥本病所致甲减。因左甲状腺素钠替代剂量过大，遂将药物减量为 75μg 隔日 1 次及 100μg 隔日 1 次使用。

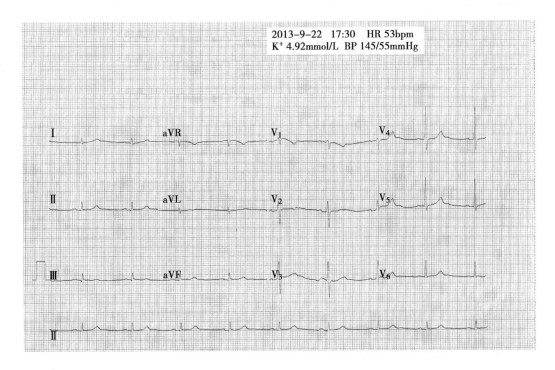

2013-9-22 17:30 HR 53bpm
K⁺ 4.92mmol/L BP 145/55mmHg

图 20-3 2013 年 9 月 22 日 17：30 心电图

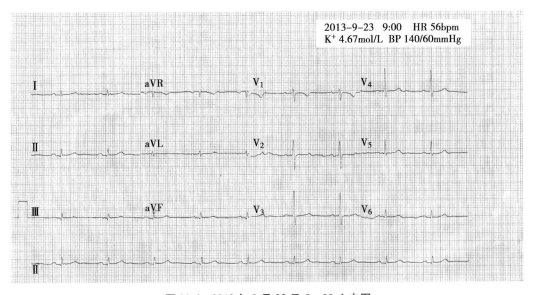

2013-9-23 9:00 HR 56bpm
K⁺ 4.67mol/L BP 140/60mmHg

图 20-4 2013 年 9 月 23 日 9：00 心电图

（2）消化系统：B 超示脂肪肝，胆囊息肉样病变，胃镜提示食管裂孔疝、反流性食管炎，予枸橼酸莫沙必利 5mg 每日 3 次促胃肠动力及雷贝拉唑钠 10mg 每日 1 次抑酸治疗。

（3）轻度贫血：Hb 108g/L，维生素 B_{12} 101pmol/L↓（正常值 133～675pmol/L），予补充维生素 B_{12} 治疗。

最后诊断：1. 心律失常　交界区心律；2. 高钾血症；3. 碳酸锂中毒；4. 高血压病 3 级（极高危）；5. 2 型糖尿病；6. 血脂异常；7. 高尿酸血症；8. 桥本甲状腺炎；9. 甲状腺功能减退；10. 轻度营养不良性贫血；11. 胃食管反流；12. 食管裂孔疝；13. 脂肪肝；14. 胆囊息肉。

【专家点评】

刘梅林（北京大学第一医院　教授）

　　这是一位存在多种基础疾病的老年患者，因服用多种药物引发药物之间相互作用。同时服用 5 种以上药物的现象在老年患者中相当普遍，药物之间不良反应的概率增加。本例患者的头晕、乏力等症状与交界性心动过缓相关，而引起心律失常的原因是高钾血症及锂中毒。患者未口服补钾药物，不存在酸中毒、组织破坏等情况，考虑高钾血症与肾功能减退、服用氯沙坦钾及多种药物间的相互作用有关。电解质紊乱是引发心律失常的常见原因，本患者的诊断难点在于认识碳酸锂的不良反应，避免碳酸锂中毒漏诊。碳酸锂的治疗窗很窄，其有效治疗浓度与中毒浓度非常接近，老年人、使用 ARB 或 ACEI 类药物及碳酸锂加量时易出现中毒，使用时应定期监测血锂浓度。碳酸锂中毒对各系统均有影响，可导致心脏传导系统及心肌损伤。本例患者在停药 2 天后送专科医院所测血浆锂浓度仍然高于正常，支持存在锂中毒。患者入院时，即考虑到存在锂中毒的可能性并及时停药，并非只针对高钾血症进行治疗，使患者转危为安。

　　患者在高血压、血脂异常、糖尿病、甲状腺功能减低等疾病治疗的过程中，出现心律失常、高钾血症、高尿酸血症、急性肾功能不全、BNP 显著升高，充分展示了老年患者治疗的复杂性及药物相互作用导致的不良反应。因此，针对老年患者的诊治，必须充分考虑药物治疗的有效性及安全性，权衡各种治疗措施可能发生的不良作用，综合选择治疗方案才能让老年患者最终获益。

老年高危冠心病患者冠状动脉旁路移植术后行经皮冠状动脉介入术并置入主动脉内球囊反搏一例

周玉杰　胡　宾

【病例介绍】

患者女性，71 岁。因"反复胸闷，胸痛 3 年，加重 1 天"于 2013 年 9 月 6 日入院。患者无诱因出现胸闷、胸痛，外院冠状动脉造影示：左主干末端狭窄 80%，前降支开口狭窄 80%，回旋支开口狭窄 90%，右冠近端狭窄 50%，诊断为冠心病，不稳定型心绞痛。行冠状动脉动脉旁路移植术（主动脉-前降支，主动脉-对角支）并规律服用阿司匹林、他汀类及硝酸酯类等药物，症状明显减轻。3 个月前再次出现胸闷、胸痛，冠状动脉 CTA 提示冠状动脉近端中重度狭窄（估计狭窄程度>75%），左主干管壁不规则并钙化，管腔中度狭窄（估计狭窄程度 50%~75%），回旋支管壁不规则，可见钙化影，管腔重度狭窄（估计狭窄程度>75%），升主动脉-前降支桥血管闭塞，主动脉-对角支通畅，予以治疗，具体不详，1 天前因上述症状加重收住院。

既往史：20 年前诊断为高血压，最高 180/100mmHg，口服"依那普利、苯磺酸氨氯地平及琥珀酸美托洛尔缓释片"等药物治疗，血压 110~130/70~85mmHg。10 年前发现血脂高，予以"普伐他汀钠、吉非罗齐"等药物治疗，血脂控制不详。无糖尿病。

入院查体：血压 120/78mmHg，颈软，双侧甲状腺不大，双肺呼吸音清，未闻及啰音，心率 78 次/分，各瓣膜听诊区未及杂音，腹平软，肝脾肋下未及。双下肢无水肿。入院时心电图见图 21-1。

入院诊断：1. 冠状动脉粥样硬化性心脏病　不稳定型心绞痛　冠状动脉旁路移植术后；2. 高血压病 3 级（极高危）；3. 高脂血症。

诊疗经过：入院后给抗血小板、降血压、降血脂、扩张冠状动脉等治疗。辅助检查结果如下：

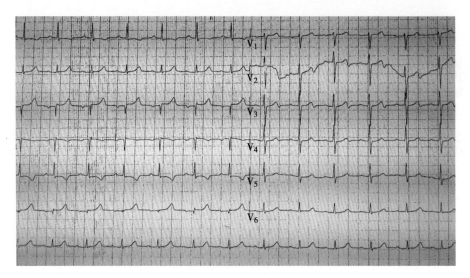

图 21-1 入院时心电图

肌酐 96.4μmol/L，甘油三酯 4.92mmol/L，肝功能、电解质及心肌酶均正常。

超声心动图：CABG 术后，双心房增大，三尖瓣中度反流，二尖瓣轻度反流，左室舒张功能减低。

2013 年 9 月 9 日冠状动脉造影示：左主干末端狭窄约 80%，前降支开口狭窄 80%，回旋支及钝缘支中段狭窄 99%，钝缘支粗大，右冠管壁近端狭窄 60%。根据造影结果建议行 CABG 术，请心外科会诊拒绝第二次 CABG 术，征得患者知情同意后拟对回旋支行 PCI 术，但导丝无法通过钝缘支病变远端，术后肌酐 114.9μmol/L，肌钙蛋白 1.81ng/ml（高于正常参考值）。术后心电图见图 21-2。多次查心肌酶及肌钙蛋白均高于正常，超声心动图示：左室下后壁节段性室壁运动异常，双心房增大。考虑介入损伤冠状动脉致心肌梗死，给静滴硝酸异山梨酯、替罗非班及肝素等治疗，症状不缓解，2013 年 9 月 13 日血肌钙蛋白 3.04ng/ml，置入主动脉内球囊反搏（intra-aortic balloon pump，IABP），同时持续静脉应用肝素维持，患者症状明显缓解，9 月 17 日肌钙蛋白升至 6.15ng/ml，考虑与手术相关的心肌梗死，予抗血小板、抗凝等治疗；血小板由 184×10^9/L 下降至 54×10^9/L（9 月 28 日），予输注血小板等治疗，在撤除 IABP 后恢复正常；于 2013 年 9 月 18 日合并肺部感染，最高体温 38.9℃，白细胞最高 17.32×10^9/L（9 月 27 日），先后应用头孢哌酮钠舒巴坦钠、亚胺培南西司他汀钠+利奈唑胺、替考拉宁、哌拉西林钠他唑巴坦钠等治疗，并应用无创呼吸机改善通气，肺部感染治愈。10 月 2 日病情好转，10 月 5 日撤除 IABP，10 月 7 日下地活动，10 月 21 日出院，随访至今坚持用药治疗，无不适。

【病例讨论】

冠状动脉旁路移植改善局部心肌供血改善，但血管粥样硬化作为一个全身性疾病的发展过程并没有终止，血管内皮损伤、局部血栓形成、平滑肌细胞增殖迁移等均可导致桥血管再狭窄性改变。桥血管的病变特点与时间密切相关，CABG 术后 1 个月内心肌缺血通常与桥血管血栓性闭塞有关：术后 1~12 个月则与吻合技术有关，包括吻合口狭窄，选择的自体血管过细，桥血管扭曲血流不通畅；1~3 年会出现桥血管新发病变；3 年后则考虑桥

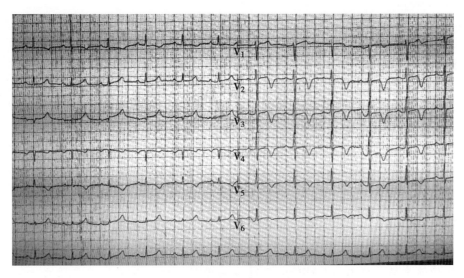

图 21-2　PCI 术后反复出现心绞痛时的心电图

血管广泛的粥样硬化，常合并血栓、溃疡等病理变化。研究显示，CABG 术后 10 年开放率内乳动脉桥高达 90.3%，桡动脉桥只有 51.3%，大隐静脉桥也只有 60.4%。CABG 术后静脉桥血管病变的治疗包括药物治疗、经皮冠状动脉介入治疗 PCI，以及再次行 CABG 术[1,2]。应综合患者的临床表现、影像学检查，以及并发症、患者意愿等诸多因素慎重决定其治疗策略。一般来说，如患者合并肺肾肝疾病及高龄或恶性肿瘤，或者不能耐受再次手术者，可选择对桥血管或者原位血管行 PCI 治疗。本患者虽经过优化的药物治疗，CABG 术后 3 年仍出现静脉桥血管闭塞，SYNTAX 评分大于 33 分，应首选外科旁路移植术，但 Eurosore 大于 6 分，属于手术高危患者，心外科拒绝二次 CABG，考虑完全闭塞的静脉桥血管的介入治疗成功率低，而并发症高，远期效果欠佳，故对冠状动脉原位血管进行介入治疗。

主动脉内球囊反搏（IABP）为左心室辅助装置，其基本原理为通过股动脉在左锁骨下动脉以远 1~2cm 的降主动脉处放置一个体积约 38~40cm 的长球囊，主动脉瓣关闭后，球囊被触发膨胀，导致主动脉舒张压增高，使心输出量和舒张期冠状动脉灌注增加。在收缩期结束前收缩，使左室的后负荷降低，心脏做功降低，心肌耗氧量降低。一般认为，目前 IABP 在 PCI 中应用的适应证：①急性心肌梗死合并心源性休克；②难治性不稳定型心绞痛；③血流动力学不稳定的高危患者（左主干病变、严重多支病变或重度左心室功能不全）；④PCI 失败需要过渡到心脏外科手术。Kurisu 等对 114 例心肌梗死无并发症的患者介入治疗时应用 IABP，再梗死率从 18% 降至 2%[3]。Santa-Cruz 等报道 810 例患者应用 IABP 时无冠状动脉再堵塞，可能是由于梗死相关 PCI 后 IABP 提供脉冲式的冠状动脉血流，使冠状动脉再阻死率降低[4]。但也有研究显示，急性心肌梗死预防使用 IABP 可能增加心肌损伤的面积[5]。由于缺乏更多的循证医学证据，IABP 在无并发症心肌梗死 PCI 中的应用价值有待进一步研究。本病例患者行 PCI 术后，反复出现心绞痛、心力衰竭的症状，心肌酶升高，考虑 PCI 所致心肌梗死，心外科拒绝再次 CABG 术，置入 IABP 后症状明显好转，且心肌酶降低，改善了患者的血流动力学。

IABP 的常见并发症包括主动脉或股动脉夹层、动脉穿孔、穿刺点出血、斑块脱落栓塞、血栓形成、溶血、血小板减少以及感染等，本病例置入 IABP 后，虽然予以肝素维持治疗，但在置入 IABP 后 23 天出现下肢动脉血栓，可能与患者为老年女性、长时间的卧床、下肢动脉其中最常见的并发症为下肢缺血。同时血小板降低，考虑使用 IABP 球囊收缩和舒张产生的机械作用破坏血小板及红细胞，不排除肝素诱导的血小板减少症可能；应用 IABP 时出现血小板减少的主要危害之一是出血并发症的增加。血小板是参与血液凝固及血栓形成的重要因子。血小板数量缺乏、减少或功能不全常导致出血发生率的增加，在合并应用抗凝、抗血小板药物时出血发生率更加明显。本患者 IABP 置入后并无出血的证据，出现贫血，考虑与球囊机械作用破坏、营养缺乏等相关。

【专家点评】

周玉杰（首都医科大学附属北京安贞医院 教授）

冠状动脉旁路移植术（CABG）是冠心病进行血运重建的重要手段之一，已成为目前最常见的心脏外科手术之一，约占全部心脏外科手术的 80%。但桥血管尤其是静脉桥血管的退化或闭塞困扰心血管医师和患者的重要难题，每年我国都会新增数万例因桥血管闭塞而需要再次治疗的患者，CABG 术后再次血运重建成为临床医师不可回避的一项挑战。

1. 对于 CABG 术后再次出现心绞痛的患者，根据患者的临床状况、冠状动脉解剖病变及合并症，结合 Euro 评分及 SYNTAX 评分，采用优化的药物治疗、再次 CABG 及 PCI 治疗。本例患者首选二次 CABG 术，但考虑手术风险、桥血管等因素，外科拒绝手术治疗，而采用优化的药物治疗无法缓解症状，故采用 PCI 术。

2. IABP 提高主动脉舒张压，通过增加冠状动脉灌注量来改善心肌氧供给，在危重患者的冠状动脉介入术和心脏血管外科手术中应用 IABP 可有效降低手术风险，改善预后。本病例患者 PCI 术后出现心肌梗死，反复心绞痛，药物治疗无效，IABP 为患者的恢复提供桥梁，迅速患者患者的症状。但同时需要注意置入 IABP 的并发症如血小板减少、贫血、感染等。

3. 对于冠心病患者，二级预防至关重要。合理饮食，适当运动，保持心态平和，戒烟限酒，坚持用药，严格控制血脂、血压、血糖，从而控制或延缓冠心病的进展，减少冠心病的并发症，使病情长期保持一个稳定状态，或使原有的病变改善，从而达到降低病残率和死亡率、提高患者的生活质量。

■ 参考文献 ■

1. Desai ND, Cohen EA, Naylor CD, et al. A randomized comparison of radial artery and saphenous-vein coronary bypass grafts. NEJM, 2004, 351：2302-2309.

2. Collins P, Webb CM, Chong CF, et al. Radial artery versus saphenous vein patency randomized trial：five-year angiographic follow-up. Circulation, 2008, 117：2859-2864.

3. Kurisu S, Inoue I, Kawagoe T, et al. Effect of intraaortic balloon pumping on left ventricular function in patients with persistent ST segment elevation after revascularization for acute myocardial infarction. Circ J, 2003, 67：35-39.

4. Santa-Cruz RA, Cohen MG, Ohman EM. Aortic counterpulsation：a review of the hemodynamic effects and

indications for use. Catheter Cardiovasc Interv, 2006, 67: 68-77.

5. Cheng JM, van Leeuwen MA, de Boer SP, et al. Impact of intra-aortic balloon pump support initiated before versus after primary percutaneous coronary intervention in patients with cardiogenic shock from acute myocardial infarction. International journal of cardiology, 2013, 168: 3758-3763.

高龄急性心肌梗死、心脏骤停
复苏后治疗一例

石艳清　洪华山　窦　萍　晏泽辉　王爱波　陈道纯

【病例介绍】

患者男性，91岁，因"反复胸闷、心悸20余年，加剧10天"于2013年4月26日入院。患者无明显诱因起病，多于劳累时出现，持续1~3分钟，伴心悸，服用速效救心丸或自行缓解，每年发作1~4次，曾查心电图示ST-T改变；超声心动图：左室壁增厚伴左室舒张功能减退，主动脉瓣钙化性狭窄（轻度）伴反流Ⅰ度，二尖瓣轻度钙化，左室舒张末期横径（LVED）52.2mm，射血分数（EF）57.5%。诊断"冠心病、稳定型心绞痛"，日常用药为"麝香保心丸、单硝酸异山梨酯、曲美他嗪"。平素上3楼稍感气促。10天前无明显诱因胸闷发作频率增加，休息时亦可发作，约每天发作4~6次，性质、程度同前，多为夜间出现，每次持续1~3分钟，服用"速效救心丸"可缓解，门诊查心电图：ST-T改变，以"冠心病、不稳定型心绞痛"收入院。

既往史："高血压、多发腔隙性脑梗死"病史10年，平时服用"苯磺酸氨氯地平2.5mg每日1次"，2年前出现血肌酐升高（140μmol/L），考虑"高血压肾病"，对症治疗后肌酐降至正常。糖尿病史2年，服用"伏格列波糖"治疗，未监测血糖。"慢性支气管炎、慢性阻塞性肺气肿"病史6年。既往曾有两次服用"氯吡格雷"后出现消化道大出血，目前未服用抗血小板药物。既往曾服用"他汀类药物"出现进行性转氨酶升高，故目前未服用"他汀类"调脂药。有"阿司匹林、磺胺类药物、苯巴比妥"过敏史。无烟酒嗜好史。

入院查体：BP 112/64mmHg，神志清楚，颈静脉无怒张，双肺呼吸音减弱，未闻及干湿啰音。心率58次/分，律齐，$A_2 > P_2$，心尖部可闻及2/6级收缩期杂音，肝脾肋下未触及，移动性浊音阴性，双下肢轻度水肿。

入院时辅助检查：多次查心肌酶学正常，肌钙蛋白T定量正常，肌钙蛋白Ⅰ轻度升高：0.101ng/ml↑，脑钠肽N末端前体片段（NT-proBNP）1836pg/ml↑；胆固醇4.41mmol/L，低密度脂蛋白3.1mmol/L，肝肾功能正常。

心电图：$V_5 \sim V_6$ ST段轻度压低，T波低平、双向或倒置，入院次日心电图提示ST-T

改变明显减轻（图 22-1、图 22-2）。

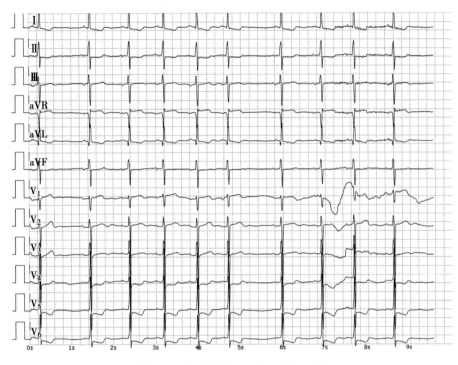

图 22-1　心电图（2013 年 4 月 26 日）

V_5~V_6 ST 段轻度压低，T 波低平、双向或倒置

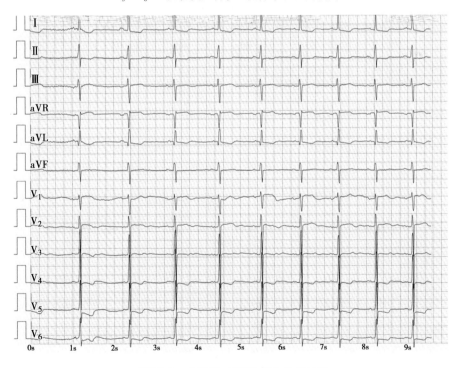

图 22-2　心电图（2013 年 4 月 27 日）

ST 段压低、T 波倒置较前改善

超声心动图：左房增大、左室壁增厚；升主动脉内径增宽、主动脉硬化；主动脉瓣钙化，狭窄（中度）伴反流Ⅰ度；二尖瓣瓣环钙化伴二尖瓣反流Ⅰ度；三尖瓣反流 0~Ⅰ度伴肺动脉高压（轻度）；左室舒张功能减退，LVED 53.1mm，EF 57.7%。

入院诊断：1. 冠心病　急性冠状动脉综合征（不稳定型心绞痛），心功能Ⅱ级；2. 高血压（极高危）；3. 多发腔隙性脑梗死；4. 慢性肾脏病 3 期；5. 2 型糖尿病；6. 慢性阻塞性肺疾病。

诊治经过：入院后反复发作心绞痛，由于患者 91 岁高龄、阿司匹林过敏史、两次使用氯吡格雷后消化道大出血、肾功能不全病史，经与家属沟通，暂不使用抗血小板药物，不行冠状动脉 CTA、冠状动脉造影（coronary angiography，CAG）及经皮冠状动脉介入治疗（percutaneous coronary intervention，PCI）等；多次测心率偏慢，休息时多为 55~60 次/分，暂未给 β-受体阻滞剂；予瑞舒伐他汀、低分子肝素、小剂量呋塞米、尼可地尔、硝酸甘油或单硝酸异山梨酯、兰索拉唑等治疗后症状好转，但仍反复发作。

5 月 24 日晚间上厕所后出现剧烈胸闷气促，予心电监护及硝酸甘油、呋塞米、吗啡等处理。20 分钟后突然出现面色发绀、神志不清，立即予以胸外心脏按压、肾上腺素静脉注射、气管插管、呼吸机辅助呼吸等治疗后恢复稳定的自主心律；立即予冰帽保护脑细胞，复苏后继续低分子肝素（达肝素钠）抗凝、瑞舒伐他汀调脂等治疗。

经积极抢救，患者于复苏后 8 天停用多巴胺，BP 104~146/58~75mmHg、心率 76~90 次/分、尿量 1650~2200ml，于插管后 9 天拔除气管插管、顺利脱机。心肌酶于 7 天后渐回落至正常（表 22-1），肌钙蛋白Ⅰ（14 小时达高峰 50ng/ml）、NT-proBNP（3 天后达高峰>35000pg/ml）于治疗后也逐步下降。

表 22-1　心肌酶学动态变化

日期	5 月 24 日 20：35	5 月 24 日* 21：05	5 月 25 日 07：00	5 月 26 日 15：00	5 月 26 日 21：00	5 月 27 日	5 月 28 日
CKMB（IU/L）	8.5	19.8	150	101.0	81.9	68	20.6
CK（IU/L）	70	124	4381	2743	2586	2343	1091
LDH（IU/L）	144	188	1138	872	797	766	598
AST（IU/L）	27	58	469	268	227	180	87
TnI（ng/ml）	0.228	0.407	50.0	50.0	44.5	26.9	15.5

表 22-1（续）　心肌酶学动态变化

日期	5 月 29 日	5 月 30 日	5 月 31 日	6 月 1 日	6 月 2 日	6 月 3 日	6 月 4 日
CKMB（IU/L）	34.2	29.7	16.7	11.9	6.3	7.7	10.7
CK（IU/L）	570	660	426	221	224	188	185
LDH（IU/L）	504	401	341	272	278	263	257
AST（IU/L）	71	65	47	34	27	27	36
TnI（ng/ml）	6.34	4.89	2.64	1.68			

注：CKMB：肌酸激酶同工酶；CK：肌酸激酶；LDH：乳酸脱氢酶；AST：谷草转氨酶；TnI：肌钙蛋白Ⅰ；*：心脏骤停后 10 分钟

在密切监测下予达肝素钠 5000 单位每日 2 次皮下注射，2 周后改为 5000 单位每日 1 次，并增加氯吡格雷 25mg 每日 1 次，两者联用 6 天后出现肉眼血尿，停用低分子肝素，继续用氯吡格雷 25mg 每日 1 次；查 ADP 抑制率 22.2% 后将氯吡格雷增加到 50mg 每日 1 次。

动态观察心电图：Ⅰ、aVL、Ⅱ、Ⅲ、aVF、V_3~V_6 ST 段压低 0.05~0.45mV，T 波倒置；或者表现为：Ⅰ、aVL、Ⅱ、Ⅲ、aVF、V_4~V_9 ST 段压低 0.05~0.35mV，T 波低平、双向或倒置（图 22-3、图 22-4，表 22-2）。复苏后 30 小时出现阵发性心房颤动，心室率 100~120 次/分，复苏 48 小时在维持基础血压下开始加用酒石酸美托洛尔 12.5mg 每日 2 次，复苏后 10 天血压进一步稳定后改为酒石酸美托洛尔 25mg 每日 2 次，并联用培哚普利 2mg 每日 1 次。

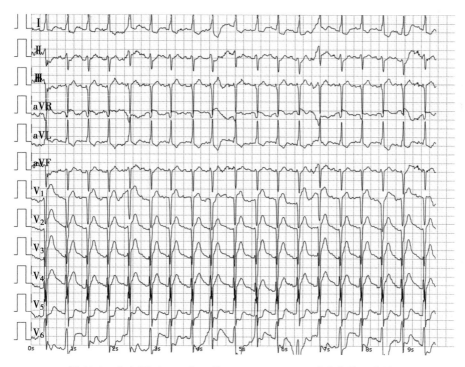

图 22-3 心电图（2013 年 5 月 24 日 20：48，心脏骤停前 7 分钟）
Ⅰ、aVL、V_5~V_6 ST 段压低（0.05~0.2mV），T 波倒置

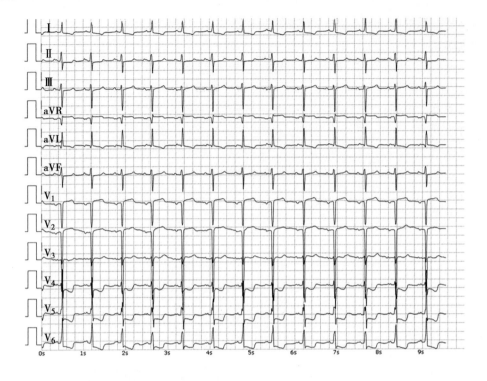

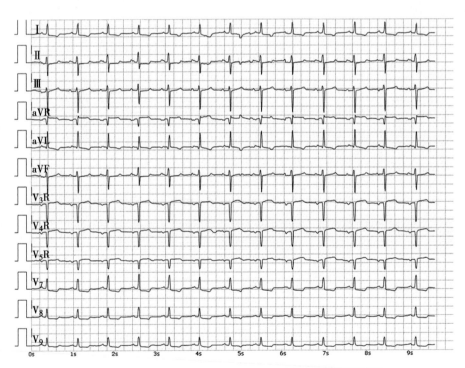

图 22-4　心电图（2013 年 5 月 26 日）

Ⅰ、aVL、Ⅱ、Ⅲ、aVF、V$_4$~V$_9$ ST 段压低（0.05~0.35mV），T 波低平、双向或倒置

表 22-2　心电图动态变化

日期	4 月 26 日	4 月 27 日	5 月 24 日[#] 20：48	5 月 24 日[##] 21：24	5 月 26 日	5 月 27 日
ST 段改变	V$_4$~V$_6$ST 段压低 0.15~0.2mV	V$_4$~V$_6$ST 段压低 0.05~0.1mV	Ⅰ、aVL、V$_5$~V$_6$ ST段压低 0.05~0.2mV	Ⅰ、aVL、Ⅱ、Ⅲ、aVF、V$_3$~V$_6$ ST 段压低 0.05~0.45mV	Ⅰ、aVL、Ⅱ、Ⅲ、aVF、V$_4$~V$_9$ ST 段压低 0.05~0.35mV	Ⅰ、aVL、Ⅱ、Ⅲ、aVF、V$_7$~V$_9$ ST 段无明显压低，V$_4$~V$_9$ ST 段压低 0.1~0.2mV
T 波改变	Ⅰ、aVL、V$_4$~V$_6$ T 波双向或倒置	Ⅰ、aVL、V$_4$~V$_6$T 波双向或倒置	Ⅰ、aVL T 波倒置	Ⅰ、aVL、V$_3$~V$_6$ T 波双向或倒置	Ⅰ、aVL、V$_4$~V$_9$ T 波低平、双向或倒置	Ⅰ、aVL、Ⅱ、Ⅲ、aVF T 波低平

注：[#]心脏骤停前 7 分钟；[##]心肺复苏成功后 14 分钟

复苏后心脏超声提示左心室前壁、心尖部阶段性运动减弱，左心射血分数最低 30%，动态变化详见表 22-3。

表 22-3　超声心动图动态变化

日期	4 月 27 日	5 月 25 日	5 月 26 日	5 月 27 日	6 月 7 日
左心房 LA（mm）	43	32.4	36.3	39.3	39
左心室			左室壁部分节段运动相对较弱，整体收缩功能减退	左室节段性室壁运动障碍（前壁中下段、心尖部），整体收缩功能减退	左室节段性室壁运动障碍
左室舒张末期内径 LVED（mm）	53.1	36	45.1	39.2	50
左心室后壁 LVPW（mm）	11.5	12	12.5	13.1	12.3
室间隔 IVS（mm）	11.2	13	12.6	13.9	12.5
EF（%）	57.7	56	38.2	30	44.9

继续瑞舒伐他汀调脂，检测胆固醇 3.61~3.71mmol/L，LDL 1.99~2.56mmol/L。

曾先后合并肺部双重感染（细菌+真菌）、Ⅱ型呼吸衰竭、阵发性心房颤动、急性心功能不全、上消化道出血、肠道霉菌感染、肉眼血尿、谵妄状态、痛风急性发作、贫血、低白蛋白、高渗状态等，均给以治疗后好转。

心脏骤停复苏成功后 1 个月出院，出院时患者神志清楚，胸闷、心悸症状减轻，血压 102~122/57~65mmHg，心率 58~75 次/分，律齐。出院后继续氯吡格雷、瑞舒伐他汀、酒石酸美托洛尔、螺内酯等治疗，出院时血压偏低，未用培哚普利，定期随访。

【病例讨论】

非 ST 段抬高型心肌梗死以猝死及心律失常死亡为重要死因，在心脏骤停发生时或前驱期的积极及时处理可阻止向心脏猝死发展。因心脏病变严重或合并多系统疾病以心脏停搏为始发事件或由急性心肌梗死继发的心脏骤停者，预后极差[1]。虽然本例患者存在多种不良预后因素，也能在较短时间内复苏成功，主要归因于以下几点：①院内发生心脏骤停，心脏骤停前驱症状得到及时识别与重视，停搏发生前已给予心电血压血氧饱和度监护、开放静脉通路，为心脏骤停前的心律失常的识别、处理与复苏赢得宝贵的时间；②心脏骤停后第一时间得到高质量的有效心脏按压；③停搏后即刻给予首剂 1mg 肾上腺素静脉推注，随后每隔 2~3 分钟重复静脉给予肾上腺素；而及时适量的肾上腺素应用与复苏成功率、存活离院、保存更完好的神经功能呈正相关[2]；④及时有效地开放气道，即刻予气囊人工呼吸，短时间内建立高级气道、完成气管插管、呼吸机辅助呼吸；⑤抢救组团队"实施复苏的决心"与良好的配合，不间断地有序进行高质量、规范有效的复苏。

成功复苏后，病因治疗、促进神经功能恢复、预测、治疗和防止复苏后多器官功能障碍等正确的综合治疗策略是改善复苏预后的重要因素[3]。

对非 ST 段抬高型心肌梗死患者进行治疗决策前首先应进行死亡风险和出血风险评估，本例选择得到广泛认可的 GRACE 风险评分与 CRUSADE 出血风险评分[4,5]。该患者复苏成功次日 Grace 评分住院期间死亡风险为 80%、CRUSADE 出血评分为 58，出血风险很高。抗血小板治疗为非 ST 段抬高型心肌梗死治疗的基石，显著降低病死率[1]；此时患者死亡风险显著增加、出血风险居高不下，首先必须妥善处置患者抗栓治疗与消化道出血的矛盾。患者 91 岁高龄，有阿司匹林过敏史，复苏次日鼻饲管抽出少量血性胃内容物，有服用氯吡格雷消化道大出血史两次，抗血小板联合抗凝药物使患者上消化道出血风险显著增高，甚至可能出现致命性消化道大出血，加重血流动力学障碍并增加死亡风险。权衡抗血小板临床获益与风险，决定暂缓应用抗血小板药物，在质子泵抑制剂的保护下予足量低分子肝素抗凝及调脂等治疗，2 周后低分子肝素减量并联用小剂量抗血小板治疗；本例选择单用氯吡格雷（小剂量）抗血小板。低分子肝素减量并联用抗血小板期间出现肉眼血尿，经停用低分子肝素、局部处理后肉眼血尿好转，继续服用小剂量氯吡格雷（25mg/d）；根据 ADP 抑制率结果在严密观察下增加到 50mg/d，未出现出血并发症。另外，高龄老年人行介入治疗缺乏循证医学证据，患者入院时表现为不稳定型心绞痛、肌酐清除率 43ml/min，当时结合年龄、患者及其家属意愿，未行 CAG 或 PCI；在复苏后气管插管、呼吸机辅助呼吸、肾功能不全的状态下更无法进行早期的介入治疗，因此未进行介入治疗重建血运。ACEI/ARB、β-受体拮抗剂可改善 NSTEMI 预后，对于心衰并发症的治疗也尤为重要，患者于心脏骤停前 1 周血压多为 150/90mmHg 左右，予坎地沙坦酯 4mg 每日 1 次口服。但心脏骤停复苏后，血流动力学仍不稳定，停用坎地沙坦酯。

心肺复苏后，脑损害是制约预后的重要因素，患者除了复苏开始即予冰帽、积极纠正低灌注外，甘露醇、甘油果糖防治脑水肿药物的应用受到心肾功能不全限制，权衡利弊，仅予白蛋白及呋塞米脱水降颅压等治疗，患者神志渐转清醒，插管后 9 天撤离呼吸机，脑功能恢复至接近入院时状态。另外，心肺复苏后多脏器功能衰竭的防治是复苏后综合治疗的难点之一。患者复苏后出现肺部二重感染、心、肾、呼吸衰竭，均得以控制或纠正，主要治疗策略包括：以维护重要脏器灌注与功能为基础、在维持生命征相对稳定的前提下进行利尿、抗感染、及时纠正酸碱电解质紊乱，重视呼吸机、血糖规范监测与管理，妥善处理治疗矛盾，重视药物相互作用、不同状态下药代动力学变化，制订良好的多重用药管理策略。

该患者经过综合评估与个体化治疗，复苏成功后 1 个月存活出院。出院时胸闷、心悸症状减轻，血压、心率控制良好，神经功能状态：清醒，生活部分自理，发音异常，应用格拉斯哥-匹兹堡脑功能分级（CPC）评定为 1~2 级[6]。患者得以保存较完好的神经功能存活出院，取决于：复苏后以患者为中心进行多学科的综合评估与团队协作、制订与实施合理的个体化治疗策略、密切监测并及时调整治疗策略。出院时重新进行危险评分，出院后 6 个月内死亡、死亡或心肌梗死风险仍然很高（Grace 评分分别为 40%、40%~50%）；出院后仍应积极进行再次心肌梗死、心脏骤停复发的二级预防，进行糖尿病、慢性肾功能不全等多种慢性病的良好管理，改善生活质量与预期生存期。患者出院后在 PPI 保护下继续予氯吡格雷抗血小板及瑞舒伐他汀、酒石酸美托洛尔、醛固酮抑制剂螺内酯等治疗，定期随访，而出院后的二级预防不仅仅局限于药物治疗，还应重视急救知识教育及病情、心理问题等多方面定期评估与管理[7]。

【专家点评】

洪华山（福建医科大学附属协和医院　教授）

高龄老人出现非 ST 抬高型急性心肌梗死、心脏骤停对临床医师提出了非常严峻的考验。国外统计资料显示，85 岁以上老年人院内发生心脏骤停复苏成功率较低，复苏成功后存活出院的仅占 12.1%[8]。这是一例临床上少见的高龄老年危重症抢救成功的病例，通过规范的心肺复苏、恰当的复苏后综合治疗，患者保存较完好的神经功能存活出院。本病例启发我们在高龄老人危重症救治工作中需重视以下几点：

（1）复苏成功的关键在于及时发现病情变化，并即刻进行规范的心肺复苏，此时真正体现"时间就是生命"。因此，虽然为 91 岁老人，经过及时的抢救，仍然能获得成功，而且没有留下明显的后遗症。

（2）成功复苏后，及时明确心脏骤停的病因，并根据老年患者的特殊情况进行综合评估，组织多学科会诊，实施个体化治疗，临床工作中真正实践以患者为中心，对老人任何的医疗措施均要进行受益/风险的评估，选择对老人有益的个体化方法和措施。

（3）本例患者结合心电图、肌钙蛋白、心肌酶学等动态变化，明确非 ST 抬高型急性心肌梗死的诊断。>75 岁以上老年人占非 ST 段抬高型 ACS 患者的 35%[9]，而国内外多个指南的依据，多来自于比较年轻的患者，高龄老年人心血管疾病尤其是心血管危重症的大型随机对照临床研究相当缺乏。老年人常患多种慢性病，本例患者共病多，脏器功能储备差，在治疗中不能完全按照国内外指南的推荐进行二联抗血小板和抗凝、PCI 进行血运重建等治疗，否则可能会导致高龄老人致命性的严重出血（患者有阿司匹林过敏史和应用氯吡格雷大出血史，更要慎重）甚至其他危及生命的并发症发生。因此，老年科医师必需以患者为中心、站在整体的高度上进行治疗策略的抉择，须权衡利弊，在多种治疗矛盾中取得平衡，使患者临床获益最大化，这也是现代老年医学理念的实践和体现。

参考文献

1. Douglas P，Zipes Peter Libby，Robert O，et al. 心脏病学. 陈灏珠译. 北京：人民卫生出版社，2007，819-857，1168-1198.

2. Donnino MW，Salciccioli JD，Howell MD，et al. Time to administration of epinephrine and outcome after in-hospital cardiac arrest with non-shockable rhythms：retrospective analysis of large in-hospital data registry. BMJ，2014，348：g3028.

3. Travers AH，Rea TD，Bobrow BJ，et al. Part 4：CPR Overview，2010 American Heart Association Guidelines for Cardiopulmonary. Circulation，2010，122：S676-S684.

4. Jneid H，Anderson JL，Wright RS，et al. 2012 ACCF/AHA Focused Update of the Guideline for the Management of Patients With Unstable Angina/Non -ST-Elevation Myocardial Infarction （Updating the 2007 Guideline and Replacing the 2011 Focused Update）：A Report of the American College of Cardiology Foundation/American Heart Association Task Force on Practice Guidelines. Circulation，2012，126：875-910.

5. Hamm CW，Bassand JP，Agewall S，et al. ESC Guidelines for the management of acute coronary syndromes in patients presenting without persistent ST-segment elevation：The Task Force for the management of acute coronary syndromes （ACS） in patients presenting without persistent ST-segment elevation of the European Society of Cardiology （ESC）. Eur Heart J，2011，32：2999-3054.

6. Cummins RO，Chamberlain DA，Abramson NS，et al. Recommended guidelines for uniform reporting of data from out-of- hospital cardiac arrest：the Utstein Style. A statement for health professionals from a task force of the American Heart Association，the European Resuscitation Council，the Heart and Stroke Foundation of Canada，and the Australian Resuscitation Council. Circulation，1991，84：960-975.

7. 李小鹰，程友琴. 老年心血管急危重症诊治策略，北京：人民军医出版社，2012：15-34.

8. Ehlenbach WJ，Barnato AE，Curtis JR，et al. Epidemiologic study of in-hospital Cardiopulmonary resuscitation in the elderly. NEJM，2009，361：22-31.

9. Alexander KP，Roe MT，Chen AY，et al. CRUSADE Investigators. Evolution in cardiovascular care for elderly patients with non-ST-segment elevation acute coronary syndromes：results from the CRUSADE National Quality Improvement Initiative. J Am Coll Cardiol，2005，46：1479-1487.

病例 23

高龄急性非 ST 段抬高型心肌梗死长期随访一例

刘 丰 吴剑芸 张韶冈 周 瑾 赵 俊

【病例介绍】

患者男性，82 岁，因"心前区压榨样疼痛 3 小时"于 1996 年 5 月 19 日入院。患者入院前 3 小时无明显诱因突发心前区压榨样疼痛，呈压迫感，范围约手掌大小，向背部放射，不伴大汗，无发热、心悸、晕厥、反酸，含服"硝酸甘油"后症状不缓解，以"冠心病、不稳定型冠心病"入院。

既往史： 有"冠心病、稳定型心绞痛、窦性心动过缓、完全性右束支传导阻滞"10 余年，未规律进行冠心病的二级预防。因拒绝安装心脏起搏器，未口服 β-受体阻滞剂。20 世纪 70 年代因"胃黏膜脱垂"行"胃大部切除"术，无"高血压病、糖尿病"病史。

查体： T 36.7℃、P 58 次/分、R 20 次/分、双上肢血压 125/60mmHg，神清，对答切题，查体合作，双肺呼吸音清，双肺未闻及干湿啰音；心界向左扩大，HR 58 次/分，律齐，各瓣膜听诊区未闻及病理性杂音，双下肢无水肿。

辅助检查：

TNT（+）、肌钙蛋白 3.5ng/ml、甘油三酯 2.01mmol/L↑、胆固醇 6.48mmol/L↑、高密度脂蛋白 1.9mmol/L、低密度脂蛋白 3.98mmol/L。血常规、肝肾功能正常。

心电图：窦性心律，Ⅱ、Ⅲ、aVF、$V_4 \sim V_6$ ST 段近水平压低 $0.1 \sim 0.15$mV，Ⅰ、AVL、$V_4 \sim V_6$ T 波低平，Ⅱ导联 T 波双向。

心脏超声：双房扩大，左室扩大，主动脉增宽并轻度主动脉瓣关闭不全，轻度二、三尖瓣关闭不全，左室收缩功能正常，轻度左室舒张功能不全，LVEF 56%。

诊断： 1. 冠心病　急性非 ST 段抬高型心肌梗死　心功能 Ⅰ 级（Killip 分级）；2. 窦性心动过缓。

治疗： 患者家属拒绝冠状动脉造影及 PCI 术，仅同意药物保守治疗。给予低分子肝素钙 0.4ml 每 12 小时 1 次抗凝，阿司匹林片 0.1g/d 联合盐酸噻氯匹定片 0.25g/d 抗血小板，普伐他汀片 20mg 每晚 1 次降脂、稳定斑块，卡托普利 6.25mg 每日 2 次、改善心肌重塑，硝酸甘油针静滴扩张冠状动脉等治疗后患者症状改善，血流动力学稳定，生命体征平稳，住院 10 天好转出院。

出院后继续口服阿司匹林、普伐他汀、卡托普利、单硝酸异山梨酯片治疗，定期门诊复查。

长期随访： 患者出院后依从性较好，定期在老年心内科门诊复诊并指导生活、情绪、药物等相关健康教育。患者主动戒烟、戒酒，低脂饮食，适量运动，并规律二级预防治疗。

2004 年诊断为高血压 3 级（极高危），给予厄贝沙坦，血压控制于 120～140/65～85mmHg。

2008 年 5 月因不稳定型心绞痛再次入院，给低分子肝素抗凝、抗血小板、降脂、扩张冠状动脉等治疗后出院，出院时治疗方案：硫酸氢氯吡格雷、氯沙坦钾、普伐他汀。之后患者未再因心脏事件入院治疗，至今已 101 岁，生活可自理，心功能 Ⅱ 级。

【病例讨论】

不稳定型心绞痛（unstable angina，UA）、非 ST 段抬高型心肌梗死（non-ST-segment elevation acute myocardial infarction，NSTEMI）又统称为非 ST 段抬高型急性冠状动脉综合征（NSTE-ACS），其病理基础相同，主要表现为非完全闭塞的"白色血栓"，属于冠心病急症，发病率高，并发症多，预后差，其中约有 10% 的患者在半年内死亡，有 20% 的患者院外出现心肌梗死，目前其治疗策略尚存在一定争议，特别是在早期保守治疗与介入治疗的选择方面，不断有大型临床研究结果公布。介入治疗可解除狭窄、稳定已破裂的斑块、增加心肌血流灌注，挽救心肌，挽救生命，其价值已被肯定，从 FRISC Ⅱ 研究到 TACTICS-TIMI 18 研究[1-2]表明早期介入治疗优势逐步显现，并且亚组分析表明伴有心电图 ST 段改变及心肌损伤标志物升高的高危患者获益更多。

深入分析支持早期介入治疗的研究，可以发现早期介入治疗的获益者主要是中度或高度危险的 ACS 患者，对那些心肌坏死标志物阴性、心绞痛发作不频繁、缺血不严重或心功能良好的患者（即低危患者）早期介入治疗与保守治疗相比，在减少主要心血管事件方面并没有差异，相反还增加医疗费用和介入治疗并发症的风险。一项美国退伍军人管理局组织的 VANQWISH 研究入选 920 例非 Q 波心肌梗死患者，随访 23 个月，结果显示早期介入治疗组与早期保守治疗组死亡及心肌梗死的发生率无明显差别，且早期介入治疗组增加死亡或非致死性心肌梗死的风险[3]。另一项在欧洲进行的有创与保守方式治疗不稳定冠脉综合征（ICTUS）研究显示，对 cTnT 升高的 NSTE-ACS 患者进行早期介入治疗和保守治疗，两者主要终点事件（死亡、再发心肌梗死、因 ACS 再入院）的发生率无显著差异，3 年随访结果两组主要终点事件仍无差异，且 65 岁以上的老年患者不能从早期介入治疗中获益[4]。新近的研究也并未显示早期介入治疗的明显优势[5]；同时更早的介入治疗（立即）可能明显增加早期心肌梗死的发生率[6]。

尽管不同国家和地区都依据最新的研究进展重新修订了 ACS 的治疗指南，但多数研究成果都来自于 65 岁以下的男性患者。随着生活水平的提高，老年患者在 NSTEACS 患者中的比例逐年增加，这一类患者常合并较多基础疾病，死亡风险更大，在临床中是选择药物保守治疗还是积极早期血运重建？面对不同治疗策略，我们常常较为困惑。TACTICS-TIMI

18 研究的亚组分析显示年龄>65 岁老年患者早期介入治疗较保守治疗降低 39% 死亡及心肌梗死的发生率；年龄>75 岁老年患者降低 56%，但是增加了出血率[7]。另一项与之结果相似的研究入选 1936 名年龄>75 岁患者，早期介入治疗较保守治疗降低在院死亡率 45%，死亡及心肌梗死联合终点降低 49%，但增加出血事件（8.8% vs 5.8%，$P = 0.07$）[8]。因此，老年患者的早期介入治疗除关注年龄、基础疾病外，更应综合考虑多种因素，如手术本身所带来的风险等，以求获益与风险之间的平衡。随着科技的发展，许多新型抗凝、抗血小板及降脂药物的充分应用正在不断更新 NSTEACS 的治疗理念，对于 NSTE-ACS 患者早期介入治疗可能并不比药物保守治疗更有效，这也使我们在临床工作中可以有更多的选择。

在选择对老年 NSTEACS 患者采取积极或保守策略时，制订治疗策略的基石涉及对危险度的分层，这对于治疗的选择有很大的指导意义。目前比较一致的观点是对于低、中危的患者采取药物保守治疗策略，而对于高危患者采取尽早的侵入性治疗策略。有效的危险分层不仅可以早期排除低危患者，节约大量诊断及治疗资金，同时也能早期发现高危患者并给予积极药物或早期介入治疗，降低不良事件的发生率，无形中节约了后期投入。因此，早期危险度分层应成为老年 NSTEACS 处理策略的首要任务。一篇纳入 36 项研究、近117000 例 NSTEMI 患者的 meta 分析显示，GRACE（全球急性心脏事件注册）风险评分[9]是用于危险分层的最佳选择之一，该评分系统显著优于目前也在被广泛使用的 TIMI 评分以及其他相对不知名的评分系统。GRACE 风险评分是依据对住院和出院 6 个月后病死率的独立预测因子来确立危险因素。危险因素包括简单的临床评价、ECG 和实验室的变量，比如年龄、心率、收缩压、入院 Killip 分级、ST 段压低水平、血清肌酐水平和心肌标志物升高，还有心脏骤停等都被列入评分。根据各项危险因素进行评分，最后将各积分相加，99 分以下为低危，100~200 分为高危，201 分以上为极高危。目前，Grace 评分在临床中已被广泛证实简单而有效，但也存在不足，并没有考虑患者介入术后心肌梗死、出血风险。

回顾本例高龄患者，Grace 评分为 142 分，属于高危患者，理论上应行介入治疗，然由于家属及本人拒绝，仅予药物保守治疗，出院后规律二级预防治疗，定期复诊，并积极进行生活方式干预，至今已 101 岁，生活可自理，心功能 II 级。从这一病例中我们认为无论初始采取何种治疗策略，强化冠心病危险因素的控制以及长期规律的药物治疗对于预后来说是非常重要的，其仍是治疗冠心病、预防心脏事件的基石。

【专家点评】

张韶冈（广州市第一人民医院老年心内科　主任医师）

该病例报告紧贴临床，专业特点突出，着重解决临床上碰到的实际问题。高龄NSTEMI 患者常合并多基础疾病，死亡风险大，在临床中是选择药物保守治疗还是积极早期血运重建？许多临床医师较为困惑，该病例或许可给我们一些启发。该病例引用国际上大样本多中心临床数据，提出自己的观点，具有较高的科学性和可靠性。本患者随访近二十年，长期维持规范治疗，难能可贵，这需患者与医护人员共同努力完成。

吴剑芸（广州市第一人民医院老年心内科　主任医师）

该患者于 1996 年（82 岁）首次发生心脏事件—NSTEMI，泵衰 I 级。该次发生心梗后未选择行冠状动脉造影及 PCI 术，仅用药物保守治疗。出院后规律二级预防治疗，依从性高，定期随诊，6 年来未再因心脏事件入院，现已 101 岁，生活自理，心功能Ⅱ级。

从这一典型病例看出，老年 NSTE-ACS 患者常合并较多基础疾病，死亡风险更大。在临床中是选择药物保守治疗还是积极早期的血运重建，尚有不同意见。该患者虽属高危，但超高龄，基础疾病多，依从性好，我们经过长达十八年的随诊，对患者仅予药物保守治疗，高度重视冠心病危险因素的控制，保护患者的心功能，降低不良事件的发生率，同样也取得很好的效果，有效地、高质量地延长了该老年 NSTE-ACS 患者的寿命。

周瑾（广州市第一人民医院老年病科　主任护师）

患者男性，现年 101 岁。1996 年 83 岁时诊断：冠心病，急性非 ST 段抬高型心肌梗死。从这个病例中总结的护理体会主要有：

1. 住院期间的病情观察及护理措施　包括：①严密观察病情及时通知医师处理。②疼痛和休息护理；③活动指导；④心理护理；⑤健康宣教。

2. 出院后的延续护理　患者出院后与患者保持联系，询问患者有无按时服药，有无出现胸闷、胸痛等不适，在饮食、睡眠、活动方面对患者及家属进行针对性指导。帮助患者及家属建立疾病自我监测的理念，增加护患之间的沟通，让患者感受到来自医护人员的关心和照顾，提高患者治疗的依从性，提高患者的生存质量，改善患者预后。患者在医护人员的精心治疗和护理下，定期复查，至今活到 101 岁，生活自理。

刘丰（广州市第一人民医院老年心内科　主任医师）

1. 患者目前系 101 岁老人，在 82 岁时诊断"急性心肌梗死、窦性心动过缓"明确。建议 PCI 及起搏器治疗，但由于家属拒绝给予积极的药物治疗，并严密观察病情，治疗观察重点：提高患者治疗依从性，同时注意药物可能产生的副作用，定期体格检查及生化检查。

2. 从该患者近 20 年的治疗和转归中，我们可以看出对老年人冠心病的治疗，不需要太多积极的有创治疗，而药物治疗是基础。在起搏器安装的指征中，原先的适应证对老年人不一定合适，此患者的多次心内科会诊中均建议安装起搏器，从近 20 年的随诊中，本患者不积极安装起搏器也是十分正确的。

3. 从该患者近 20 年的护理、治疗中可以看出其治疗的依从性对其预后有很大作用。对该患者通过较好的健康教育、适时开展随诊及电话随访，对治疗和预后具有很大影响。

■ **参考文献** ■

1. Invasive compared with non-invasive treatment in unstable coronary-artery disease：FRISC II prospective randomisedmulticentre study. Fragmin and Fast Revascularisation during InStability in Coronary artery disease Investigators. Lancet，1999，354（9180）：708-715.

2. Cannon CP. TACTICS（Treat Angina With Aggrastat and Determine Cost of Therapy with an Invasive or Conservative Strategy）-Thrombolysis in Myocardial Infarction 18 Investigators. Comparison of early invasive and conservative strategies in patients with unstable coronary syndromes treated with glycoprotein IIb/IIIa inhibitor tirofiban. NEJM，2001，344：1879-1887.

3. Boden WE, O'Rourke RA, Crawford MH, et al. Outcomes in patients with acute non-Q-wave myocardial infarction randomly assigned to an invasive as compared with a conservative management strategy. Veterans Affairs Non-Q-Wave Infarction Strategies in Hospital（VANQWISH）Trial Investigators. NEJM，1998，338（25）：

1785-1792.

4. De Winter RJ, Windhausen F, Cornel JH, et al. Early invasive versus selectively invasive management for acute coronary syndromes. NEJM, 2005, 353 (11): 1095- 1104.

5. Mehta SR, Granger CB, Boden WE, et al. Early versus delayed invasive intervention in acute coronary syndromes. NEJM, 2009, 360 (21): 2165-2175.

6. Kumar A, Roberts DH. Immediateversus deferred coronary angioplasty in non-ST-elevation acute coronary syndromes. Heart, 2009, 95 (17): 1455-1456.

老年缺血性心肌病误诊
扩张型心肌病一例

周玉杰　梁　静

【病例介绍】

患者男性，71 岁，因"活动后胸闷、气短 8 年，加重伴不能平卧 10 天"于 2014 年 4 月 14 日入院。患者于入院 8 年前开始在活动后出现胸闷、气短，有时伴咳嗽、咳痰、双下肢水肿，多次在外院诊断为扩张型心肌病、心力衰竭，给强心、扩血管、利尿等治疗。10 天前劳累后再次出现胸闷、气短，伴双下肢水肿，不能平卧，就诊我院。

既往史：高血压 10 余年，最高 150/90mmHg，血压控制理想，陈旧脑梗死 8 年余，高脂血症多年，肾功能不全 2 年，发现心房颤动、短阵室速、频发室性期前收缩 3 个月，否认糖尿病、心绞痛、心肌梗死病史。吸烟 50 年，20 支/日，已戒 3 年。

入院查体：BP 120/70mmHg，双肺呼吸音低，双肺底少量湿啰音，心界向左下扩大，HR 84 次/分，心律绝对不齐，各瓣膜听诊区未及杂音，腹软，肝脾未及，双下肢水肿（+）。

辅助检查：

血、尿、便常规、肝功能正常。

肾功能：尿素氮 14.1mmol/L↑，肌酐 144.9μmol/L↑；eGFR 53.04ml/min。

血脂：胆固醇 4.48mmol/L，甘油三酯 1.37mmol/L，高密度脂蛋白 0.92mmol/L，低密度脂蛋白 3.18mmol/L；高敏 C 反应蛋白 19.53mg/L↑；同型半胱氨酸 31.5μmol/L↑；空腹血糖 4.18mmol/L，糖化血红蛋白 5.6%。

血小板聚集率（ADP）20%，（AA）14%。

心电图：心房颤动，不完全左束支传导阻滞，I，aVL，V_5，V_6 导联 T 波倒置，V_1 呈 QS 型，V_2 呈 rS 型。

动态心电图：心房颤动、频发室性期前收缩、短阵室速。

超声心动图：左房 56mm，左室舒末内径 77mm，左室后壁厚度 10mm，除室间隔及侧壁基底段室壁运动幅度尚可外，余室壁运动幅度及增厚率减低，LVEF 34%，二尖瓣反流

（重度），三尖瓣反流（轻度）。

胸部 X 线片：两肺纹理粗重，右膈角可辨，左膈角模糊。

入院诊断：1. 扩张型心肌病 左心扩大 心力衰竭 心功能Ⅳ级；2. 心律失常 持续性心房颤动 短阵室性心动过速 频发室性期前收缩；3. 高血压 3 级（极高危）；4. 肾功能不全；5. 陈旧脑梗死；6. 高脂血症。

治疗：给强心、扩血管、利尿、改善心室重塑等治疗，胸闷、气短减轻，可平卧入睡，双肺底湿啰音消失，双下肢无水肿。

【病例讨论】

周玉杰（首都医科大学附属北京安贞医院老年心内科 教授）

患者老年男性，因"活动后胸闷、气短 8 年，加重伴不能平卧 10 天"入院，院外多次诊断扩张型心肌病，心力衰竭，给予强心、扩血管、利尿等治疗。此次因心衰入院，给以强心、扩血管、利尿、改善心室重塑等治疗，病情好转。请各位专家讨论以下问题：①患者超声心动图可见节段性室壁运动减低，诊断扩张型心肌病是否明确？②是否植入 CRT 治疗？③患者存在心房颤动和慢性肾功能不全，如果是缺血性心肌病，支架术后如何抗凝？

史冬梅（首都医科大学附属北京安贞医院老年心内科 主任医师）

扩张型心肌病（dilated cardiomyopathy，DCM）和缺血性心肌病（ischemic cardiomyopathy，ICM）是心肌病的两种常见类型，两者在临床上均存在心功能不全的表现，但两者病因、治疗和预后有明显区别。

DCM 中青年较多，以左室、右室或双心腔扩大和收缩功能障碍等为特征，导致左室收缩功能减低、进行性心力衰竭、室性和室上性心律失常、传导系统异常、血栓栓塞和猝死，通常经二维超声心动图诊断。诊断标准：①左心室舒张期末径（LVEDd）>5.0cm（女性）和>5.5cm（男性）；②LVEF<45% 和（或）左心室缩短速率（FS）<25%[1]。

ICM 中老年居多，是由于冠状动脉狭窄或闭塞引起慢性心肌缺血、变性而导致心脏扩大、心律失常、慢性心功能衰竭，左心室射血分数（left ventricular ejection fraction，LVEF）<40%，伴有多灶性室壁运动异常[2]，常是冠心病的终末期表现，症状严重，病死率高。

该患者老年男性，入院后仔细询问病史，有高血压、高脂血症、陈旧脑梗死、肾功能不全、吸烟等危险因素，存在活动后胸闷表现，心电图示房颤，I、aVL、V_5、V_6 导联 T 波倒置，V_1 呈 QS 型，V_2 呈 rS 型，有心肌缺血改变，超声心动图左室壁局限性变薄，节段性室壁运动异常，不能除外缺血性心肌病可能。患者从未进行过心脏放射性核素、冠状动脉造影等检查。建议纠正心力衰竭后行冠状动脉造影检查明确诊断。

刘宇扬（首都医科大学附属北京安贞医院老年心内科 教授）

患者老年男性，院外多次以扩张型心肌病、心力衰竭治疗，本次入院后仔细询问病史后发现患者存在活动后胸闷的表现，有高血压、高脂血症、陈旧脑梗死、肾功能不全、吸烟等危险因素，心电图有心肌缺血改变，超声心动图左室壁局限性变薄，节段性运动异常。不除外缺血性心肌病可能。但患者不适宜行运动试验，目前患者可以平卧，双肺湿啰音消失，心力衰竭纠正，建议行冠状动脉造影明确冠状动脉病变情况，如果存在狭窄，可根据病变情况考虑 PCI 或 CABG 或药物治疗。如果是扩张型心肌病，则给以药物治疗。患者肾功能不全，冠状动脉造影前后应给与水化治疗，防止造影剂对肾功能造成进一步损害。不管是 DCM 还是 ICM，患者房颤，QRS 时限 108 毫秒，多项研究表明没有证据证明 QRS 时限<120 毫秒可以获益，因此目前暂不需要 CRT 治疗，密切观察，定期复查，必要时植入 CRT 治疗。患者属于出血及卒中高风险人群，目前对于肾功能不全合并房颤患者支架术后是否三联抗凝及抗栓治疗仍存在争议。考虑到该患者高龄，肾功能不全，同意 PCI 术后可以阿司匹林、氯吡格雷双联抗血小板药物治疗，暂时不加用华法林三联抗凝、抗血小板治疗，避免增加出血风险。

治疗结果： 患者会诊讨论后于心衰控制后行冠状动脉造影检查，提示右冠状动脉不规则，中远段狭窄 30%，左主干未见狭窄，前降支不规则，近中段局限性狭窄 95%，回旋支不规则，中远段局限性狭窄 95%。于回旋支（3.5mm×14mm EXCEL）及前降支（4.0mm×18mm EXCEL）病变处各植入支架一枚治疗。介入治疗前后给以水化治疗。术后给以优化药物治疗：阿司匹林、氯吡格雷双联抗血小板、地高辛强心、呋塞米利尿、培哚普利改善心室重塑、卡维地洛控制心室率、硝酸酯类扩血管、苯磺酸氨氯地平降压、阿托伐他汀降脂稳定斑块、曲美他嗪营养心肌等治疗，3 天后病情好转出院，定期门诊复查。

【专家点评】

周玉杰（首都医科大学附属北京安贞医院老年心内科　教授）

1. DCM 和 ICM 在临床上均存在心功能不全的表现，但两者病因、治疗和预后有明显区别，因此鉴别诊断非常重要。DCM 中青年较多，以左室、右室或双心腔扩大和收缩功能障碍等为特征，导致左室收缩功能减低、进行性心力衰竭、室性和室上性心律失常、传导系统异常、血栓栓塞和猝死，通常经二维超声心动图诊断。诊断标准：①左心室舒张期末径（LVEDd）>5.0cm（女性）和>5.5cm（男性）；②LVEF<45%和（或）左心室缩短速率（FS）<25%[1]；ICM 中老年居多，是由于冠状动脉狭窄或闭塞引起慢性心肌缺血、变性而导致心脏扩大、心律失常、慢性心功能衰竭，左心室射血分数（left ventricular ejection fraction，LVEF）<40%，伴有多灶性室壁运动异常[2]，常是冠心病的终末期表现，症状严重，病死率高。《稳定性缺血性心脏病诊断、治疗指南》指出在有中度可能性患缺血性心脏疾病能运动的患者，可行标准运动心电图检查；如不能运动，则行药物负荷核素心肌灌注显像或负荷超声心动图检查。在有中到高度可能性患缺血性心脏病能运动的患者，如果心电图无阳性提示，可行运动负荷核素心肌灌注显像或负荷超声心动图检查；若无法检查，可行冠状动脉血管成像（CTA）。超声心动图是最常用的静息评估手段，可评估左室收缩和舒张功能以及心肌、心瓣膜和心包异常。在能够活动的患者，可应用标准心电图运动试验评估，核素心肌灌注显像或超声心动图检查应用于有左束支传导阻滞或心律失常者。在不能运动的患者，采用药物负荷核素心肌灌注显像或负荷超声心动图评估。但对于无法得到确切结果的患者，可考虑应用冠状动脉 CTA。冠状动脉造影术应用于经历心源性猝死或严重室性心律失常后生存者和出现心力衰竭症状或体征者。还应用于临床表现和无创性检查结果提示 SIHD 风险较高并且进行冠状动脉造影利大于弊的患者[3]。

2. 患者心力衰竭，心功能Ⅲ级（NYHA 分级），LVEF<35%，心电图：心房颤动、不完全左束支传导阻滞，是否应进行心脏再同步化（cardiac resynchronization therapy，CRT）治疗？

　　CRT 的疗效与术后患者 CRT 起搏的比例密切相关。2013 年 ESC[4]关于 CRT 治疗指南再次强调在计划植入装置前，应至少充分的药物治疗 3 个月以上再次评估植入指征，如果心功能提高到初级预防的值，就不需要再植入装置。对于心房颤动患者，药物治疗基础上 LVEF≤0.35，若需心室起搏或符合 CRT 标准；或者房室结消融/药物治疗后导致近乎 100%心室起搏（证据级别：B）可以植入 CRT 治疗。Cheng A 教授等研究认为房性心动过速/房颤是 CRT 治疗中 CRT 失起搏、起搏未达最优化的最常见原因[5]。EchoCRT 研究发现，CRT 不能降低 QRS 持续时间低于 130 毫秒的心力衰竭患者死亡率和因心力衰竭入院率，甚至有可能提高患者死亡率[6]。2012 年[7]美国 ACCF/HRS/AHA 关于心脏再同步化治疗合理使用的共识认为没有证据证明 QRS 时限<120 毫秒可以获益，Stavrakis S 等的 meta 分析也对 QRS 时限在 120～149 毫秒植入 CRT 提出质疑[8]。因此本病例患者心房颤动，QRS 时限 108 毫秒，目前不需要植入 CRT 治疗，建议定期复查，病情需要时可植入 CRT 治疗。

　　3. 本病例冠状动脉造影提示三支病变，并植入支架治疗，患者同时合并心房颤动，肾功能不全。2012 年 ESC[9]推荐的卒中危险分层 CHA_2DS_2-VASc 评分标准：心力衰竭、高血压、年龄 65～74 岁各 1 分，卒中或一过性脑缺血发作病史 2 分。0 分为低危患者，1 分为中危患者，≥2 分为高危患者，如无禁忌，主张用华法林抗凝治疗。该患者 CHA_2DS_2-VASc 评分为 5 分，缺血性卒中年发生率 6.7%，属于高危人群，因此应该进行华法林抗凝治疗预防卒中。2012 年 ESC 建议使用 HAS-BLED[9]出血风险评分标准：高血压，异常的肝肾功能、卒中、出血、INR 值不稳定、>65 岁，药物、饮酒各计 1 分，≥3 分为出血高危人群。出血高危患者无论接受华法林还是阿司匹林治疗，均应谨慎，并需加强复查。该患者 HAS-BLED 评分为 5 分，年出血风险评估 12.5%，属于出血高危人群。目前对于肾功能不全合并房颤患者支架术后是否三联抗凝及抗栓治疗仍存在争议。考虑到该患者高龄，肾功能不全，因此术后给以阿司匹林、氯吡格雷双联抗血小板药物治疗，暂时不加用华法林三联抗凝、抗血小板治疗，避免增加出血风险。

■ 参考文献 ■

1. 中华医学会心血管病学分会，中华心血管病杂志编辑委员会，中国心肌病诊断与治疗建议工作组. 心肌病诊断与治疗建议. 中华心血管病杂志，2007，35（1）：5-16.

2. Rodkey SM, Ratliff NB, Young JB. Cardiomyopathy and myocardial failure//Comprehensive cardiovascular medicine, Topol EJ. Philadelphia：Lippincott-Raven Publishers，1998，2599-2601.

3. Qaseem A, Fihn SD, Williams S, et al. Diagnosis of stable ischemic heart disease：summary of a clinical practice guideline from the American College of Physicians/American College of Cardiology Foundation/American Heart Association/American Association for Thoracic Surgery/Preventive Cardiovascular Nurses Association/Society of Thoracic Surgeons. Ann Intern Med，2012，157（10）：729-734.

4. Brignole M, Auricchio A, Baron-Esquivias G, et al. 2013 ESC guidelines on cardiac pacing and cardiac resynchronization therapy：the Task Force on cardiac pacing and resynchronization therapy of the European Society of Cardiology（ESC）. Developed in collaboration with the European Heart Rhythm Association（EHRA）. Eur Heart J，2013，34（29）：2281-2329.

5. Cheng A, Landman SR, Stadler RW. Reasons for loss of cardiac resynchronization therapy pacing：insights from 32844 patients. Circ Arrhythm Electrophysiol，2012，5：884-888.

6. Ruschitzka F, Abraham WT, Singh JP, et al. Cardiac-resynchronization therapy in heart failure with a narrow ORS complex. N Engl J Med, 2013, 369: 1395-1405.

7. Epstein AE, DiMarco JP, Ellenbogen KA, et al. 2012 ACCF/AHA/HRS focused update incorporated into the ACCF/AHA/HRS 2008 guidelines for device-based therapy of cardiac rhythm abnormalities: a report of the American College of Cardiology Foundation/American Heart Association Task Force on Practice Guidelines and the Heart Rhythm Society. J Am Coll Cardiol, 2013, 61: e6-75.

8. Stavrakis S, Lazzara R, Thadani U. The benefit of cardiac resynchronization therapy and QRS duration: a meta-analysis. J Cardiovasc Electrophysiol, 2012, 23: 163-168.

9. Camm AJ, Lip GY, De Caterina R, et al. for the ESC Committee for Practice Guidelines. 2012 focused update of the ESC Guideline for the management of atrial fibrillation: an update of the 2010 ESC Guidelines for the management of atrial fibrillation. Developed with the special contribution of the European Heart Rhythm Association. Eur Heart J, 2012, 33: 2719-2747.

老年急性心肌梗死伴晕厥的
风险评估与救治一例

贾德安　周志明　周玉杰

【病例介绍】

患者男性，74 岁，因"发作性晕厥、心前区不适 4 天"入院。患者 4 天前凌晨于家中突然出现意识丧失，持续时间不详，醒后自觉周身乏力，持续心前区不适。此后 8 小时内再发意识丧失 3 次，2 次伴尿失禁。急送当地医院测血压 70/50mmHg，cTNI 4.96ng/ml，CK-MB 22.95ng/ml，诊断为急性心肌梗死。给予抗凝、抗血小板、扩张冠状动脉、调脂、降糖药物保守治疗，在当地医院住院 4 天，患者仍有静息性胸闷发作，并有夜间阵发性呼吸困难。为进一步诊疗转诊至我院。入院后患者仍有夜间阵发性呼吸困难，发作时使用吗啡、利尿剂、血管扩张药物治疗后可缓解，考虑为左心功能不全。

既往史：吸烟 50 年，每日约 20 支。慢性支气管炎病史 30 年。糖尿病史 13 年，现应用胰岛素（诺和灵 30R，早 22U，晚 20U）治疗。高血压史 6 年，最高血压 220/110mmHg，药物治疗。

入院辅助检查：BP 120/80mmHg，双肺底可闻及湿啰音，心率 71 次/分，心律齐，未闻及杂音。

心电图示 Ⅱ、Ⅲ、aVF 导联病理性 Q 波，T 波倒置，完全性右束支传导阻滞（图 25-1）。

超声心动图示 LVEF 40%，LVDD 50mm，左室前壁下 1/2 至心尖、下壁基底至中间段心肌变薄，运动及增厚率减低。

入院诊断：1. 非 ST 段抬高急性心肌梗死　心功能Ⅲ级（Killip 分级）；2. 高血压 3 级（极高危）；3. 2 型糖尿病；4. 慢性支气管炎。

入院风险评估：

缺血风险评估：GRACE 评分示院内死亡得分 226 分，死亡或心肌梗死得分 326 分，院内死亡风险 28%，死亡或心肌梗死风险 40%，属极高危（图 25-2）。出血风险评估：CRUSADE 评分 38 分，院内大出血事件风险 8.6%，属中危（图 25-3）。

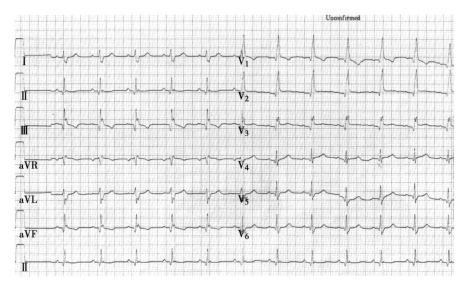

图 25-1 心电图

Ⅱ，Ⅲ，aVF 导联病理性 Q 波，T 波倒置，完全性右束支传导阻滞

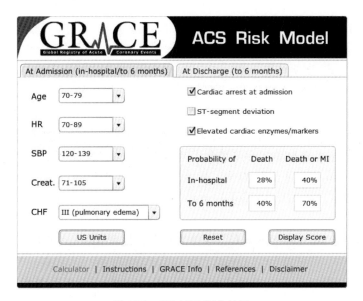

图 25-2 GRACE 评分结果

诊疗过程：

为明确患者冠状动脉病变情况，并决定后续治疗方案，于患者入院 3 天后行冠状动脉造影示：左主干合并三支病变。左主干末端狭窄 50%，前降支近中段弥漫性病变狭窄最重 90%，回旋支中段弥漫性狭窄最重 90%，右冠状动脉近中段弥漫性病变狭窄最重 90%，右冠状动脉远端后三叉前狭窄 70%（图 25-4，图 25-5）。

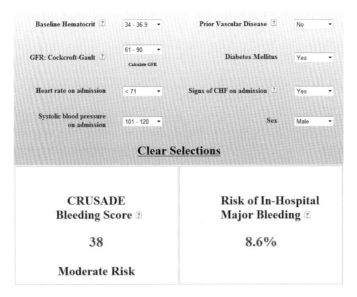

图 25-3　CRUSADE 评分结果

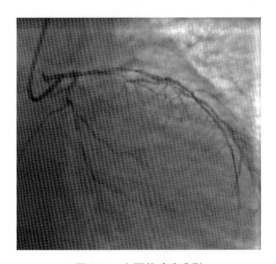

图 25-4　左冠状动脉造影

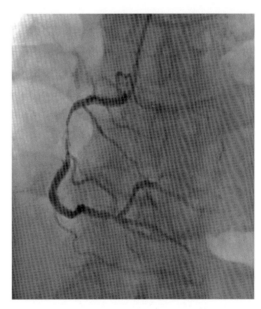

图 25-5　右冠状动脉造影

　　冠状动脉造影结果进行 SYNTAX 评分为 36 分。根据 SYNTAX 研究结果，该患者行冠状动脉旁路移植手术的临床预后优于介入治疗。请心脏外科主任会诊，根据患者临床特征，EuroScore II 评分计算外科围术期死亡风险为 20.98%，风险极高，心外科拒绝行外科手术。

　　会诊后决定行内科介入治疗，分次手术。第一次介入治疗前降支为靶血管，手术器材指引导管：6F EBU 3.5，导丝：BMW，球囊：2.0mm×20mm Voyager，2.5mm×15mm NC Sprinter，支架：2.5mm×33mm Firebird2（图 25-6，图 25-7）。手术时间 30 分钟，术中使用造影剂 30ml。

患者介入治疗术后心绞痛症状消失，可进行轻度体力活动，心功能逐渐恢复。1 个月后复查超声心动图左室射血分数为 55%。第二次介入治疗以右冠状动脉为靶血管。手术器材指引导管：6F JR 4.0，导丝：BMW，球囊：2.5mm×20mm Voyager，3.5mm×9mm NC Sprinter，支架：3.5mm×33mm Firebird2（图 25-8，图 25-9）。手术时间 45 分钟，术中使用造影剂 80ml。

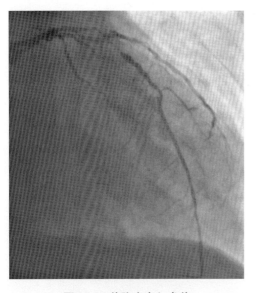

图 25-6　前降支介入术前

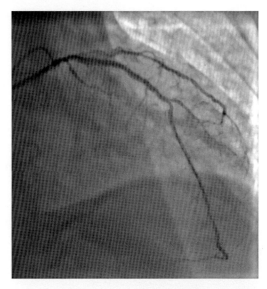

图 25-7　前降支介入术后

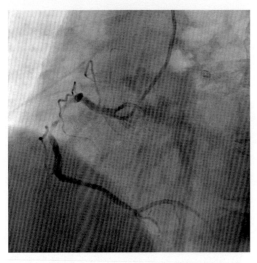

图 25-8　右冠状动脉介入术前

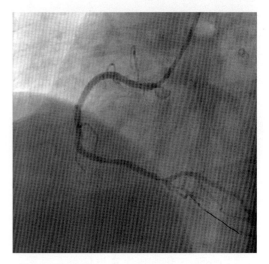

图 25-9　右冠状动脉介入术后

【病例讨论】

该病例为老年男性患者，以发作性晕厥入院，入院后查血心肌标志物升高，超声心动图示左室射血分数降低，合并节段性室壁运动异常。入院诊断非 ST 段抬高急性心肌梗死。根据国外最新非 ST 段抬高心肌梗死诊断治疗指南[1]，入院后评估为缺血风险极高危患者，宜早期造影，明确病变特征。如有手术条件，宜早期行介入治疗，及时缓解患者心肌缺血，改善心功能[2]。

患者发病 7 天后行冠状动脉造影示左主干并三支病变。根据血管造影结果，进行 SYNTAX 评分为 36 分。SYNTAX 研究提示，SYNTAX 评分超过 33 分的患者，行冠状动脉旁路移植临床预后优于介入治疗。但是否所有的此类患者均适合行冠状动脉旁路移植术呢？

心脏外科主任会诊意见：根据患者临床特征，EuroScore Ⅱ 评分[3]计算外科围术期死亡风险为 20.98%，风险极高。且患者合并有慢性支气管炎病史，预期术后呼吸机较难撤机，易合并肺部感染。目前患者心功能较差，射血分数仅 40%，保守治疗至心功能提高后方有外科手术指征。当前情况下不宜行外科手术。

患者冠状动脉造影后即出现急性左心衰竭表现，经强心、利尿、扩血管后症状好转。心内科主任查房后分析，目前患者尚属发病急性期，心肌酶升高，提示存在明显心肌缺血导致心功能减低。根据造影结果，考虑本次罪犯病变为左冠状动脉前降支。如果能有效开通罪犯血管，可以明显提高左心室血液供应，改善患者左室功能。以微创治疗方法解决患者心脏缺血可以达到事半功倍的效果。

随后成功进行了 2 次内科介入治疗，第一次手术开通了左前降支，患者术后左心功能明显改善；1 个月后第二次手术解除了右冠状动脉重度狭窄，患者生活质量进一步提高。术后患者再次行 GRACE 评分提示出院后 6 个月的死亡风险由 40% 降至 4%。由此可见，对于急性心肌梗死的高危患者，特别是合并有心功能不全，成功的介入治疗可以明显降低患者远期死亡风险，提高生活质量。

【专家点评】

周玉杰（首都医科大学附属北京安贞医院老年心内科　教授）

该患者以非 ST 段抬高急性心肌梗死入院，早期冠状动脉造影示左主干合并三支病变。对于这类病变应首选外科搭桥手术，但患者存在慢性支气管炎病史，且心功能较差，外科手术风险极高。单纯药物治疗无法缓解患者心肌缺血症状，且对心功能改善有限。故采取微创的介入治疗方法，在改善患者心肌缺血症状的同时也使患者心功能得到提高。这是一个老年多支血管病变介入治疗的成功病例。

以下几点需要注意：

对于以急性冠状动脉综合征入院的患者，早期危险分层具有非常重要的意义：一方面可以筛选出高危患者，及时给予有效且具有成本经济学效益的抗栓及药物综合治疗方案；另外一方面可以识别患者风险，做出决定给予早期血管重建或是强化药物治疗，并选择合适的血管重建治疗方案。

在评估者的缺血风险[4]和出血风险[5]所使用的评分标准中，各包含有 8 项指标，其中有 4 项为共同指标。因此对于临床的心血管疾病高危患者，其缺血风险与出血风险的升高是并行的。对此类患者，无论采取药物治疗或是血运重建，均应权衡利弊，尽量降低操作带来的风险，给患者最佳的临床预后。

在具体介入手术操作方面：首先要确定患者的罪犯血管，也就是首次干预的血管，这一点至关重要。特别是在三支病变的患者中，这种选择具有一定的难度。其次在手术过程中，对于心功能不全的患者，要缩短手术时间，使用尽可能少的对比剂。这样可以减少患者围术期不良事件发生的风险。

【心脏评分参考网址】

GRACE：http：//www. outcomes-umassmed. org/GRACE/acs_risk/acs_risk_content. html

CRUSADE：http：//www. crusadebleedingscore. org/

SYNTAX：http：//www. syntaxscore. com/

EuroScore：http：//www. euroscore. org/calc. html

［本文引自：贾德安，周志明，周玉杰. 心脏评分系统在多支病变患者血运重建中的应用. 中国医学前沿杂志（电子版），2013，5（4）：73-74.］

参考文献

1. Anderson JL, Adams CD, Antman EM, et al. 2012 ACCF/AHA focused update incorporated into the ACCF/AHA 2007 guidelines for the management of patients with unstable angina/non-ST-elevation myocardial infarction: a report of the American College of Cardiology Foundation/American Heart Association Task Force on Practice Guidelines. J Am CollCardiol, 2013, 61: 179-347.

2. Serruys PW, Morice MC, Kappetein AP, et al. Percutaneous coronary intervention versus coronary-artery bypass grafting for severe coronary artery disease. N Engl J Med, 2009, 360: 961-972.

3. Roques F, Michel P, Goldstone AR, et al. The logistic EuroSCORE. Eur Heart J, 2003, 24: 882-883.

4. Eagle KA, Lim MJ, Dabbous OH, et al. A validated prediction model for all forms of acute coronary syndrome: estimating the risk of 6-month postdischarge death in an international registry. JAMA, 2004, 291: 2727-2733.

5. Shah BR, Glickman SW, Liang L, et al. The impact of for-profit hospital status on the care and outcomes of patients with non-ST-segment elevation myocardial infarction: results from the CRUSADE Initiative. J Am Coll Cardiol, 2007, 50: 1462-1468.

高龄心房颤动并发脑卒中与
深静脉血栓一例

郭豫涛　李小鹰

【病例介绍】

患者男性，82 岁。因"突发左侧肢体无力、口角右歪及双眼向左注视不能 3 天"于 2006 年 6 月 9 日入院。患者于 6 月 6 日中午 12 时左右无诱因突发左侧肢体无力，身体向左侧歪斜。查体：血压 134/75mmHg，心率 84 次/分，律不齐。神志模糊，双眼向右侧凝视，左侧肢体瘫痪。头颅 CT 示右侧额、颞、顶叶大面积梗死（图 26-1）。

既往史：频发房性期前收缩 15 年，阵发性房颤病史 1 年，曾服用"盐酸普罗帕酮、盐酸胺碘酮、盐酸维拉帕米"等药物治疗，房颤发作时口服"阿替洛尔，盐酸胺碘酮"，症状减轻。曾服用双嘧达莫 50mg，阿司匹林 50mg 抗血小板治疗，2005 年停用阿司匹林，使用硫酸氢氯吡格雷抗血小板治疗。2005 年诊断高血压 2 级（极高危），使用缬沙坦降压治疗。

入院诊断：1. 急性脑梗死（右）；2. 心律失常　阵发性心房颤动；3. 高血压 2 级（极高危）。

入院后予以脱水降颅压、抗血栓、营养神经、保护胃黏膜、抗感染、左颈外静脉大静脉置管营养支持等治疗。发病后急性期予以硫酸氢氯吡格雷（波立维）75mg 每日 1 次，达肝素钠（法安明）5000U 每 12 小时 1 次（2006 年 6 月 9 日~6 月 13 日）抗血栓治疗 5 天，头颅 CT（2006 年 6 月 13 日）示散在小斑点状渗血灶，停硫酸氢氯吡格雷和达肝素钠，继续营养神经等治疗。2006 年 6 月 24 日头颅 CT 示渗血加重（图 26-2）。2006 年 7 月 6 日渗血明显吸收减少，脑水肿逐渐消退，中线复位，脑室出现。2006 年 7 月 29 日渗血基本吸收，脑水肿不明显（图 26-3）。发病后一直卧床，先后发生肺部感染三次，急性心功能不全二次，贫血、低蛋白血症、肠道菌群失调等，并因急性呼吸衰竭经鼻气管插管机械通气，均经治疗好转，成功拔除气管插管。发病后 3 个月（2006 年 9 月 9 日）突然寒战、高热（T 40.2℃）。自左颈外静脉置管内吸引出 3cm×0.1cm 大小线形沉积物一条。血常规：WBC 18.4×10⁹/L，N 0.82%。床旁血管超声：左颈外静脉内导管中部外壁附壁血栓；左颈内静脉内陈旧血栓（图26-4）。血培养及大静脉穿刺点分泌物培养：鹑鸡肠球菌。

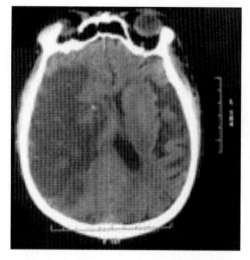

图 26-1　右侧额、颞、顶叶大面积脑梗死

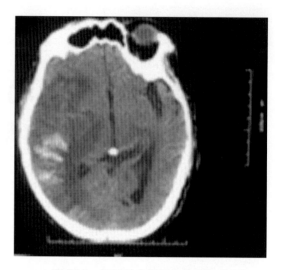

图 26-2　梗死灶内可见斑片状渗血

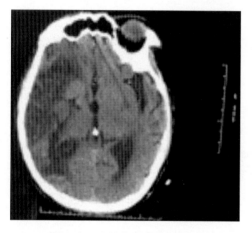

图 26-3　病灶内渗血基本吸收

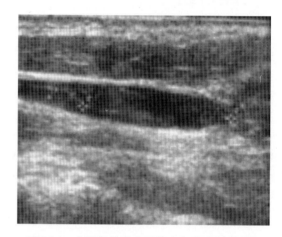

图 26-4　左颈外静脉内导管中部外壁附壁血栓
（21.7mm×1.6mm）

【病例讨论】

李小鹰（解放军总医院老年心血管科　教授）

患者为高龄老年心房纤颤患者，急性脑栓塞后继发脑出血，出血吸收40天，左颈外静脉置管内血栓形成并感染菌血症，病情危重，请各位专家讨论以下问题：①现在能否立即拔除管？②是否可以开始进行抗凝治疗？脑出血后抗凝治疗的最佳时间窗？

郭伟（解放军总医院血管外科　教授）

是否拔管应该先确定血管是全部堵塞还是部分堵塞；血栓是新鲜还是陈旧以及血栓的长度。目前患者血栓为新鲜血栓。新鲜血栓容易脱落，发生肺动脉栓塞风险大，考虑到患者高龄，脑梗死后，病程中曾出现颅内病灶渗血，如果一旦发生肺动脉栓塞，有效治疗的方法也不多。从血管外科的一般治疗原则来说，深静脉置管合并急性血栓形成，不能立即拔管。但是此例高龄患者如果保留大静脉置管，感染会持续存在并继续加重，将危及生命。内科情况的评估可能更重要。

梁发启（解放军总医院血管外科 教授）

超声显示血栓形成，如新鲜血栓拔管可能导致血栓脱落，出现栓塞等并发症。如果血栓在大静脉导管管壁，黏附不牢易脱落。如果血栓在血管管壁，则不易脱落。应该在超声下确定血栓与管壁关系。从超声影像看，颈外静脉锁骨上段有血栓形成，回声强，脱落可能性小。但导管远端有侧孔，附着在远端的絮状物可能脱落。可以等一段时间如一周，待血栓机化后再拔。

唐杰（解放军总医院超声科 教授）

床旁超声证实大静脉导管在颈外静脉，血栓在颈外及颈内静脉都存在，以血管管壁为主，新鲜血栓与机化血栓并存。颈外与颈内交汇处及锁骨下静脉显示不清。颈内静脉有一类似管腔形状物可能为血栓再通后图形回声。

李小鹰（解放军总医院老年心血管科 教授）

解决感染菌血症的方法是尽快拔除大静脉置管，因为血培养及大静脉穿刺点分泌物培养为鹑鸡肠球菌，这是首先要考虑的感染源，如果保留大静脉置管将使感染诱因持续存在，如果再等一周患者的感染会加重，全身情况会继续恶化，可能出现败血症，感染性休克而致命。还有，血栓一周后能否机化？没有抗凝治疗血栓是否会继续加重？但是，如果拔管又存在以下危险，新鲜血栓在拔除过程中可能脱落，如果大血栓脱落，随血流到上腔静脉，经过右心室到肺动脉，形成肺梗死，可能出现血压下降，呼吸困难，猝死等情况；如果小血栓脱落，可能咯血。非常矛盾。我的意见，虽然进退都有风险，但权衡利弊还是应该快拔管，早拔管。拔管过程中积极做好抢救准备，一旦发生肺血栓栓塞，立即肝素化治疗，密切监测凝血指标；因患者 3 个月内有出血是溶栓的禁忌证，如大的肺梗死还应做好介入治疗经导管取栓准备及急诊手术准备等。抗凝治疗过程中还有再发生脑出血的风险，因此必须有家属的知情同意。

郑秋甫（解放军总医院老年心血管科 教授）

第一，以往的尸检发现类似静脉血栓多为白色血栓，黏附牢固，因此我考虑应当尽早拔管，同时作好肺血栓栓塞的抢救准备。第二，患者为房颤心律，在服用硫酸氢氯吡格雷75mg 每日 1 次情况下发生脑梗死，因此抗血小板治疗预防血栓疗效不满意。临床资料显示与安慰剂相比，华法林可降低房颤缺血性脑卒中 68%，而阿司匹林仅降低缺血性脑卒中18%。如果脑系科无禁忌，考虑小剂量华法林抗凝治疗，预防血栓，1.5mg/d，INR 控制在 1.5~1.8 为宜。

汤洪川（解放军总医院神经内科 教授）

缺血性脑卒中继发脑出血后再抗凝治疗安全时间窗，AHA/ASAC 关于卒中预防指南提到是 3~4 周，但国内一般认为在脑出血后 3~6 个月。患者发病 3 个月多，目前神经系统情况相对平稳，7 月 29 日头颅 CT 示继发渗血基本吸收，脑水肿不明显，至今已经 40 天。如果没有新的血栓发生还可以等待观察一二个月，但是目前患者出现深静脉血栓，等待的风险可能更大，综合考虑血栓及出血的利弊，应考虑抗凝治疗。应用华法林疗效和出血风险都比阿司匹林大，可能导致再发脑出血，应特别掌握好剂量和目标 INR 值。

程友琴（解放军总医院老年心血管科　主任医师）

这是一个高龄心房纤颤患者，预防缺血性卒中的药物应选华法林。阿司匹林对预防心房纤颤患者卒中仅能提供有限的保护。一级预防研究中阿司匹林能减少卒中发生达 33%，二级预防试验中仅为 11%。而 ACTIVE-W 研究还证实有 2 个以上卒中危险因素的心房颤动患者中，抗血小板药物氯吡格雷（75mg/d）联合阿司匹林（75~100mg/d）对血管事件的保护作用不如华法林（INR 靶目标 2.0~3.0）。2006 年美国心房颤动治疗指南指出：多数合并稳定性冠状动脉疾病的心房颤动患者，单纯华法林抗凝（INR2.0~3.0）足以提供满意的抗血栓治疗，预防脑或心肌缺血性事件的发生。小剂量华法林抗凝（INR<2.0）联合阿司匹林治疗，并不优于单纯阿司匹林治疗；中等或高强度口服华法林联合阿司匹林比单纯阿司匹林效果好，但是增加了出血发生率。综合考虑上述风险效益比，还是选用华法林抗凝治疗。抗凝治疗的目标强度需要权衡预防缺血性卒中与避免出血并发症。患者 82 岁高龄，按照 2006 美国房颤治疗指南中建议，有高度出血危险、年龄>75 岁老年患者的卒中预防，INR 目标为 2.0，目标范围 1.6~2.5。

李小鹰（解放军总医院老年心血管科　教授）

老年房颤患者通常合并多种疾病，老年共病同时增加高血栓及高出血风险患者。我们对一组平均 85 岁的高龄老年房颤人群的调查显示，27% 合并血栓倾向疾病（缺血性脑卒中，一过性脑缺血，椎动脉供血不足，心房血栓，深静脉血栓等），21% 合并出血倾向疾病（既往脑出血，出血性胃炎，十二指肠球部溃疡，肾性贫血，血小板减少症等），8.6% 同时合并血栓及出血倾向疾病。与较年轻的患者不同，老年房颤，尤其高龄老年患者同时具有高血栓及高出血风险，出血事件发生后，暂停抗栓药物、卧床、感染等因素，又导致再发血栓事件。因此，对这样复杂的临床情况，应权衡好受益与风险后，选择安全的抗凝治疗。

此例高龄患者属于房颤缺血性脑卒中继发脑出血后再抗凝治疗，而且由于急性深静脉血栓形成不得不提前进行再抗凝治疗。这类患者治疗上矛盾很大，必须回答好两个问题：第一，再栓塞与再出血的风险各有多大？如何评估？第二，新的静脉或动脉血栓出现时抗凝时间窗能提前到什么时候？

2006 年 AHA/ASAC 卒中预防指南中提到出血的危险因素包括：定位在脑叶的出血；老龄；高血压；抗凝治疗的剂量和强度；透析；脑白质缺血以及 MRI 微出血征象。因此本患者属于再出血的高危人群。老年房颤患者抗凝治疗严重出血的发生率为每年 1.2%，颅内出血的发生率一般在 0.1%~0.6%，因 INR 高低而有区别，75 岁以上患者 INR 目标值 2.5 时比 2.0 时颅内出血的发生率增加一倍。因此 AHA/ASAC 卒中预防指南建议 75 岁以上患者 INR 目标值为 2.0（1.6~2.5）。2006 年我国专家共识建议老年人 INR 安全窗为 1.5~2.5，75 岁以上老年人 INR 为 1.5~2.0，中位数为 1.8，因此本患者应用华法林 INR 最好不超过 1.8。第二个问题，抗凝时间窗，新发生的深静脉血栓需要抗凝，但脑出血吸收仅 40 天。国内强调抗凝治疗应在脑出血后 3~6 个月。2006 年 AHA/ASAC 关于卒中预防指南中指出：对卒中继发脑出血的患者，所有抗血小板及抗凝治疗在出血后 1 至 2 周停用（Ⅲ，B），口服抗凝药物在脑出血后 3 至 4 周进行，同时严格监测 INR。我很怀疑他们是否真的敢在第三周就用抗凝治疗，但是我们这个患者如果等到三个月以后就太危险了，因此我建议开始口服华法林 1.5mg/d 开始，监测 INR 在 1.5~2.0，最好在 1.6~1.8。同时密切观察全身出血情况。

治疗结果：患者于会诊讨论后在周密准备下拔除了左颈外静脉置管，继续抗生素治疗及全身支持治疗，口服华法林 1.5mg/d 开始，监测 INR 在 1.5~2.0。患者逐步恢复并于2006 年 10 月 30 日出院，随访至 2008 年 1 月病情平稳。

【专家点评】

李小鹰（解放军总医院老年心血管科　教授）

这是一例较为典型的高龄血栓与出血并存患者，系高龄老年心房纤颤患者，急性脑栓塞后继发脑出血，治疗过程中发生大静脉置管内及外壁血栓形成并感染菌血症，高热寒战。诊断明确，但治疗上两大矛盾：

1. 深静脉置管合并急性血栓形成，不宜立即拔管，而血培养证实深静脉置管感染是菌血症的根源。此时决定患者预后的因素有三：抗感染治疗的力度和疗效、高龄多器官衰竭患者对急性菌血症的抵抗能力（能否再等待 1 周时间？）、导管拔出时外壁附壁血栓脱落能否造成致命性梗死。经过专家会诊，充分讨论和权衡利弊后，选择积极抗感染治疗和抗凝治疗的同时拔管，做好肺梗死的急救准备。结果挽救了患者生命。

2. 发生出血后需要再次抗凝治疗何时能够开始？高龄患者经常会面临这个两难的选择。本例患者是房颤、大面积脑梗死继发出血、40 天时深静脉血栓形成，此时需要回答的问题也有三个：如何评估再栓塞与再出血的风险？如何选择再抗凝治疗时间窗？如何防治出血副作用？

以目前的共识回头分析该病例：按卒中危险分层的 $CHADS_2$ 评分标准：心力衰竭、年龄>75 岁、高血压史、糖尿病史各 1 分，卒中或一过性脑缺血发作病史 2 分。$CHADS_2$ 评分≥2 分即主张用华法林抗凝。该患者 $CHADS_2$ 评分为 5 分，缺血性卒中年发生率将≥8.5%，属于很高危的人群。因此应该进行华法林抗凝治疗预防再次脑血栓。

出血风险评分工具有 mOBRI，HEMORR2HAGES，Shireman，HAS-BLED，ATRIA 和ORBIT。相对于其他的出血风险评分，HAS-BLED 评分：高血压（H），异常的肝肾功能各计 1 分（A），卒中（S），出血（B），INR 值不稳定（L），老年>65 岁（E），药物、饮酒各计 1 分（D）。HAS-BLED 评分对房颤相关大出血，尤其对出血性脑卒中预测效能高于其他评分。该患者 HAS-BLED 评分大于 3，为出血高危，需要控制好出血危险因素，开始抗栓治疗之后定期复查；纠正出血风险因素，如血压控制不良、口服维生素 K拮抗剂 INR 波动，合用药物（阿司匹林，NSAIDs 等），饮酒等。维护肾功能，对患者进行安全抗栓。

十年前针对本病例专家会诊中充分根据血栓与出血评估结果、相关诊治指南建议[1-3]和本身的临床经验[4,5]，选择"开始口服华法林 1.5mg/d，监测 INR 在 1.5~2.0，最好在1.6~1.8，同时密切观察全身出血情况"。结果患者病情好转并稳定出院。

高龄血栓与出血并存患者的治疗常常把我们"逼到墙角"，要做的决断不是那个方案没风险而是都会有风险的方案哪个利大于弊，此时，"综合评估""指南规范"和"临床经验"就是我们正确决断的三大法宝。

━━━ ■ 参考文献 ■ ━━━

1. European Heart Rhythm Association, European Association for Cardio-Thoracic Surgery, Camm AJ, et al. Guidelines for the management of atrial fibrillation: the Task Force for the Management of Atrial Fibrillation of the European Society of Cardiology (ESC). Europace, 2010, 12 (10): 1360-1420.

2. January CT, Wann LS, Alpert JS, et al. 2014 AHA/ACC/HRS guideline for the management of patients with atrial fibrillation. Circulation, 2014, 130 (23): e199-267.

3. Gordon H, Guyatt. Elle A, Mark Crowther, et al. Executive summary: antithrombolictherapy and prevention of thrombosis, 9thed: ACCP Evidence-Based Clinical Practice Guidelines. Chest, 2012, 141: 7S-47S.

4. 老年人心房颤动的诊治中国专家建议 (2011), 中华老年医学杂志, 2011, 11: 894-908.

5. 心房颤动抗凝治疗中国专家共识 (2012), 中华内科杂志, 2012, 11: 916-921.

以腹胀发热为主要表现的
老年主动脉夹层一例

刘国樑　刘　倩　秦明照

【病例介绍】

患者男性，91 岁，因"剑突下胀痛 5 日，发热 3 日" 2011 年 3 月 3 日入院。入院 5 天前患者无明显诱因安静状态下出现剑突下疼痛，伴出汗，无胸背及上肢痛，无恶心呕吐，含服硝酸甘油共 3 次，于 20 分钟后逐渐缓解，急诊查肌钙蛋白 T（TnT）、心肌酶正常，D-二聚体 361ng/ml，心电图无明显 ST-T 缺血改变。之后未再发作剑突下疼痛，但感剑突下憋闷，伴腹胀。3 天前出现夜间发热，体温最高 38℃，无畏寒、寒战，日间体温可降至正常。无头痛及头晕；无明显咳嗽、咳痰，咯血及痰中带血；无呕血、黑便及腹泻；无皮肤黄染及尿色加深；无腰痛及肉眼血尿。为进一步诊治入院。

既往史：冠心病史 14 年，服用阿司匹林；脑供血不足病史 17 年；高血压 25 年服用氨氯地平、比索洛尔，血压 120~140/60~80mmHg，近 2 个月因血压偏低（100/60mmHg 左右），停用氨氯地平；血脂异常 20 余年，应用辛伐他汀治疗；2008 年血管 B 超提示多动脉粥样硬化（双颈、双下肢）；糖耐量异常 2 年余；痛风病史 6 年；2008 年因注射疫苗后反应性关节炎、结膜炎，胸膜炎诊为不完全型 Reiter 综合征，经治疗已愈；轻度贫血 3 年；前列腺增生 10 余年；否认肝炎、结核等传染病史；无烟酒嗜好；否认特殊家族病史。

入院查体：T 37.5℃，R 18 次/分，P 80 次/分，BP 150/90mmHg，神清，无明显贫血貌，皮肤巩膜无黄染，唇甲无发绀，颈静脉无怒张及颈动脉异常搏动，双肺底偶闻少许湿啰音，心界向左扩大，HR 80 次/分，律齐，主动脉瓣第一听诊区闻及 3/6 级收缩期杂音，心尖部 2/6 级收缩期吹风样杂音，腹软，右季肋部轻压痛，无反跳痛，墨菲征阴性，未及包块，肝脾肋下未及，肠鸣音 7~8 次/分，未闻血管杂音，双下肢不肿，双侧足背动脉减弱，双桡动脉搏动对称。

辅助检查：

血常规：WBC $5.15×10^9$/L，N 76.51%，Hb 95g/L，PLT $158×10^9$/L。

尿常规：RBC 2~4/HP。

便常规：棕色软便，镜检未见红白细胞，潜血阴性。

TnT<0.1ng/ml。

血淀粉酶：28U/L，尿淀粉酶：42U/L。

凝血功能：PT 12.4秒，APTT 39.3秒，FIB 4.77g/L，D-二聚体488ng/ml。

心电图：窦性心律，Ⅲ导联病理性Q波，$V_3 \sim V_6$ ST段压低0.05~0.1mV，左室高电压。

超声心动图：双房扩大、主动脉瓣钙化、主动脉瓣上血流速度快、主动脉瓣反流（中）、二尖瓣、三尖瓣反流（轻）、升主动脉扩张（3.7cm）；室壁运动正常，LVEF 58%。

胸部X线片（图27-1）：主动脉迂曲，纵隔增宽，双肺门增大，心影饱满。

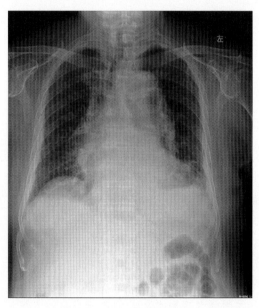

图27-1 胸部X线片
主动脉迂曲，纵隔增宽，双肺门增大，心影饱满

腹部B超：肝胆脾胰未见明显异常，右肾囊肿（7.1cm×5.2cm）。

立位腹平片：胸膜增厚，左侧膈面抬高，未见液气平面。

诊疗经过：入院后根据心电图、心肌酶、TnT、超声心动图、心肌显像、血气分析、肺通气/灌注显像，血常规、生化检查、腹部平片及B超等检查排除急性冠状动脉综合征、肺栓塞、急腹症等。入院后仍腹胀，持续发热，体温37.7~38.9℃，血白细胞及中性粒细胞、降钙素原（PCT）不高，不支持细菌感染，结合胸部X线片有纵隔增宽，超声心动图升主动脉增宽（3.7cm），需除外主动脉夹层，行腹主动脉B超，提示腹主动脉夹层伴假腔内血栓形成；胸腹主动脉CTA（图27-2）：升主动脉明显增宽，最宽处直径约8cm；其根部见线状低密度内膜片影向上延伸至主动脉弓，将升主动脉分成真假两个腔，其内见对比剂充盈。主动脉弓（头臂干与左颈总动脉间、左颈总动脉根部）内见线状低密度内膜片影向下螺旋状延伸，将主动脉弓及降主动脉分成真假两个腔，真腔减小并可见对比剂影，假腔较大，自降主动脉层面始假腔内见软组织密度影，未见对比剂充盈。其破口位于双肾下极水平（肠系膜下动脉上方，距双侧肾动脉约1cm）。降主动脉走行迂曲，局部可见管壁钙化斑内移。腹腔干、肠系膜上动脉及左侧肾动脉由真腔发出；右肾动脉充盈欠佳，部分由真腔发出；肠系膜下动脉未见受累。诊断为：主动脉夹层 Stanford A 型。

即予限制活动，适当镇静，降压，控制心率治疗，病情逐渐稳定，上腹胀减轻，发病第 11 天体温恢复正常。心外科专家会诊，考虑高龄，基础疾病多，手术风险大，建议继续内科治疗。严格控制血压心率，入院第 20 天复查腹主动脉 B 超，病变无进一步扩大，病情相对稳定，于 3 月 31 日出院。

随访 3 年余，病情稳定，能耐受轻体力活动，血压控制在 110~120/60~70mmHg。

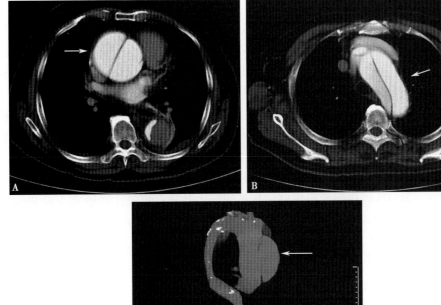

图 27-2　胸腹主动脉 CTA

【病例讨论】

主动脉夹层（aortic dissection，AD）是急性主动脉综合征（acute aortic syndrome，AAS）的一种[1]。AAS 的定义为累及主动脉且临床表现相似的一系列急性疾病，这些临床情况均影响主动脉内膜及中膜，导致主动脉壁内血肿、主动脉穿透性溃疡，甚至引发 AD 及胸主动脉破裂。AD 是指血液通过主动脉内膜裂口，进入主动脉壁并造成正常动脉壁的分离，形成真假腔的一种凶险疾病。全球主动脉瘤或主动脉夹层死亡率 1990 年为 2.49/10 万人，2010 年为 2.78/10 万人，男性多于女性，老年人居多；主要危险因素为高血压，60%~75% 患者有高血压，大多控制不良，其他危险因素包括已存在主动脉疾病，心脏手术，吸烟，主动脉瘤家族史，胸部顿挫伤，静脉药瘾等[2,3]。升主动脉受累者为 Stanford A 型（包括 DeBakey Ⅰ 型和 Ⅱ 型），又称近端型；病变始于降主动脉者为 Stanford B 型（相当于 DeBakey Ⅲ 型），又称远端型。A 型约占全部病例的 2/3，B 型约占 1/3[4]。胸痛是最常见最突出的症状，表现为严重的胸部或背部撕裂或刀割样疼痛，AD 的 A 型常表现为胸痛，B 型常表现为背痛或上腹痛，两型表现可重叠；疼痛多从原发部位开始，转移至撕裂部位。A 型 AD 可表现为急性主动脉反流、心肌梗死或缺血、充血性心力衰竭、低血压休克、胸腔积液、晕厥、咯血、一过性神经系统表现、肠缺血及肾衰竭等。

D-二聚体升高说明有局部血栓形成或溶解，有助于 AD 的诊断。Suzuki 等提出当 D-二聚体浓度>500ng/ml 时应怀疑 AD。D-二聚体<500ng/ml 具有 99.5% 阴性预测价值，D-二聚体>1600ng/ml 有 95% 阳性预测价值，于发病 6~24 小时升高[5,6]。2014ESC 主动脉疾病诊断与治疗指南[1]建议 D-二聚体阴性结果可排除 AAS 的可能性，D-二聚体阳性结果，需考虑进一步的影像学检查，本例患者 D-二聚体浓度虽有轻度升高，但<500ng/ml，临床也确诊了 AD。因此，对 D-二聚体值的分析也应综合考虑。AD 的发生有炎症介导，血栓形成可触发炎症因子释放，临床表现 CRP 升高[7]。

本例患者发热症状较突出，慢性 AD 与发热有关已经报道多年，而急性 AD 与发热关系的研究很少，一些 AD 的病例系列研究，甚至国际主动脉夹层的注册研究[5]及 2014ESC 主动脉疾病诊断与治疗指南[1]中描述的临床表现也未提及发热。发热在 B 型 AD 发生率相对 A 型稍多，发病 48~72 小时可以出现，体温升高程度较感染性疾病低，当应用抗炎药物（特别是吲哚美辛），部分患者体温可较快下降（24 小时内）。有报道 47 例 A 型 AD 中，有 5 例发热（≥37.8℃），均为发病 48 小时内出现[8]。本例患者发病第 3 天开始发热，持续共 11 天，对于 AD 引起的发热不应盲目应用抗生素。

【专家点评】

秦明照（首都医科大学附属北京同仁医院干部医疗科　教授　主任医师）

此患者为高龄老人，有高血压，动脉粥样硬化史，突发上腹痛，后为上腹持续胀感，伴发热，此前无血压波动及血压明显升高。以腹胀及发热为主要表现的情况下，进行鉴别诊断时首先除外了急腹症、急性冠状动脉综合征、肺栓塞感染性疾病及自身免疫性疾病，当无以上疾病依据时，注意到此患者肾功能的变化，Hb 下降，尤其是胸部 X 线片有纵隔增宽，超声心动图升主动脉增宽，鉴别诊断逐渐集中到主动脉夹层，鉴别诊断思路从常见病到少见病，根据临床特点逐渐集中到某一疾病。此患者 A 型 AD 表现为短暂腹痛，以腹部胀感更突出，且伴发热，易被漏诊。A 型 AD 有 10%~15% 存在心肌梗死或心肌缺血，可有高达 25% 有肌钙蛋白升高，如同时有心电图和肌钙蛋白异常容易误诊为急性冠状动脉综合征，应引起临床重视。在此病例中腹主动脉 B 超作为无创伤且简便易行的检查手段起到了筛查的作用，提示腹主动脉夹层伴假腔内血栓形成；进一步的胸腹主动脉 CTA 结果提供了准确分型依据。A 型 AD 患者，推荐急诊手术，急诊手术使此型患者的死亡率从 90% 降至 35%，但治疗也应该根据患者实际情况，采取个体化治疗方案。此患者高龄，合并多种疾病，经保守治疗病情稳定，且已存活 3 年余，较少见。

参考文献

1. The Task Force for the Diagnosis and Treatment of Aortic Diseases of the European Society of Cardiology (ESC). 2014 ESC Guidelines on the diagnosis and treatment of aortic diseases. Document covering acute and chronic aortic diseases of the thoracic and abdominal aorta of the adult. European Heart, 2014, ESC GUIDELINES www. escardio. org/guidelines.

2. Sampson UKA, Norman PE, FowkesGR, et al. Global and regional burden of aortic dissection and aneurysms. Global Heart, 2014, 8: 171-180.

3. Sampson UKA, Norman PE, FowkesGR, et al. Estimation of global and regional incidence and prevalence of abdominal aortic aneurysms 1990 to 2010. Global Heart, 2014, 8: 159-170.

4. Di Bartolomeo R, Di Marco L, Armaro A, et al. Treatment of complex disease of the thoracic aorta: the frozen elephant trunk technique with the E-vita open prosthesis. Eur J Cardiothorac Surg, 2009, 35: 671-675; discussion 675-676.

5. Suzuki T, Distante A, Zizza A, et al. Diagnosis of acute aortic dissection by D-dimer: the international registry of acute aortic dissection substudy on biomarkers (IRAD-Bio) Experience. Circulation, 2009, 119: 2702-2707 (1).

6. Sodeck G, Domanovits H, Schillinger M, et al. D-dimer in ruling out acute aortic dissection: a systematic review and prospective cohort study. Eur Heart J, 2007, 28: 3067-3075.

7. Okina N, Ohuchida M, Takeuchi T, et al. Utility of measuring C-reactive protein for prediction of in-hospital events in patients with acute aortic dissection. Heart and Vessels, 2013, 28: 330-335.

8. García-Romo E, López-Medrano F, Llovet A, et al. Fever Due to Inflammation in Acute Aortic Dissection: Description and Proposals for Diagnostic and Therapeutic Management. Rev Esp Cardiol, 2010, 63: 602-606.

老年左房黏液瘤合并病态
窦房结综合征一例

朱玉峰　马丽萍

【病例介绍】

患者女性，74岁，因"胸闷、头晕、黑矇10年，加重1个月"入院。发作无明显诱因，胸闷持续时间短则数秒，长则半小时以上，无明显规律，活动量大时可发作，休息稍缓解，卧床时亦可发作，改变体位后缓解。患者无胸痛、晕厥、心悸，无恶心、呕吐、腹痛、腹泻，无夜间阵发性呼吸困难，无双下肢水肿。曾在当地医院多次就诊，给予对症处理（具体不详），均未能控制病情，上述症状仍反复发作，门诊查心电图示：窦性心动过缓（55次/分），频发房性期前收缩，ST-T（I、aVL、$V_4 \sim V_6$）改变。以"胸闷黑矇原因待查：冠心病？病态窦房结综合征？"收入院。

既往史： 否认高血压、糖尿病及慢性呼吸系统疾病史。

入院查体： 体温36.5℃，呼吸21次/分，脉搏51次/分，血压120/65mmHg，神清，自动体位。双肺叩诊清音，未闻及干湿啰音。心前区未见异常隆起及搏动；未触及震颤及心包摩擦感；心浊音界无明显扩大；心率51次/分，心音弱，各瓣膜区未闻及明显病理性杂音。腹平软，无压痛，肝脾肋下未及，双下肢无水肿。

辅助检查：

心电图：窦性心动过缓（51次/分），频发房性期前收缩，ST-T改变（I，aVL，$V_4 \sim V_6$导联）。

血尿便常规正常；血电解质、肝肾功能正常。

心脏彩超：①左房内可见一大小约6.1cm×3.1cm×2.6cm相对实性高回声团块，较疏松，蒂部位于左房右壁近无冠窦处，考虑为巨大左房黏液瘤（图28-1）；②左房增大；③轻度肺动脉高压；④二、三尖瓣，主动脉瓣少量反流；⑤左室收缩功能正常。

入院诊断： 1. 巨大左房黏液瘤；2. 窦性心动过缓。

治疗： 完善术前准备后转胸心外科手术治疗。手术中自左心房内完整取出一巨大乳白色肿瘤体积为6.1cm×3.1cm×2.6cm。术后病理：左房黏液瘤。患者恢复后出院。

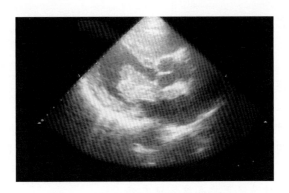

图 28-1 超声心动图见左房巨大肿块

术后 3 个月复诊，患者仍时有胸闷、头晕、黑矇，症状同前。冠状动脉 CTA：冠状动脉未见明显狭窄。24 小时动态心电图示：①窦性心动过缓伴不齐；②多发房性期前收缩时呈三联律；③窦性停搏，最长间歇 3.29 秒；④T 波低平，部分倒置。

本次入院诊断：1. 病态窦房结综合征；2. 左房黏液瘤术后。

考虑患者胸闷、头晕、黑矇等症状与病态窦房结综合征有关，行起搏器安置术（单腔 AAI 起搏器），手术过程顺利。出院后随访 2 年余患者上述症状未再复发。

【病例讨论】

胸闷、头晕、黑矇为老年患者的常见症状，其常见病因有病窦综合征、房室传导阻滞、室上性或室性心动过速、心脏瓣膜病、梗阻型心肌病、心肌梗死和心房黏液瘤等。

心房黏液瘤是最常见的原发性良性心脏肿瘤，约占整个心脏肿瘤的 30%~40%。心脏黏液瘤的实际人群发病率每年为 0.5/100 万，多为成年女性[1]。心脏黏液瘤最常见的部位为左房，约占 70%~90%[2]。瘤体形状一般为黏液胶冻样，往往为分叶状，瘤体本身质软而碎，容易脱落，引起肿瘤上游的血流受阻而出现相关血流动力学紊乱，重者可导致瘤体部分或全部脱落造成严重梗阻，引发晕厥或突然死亡。因此心脏黏液瘤一经确诊需尽快手术治疗[3]。本例患者 74 岁，病史 10 余年，病程较长，心脏超声提示单个巨大左心房黏液瘤，属于良性病变，手术可以做到彻底切除，恢复良好。

病态窦房结综合征是临床常见心律失常，老年人发生率高，主要表现为窦性心动过缓、窦性停搏、窦房阻滞以及慢快综合征等[4]，诊断主要依赖动态心电图检查和电生理检查进行诊断，但要排除引起心律失常的可逆性因素，如药物、缺血等。患者 24 小时动态心电图提示窦性心动过缓伴不齐、窦性停搏、最长间歇 3.29 秒，结合患者临床症状，有行起搏器植入术的指征，术后随访患者症状消失。

本例患者主诉胸闷、头晕和黑矇，同时心电图提示有窦性心动过缓，这种情况下，左房黏液瘤和窦性心动过缓皆可能是病因。然而黏液瘤一旦确诊，应尽早手术治疗，否则巨大黏液瘤可能会突入左心室，收缩期不能全部回入左心房而卡在二尖瓣口导致猝死可能。而窦性心动过缓可以先用药物提高心率，术后可重新评估病情再处理。术后患者症状并未完全改善，结合 24 小时动态心电图明确病态窦房结综合征，是永久性起搏器植入的适应证，鉴于患者房室功能良好，安装 AAI 起搏器即可解决问题。整个治疗过程较为成功，疗效满意。本病例也提示我们，所有临床患者有头晕、黑矇等症状者，均应常规行 24 小时动态心电图、心脏彩超等检查，以免漏诊。

【专家点评】

马丽萍（第二军医大学附属长海医院心内科　教授）

本例患者治疗过程给我们的启示主要有以下几点：

1. 左房黏液瘤由于缺乏早期显著的特异性临床症状，诊断上关键在于提高对本病的认识。临床上表现为胸闷、气急、心悸、晕厥、栓塞以及急性心力衰竭的表现，要想到黏液瘤的可能。部分患者由于机械性血流受阻引起心脏杂音，这种心脏杂音可以随瘤体位置的变化而出现变化，这种情况下要高度怀疑本病。

2. 心脏超声对于左房黏液瘤有重要的诊断价值，方便且无创，能够清楚的显示瘤体的位置、大小及附着部位。对于瘤体较大容易卡在二尖瓣者，病情较危险，易引起晕厥或猝死，需要及时外科治疗。

3. 对于临床症状可能由多个疾病解释的，需要评估轻重缓急，先处理更加危险的疾病，进而再次评估病情作出下一步处理。

■ 参考文献 ■

1. 陈晖，朱鹏，罗志方等. 心脏黏液瘤的诊断与外科治疗. 中国胸心血管外科临床杂志，2007，14（2）：147-149.

2. Bjessmo S, Ivert T. Cardiac myxoma：40 years' experience in 63 patients. Ann Thorac Surg, 1997, 63（3）：697-700.

3. 李旭，马建强，杨绍军等. 心房黏液瘤36例临床分析. 中国胸心血管外科临床杂志，2014，21（4）：552-553.

4. Paul N. Jensen, Noelle N. Gronroos, Lin Y. Chen, et al. Incidence of and risk factors for sick sinus syndrome in the general population. J Am Coll Cardio, 2014, 64（6）：531-538.

病例 29

老年患者冠状动脉介入术后
心脏压塞一例

周玉杰　杨丽霞

【病例介绍】

患者女性，64 岁，因"阵发性胸痛半月，加重 3 天"于 2011 年 2 月 4 日以"急性非 ST 段抬高性心肌梗死"入院。

既往史：高血压 15 年，最高 160/100mmHg。糖尿病 8 年，间断口服降糖药。腔隙性脑梗死 2 次，分别在 1996 年和 2004 年。吸烟 1 年，戒烟 10 年。肥胖 BMI 28.2kg/m^2，腰臀比 1.01。

入院查体：血压 110/70mmHg，心率 92 次/分，呼吸 22 次/分。

辅助检查：

心电图：I、AVL 导联 ST 段压低 0.1mV，T 波倒置，$V_2 \sim V_4$T 波双向。TNI 5.6ng/ml。

超声心动图：节段性室壁运动略减低，左室舒张功能减低。LVEF 61%，左室舒末内径 48mm，右室前壁及左室后壁可见心包脂肪垫。

诊疗经过：于 2011 年 2 月 10 日在局麻下行冠状动脉造影检查，前降支管壁不规则，近中段狭窄 95%，对角支次全闭塞，回旋支管壁不规则，钝缘支近中段 95% 狭窄，右冠状动脉管壁规则血流通畅。于对角支植入 2.5mm×33mm Firebird 支架，于前降支植入2.5mm×36mm Partner 支架，于钝缘支近端分别植入 2.5mm×18mm EXCEL，2.75mm×24mm Partner 支架，手术过程顺利，安返病房。

术后 3 小时患者出现烦躁、大汗、面色苍白，查体：BP 70/40mmHg，心率 78 次/分，双肺呼吸音清，心律齐，心音遥远，给吸氧、补液、多巴胺10mg 静推，并以 12μg/（kg·min）静滴等治疗后血压维持在 100~120/60~80mmHg，心电图提示：Ⅱ、Ⅲ、aVF 可见 ST 段抬高（图 29-1）。急查超声心动：心包少量积液，右室前壁积液 8mm，左室后壁积液 9mm，左室心尖 9mm。血压平稳，未予心包穿刺。此后先后三次查超声心动均提示微量心包积液。

2 月 12 日患者大便后出现胸闷、喘憋、大汗、面色苍白，血压 60/40mmHg，心率 120

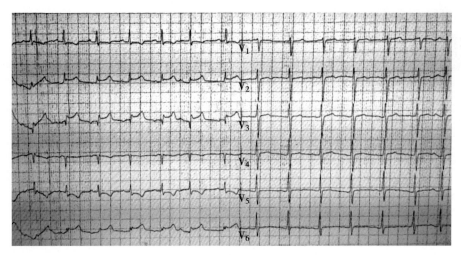

图 29-1 心脏压塞时心电图

Ⅱ、Ⅲ、aVF 导联可见 ST 段抬高

次/分，心音遥远，急诊冠状动脉造影：左主干未见狭窄，左前降支及钝缘支原支架内未见狭窄及血栓，右冠状动脉未见狭窄，各支血管未见造影剂外渗，大量心包积液。心脏超声：右室后壁心包积液约 24mm。行心包穿刺，抽出暗红色血性液体 280ml（见文末彩图 29-2），患者血压逐渐上升，胸闷症状缓解，心包腔内留置引流管（图 29-3）。术后予多巴胺静脉滴注维持血压（多巴胺用量：左侧卧 6μg/（kg·min），右侧卧 9μg/（kg·min）。此后间断抽出心包积液 80ml，复查超声心动未见明显心包积液，3 天后拔出心包导管，5 天后病情平稳出院。

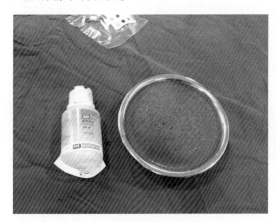

图 29-2 抽出暗红色血性液体 280ml

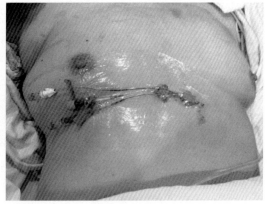

图 29-3 心包穿刺后留置三腔 Arrow 管

1 年后对患者进行随访，患者无胸闷等不适症状，病情平稳。复查冠状动脉造影：LAD、LCX 和 RCA 血流通畅，冠状动脉支架内未见明显狭窄。超声心动：心包情况正常。

【病例讨论】

李月平（首都医科大学附属北京安贞医院老年心内科　教授）

急性心脏压塞（acute cardiac tamponade，ACT）是经皮冠状动脉介入治疗（percutaneous coronary intervention，PCI）过程中的严重并发症。心包积血可以导致严重的血流动力学障碍，如果诊断及治疗不及时，常常带来严重后果，甚至危及患者的生命。冠状动脉介入治疗中因冠状动脉穿孔出现心包积液的概率 0.1%～3.0%，约有 0.5%需要心包穿刺引流[1]。冠状动脉介入治疗引起冠状动脉穿孔导致心脏压塞常出现在以下几种情况，频繁使用旋切，去除过多的组织引起冠状动脉穿孔；处理成角病变时导丝偏移，引起冠状动脉穿孔；在处理慢性闭塞病变时，使用一些特殊导丝也会引起冠状动脉穿孔。如冠状动脉穿孔导致心脏压塞需进行紧急处理[2]。本病例为急性心肌梗死患者进行冠状动脉介入治疗后出现的心脏压塞，但患者同时存在心包脂肪垫，脂肪及水样密度物在超声心动下均表现为无回声暗区[3]，易混淆，在诊断心脏压塞时造成干扰。这名患者第一次出现症状后，我们多次为患者复查超声心动，均提示心包微量积液，心包脂肪垫可能限制心包积液，也可能造成干扰。

刘宇扬（首都医科大学附属北京安贞医院老年心内科　教授）

心包脂肪垫是在壁层心包与胸膜返折之间积聚的脂肪组织，为肥胖老年人正常的生理性表现。研究表明通过心包无回声区的位置和相对大小区分心包积液和心包脂肪垫[4]。大部分出现在后壁的无回声区提示为心包积液，而前壁的无回声区往往提示心包脂肪垫。当大量心包积液时前壁处也可出现积液，尸检也曾在后壁发现心包脂肪。为得到更准确诊断，可行心脏核磁或心脏 CT 检查，既往文献也有关于心包脂肪垫造成心脏压塞漏诊和误诊的报道[5]。心包积液少量渗出时，心包脂肪垫可能会干扰超声心动对积液诊断，造成漏诊。心包积液渗出较多时，心包积液随体位变化而变化，当向右侧卧时，对右室产生挤压，导致回心血量减少，造成血压变化。冠状动脉介入治疗现已广泛应用于临床，当出现心脏压塞并发症时，临床医师应考虑到心包脂肪垫造成的干扰，以作出准确的诊断。

赵迎新（首都医科大学附属北京安贞医院老年心内科　教授）

介入操作合并急性心脏压塞的处理取决于病变出现的时间、穿孔大小、出血量和速度以及患者血流动力学的情况。如术中即刻出现，可首先封堵冠状动脉穿孔，应用球囊低压持续扩张，必要时可置入覆膜支架。纠正患者抗凝状态，应用鱼精蛋白对抗肝素，必要时输注血小板，维持患者血流动力学状态稳定。如术后出现，若出血迅速，同样可引起严重的循环衰竭，应即刻心包穿刺并留置引流，同时保持充分的血容量，包括自身心包引流回输等。

【专家点评】

周玉杰（首都医科大学附属北京安贞医院　教授）

心脏压塞是冠状动脉介入极少发生但有潜在致命风险的并发症。及早判断及发现心脏压塞对患者预后有着重要的影响。术后观察要考虑多方面因素，如术后患者出现低血压、颈静脉怒张、心音遥远等心脏压塞的 Beck 三联征，再结合超声心动等检查一般是可确诊的。该患者为老年肥胖女性，存在心包脂肪垫为确诊带来干扰因素，在工作中通过密切观察患者临床表现，仍是可及早发现的。另外，该患者在冠状动脉介入手术中植入四枚支架，且前降支、对角支处为分叉病变，术后存在血栓高风险，但心脏压塞需积极止血，故存在抗凝与止血的矛盾。出现急性心脏压塞当天停用双联抗血小板一日。因心包穿刺后留置引流管，为抗血小板治疗留有余地，于心包穿刺术后第二天即加用了双联抗血小板治疗，患者心包渗出并没有进一步增加，同时未出现支架内血栓。PCI术后心脏压塞，应根据病情酌情调整抗凝抗血小板治疗。

■ 参考文献 ■

1. Ramana RK，Arab D，Joyal D，et al. Coronary artery perforation during Percutaneous coronary intervention：incidence and outcomes in the new interventional era. J Invasive Cardiol，2005，17（11）：603-605.

2. David R. Holmes JR，Rick Nishimura. Iatrogenic pericardial effusion and tamponade in the percutaneous intracardiac intervention era. J Am Coll Cardiol Interv，2009，2：705-717.

3. Jeong JW，Jeong MH，Yun KH，et al. Echocardiographic epicardial fat thickness and coronary artery disease. Circulation，2007，71（4）：536-539.

4. Sacks HS，Fain JN. Human epicardial adipose tissue：A Review. Am J Heart，2007，153（6）：907-917.

5. Kanna B，Osorio F，Dharmarajan L. Pericardial fat mimicking pericardial effusion on two-dimensional echocardiography. Echocardiography，2006，23（5）：400-402.

病例 30

老年心力衰竭并营养不良一例

蔡金凤　柳　达　席小青　陈　燕　张云霞

【病例介绍】

患者女性，89 岁，因"间歇性胸闷、气短 8 年，食欲不振 6 个月，加重 2 日"于 2014 年 8 月 9 日入院。于 2014 年 8 月 7 日不慎受凉，导致胸闷、气短、食欲不振等症状加重。

既往史："冠心病　持续性心房纤颤"8 年，未正规治疗；体重进行性下降 2 年。

入院查体：T 36.6℃，P 66 次/分，R 20 次/分，BP 120/70mmHg，体重 31kg，BMI 15.8kg/m^2，神志清，回答切题，半卧位，呈恶病质，全身皮肤黏膜干燥，弹性降低，皮下脂肪菲薄，肌肉松弛无力，指甲粗糙无光，口唇无发绀，浅表淋巴结未见肿大，颈静脉充盈，双肺呼吸音粗，未闻及干湿啰音，心界扩大，心率 76 次/分，律不齐，第一心音强弱不等，快慢不一，腹部（-），双下肢无水肿，生理反射存在，病理反射未引出。

辅助检查：

血常规：白细胞计数 5.1×10^9/L，中性粒细胞 85.8%↑，淋巴细胞 8.3%，血红蛋白 121g/L。

血生化：总蛋白 54.8g/L，血浆白蛋白 25.3g/L↓，前白蛋白 13.1mg/ml↓，尿素氮 12.40mmol/L↑，肌酐 211.1μmol/L↑，估算 eGFR 18.11ml/（min·1.73 m^2）↓，TnT 0.04ng/ml，NT-proBNP 7831pg/ml↑。

凝血功能、电解质、心肌酶、甲状腺功能、血气分析均正常。

心电图：异位心律，心房颤动，ST-T 改变。

胸部 X 线片：双肺纹理增粗，考虑两肺下野支气管感染征象，心影增大。

心脏超声：主动脉瓣、二尖瓣少量反流，LVEF 48%。

入院诊断：1. 冠状动脉粥样硬化性心脏病　缺血性心肌病　持续性心房纤颤　心功能Ⅳ级；2. 肺部感染；3. 慢性肾衰竭（CKD4 期）；4. 中度营养不良；5. 低蛋白血症。

治疗：控制感染、降低心肌耗氧、利尿、扩血管、慢性肾衰非透析治疗，胸闷、气短、食欲不振症状缓解不明显，经营养科专家会诊评估为中度营养不良，建议在现治疗基础上同时给以营养支持治疗。正常成人每天应该摄取 1700kcal 左右热量，结合患者进食情况建议肠内加肠外联合营养支持，因心衰限制全天总入量 1500~2000ml，具体方案如下：

肠外：外周静脉全合一营养液 880ml，全天可提供能量 900kcal，蛋白 31g。

肠内：日常饮食（估计能量 600 kcal）+口服营养补充剂。给低脂、低蛋白饮食、半流饮食，多食用含淀粉高的食物，如粉条、土豆、藕，适量用嫩菜叶、香蕉、橘子等，蒸煮炖为主。定时定量，少量多餐。限盐 2~3g/d。营养补充剂：分次口服整蛋白型肠内营养混悬液（瑞能）200ml（能量 220kcal，蛋白 10g）以补足全日所需热量。

在常规控制心衰治疗基础上，给予上述营养支持治疗 11 天（其中静脉营养共 3 天）后患者胸闷、气短、食欲不振等症状明显缓解，饮食及精神状况好转，复查总蛋白 58.5 g/L，血浆白蛋白 33.8g/L↓，前白蛋白 15.3mg/ml↓，尿素氮 17.03mmol/L↑，肌酐 251.0μmol/L↑，NT-proBNP 5230.0pg/ml↑，心肌酶正常。出院时体重 31.3kg，BMI 16.0kg/m²，嘱继续服用营养补充剂，逐步恢复正常饮食。

出院 4 周电话随访： 患者体重 32kg，BMI：16.3kg/m²，可下床活动，营养状况逐渐改善，食欲不振、胸闷、气短症状减轻。

【病例讨论】

心力衰竭（简称心衰）是由于任何心脏结构或功能异常导致心室充盈或射血能力受损的一组复杂临床综合征，其主要临床表现为呼吸困难和乏力，以及液体潴留[1]。目前认为慢性心力衰竭的主要发病机制为心肌病理性重构，心肌细胞能量代谢障碍可能在心衰的发生和发展中发挥一定作用[2]。慢性心力衰竭的患者合并营养不良，因能量供给不足、蛋白质和脂肪代谢异常，特别是长期应用利尿剂时会导致维生素和微量元素的缺乏，可能引起心肌细胞能量代谢障碍[1]。

老年心力衰竭患者常伴有明显的体循环或肺循环淤血，病程长，营养状况差，体重下降明显，易导致心脏的能量代谢障碍，加重心力衰竭的发生与发展。本例患者由于长期心力衰竭，导致肠道淤血，从而使胃肠蠕动及消化吸收功能减弱，使营养成分的摄入减少，进而引发营养不良，加之其常处于高代谢、高消耗的状态，蛋白质分解率高，氨基酸蛋白质代谢异常，出现负氮平衡[3]，进而发展成恶病质。营养不良与心力衰竭本身形成恶性循环，由此导致该患者住院率与死亡率升高[4]。

营养不良对老年心力衰竭患者的转归有着较大的影响，早期的肠内营养能量代谢调节治疗能最大限度提高患者的生活质量[5]。目前对于慢性心力衰竭的治疗，国内外临床大多着眼于控制心力衰竭本身，而对于营养支持治疗方面关注不多。本例患者在常规控制心力衰竭的基础上，加强营养支持治疗后，患者胸闷、气短、食欲不振等不适症状明显缓解，饮食及精神状况亦逐渐好转，患者及其家属对治疗效果满意。

综上所述，老年心力衰竭患者大多存在不同程度的营养不良，因此，对于老年心力衰竭患者，在心力衰竭常规治疗的同时，还要对其进行营养不良和营养风险的评估，并及时给予营养能量代谢调节综合治疗，避免患者发展成为恶病质，减少住院率和病死率。

【专家点评】

张云霞（新疆石河子大学医学院第一附属医院　教授）
本例是老年心力衰竭合并营养不良等多种疾病的患者，临床医师通过查体、实验室检查、心电图、胸部 X 线片及心脏彩超等检查，明确了此次患者病情加重的病因，给予控制心力衰竭和营养支持治疗后获得了良好的疗效。

有以下几点需要提出：

1. 老年心力衰竭患者常伴有明显的体循环或肺循环淤血，病程长，营养状况差，体重下降明显，易导致心脏的能量代谢障碍，加重心力衰竭的发生与发展。本例患者即属于此种情况。

2. 对于慢性心衰的治疗，国内外临床大多着眼于控制心力衰竭本身，而对于营养支持治疗方面关注不多。本例患者在降低心肌耗氧、利尿、扩血管等常规控制心力衰竭治疗基础上，给予营养支持治疗后，患者胸闷、气短、食欲不振不适症状明显缓解，饮食及精神状况亦逐渐好转，考虑常规控制心力衰竭治疗与营养支持治疗之间存在协同作用，故治疗效果较好。因此，对于老年心力衰竭患者，强调在进行心力衰竭治疗的同时，还应关注营养不良和营养风险的评估，根据年龄、营养风险、是否禁食、原发病及同一疾病的不同病程，是否伴随其他心、肺、肾疾病，选择合适的营养支持途径，适量的能量和营养物质，制订个体化营养支持方案，并及时对合并症、并发症进行处理，综上所述，老年心力衰竭患者应强调综合治疗。

■ 参考文献 ■

1. 中华医学会心血管分会，中华心血管病杂志编辑委员会，中国心力衰竭诊断和治疗指南 2014. 中华心血管病杂志，2014，42（2）：98-122.

2. NEUBAUER S. The failing heart an engine out of fuel. New Engl J Med，2007，356（8）：1140-1151.

3. 王瑞萍，邓洁，杨莉. 肠内营养对老年肺心病心力衰竭患者心功能及炎性因子的影响. 实用老年医学，2013，4（27）：315-320.

4. Doehner W，Frenneaux M，Anker SD. Metabolic impairment in heart failure. JACC，2014，64（13）：1388-1400.

5. Huang M，Coughlin L M，Musa，et al. Postoperative bowel herniation in a 5-mm nonbladed trocar site. JSLS，2010，14（2）：289-291.

病例 31

老年心力衰竭合并心房颤动、高血压一例

陈瑞琪　洪华山　陈硕琪　杨　明　窦　萍　吴　政　方美琴

【病例介绍】

患者男性，74 岁，因"咳嗽、咳痰 1 周，加重伴气促、心悸 2 天"于 2012 年 11 月 30 日入院。患者于受凉后起病，白痰，量不多，稍黏，自服感冒药无明显改善。2 天前咳嗽、咳痰加重，伴心悸、胸闷，休息时亦感气促，下肢水肿，尿量约减少 1/4，血白细胞 8.75×10^9/L，中性粒细胞 75.91%，肺部 CT：双肺多发斑片状影，以"肺部感染"收入院。发病以来，精神、食欲、睡眠欠佳，大便正常，小便量减少，体重增加（具体不详）。

既往史："高血压" 20 余年，最高 185/100mmHg，口服"替米沙坦 80mg 1 次/日、苯磺酸氨氯地平 5mg 1 次/日"，血压 150~160/80~90mmHg。否认糖尿病史。无烟酒嗜好。

入院查体：T 36.2℃，P 110 次/分，R 30 次/分，BP 160/94mmHg。神志清楚，全身浅表淋巴结无肿大；颈软，颈静脉稍充盈；双肺呼吸运动对称，叩诊清音，双肺呼吸音粗，双下肺可闻及少许湿啰音及哮鸣音，未闻及胸膜摩擦音；心界向左下扩大，心率 130 次/分，心律绝对不齐，第一心音强弱不等，二尖瓣听诊区可闻及 2/6 级收缩期杂音，无向他处传导，脉搏短绌。阴囊水肿，双下肢中度凹陷性水肿。

辅助检查：

血生化：肌酸激酶同工酶 24.6U/L，肌酸激酶 153U/L，乳酸脱氢酶 209U/L，谷草转氨酶 47U/L，TnI 0.015ng/ml，TnT 31.7pg/ml，NT-proBNP 动态变化（图 31-1）。

凝血功能：D-二聚体 1.04μg/ml↑，余正常。

动脉血气：pH 7.409，PCO_2 40.8mmHg，PO_2 87mmHg，SpO_2 97%。

ANA（抗核抗体）、TORCH 全套：（-）。

心电图：心房颤动，左室高电压，ST-T 改变，心率 130 次/分。

冠状动脉 CTA：①左前降支近段一心肌桥，管腔未见明显狭窄；②主动脉窦多发小点状钙化斑。

超声心动图：全心扩大伴左室整体收缩功能明显减退，左室壁增厚，升主动脉增宽

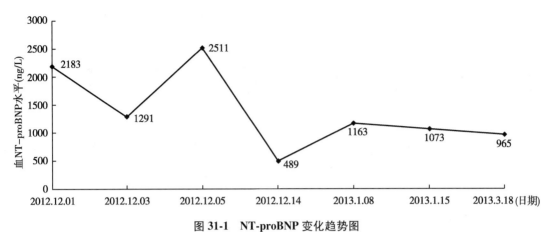

图 31-1　NT-proBNP 变化趋势图

（39.8mm）并主动脉硬化，主动脉瓣关闭不全（反流Ⅱ度），二尖瓣关闭不全（反流Ⅱ⁺度），三尖瓣反流Ⅱ⁺度伴中度肺动脉高压（57mmHg）（见文末彩图 31-2）。

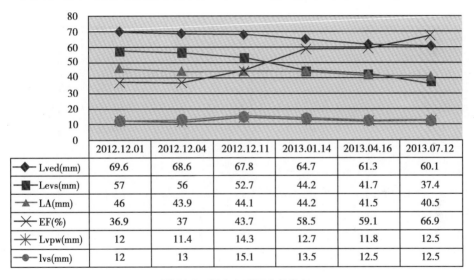

	2012.12.01	2012.12.04	2012.12.11	2013.01.14	2013.04.16	2013.07.12
Lved(mm)	69.6	68.6	67.8	64.7	61.3	60.1
Levs(mm)	57	56	52.7	44.2	41.7	37.4
LA(mm)	46	43.9	44.1	44.2	41.5	40.5
EF(%)	36.9	37	43.7	58.5	59.1	66.9
Lvpw(mm)	12	11.4	14.3	12.7	11.8	12.5
lvs(mm)	12	13	15.1	13.5	12.5	12.5

图 31-2　超声心动图变化趋势

动态心电图：心房纤颤（最长间歇 2.3 秒），偶发双形性室性期前收缩（6 次/24 小时，占 0.01%），ST 段压低，一过性 T 波低平，（平均心率 68 次/分，最慢心率 41 次/分，最快心率 106 次/分）。

肺部+头颅 CT：①脑萎缩；②左房室增大；③双肺多发斑片状影，考虑炎症；④双侧胸腔少量积液。

诊断： 1. 扩张型心肌病　持续性心房颤动　心功能Ⅲ~Ⅳ级；2. 肺炎；3. 高血压，高血压心肌肥厚。

治疗经过： 入院后予抗感染、化痰、平喘、利尿及降压等治疗，咳嗽、咳痰好转，气促较前改善，水肿较前明显消退，仍为房颤心律，心率 90~100 次/分。入院第 4 天心率 125 次/分，心律绝对不齐，第一心音强弱不等，二尖瓣听诊区杂音较前明显，可闻及 3/6 级收缩期杂音，并出现海鸥音，予比索洛尔控制心率，因病情好转，转入普通病房。

因环境变化及精神紧张于入院第 5 天凌晨发生夜间呼吸困难，平卧时加重，半卧位或坐位减轻，伴大汗淋漓，咳嗽、咳痰较前加剧，无咳粉红色泡沫样痰，予加强利尿等处理后症状无改善，NT-proBNP 升高至 2511pg/ml，UCG：全心扩大伴左室整体收缩功能明显减退（LVED 68.6mm，LVES 56mm，LVEF 37%）（图 31-2），二尖瓣关闭不全（反流 Ⅱ$^+$度），考虑急性左心衰，暂停比索洛尔，并予呋塞米 120~160mg/d 强化利尿，低分子肝素钙预防血栓等处理后，患者气促明显缓解，可平卧休息。

2012 年 12 月 6 日（入院第 6 天）：心脏杂音较前减小，未闻及海鸥音，水肿完全消退，并可下床活动、如厕。此后逐渐减少利尿剂用量，一周内维持负平衡 500ml/日左右；2012 年 12 月 10 日复查 NT-proBNP 降至 489pg/ml；次日复查 UCG 显示 LVED 67.8mm，LVEF 43.7%二尖瓣关闭不全（反流 Ⅰ 度）（见文末彩图 31-3）。逐渐加用比索洛尔 2.5mg每日 1 次，并增加坎地沙坦 8mg 每日 1 次等药物，继续使用螺内酯、地高辛等治疗，低分子肝素钙逐渐过渡为华法林抗凝，控制 INR 在 2.0 左右。病情逐渐改善，走缓坡约 1000米无气促，随后分别逐渐增加比索洛尔剂量达 5mg 每日 2 次，坎地沙坦 8mg 每日 2 次，血压 140~150/70~80mmHg，心率60~70次/分。

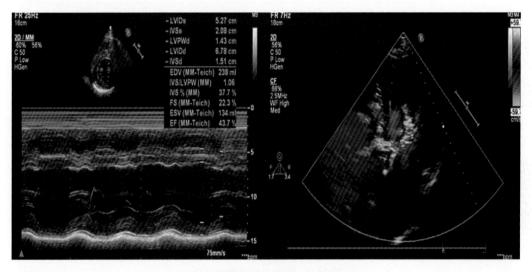

图 31-3　2012 年 12 月 11 日超声心动图

左室肥大伴左室整体收缩功能减退（Lved 67.8mm，Lves 52.7mm，LA：44.1mm，EF 43.7%），二尖瓣后叶瓣环钙化伴反流 Ⅰ 度，主动脉硬化（Ao：31.0mm），主动脉瓣关闭不全（反流 Ⅱ 度），三尖瓣反流 Ⅰ 度伴肺动脉高压（轻度，35mmHg）

46 天后出院，嘱患者注意低盐饮食，适当运动，保持乐观向上的心态。建议继续托拉塞米、吲达帕胺缓释片、苯磺酸氨氯地平、坎地沙坦、螺内酯、华法林、比索洛尔等治疗，2 周 1 次门诊随访，每月查 1 次 INR。在达干体重后托拉塞米逐渐减量为 5mg 2 次/周，根据每天体重和症状调整利尿剂使用频率。

随访：患者坚持每天服用上述药物，症状逐渐消失，目前能自如上下 7 层楼，复查NT-proBNP 965pg/ml，UCG 示左室内径逐渐减小，射血分数逐渐恢复正常（EF 66.9%，图 31-2，文末彩图 31-4）；每月监测 INR 在 2.0 左右。

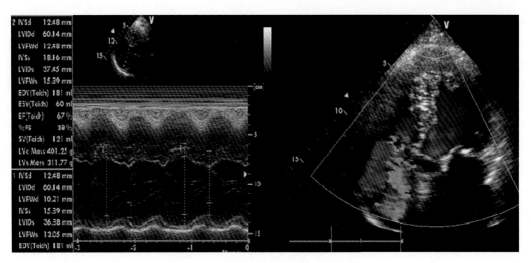

图 31-4　2013 年 7 月 12 日超声心动图

左房室增大，左室壁增厚，右房增大（Lved 60.1mm，Lves 37.4mm，LA：40.5mm，EF 66.9%），主动脉硬化（Ao：30.3mm），主动脉瓣钙化并反流Ⅱ度，二尖瓣后叶瓣环钙化，三尖瓣后叶瓣环钙化，三尖瓣反流Ⅲ度伴肺动脉高压（轻度，39mmHg）

【病例讨论】

1. 病因分析　本例患者男性，老年人，有高血压史，平时血压控制不佳，此次呼吸道感染诱发急性左心衰，发病急，查体心脏扩大，心尖区可闻及收缩期杂音，肺部出现湿啰音，提示肺水肿体征，ECG 未见明显 ST 段抬高，超声心动图显示全心扩大，BNP 升高，心力衰竭诊断明确。根据冠状动脉 CTA 未见冠状动脉狭窄，可排除冠心病引起的缺血性心肌病；患者无饮酒史，可排除酒精性心肌病。患者无关节肌肉疼痛病史，查 ANA+ANA 抗体谱均阴性，可排除由于风湿性疾病引起的继发性心肌病；根据病史结合超声心动图结果本例可排除先天性心脏病。患者心尖区可闻及 3/6 收缩期杂音，需与器质性二尖瓣关闭不全引起的心脏扩大鉴别，本例患者心衰症状改善后杂音有减轻，超声心动图显示二尖瓣反流在症状明显时为Ⅱ度，而症状改善后多次复查超声心动图二尖瓣反流减轻为Ⅰ度，也未见二尖瓣及其附属结构的异常，因此本例应为心脏扩大引起的相对性二尖瓣关闭不全。由于发病急，仅有一周，又有呼吸道感染病史，应注意排除急性重症心肌炎的可能，目前通过患者的随访，病程为 16 个月，虽然目前无明显症状，能上 7 层楼，但心脏扩大仍然较明显，因此，考虑扩张型心肌病。

值得指出的是，高血压亦可引起心肌肥厚，后期心脏可出现继发心室腔扩大[1]。患者高血压史长，既往血压控制欠佳，多次超声心动图均显示心肌肥厚，提示已有高血压心肌损害，此次发病为感染诱发心功能不全，目前尚不能排除长期血压升高引起的心肌肥厚继发心腔扩大。

2. 治疗策略　扩张型心肌病病因和发病机制仍不十分清楚，尚无特异性治疗方法[2,3]。扩张型心肌病的治疗目标包括：有效控制心力衰竭和心律失常，减轻心肌损害和改善心室重构，提高扩张型心肌病患者的生活质量和生存率[2,3]。扩张型心肌病患者确诊时多呈中重度心力衰竭伴各种心律失常以及左心腔或全心扩大，而心力衰竭及猝死仍是主要死亡原因[4]。故扩张型心肌病急性心衰属于急危重症,需要紧急抢救。目前对急性心衰的治疗近 30 年来的进展很少,循证医学证据匮乏,尤其是大样本前瞻性随机对照试验很少,临床上属于经验治疗,还是遵循"利尿、扩血管、强心"原则结合患者具体情况实施个体化的治疗[5],对于有液体潴留的心衰患者,利尿剂是唯一能充分控制和有效消除液体潴留的药物[6],合理使用利尿剂是治疗心衰药物取得成功的关键[5-7]。根据我们近年治疗心衰的经验,对急性心衰患者,进行个体化的强化利尿治疗(应用利尿剂后,每小时利尿至少 100ml)[8]。本病例中 2012 年 12 月 4 日(急性心衰发作第一天)利尿剂总量为呋塞米 160mg,24 小时尿量 4810ml,入量 2590ml,平均每小时尿量约 200ml;2012 年 12 月 5 日(急性心衰发作第二天)利尿剂总量为呋塞米 120mg,24 小时尿量 5360ml,入量 1778ml,平均每小时尿量约 223ml;2012 年 12 月 6 日(急性心衰发作第三天)利尿剂总量为呋塞米 120mg,24 小时尿量 3560ml,入量 1772ml,平均每小时尿量约 148ml,尽快使患者达到干体重状态后,启动并实施规范化的慢性心力衰竭的药物治疗[5]。随着血管紧张素转换酶抑制剂及 β-受体阻滞剂在心衰治疗中的广泛应用,国外报道扩张型心肌病的预后已有较大改观,2 年和 5 年生存率达 90.3%、76.0%,心功能 I~II 级患者的 8 年生存率达 64.0%~83.0%[9,10]。同时研究[11]表明,联合应用 ACEI 或 ARB、β-受体阻滞剂、利尿剂、醛固酮受体拮抗剂可有效改善患者症状,延长寿命,使心衰引起的远期死亡率相对危险度减少。

本病例中逐渐增加 β-受体阻滞剂剂量,比索洛尔由 5mg 每日 1 次增加至 5mg 每日 2 次、坎地沙坦剂量由 8mg 每日 1 次逐步增加至 8mg 每日 2 次,减少利尿剂剂量(住院期间托拉塞米减少至 5mg 每日 1 次,出院后由于患者已达干体重,最终托拉塞米 5mg 每周 2 次维持),继续使用螺内酯、地高辛、华法林和吲达帕胺缓释片等治疗。目前随访无症状,能上下 7 层楼,BNP 维持在正常水平,超声心动图结果显示射血分数恢复正常。

值得提出的是,本病例中患者合并持续性心房颤动。心房颤动为卒中和血栓栓塞的主要危险因素,血栓预防的需求是心房颤动治疗评估的一部分[12]。2001 年 Gage 等人提出 CHADS$_2$ 评分系统[13],分别将非瓣膜病房颤患者血栓栓塞危险因素(充血性心衰、高血压、年龄、糖尿病、卒中/TIA 史)进行量化,卒中或 TIA 病史记 2 分,其余因素记为 1 分,总分 0~1 分为低危,2~6 分为高危。我国专家建议中[14]建议在老年房颤患者中应用 CHADS$_2$ 评分方法对其继发的脑卒中风险进行评估。2006 年 ACC/AHA/ESC 联合发布的"心房颤动处理指南[15]"指出使用 CHADS$_2$ 评分≥2 分者,均应该使用华法林抗凝治疗。根据 CHADS$_2$ 评分系统,该患者有高血压、充血性心衰,故评分为 2 分,应该使用抗凝药物以预防血栓栓塞并发症,故本例患者在入院急性心衰发作时先使用低分子肝素抗凝,病情稳定后逐渐过渡为华法林抗凝,并根据 INR 进行定期监测和剂量的调整,控制 INR 在 2.0 左右。

【专家点评】

洪华山(福建医科大学附属协和医院 教授)

这是一例扩张型心肌病患者因感染诱发急性左心衰发作的病例,临床医师通过症状、体征、超声心动图明确扩张型心肌病、心力衰竭诊断,并根据个体化强化利尿治疗急性失代偿性心衰、及时启动慢性心衰的规范化药物治疗并兼顾合并症治疗，患者乏力、心悸、气促等症状明显缓解，血压、心率控制良好，心脏杂音减弱，海鸥音消失，下肢水肿消退，出院后 14 个月随访超声心动图显示 LVED 从 69.6mm 减少至 60.1mm，LVEF 从 36.5%增加到 66.9%，NT-proBNP 明显下降，生活质量基本达到发病前的状况，平素活动无胸闷、气促、心悸等症状，治疗效果确切。是一个很好的示范病例。患者为老年患者，多病共存，特别指出的是，本例患者合并有房颤，CHADS$_2$ 评分 2 分，因此，要进行华法林的抗凝治疗以预防血栓并发症的发生。

此病例在治疗过程中注意以下问题：

1. 诊断问题　该病例患者表现为乏力、心悸、劳累或活动后气促、夜间阵发性呼吸困难。查体：颈静脉充盈，肺部可闻及湿啰音及哮鸣音，心界向左下扩大，心率最高 130 次/分，心律绝对不齐，心音强弱不等，脉搏短绌，阴囊水肿，双下肢中度凹陷性水肿。UCG 显示：LVED 69.6mm，EF 36.9%。并排除了冠心病、心瓣膜病、酒精性心肌病和急性重症心肌炎等，有高血压史，故"扩张型心肌病，急性左心衰，持续性房颤，高血压"诊断明确。

2. 强化利尿与干体重　本病例为扩张型心肌病急性左心衰发作，予休息、强化利尿（入院后急性左心衰发作的第一和第二天强化利尿时尿量分别为 4810ml/d 和 5360ml/d）、强心、控制心室率、加强降压、抗凝等治疗后，症状迅速缓解，并使患者在短时间内达到干体重，而达到并长期维持心衰患者的干体重状态是治疗慢性收缩性心力衰竭的前提和保证。

3. 及时启动慢性心衰的规范化药物治疗　急性心力衰竭纠正后，特别是达干体重后，应立即启动慢性收缩性心力衰竭的药物规范化治疗，并把 β-受体阻滞剂和 ARB 的应用剂量达个体最大耐受量，螺内酯使用过程中如果没有出现副作用予原量长期使用。

4. 合并房颤的治疗　该患者为合并持续性房颤，CHADS$_2$ 评分为 2 分，应该使用抗凝药物以防血栓的并发症，本例患者在入院急性心衰发作时先使用低分子肝素抗凝，病情稳定后逐渐过渡为华法林抗凝，并根据 INR 进行监测和调整剂量，控制 INR 在 2.0 左右。需要指出的是使用华法林应定期（每月）进行 INR 的测定。

5. 患者教育和随访的重要性　对扩张型心肌病心力衰竭患者，应像对本例患者一样进行健康教育：饮食、运动指导，引导患者保持乐观向上的心态，告知长期服药的益处，坚持定期随访，才能提高治疗效果。

■ 参考文献 ■

1. Levy D, Garrison RJ, Savage DD, et al. Prognostic implications of echocardiographically determined left ventricular mass in the Framingham Heart Study. NEJM, 1990, 322（22）：1561-1566.

2. Richardson P, McKenna W, Bridstow M, et al. Report of the 1995 Word Healthy Organization/International Society and Federation of Cardiology Task Force on the definition and classification of cardiomyopathies. Circulation, 1996, 93：841-842.

3. 中华心血管病杂志编辑委员会. 全国心肌炎心肌病学术研讨会纪要. 中华心血管病杂志, 1999, 27（6）：408-412.

4. 程宽、王齐兵、李高平, 等. 扩张型心肌病 208 例临床分析. 临床心血管病杂志, 2006, 22（7）：393-396.

5. 中华医学会心血管病学分会，中华心血管病杂志编辑委员会. 中国心力衰竭诊断和治疗指南 2014. 中华心血管病杂志，2014，42（2）：98-122.

6. Faris R, Flather M, Purcell H, et al. Current evidence supporting the role of diuretics in heart failure：a meta analysis of randomised controlled trials. Int J Cardiol, 2002, 82：149-158.

7. Henry K, Peter C. Diuretics in the treatment of heart failure：Mainstay of therapy or potential hazard. J Card Fail, 2006, 12：333-334.

8. 李加宾，洪华山. 强化利尿在慢性心力衰竭急性失代偿期治疗中的价值. 中国危重症急救医学，2011，23（6）：359-362.

9. Fountoulakis M, Soumaka E, Rapti K, et al. Alterations in the heart mitochondrial proteome in a desmin null heart failure model. J Mol Cell Cardiol, 2005, 38（3）：461-474.

10. Rajan S, Ahmed RP, Jagatheesan G, et al. Dilated cardiomyopathy mutant tropomyosin mice develop cardiac dysfunction with significantly decreased fractional shortening and myofilament calcium sensitivity. Circ Res, 2007, 101（2）：205-214.

11. Goser S, Ottl R, Brodner A, et al. Critical role for monocyte chemoattractant protein-1 and macrophage inflammatory protein-1 alpha in induction of experimental autoimmune myocarditis and effective anti-monocyte chemoattractant protein-1 gene therapy. Circulation, 2005, 112（22）：3400-3407.

12. CammA J, Kirchhof P, Lip G Y, et al. Guidelines for the management of atrial fibrillation：the task force for the management of atrial fibrillation of the European Society of Cardiology（ESC）. Europace, 2010, 12：1360-1420.

13. Gage BF, Waterman AD, Shannon W, et al. Validation of clinical 32 classification schemes for predicting stroke：results from the National Registry of Atrial Fibrillation. JAMA, 2001, 285（22）：2864-2870.

14. 老年人心房颤动诊治中国专家建议（2011）. 中国老年医学杂志，2011，30（11）：894-908.

15. Fuster V, Ryden LE, Cannom DS, et al. ACC/AHA/ESC 2006 Guidelines for the Management of Patients with Atrial Fibrillation：a report of the American College of Cardiology/American Heart Association Task Force on Practice Guidelines and the European Society of Cardiology Committee for Practice Guidelines（Writing Committee to Revise the 2001 Guidelines for the Management of Patients With Atrial Fibrillation）：developed in collaboration with the EuroDean Heart Rhythm Association and the Heart Rhythm Society. Europace, 2006, 8：651-745.

老年急性冠状动脉综合征患者围术期抗栓治疗一例

马金宝　王　宁　秦明照

【病例介绍】

患者男性，71 岁，因"间断双下肢水肿 2 年余，加重伴胸闷 5 日"入院。患者近 2 年余间断出现双下肢对称性、可凹性水肿，偶可向上延至阴囊部水肿，伴胸闷、憋气、活动后气短，曾行心脏彩超提示节段性室壁运动异常（室间隔、前壁）并室壁运动普遍减低（心尖附壁血栓不除外），全心扩大，心脏收缩功能明显减低（LVEF 最低至 17%），应用抗血小板药物、卡维地洛改善心室重构、利尿等综合治疗，上述症状可减轻。近 5 日无明显诱因上述症状再次加重，静息状态下感胸闷，曾有一过性意识丧失，持续 1~2 分钟。无明显胸痛。

既往史：冠心病，缺血性心肌病，陈旧性高侧壁、前壁心肌梗死；高血压 2 级（极高危）；2 型糖尿病；血脂异常。

入院查体：BP 150/90mmHg，神清，精神可，皮肤巩膜无黄染，唇甲无明显发绀，双颈静脉略充盈，双肺呼吸音低，双肺底闻及少许湿啰音，心界向左扩大，心率 76 次/分，心尖部心音低钝，未闻明显杂音、附加音及心包摩擦音。腹软，无压痛，未及包块，肝脾肋下未及，双下肢对称性、可凹性水肿，无杵状指趾。

辅助检查：

血常规：白细胞 $7.2×10^9/L$，中性粒细胞 75.4%↑，血红蛋白 150g/L，血小板 $153×10^9/L$。

血生化：电解质正常，ALT 37U/L，AST 47U/L，肌酐 124μmol/L↑。

心肌酶谱：CK 316U/L，CK-MB 40U/L，TnT 0.65~1.3ng/ml。

血气分析：pH 7.411，PaO_2 95.6mmHg，$PaCO_2$ 28.4mmHg↓，BE-5.3mmol/L↓。

心电图（图 32-1）：窦性心律，ST-T 改变。

心脏超声：提示全心扩大，左室前壁及室间隔运动幅度明显减低，肺动脉高压，LVEF 32%。

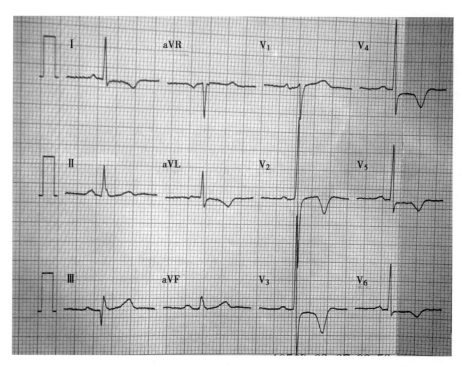

图 32-1　心电图

心肌核素（见文末彩图 32-2）：左室多节段心肌缺血或无血供；全心扩大；左室壁运动普遍低下或无运动，LVEF 21%。

肠道 B 超：盲肠及紧连升结肠壁增厚伴局部淋巴结肿大，降结肠近脾曲壁局限增厚。

肠镜提示升结肠可见侧向生长的结节集聚型绒毛样息肉病变，表面有自发性出血现象，质脆易出血。

盆腔 CT 提示近段升结肠可见软组织团块状影，大小约 5cm×4cm，边缘不规则，增强扫描明显不均匀强化。

诊治经过：患者既往有冠心病、缺血性心肌病、陈旧性心肌梗死病史，射血分数最低至 17%，此次因全心衰竭入院，入院后监测心肌酶、TnT 升高，考虑存在急性冠状动脉综合征，结合心电图诊为非 ST 段抬高性心肌梗死（NSTEMI），给予阿司匹林、氯吡格雷双联抗血小板聚集、低分子肝素抗凝、他汀调脂及稳定粥样斑块，ACEI（福辛普利）、β-受体阻滞剂（卡维地洛）、扩张冠状动脉、控制入量、利尿、胰岛素控制血糖等治疗，心绞痛症状及双下肢水肿明显减轻。住院期间因发现 CA125 增高，肠道 B 超提示肠壁增厚伴局部淋巴结肿大，肠镜提示升结肠恶性肿瘤可能性大。考虑患者进一步发展可能会引起肠梗阻，需限期手术切除肠道占位。但患者同时存在血栓栓塞及出血风险，心脏功能极差，根据患者有陈旧心梗病史，影像学检查多发室壁运动减低，心肌核素提示左室多节段血供，估测患者冠状动脉为冠状动脉多支病变，血运重建的机会小，暂予内科药物保守治疗。在充分评估患者的全身情况及与家属沟通后，决定行结肠癌手术。行全麻腹腔手术风险高，经过麻醉科、内科、普外科、ICU 等多科讨论，外科认为术中出血风险较大，故停用双联抗血小板药物，并予低分子肝素桥接治疗，术前 12 小时停用抗凝药物。手术过程顺利，术中及术后均未发生严重大出血并发症及血栓栓塞事件。结肠肿瘤术后病理：回盲部黏液腺癌（菜花状），肿瘤大小 4cm×4cm×1cm，已浸透肌层达浆膜，脉管内未见瘤栓，两断端未见肿瘤，肠周淋巴结肿瘤转移（0/21）。术后继续抗血小板治疗、调脂、降压、降糖治疗，后好转出院。

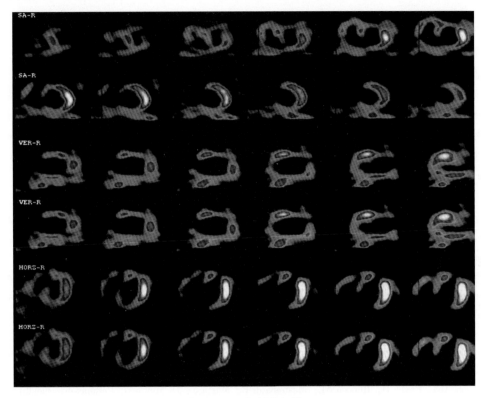

图 32-2　心肌核素扫描

【病例讨论】

近 20 年来，人口老龄化不断加剧，心血管疾病的一级、二级预防比例呈上升趋势。CREDO 研究[1]显示，西方国家每年约 200 万人次行 PCI 治疗，长期的抗血小板治疗尤为关键。阿司匹林和氯吡格雷双重抗血小板（DAPT）治疗已被公认为急性冠状动脉综合征（ACS）及经皮冠状动脉介入治疗（PCI）患者的标准方法[2]。PCI 术后第一年，约有 5% 患者需行非心脏手术[3]。

该患者因 NSTEMI 接受双联抗血小板治疗，拟行限期腹腔手术，需制订围术期抗栓策略以全面评估血栓及出血风险。Di Minno MN 等人[4]将血栓栓塞风险分为低、中、高危 3 组，该患者有 NSTEMI、糖尿病、恶性肿瘤，属于血栓高危人群。依据 2013 年英国麻醉学杂志《围术期抗血小板治疗管理》[5]，该患者 NSTEMI 病程<6 周，为血栓中危人群。出血风险评估是患者整体评估的重要部分，现有出血风险的相关证据多基于个案及特定手术类型，故制订围术期循证风险评估存在困难。虽然 2014 年 Illuminati G 等人[6]研究认为腹腔手术过程中继续双联抗血小板治疗较为安全。但多篇文献均依据手术类型进行了出血风险分层，腹腔手术符合中危出血风险，按照诊疗流程[5]应停用 ADP 受体拮抗剂，继续应用

阿司匹林。但考虑到该患者高龄，基础疾病多，不能单纯依靠手术类型，需综合评估。经多科会诊讨论，考虑到患者出血风险较大，故予低分子肝素桥接治疗[7]，且多个指南推荐[8-12]，短效 GP Ⅱ b/Ⅲ a 受体拮抗剂亦为可选用的桥接药物。

【专家点评】

秦明照（首都医科大学附属北京同仁医院干部医疗科　教授）

　　近年来，心血管疾病患病率逐年增长，接受抗血小板药物治疗患者比例亦增加。围术期抗血小板策略的制订已然成为临床工作中不可忽视的问题，如何平衡出血及血栓风险是临床医师面临的两难抉择，应用抗栓药物患者术前应行相关风险评估，并进行多科讨论，依据相关指南结合患者的具体情况制订合理的个体化策略以确保手术顺利进行。回顾该病例，患者手术过程顺利，术中、术后无明显不良事件，证实该抗栓策略较为合理、恰当。

■ 参考文献 ■

1. Steinhubl SR, Berger PB, Mann JT, 3rd, et al. Early and sustained dual oral antiplatelet therapy following percutaneous coronary intervention: a randomized controlled trial. JAMA: the journal of the American Medical Association, 2002, 288: 2411-2420.

2. Levine GN, Bates ER, Blankenship JC, et al. 2011 ACCF/AHA/SCAI Guideline for Percutaneous Coronary Intervention: a report of the American College of Cardiology Foundation/American Heart Association Task Force on Practice Guidelines and the Society for Cardiovascular Angiography and Interventions. Circulation, 2011, 124: e574-651.

3. Vicenzi MN, Meislitzer T, Heitzinger B, et al. Coronary artery stenting and non-cardiac surgery--a prospective outcome study. British journal of anaesthesia, 2006, 96: 686-693.

4. Di Minno MN, Prisco D, Ruocco AL, Mastronardi P, Massa S, Di Minno G. Perioperative handling of patients on antiplatelet therapy with need for surgery. Internal and emergency medicine, 2009, 4: 279-288.

5. Oprea AD, Popescu WM. Perioperative management of antiplatelet therapy. British journal of anaesthesia, 2013, 111 Suppl 1: i3-17.

6. Illuminati G, Ceccanei G, Pacile MA, et al. Dual antiplatelet treatment in patients candidates for abdominal surgery. Annaliitaliani di chirurgia, 2013, 84: 291-294.

7. Darvish-Kazem S, Gandhi M, Marcucci M, et al. Perioperative management of antiplatelet therapy in patients with a coronary stent who need noncardiac surgery: a systematic review of clinical practice guidelines. Chest, 2013, 144: 1848-1856.

8. Rossini R, Musumeci G, Visconti LO, et al. Perioperative management of antiplatelet therapy in patients with coronary stents undergoing cardiac and non-cardiac surgery: a consensus document from Italian cardiological, surgical and anaesthesiological societies. EuroIntervention: Journal of EuroPCR in Collaboration with the Working Group on Interventional Cardiology of the European Society of Cardiology, 2014, 10: 38-46.

9. Wijns W, Kolh P, Danchin N, et al. Guidelines on myocardial revascularization. European heart journal, 2010, 31: 2501-2555.

10. Korte W, Cattaneo M, Chassot PG, et al. Peri-operative management of antiplatelet therapy in patients with coronary artery disease: joint position paper by members of the working group on Perioperative Haemostasis of the Society on Thrombosis and Haemostasis Research (GTH), the working group on Perioperative Coagulation of the Austrian Society for Anesthesiology, Resuscitation and Intensive Care (OGARI) and the Working Group Thrombosis of the European Society for Cardiology (ESC). Thrombosis and haemostasis, 2011, 105:

743-749.

11. Guidelines for the management of antiplatelet therapy in patients with coronary stents undergoing non-cardiac surgery. Heart, Lung &Circulation, 2010, 19: 2-10.

12. Ferraris VA, Saha SP, Oestreich JH, et al. 2012 update to the Society of Thoracic Surgeons guideline on use of antiplatelet drugs in patients having cardiac and noncardiac operations. The Annals of Thoracic Surgery, 2012, 94: 1761-1781.

高龄患者心脏永久起搏器植入术后并发急性大面积肺栓塞一例

罗 荷 李宪伦

【病例介绍】

患者女性，85 岁，因"间断胸闷、气短半年，加重 10 天"入院。患者半年前出现活动后胸闷、气短，可平地步行 500m，休息后缓解，不伴胸痛、心悸、头晕，夜间可平卧，未诊治。10 天前上述症状发作频繁，平地步行 200m 左右即感胸闷、憋气、乏力，休息后缓解。

既往史： 高血压 30 年，最高 170/70mmHg，服苯磺酸氨氯地平 5mg 每日 1 次，血压 130/80mmHg 左右。血糖升高 9 年，未诊治。高脂血症 10 余年，未治疗。否认吸烟史。

入院查体： BP 150/65mmHg，P 32 次/分，双肺呼吸音清，未闻及干湿啰音，心界不大，心率 32 次/分，律齐，未闻及心脏杂音，腹软无压痛，双下肢不肿。

辅助检查： ECG：二度 II 型房室传导阻滞。

入院诊断： 1. 心律失常 二度 II 型房室传导阻滞；2. 高血压 3 级（极高危）；3. 高脂血症；4. 糖尿病？

诊治经过： 入院后予异丙肾上腺素静点，患者心律仍为二度 II 型房室传导阻滞，间断出现三度房室传导阻滞。遂行永久性心脏起搏器植入术（DDD 型）。术后患者卧床，无胸闷、气短等不适，ECG 示：窦性心律+心室起搏心律，60~70 次/分。左侧锁骨下起搏器植入处伤口表面清洁，无红肿，无渗出。

病情变化： 术后第 3 天下地活动后突发胸闷、喘憋，BP 87/60mmHg，P 102 次/分，SpO_2 81%，查体：双下肺少量湿啰音，心率 102 次/分，无心脏杂音，双下肢不肿。考虑患者休克、急性肺栓塞、急性心功能不全、急性冠状动脉综合征待除外。予面罩吸氧 10L/min，SpO_2 升至 88%。急查动脉血气：pH 7.142，PCO_2 39.8mmHg，PO_2 76.2mmHg，SaO_2 90.1%，血乳酸 12.5mmol/L。心肌酶多次查正常，BNP 250pg/ml，D-二聚体>20mg/L。立即予无创呼吸机辅助呼吸，静点 5%碳酸氢钠 125ml 及小剂量多巴胺。患者 SpO_2 逐渐升至 95%，心率 75 次/分（窦性心律+心室起搏心律），血压 115/65mmHg，逐渐改用面罩吸氧 8L/min，停用多巴胺，患者生命体征维持平稳。

考虑患者老年女性，DDD 植入围术期卧床时间长、活动少，活动后突发胸闷、喘憋，并迅速出现休克、I 型呼衰、代谢性酸中毒，D-二聚体明显升高，因此肺栓塞可能性大。生命体征稳定后于当日 14：00 急查肺动脉 CTA 示：双侧肺动脉叶、段分支内均可见条状充盈缺损，远端分支可见造影剂充盈，双肺可见马赛克灌注（图 33-1）。四肢深静脉超声：双上、下肢深静脉血流未见明显异常。肺栓塞诊断明确。患者高龄、起搏器术后 3 天出血风险仍高、目前生命体征尚平稳，暂决定抗凝治疗为主。

16：00 患者大便后再次出现喘憋、血压 85/60mmHg。考虑患者虽处于起搏器术后第 3 天，但肺栓塞诊断明确且已导致血流动力学不稳定，溶栓治疗利大于弊。于 17：40 开始静点 rt-PA 50mg（共 2 小时），后续依诺肝素 5000IU 每 12 小时 1 次，华法林 3mg 每日 1 次，目标 INR 1.8~2.5。溶栓开始后患者胸闷、喘憋症状逐渐减轻，血压、心率、SpO_2 趋于稳定。溶栓结束后 1 小时患者股动脉、桡动脉穿刺取动脉血气处出现血肿，予绷带加压包扎，并预防性予左锁骨下起搏器置入处弹力绷带加压。患者逐渐出现静脉穿刺点及多处皮下瘀斑。

溶栓次日 Hb 76g/L，INR 1.48，UCG：左房 57mm，左室 45mm，右室 24mm，LVEF 60%，三尖瓣轻度反流，肺动脉压 40mmHg。停用低分子肝素及华法林，继续观察。

溶栓后第 3 天 Hb 62g/L，予红细胞悬液 2 IU 输注。患者皮下瘀斑面积未再扩大，Hb 逐渐上升至稳定在 86g/L，复查肺动脉 CTA：右肺上动脉内栓塞，余肺动脉内栓子基本消失（图 33-2）。

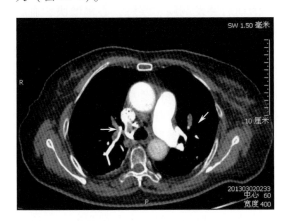 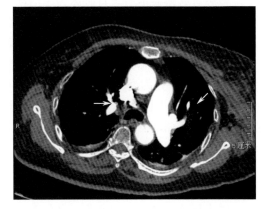

图 33-1　溶栓前 CTPA（白色箭头所示为血栓）　　图 33-2　溶栓后 CTPA（白色箭头处血栓影已消失）

溶栓后第 5 天恢复华法林 3mg 每日 1 次。之后患者未再出现胸闷、喘憋，无新发出血迹象，皮下瘀斑逐渐吸收，Hb 稳定在 90g/L 左右。

随访患者 INR 维持在 2.0 左右。

【病例讨论】

这是一个起搏器植入术后突发急性呼吸困难的病例。根据 2014 版《呼吸困难诊断、评估与处理的专家共识》（中国）[1]，呼吸困难按病因可分为肺源性呼吸困难、心源性呼吸困难、中毒性呼吸困难、血源性呼吸困难和神经精神性呼吸困难。呼吸困难最常见于心血管、呼吸和神经肌肉疾病。应在全面系统了解患者病情的基础上，遵循"系统、有序、快捷、准确"的原则进行呼吸困难的鉴别诊断。

该病例为老年女性患者，既往有高血压、高血糖、高脂血症病史，心脏起搏器术后突发胸闷喘憋，对于一个心脏疾病患者突发急性呼吸困难，首先需要考虑急性冠状动脉综合征、急性充血性心力衰竭，但老年女性患者还需除外 COPD 急性发作、支气管哮喘急性发作、肺血栓栓塞症。由于以上疾病处理方式不同，鉴别诊断非常重要。患者既往无明确冠心病史及心绞痛症状，术后突发症状以胸闷、喘憋、严重低氧血症为主要表现，肺部仅有少量湿啰音，因起搏器术后 ECG 为起搏心律下 ST 段的变化对判断心肌缺血价值有限，多次复查心肌酶正常，BNP 最高 250pg/ml，而 D-二聚体>20mg/L。考虑急性冠状动脉综合征、急性充血性心力衰竭不是主要原因。患者既往无明确 COPD 及支气管哮喘病史，无长期慢性咳嗽、咳痰、喘息症状，本次呼吸困难发作时双下肺仅少量湿啰音，无明显哮鸣音，因此 COPD 急性发作、支气管哮喘急性发作可能性不大。而根据患者高龄、围术期卧床时间长、活动后突发胸闷、喘憋，并迅速出现休克、难以纠正的低氧血症，临床上考虑急性肺栓塞可能性大。

《2010 急性肺血栓栓塞症诊断治疗中国专家共识》建议[2]，对于怀疑急性肺血栓栓塞症（APTE）的患者应首先进行临床诊断评分，若临床高度怀疑 PTE 或 D-二聚体明显升高的患者，建议行 CT 肺动脉造影。《2014 ESC 急性肺栓塞诊断和管理指南》推荐的诊断流程更加重视患者是否出现休克及低血压状态，将休克或低血压作为怀疑急性肺栓塞患者的初始危险分层依据，并据此进行下一步诊断流程[3]。

该患者起搏器术后 3 日卧床为主活动极少，活动后突发胸闷、喘憋，心率增快、血压下降，临床考虑 PTE 可能性大，下一步应尽快完成 CT 肺动脉造影。CT 肺动脉造影是诊断 PTE 的重要无创检查技术，敏感性为 90%，特异性为 78%~100%。在临床应用中，CT 肺动脉造影应结合患者临床可能性评分进行判断。低危患者如果 CT 结果正常，即可排除 PTE；对临床评分为高危的患者，CT 肺动脉造影结果阴性并不能除外单发的亚段 PTE。如 CT 显示段或段以上血栓，能确诊，但对可疑亚段或远端血栓，则需进一步结合下肢静脉超声、肺通气/灌注扫描或肺动脉造影等检查明确诊断。该患者肺动脉 CT 明确可见血栓影，因此肺栓塞诊断明确。

PTE 需根据病情严重程度制订相应的治疗方案，应迅速准确地对患者进行危险度分层，为制订相应的治疗策略提供重要依据。指南推荐低危患者抗凝治疗，包括低分子肝素、华法林及新型口服抗凝药，高危患者推荐溶栓或肺动脉血栓摘除术及抗凝治疗。溶栓治疗可迅速溶解血栓和恢复肺组织灌注，逆转右心衰竭，增加肺毛细血管血容量及降低病死率和复发率。而肺动脉血栓摘除术是治疗高危险度、并且存在溶栓禁忌证或溶栓无效的 APTE 患者的一种值得推荐的治疗方法。

该患者已出现低血压、休克，属高危人群，且无绝对禁忌证，按指南推荐应立即行溶栓治疗。唯一顾忌的是出现起搏器囊袋并发症。起搏器囊袋血肿是永久性心脏起搏器植入术后早期最常见的并发症之一。在齐书英等报道的 1368 例起搏器植入术后囊袋并发症中，囊袋积血发生率最高（5.8%）[4]。囊袋积血与年龄、营养状况差、术前未停用抗凝药、血小板低、分离制作囊袋术中解剖层次不对及操作不细致等因素有关。防治措施包括术前停用抗血小板药物、术前术后早期尽量不用抗凝及扩血管药物、术中严格规范操作、术后沙袋压迫位置准确、术后适当局部制动。该患者起搏器术后第 3 天囊袋出血风险仍存在，且囊袋出血容易并发感染，甚至导致亚急性感染性心内膜炎，有时不得已需拔除起搏器。此时溶栓会进一步加重囊袋出血的风险。但此时对于该患者，PTE 已经引起血流动力学异常，迅速溶解血栓、恢复肺组织灌注、挽救生命、降低死亡率及致残率至关重要，因此经全面评估，及时、果断采取半量溶栓法，同时预防性予左锁骨下起搏器置入处弹力绷带加压，成功使堵塞的肺血管再通、挽救了患者生命，同时避免了严重囊袋出血及威胁生命的其他部位出血发生。

肺栓塞患者溶栓成功后需抗凝治疗，防止血栓再形成和复发，再次出现栓塞事件。目前临床上推荐应用低分子肝素和华法林重叠应用 3~5 天，之后单独应用华法林。当该患者应用上述方案后出现皮下出血、Hb 明显下降，当动态评估出血风险较大可能危及生命时，及时停用抗凝，并予对症输血治疗。3 天后再次评估皮下出血已停止，Hb 稳定，恢复抗凝。在不断的出血与栓塞风险评估中权衡利弊，调整抗凝与止血措施，最终帮助患者度过难关，取得满意的治疗效果。

【专家点评】

李宪伦（中日友好医院心脏内科　教授）

1. 永久性心脏起搏器植入术围术期预防 DVT、PTE 很重要。年龄>70 岁、卧床>24 小时、既往下肢静脉曲张病史、瓣膜置换病史或肺栓塞病史为心脏介入围术期发生肺栓塞的危险因素，围术期精神紧张、腹胀也会引起血流缓慢、瘀滞，增加血栓形成风险。而且研究表明，起搏器术后常规沙袋压迫伤口 6 小时后半卧位并在床边活动，与压迫 6 小时后绝对卧床 24 小时再下地活动相比，并没有增加术后导线脱位、囊袋出血并发症，也没有因此延长住院时间，反而术后长期卧床会引起腰背酸痛、食欲不振、尿潴留、腹胀、睡眠障碍、肩关节酸痛等症状，也增加 DVT 风险。因此围术期若生命体征平稳，切忌长期卧床，一旦出现深静脉血栓或肺栓塞事件，会给有创操作带来治疗策略的矛盾与纠结，若因无法抗拒的因素必须卧床，可穿弹力袜、按摩双下肢、嘱患者主动活动双下肢或被动做双足背屈、跖屈运动，必要时予低分子肝素皮下注射，对预防深静脉血栓有一定效果。

2. 全面评估，平衡利弊，病程不同阶段治疗重点不同。复杂、危重病例往往合并症多、病情变化快，在病程的每个阶段要抓主要矛盾，全面分析病因、评估每种治疗措施的利与弊，比如永久性搏器植入术前停用抗血小板抗凝药物、术后沙袋加压等措施，是为了避免囊袋出血，而发生危及生命的肺栓塞后，解除肺栓塞又上升为主要矛盾。在错综复杂、瞬息万变中恰到好处的取平衡点，是对临床决策的一种考验。

━━━━━━ ■ 参考文献 ■ ━━━━━━

1. 呼吸困难诊断、评估与处理的专家共识组. 呼吸困难诊断、评估与处理的专家共识. 中华内科杂志，2014，53（04）：337-341.

2. 中华医学会心血管病学分会肺血管病学组，中国医师协会心血管内科医师分会. 急性肺血栓栓塞症诊断治疗中国专家共识. 中华内科杂志，2010，49（01）：74-81.

3. Konstantinides SV, Torbicki A, Agnelli G, et al. 2014 ESC Guidelines on the diagnosis and management of acute pulmonary embolism. Eur Heart J, 2014, 35（43）：3033-69, 3069a-3069k.

4. 齐书英，王冬梅，李洁，等. 起搏器植入术后囊袋并发症的临床分析及处理：1368 例报告。中华老年多器官疾病杂志，2012，11（06）：431-434.

老年患者术后反复发作致命性
肺栓塞成功救治一例

魏　璇　缪京莉

【病例介绍】

患者女性，73 岁，因"活动后胸闷、憋气 1 年，意识丧失 10 分钟"于 2013 年 12 月 17 日入院。患者因胸闷憋气发作频繁行冠状动脉造影，发现冠状动脉多支病变，于 12 月 2 日行冠状动脉搭桥术，手术顺利，12 月 10 日出院。出院后继续扩血管、抗血小板等治疗，有时咳嗽，无发热、胸闷、胸痛、下肢水肿。12 月 17 日 5：00，家人发现患者躁动，继而呼之不应、出大汗、尿失禁。给含服速效救心丸 5 粒，约 10 分钟患者清醒，心电图："频发室性期前收缩"，以"冠心病、冠状动脉搭桥术后、心律失常"收住院。

既往史：高血压、高血脂、2 型糖尿病病史，均控制良好。

入院查体：T 36.5℃，P 80 次/分，R 20 次/分，BP 170/110mmHg。神志清，自动体位，颈静脉无充盈，口唇无发绀。胸骨正中见手术切痕，双肺呼吸音清，未闻及干湿啰音。心界不大，心率 80 次/分，律齐，心音正常，未闻及杂音。腹软，无压痛，肝脾肋下未触及，双下肢无凹陷性水肿。膝反射、跟腱反射正常，病理反射未引出。

入院诊断：1. 晕厥原因待查；2. 冠心病　心绞痛　冠状动脉搭桥术后　心律失常室性期前收缩　室速？3. 高血压 3 级（极高危）；4. 高脂血症；5. 2 型糖尿病。

诊疗经过：12 月 19 日下地排便后大汗、胸闷、气短，心电图示窦性心律，$V_1 \sim V_5$ 导联 T 波对称性倒置，$V_3 \sim V_5$ 导联 ST 段水平压低 0.1～0.3mV，血糖 15.7mmol/L，脉氧 85%，血压 80/40mmHg，呼吸 33 次/分，呼吸浅快，听诊双肺无干湿性啰音；心率 76 次/分，律齐，P_2 略亢进；腹软，无压痛和反跳痛；右下肢皮肤张力较高，给予静脉注射多巴胺、肌内注射罂粟碱，血压逐渐升至 106/64mmHg。超声：肺动脉压 61mmHg，右下肢腘静脉血栓形成。心肌酶正常，PaO_2 59.8mmHg ↓，血 BNP 792pg/ml ↑，D-二聚体 4862ng/ml ↑。

补充诊断：右下肢深静脉血栓形成；急性肺动脉血栓栓塞症（高危）。

患者术后 17 天并发急性肺动脉血栓栓塞症，血压需升压药维持，虽有出血风险，但有明确的血栓形成，因此在严密观察下给予阿替普酶 50mg 静脉溶栓治疗。溶栓后给普通肝素 500~750U/h 静脉点滴，使 APTT 达到 50 秒。溶栓次日上午患者症状完全消失、缺氧改善、血压稳定、血氧饱和度升高，溶栓成功。病程中氧饱和度变化见图 34-1，D-二聚体变化见图 34-2。

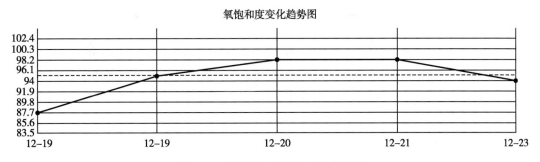

图 34-1　病程中血氧饱和度变化曲线

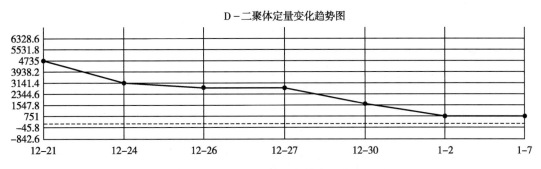

图 34-2　病程中 D-二聚体变化曲线

12 月 21 日停用多巴胺，23 日停肝素，改用低分子肝素钙 6000IU 每 12 小时 1 次皮下注射。24 日重叠口服华法林 2.5mg 每晚 1 次，右下肢周径减小。

病情变化： 27 日发现右下肢周径进行性增大，右下肢肿胀明显。10：00 超声：原有腘静脉血栓处无血流再通，股静脉新发血栓，有部分血流通过。14：00 复查：股静脉内充满血栓，无血流，右侧髂外静脉内新发血栓。

患者病情发展极快，在规范抗凝治疗基础上发生血栓瀑布效应，提示抗凝治疗失败，极易再发大面积肺栓塞。血管外科会诊意见：患者反复发作深静脉血栓形成，具有安置永久性下腔静脉滤器的指征。为预防下肢静脉血栓脱落，27 日 19：00 安装永久性下腔静脉滤器。术后继续华法林抗凝，2 周后病情稳定出院。

【病例讨论】

老年人肺动脉栓塞（PE）的患病率随年龄增加而增高。其病死率仅次于冠心病和脑卒中，是心血管病第 3 位死因[1]。

老年人 PE 死因占 12%。当 PE 与基础疾病或心血管疾病相关时病死率更高。由于担心出血不良反应而没有及时应用抗凝治疗以及治疗引起的出血危险也导致死亡率进一步上升。因此，老年人 PE 的诊断和治疗有其特点、更具一定难度。呼吸困难、胸痛、咳嗽、心悸、焦虑等症状和呼吸急促、心动过速等体征是 PE 的典型临床表现，>70 岁的老年患者呼吸困难最为常见，而胸痛的发生率明显降低。此外，老年患者多同时合并有高血压、糖尿病、动脉粥样硬化等基础疾病，晕厥相对多见，该患者第一次发作时即为晕厥而且是该患者唯一的首发症状，原因可能与血栓堵塞肺动脉导致体循环压力骤然下降，产生一过性脑供血不足有关，有些也与 PE 加重心脏负荷，导致心律失常和低氧血症有关。需注意的是，PE 的临床症状和体征均不具有特异性，单凭以上临床特点把 PE 从众多疾病中甄别出来非常困难。

当老年人出现不明原因的呼吸困难、咳嗽、胸痛、晕厥等症状或不能解释的低氧血症时，不应满足于基础疾病的诊断，必须考虑到 PE 的可能，应根据患者危险因素和临床表现进行 PE 临床可能性评估，根据评估结果制订诊断流程。目前常用的 PE 临床可能性评分方法有修正的 Geneva 量表（表 34-1）和 Wells 表（表 34-2）。其他检查包括：

（1）D-二聚体：D-二聚体是交联纤维蛋白的代谢产物，主要反映继发性纤维蛋白的溶解功能，由于受炎症、肿瘤、感染等因素的影响，特异性较差，临床上注重的是其阴性预测价值。低危人群且 D-二聚体阴性基本可排除 PE，高危和中危人群，D-二聚体阴性则不能排除。老年 PE 患者 D-二聚体升高幅度明显高于非老年患者，Douma 等建议，>50 岁患者诊断的切点应重新确定，以提高 D-二聚体对老年 PE 诊断的特异性，如 D-二聚体<年龄×10μg/L 时，可除外 PE，该患者 D-二聚体 4862ng/ml，明显增高，应高度警惕肺栓塞，需要针对肺栓塞进一步检查。

（2）超声：超声心动图检查中如能直接看到肺动脉或右心室血栓，同时临床表现符合 PE，即可作出诊断，但大多数患者仅能显示间接征象如肺动脉高压、右心扩大、三尖瓣反流等，部分患者可出现心包积液。老年人因存在基础疾病（如冠心病、慢性阻塞性肺疾病等），本身就可能存在以上征象而影响诊断，因此，超声心动图对评价老年 PE 患者的病情轻重和预后价值有限，该患者心脏彩超发现肺动脉压力增高，结合下肢静脉血栓形成，故临床诊断肺动脉栓塞，行溶栓治疗后临床症状改善。

为进一步确诊，可行 CT 肺动脉造影（CTPA）、肺血管造影、磁共振血管造影（MR-PA）、放射性核素通气/灌注扫描、下肢深静脉影像检查等。

表 34-1　修正的 Geneva 量表评分标准

评价项目	分值
年龄>65 岁	1
以前有 DVT/PE	3
1 个月内手术（全麻）骨折	2
恶性肿瘤（实体或血液，目前活动或者 1 年内治愈）	2
单侧下肢疼痛	3
咯血	2
心率 75~94 次/分	3
心率>95 次/分	5
下肢深静脉触痛及单侧水肿	4

注：低度可能：0~3 分；中度可能：4~10 分；高度可能：≥11 分

表 34-2 Wells 量表评分标准

评价项目	分值
癌症活动	1
卧床或 4 周内有过大手术	1.5
咯血	1
既往 PTE 或 DVT 病史	1.5
心率>100 次/分	1.5
诊断为其他疾病的可能性小于 PTE	3
临床 DVT 临床体征	3

急性 PE 的治疗包括一般治疗、抗凝治疗、溶栓、介入治疗、外科手术等。根据美国胸科医师协会第 9 次抗凝与溶栓会议共识（ACCP9），抗凝治疗是急性 PE 患者的基本治疗，对于血流动力学不稳定者，则建议溶栓治疗。该患者在严密观察下给予阿替普酶 50mg 静脉溶栓治疗。溶栓后给普通肝素静脉点滴，使 APTT 达到 50 秒。次日上午患者症状完全消失、缺氧改善、血压稳定、血氧饱和度升高至正常，溶栓成功。

高度疑诊或确诊 APE 的患者应立即给予抗凝治疗，推荐肠外抗凝药或利伐沙班作为初始抗凝治疗。如肾功能正常，建议优先选用低分子肝素或磺达肝癸钠，高危或非高危但合并肾功能不全的患者首选普通肝素（UHF），抗凝时间建议 3 个月，年龄>60 岁的中老年患者应用 UHF 时出血风险增加。华法林不增加老年患者整体的出血风险，但颅内出血的风险随年龄而增加[2]。利伐沙班为新型口服 X a 因子直接抑制剂，可高选择性、竞争性抑制游离和结合的 X a 因子以及凝血酶原活性，无须监测活化的部分凝血活酶时间，可作为 APE 患者（包括老年患者）的初始抗凝治疗。

口服抗凝剂最常见并发症是出血，其危险同抗凝强度有关。有足够证据表明 INR 大于 3.0 时出血更常见。高龄患者容易出血。出血常在治疗早期发生，尤其合并肿瘤、胃肠道溃疡、脑动脉瘤时。如果临床需要可停药，口服或注射维生素 K 拮抗。如果患者严重出血，应静脉注射维生素 K 和新鲜血浆或凝血酶原复合物。溶栓可迅速恢复肺血流，改善右心功能，减少休克的发生，降低病死率，但应慎重考虑适应证与禁忌证。其主要的并发症是出血，以颅内出血最为危险，发生率为 0.3%～1.6%，尤其是老年人和有潜在出血危险的患者。高危 PE 患者如无绝对禁忌证，溶栓治疗系一线治疗，非高危的 PE 患者不推荐常规溶栓治疗，中危患者可考虑溶栓治疗但应权衡出血风险，溶栓治疗不用于低危患者。

老年患者接受溶栓治疗的可能性一般比年轻患者低 6 倍，其担心是致命性大出血的发生。目前认为不应单独将年龄作为大块 PE 进行溶栓治疗的禁忌证。对于急性 PE 伴右心功能不全而没有血流动力学不稳定的患者，尤其是原来存在心肺疾病者，是否应用溶栓治疗应慎重考虑。目前对大面积 PE 患者如无溶栓禁忌证必须尽快溶栓已达成共识，但对次大面积 PE 患者是否需要溶栓仍有争议。

充气压迫装置是一种机械性预防 DVT 的方法，可单独应用，或与其他预防方法联合应用，无临床副作用。对老年患者，如果不是进行易并发 DVT 的高危手术，是适用和理想的。对于有高度出血危险的内科或外科患者，也可选用机械方法。气动压迫装置对预防腓肠肌 DVT，减少 PE，尤其是致死性 PE 的发生，与低剂量肝素同样有效。周围动脉疾病和下肢溃疡是相对禁忌证。分级加压长袜，对预防静脉血栓是有效的，尤其是与气动加压装置和低剂量肝素联用时[3]。

介入治疗也是 PE 的治疗方法，包括导管血栓吸除术、导管导丝碎栓术、球囊扩张碎栓术等；外科治疗方面，肺动脉血栓摘除术风险大，需较高的技术条件，适应证为肺动脉主干或主要分支的大面积 PE，或有溶栓禁忌证者。

腔静脉滤器置入术的目的是预防下肢深静脉血栓（DVT）栓子脱落导致 PE，主要适用于近端肢体 DVT 伴有抗凝治疗禁忌；经充分抗凝治疗仍反复发生 PE 以及行肺动脉血栓内膜切除前。虽腔静脉滤器置入术可减少肢体近端 DVT 栓子脱落，但滤器对 PE 的预防作用被滤器上游 DVT 的增加而掩盖，且对患者存活率无有益影响，目前对滤器的置入趋于保守。该患者在抗凝治疗的基础上再次出现股静脉血栓形成，极有可能脱落导致新发肺动脉栓塞，为预防下肢静脉血栓脱落，紧急安装永久性下腔静脉滤器。效果良好，术后病情稳定出院。

至今，PE 在老年人仍是经常误诊和误治的疾病，只有提高对老年人 PE 诊治知识的了解，保持高度警惕，并采取适当防治措施，才能降低 PE 患者的患病率和病死率[4]。

【专家点评】

魏璇（空军总医院　教授）

该患者有两个特点：

1. 两次发生致命性肺动脉血栓栓塞，首次发作在院外，症状为晕厥，但由于认识不到位，未行相关检查没有确诊；第二次发病在院内，表现为排便后休克，因高度怀疑肺动脉血栓栓塞症，进行相关检查后确诊并进行了溶栓治疗，效果良好。

2. 在规范抗凝治疗的基础上再发下肢深静脉血栓形成，经过滤器安置后，防止再发肺动脉血栓栓塞症，挽救了患者的生命。

晕厥、胸痛、呼吸困难、不明原因低血压等患者应急查血浆 D-二聚体和动脉血气，有疑问的患者应进一步查下肢血管超声及超声心动图。

怀疑肺动脉血栓栓塞症的患者要绝对卧床休息。

即使在规范抗凝治疗中患者无不适，仍应每日测量下肢周径，评估治疗效果。

■ 参考文献 ■

1. 任国庆. 老年人肺栓塞的临床特点和诊断方法. 实用老年医学，2013，l27（10）：796-798.

2. Ageno W, Gallus A S, Wittkowsky A, et al. Oral anticoagulant therapy：Antithrombotic Therapy and Prevention of Thrombosis, 9th ed：American college of Chest Physician Evidence-Based clinical Practice Guidelines. Chest, 2012, 141（Suppl 2）：e44S-e88S.

3. 俞森洋. 老年人肺栓塞的防治策略. 中华老年医学杂志，2003，22（9）：574-576.

4. 张鹤萍，吴永全，李卫萍，等. 老年人急性肺栓塞诊治分析. 中国医药导刊，2011，13（4）：582-583.

高龄急性肺栓塞患者溶栓继发穿刺部位血肿一例

梁颖慧　刘国樑　刘　琦　秦明照

【病例介绍】

患者女性，82 岁，因"突发一过性意识丧失伴胸闷 2 小时"于 2009 年 11 月 30 日入院。患者 2 小时前于坐位休息时无明显诱因突发意识丧失，数分钟后意识恢复，感胸闷、憋气，面唇青紫，肢端发凉，轻度头晕。无胸痛、心悸、大汗；无咳嗽、咯血；无腹痛、恶心、呕吐；无头痛、抽搐、二便失禁及肢体无力、活动障碍。

既往史：血脂异常 30 余年。多动脉粥样硬化伴多发斑块 10 余年。5 年前曾短暂性脑缺血发作。否认冠心病、高血压、糖尿病、近期手术、长途旅行、卧床史。否认过敏史。否认吸烟史。

入院查体：BP 70/40mmHg，R 34 次/分，P 98 次/分，T 36.8℃，SpO_2 78%（未吸氧）。神志清楚，精神弱，唇甲发绀，颈静脉略充盈，颈动脉未闻血管杂音，呼吸浅促，双肺叩诊清音，对称，双肺呼吸音清，未闻及干湿啰音，心界不大，HR 98 次/分，律齐，P_2 亢进，各瓣膜听诊区未闻及杂音。腹软，无压痛，双下肢无水肿，无单侧肢体周径增粗，双足背动脉搏动对称。四肢肢端凉，四肢肌力正常，病理反射征阴性。

辅助检查：

血常规：WBC $8.02×10^9$/L，N 69.3%，Hb 123g/L，PLT $177×10^9$/L；

心肌酶正常。BNP 1353pg/ml↑。

血气分析（面罩给氧 FiO_2 50%）：pH 7.36，PO_2 58.3mmHg↓，PCO_2 30.9mmHg↓；SaO_2 86%↓，BE-6mmol/L↓，P（A-a）O_2 50mmHg。

凝血功能：PT 11.9 秒，APTT 22.8 秒，INR 0.98，Fib 3.23g/L，D-二聚体 634ng/ml↑。

生化：肝肾功能、血糖、电解质未见明显异常。

心电图：窦性心律，完全性右束支传导阻滞。V_1~V_6 T 波低平，浅倒置（图 35-1）。

床旁胸部 X 线片：心影增大，余无明显异常。

床旁超声心动图：右室扩大（横径 4.06cm），左室舒末内径 4.0cm，三尖瓣中度反流，肺动脉高压（估测肺动脉压 64mmHg），左室射血分数 64%（图 35-2）。

双下肢动静脉 B 超提示右股静脉血栓几乎充满管腔，未探及血流，左下肢深静脉血流通畅，双下肢动脉粥样硬化伴多发斑块。

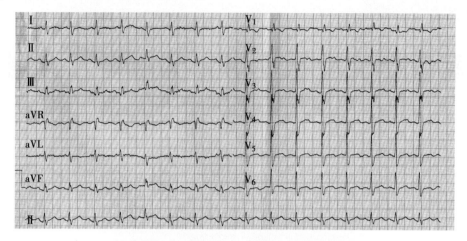

图 35-1　心电图

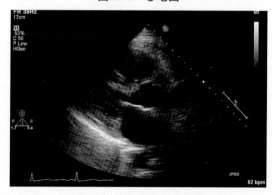

图 35-2　床旁超声心动图

入院诊断： 1. 急性肺血栓栓塞症（高危）；2. 右股静脉血栓形成；3. 多动脉粥样硬化症。

诊疗经过： 予心电监护、经股静脉置管补液、静点多巴胺、无创呼吸机辅助通气，并立即予 rt-PA 50mg（10mg 静推+40mg 静滴 2 小时）溶栓，半小时后血压渐升至 92~100/50~60mmHg，HR 66~80 次/分，呼吸渐平稳，SpO$_2$ 95%~100%，胸闷缓解。动脉血气分析 pH 7.36，PCO$_2$ 32.3mmHg，PO$_2$ 119.4mmHg。心电图右束支传导阻滞消失；超声心动图右室扩大无明显变化，三尖瓣反流减轻，肺动脉高压缓解，下腔静脉无扩张但血流缓慢。溶栓结束后续予普通肝素持续静滴抗凝，适时调整使 APTT 维持于正常值 1.5~2.5 倍之间，加用华法林 2.5mg 每晚 1 次口服，48 小时后将普通肝素改予低分子肝素钙 6000IU，皮下注射每 12 小时 1 次。

入院第 4 天发现双侧腹股沟区瘀斑及血肿，血红蛋白下降最低至 68g/L，血小板无明显下降，心电图曾有 ST-T 缺血性改变，B 超提示双侧股总动脉假性动脉瘤形成，右侧直径 10cm，左侧可见 3 个，直径分别为 3cm、6.6cm、8.9cm（右侧股动脉曾血气分析穿刺取血，左侧行股静脉置管穿刺术）周围血肿形成，未发现其他部位出血，生命体征平稳，监测 INR 1.8，停用低分子肝素，予局部动脉压迫出血停止，理疗后血肿渐消退。调整华法林剂量，INR 维持于 1.8~2.5。监测双下肢静脉 B 超提示右股静脉血栓逐渐缩小。

第 30 天行核医学双下肢静脉显像未见异常，肺通气-灌注扫描可见左肺下叶背段、前基底段、外基底段、后基底段及右肺下叶外基底段呈肺段性或亚肺段性放射性分布缺损区，肺通气大致正常。肺灌注通气显像不匹配，仍存双肺多发肺栓塞，超声心动图各房室腔大小及功能正常。此间完善抗磷脂抗体、蛋白 C、蛋白 S 等易栓症相关血液检查均正常，肿瘤标志物及影像学检查均无肿瘤提示。

于华法林抗凝 3 个月后，因未再发生出血事件，而患者依从性好，能按时就诊复查，监测 INR，建议其长期甚至终生应用华法林治疗。

5 年后随访：目前华法林 3~4.5mg/d，INR 维持于 2.0 左右，病情平稳，未发生明显出血，体力活动耐力好，每年行双下肢静脉 B 超未见血栓，超声心动图提示三尖瓣极少量反流，未发现肺动脉高压。

【病例讨论】

有症状的静脉血栓栓塞症（venous thromboembolism，VTE）发生率高，其中约三分之一表现为急性肺血栓栓塞症（acute pulmonary thromboembolism，APTE）[1]。APTE 是除心肌梗死和脑卒中外的第三大致死性心血管疾病，高达 15% 的肺栓塞（pulmonary embolism，PE）患者在患病后的第一个月内死亡。在致死性病例中，有 60% 的患者被漏诊，只有 7% 的患者得到及时正确的诊疗。而在幸存的患者中，30% 在接下来的 10 年中会复发[2]。因此，应提高对 VTE/APTE 的认识及诊疗水平。

APTE 由于栓塞的范围、速度以及原有心肺功能状态的不同临床表现各异，且多无特异性，给临床诊断带来困难[2]。多数患者会出现不同程度的呼吸困难，但出现呼吸困难、胸痛、咯血典型"肺梗死三联征"者不足 20%。心电图有典型 $S_IQ_{III}T_{III}$ 的也仅约三分之一。约 10% 的患者以晕厥为首发症状或唯一症状。

本例患者突发晕厥，无神经系统定位体征，不支持急性脑血管病，伴有胸闷、憋气，心率、呼吸增快，血压、血氧饱和度下降，P_2 亢进，心肌损伤标志物正常，不支持急性心肌梗死，D-Dimer≥500ng/ml，BNP 增高，ECG 有新发右束支传导阻滞及胸前导联非特异 ST-T 改变，提示肺动脉高压、右心负荷增重，Wells 评分[2] 6.0（2014ESC 简化版[3] 2 分），应高度怀疑 APTE。

近年来国际国内指南均建议对 APTE 危险分层，有助于预后判断及实施治疗[1-4]。超声心动图检查虽然不是确诊检查，但常常可显示肺动脉高压和右室负荷过重，有时可以直接显示位于右心、主肺动脉或左、右肺动脉内的血栓[5]。对可疑 APTE 存在低血压或休克，需尽快诊断，需与心源性休克、急性瓣膜功能障碍、心脏压塞和主动脉夹层鉴别时很有价值。本例患者存在休克，血流动力学不稳定，床旁超声心动图结合临床诊断 APTE，同时双下肢静脉超声证实右股静脉血栓存在。

近年来国内外指南提出对无绝对禁忌证的高危 APTE 患者应首选溶栓治疗[1,3,5]。但溶栓治疗会导致出血风险增加，包括颅内出血等致命性出血，高龄是出血高危因素之一。抗凝是 APTE 治疗的基石，可以选用普通肝素或低分子肝素及华法林等[5]。2014 年 ESC 指南新增了新型口服抗凝药如利伐沙班、阿哌沙班、达比加群和依度沙班等作为初始及维持抗凝，其中利伐沙班和阿哌沙班可单药治疗，达比加群和依度沙班需在肝素化后才能使用，无须化验监测，但对老年人群的相关研究仍需等待[3]。本例患者经 rt-PA 紧急溶栓后症状改善，肺动脉高压、右心功能障碍缓解，治疗有效，但出现较严重的穿刺和非穿刺部位出血。

静脉血栓形成有多种原发和继发性危险因素，高龄是其中之一，年龄每增加 10 岁，PTE/DVT（即深静脉血栓形成，deep venous thrombosis）的患病率增加 10%[2]。PE 患者一般需抗凝治疗三个月，之后根据栓塞复发和出血的风险决定抗凝时程。对无诱因首发的近端 DVT 及 PE、无或低出血风险患者建议终身抗凝[2,3]。2014 年 ESC 指南建议对不能耐受或拒绝服用任何口服抗凝药者可考虑口服阿司匹林，亦可能降低 VTE 复发风险[3]。

此例患者诊治过程提示，高危 APTE 的高龄患者，及时诊断，严密监测下及时溶栓、坚持抗凝治疗，也可获益。

【专家点评】

秦明照（首都医科大学附属北京同仁医院　教授）

1. 患者以晕厥、低血压、休克伴有呼吸困难、低氧血症、过度通气为表现，临床高度怀疑高危肺栓塞，病情危重无法行 CTPA 等确诊检查，超声心动图检查明确存在肺动脉高压、右心负荷增重，可以考虑 APTE 诊断，并及时实施 rt-PA50mg 静脉溶栓，溶栓效果理想。

2. 关于溶栓并发症溶栓前已与家属充分沟通，溶栓易并发出血，甚至危及生命，老年人出血风险更高。该患者多处血肿，有与穿刺相关的，亦有自发出血，出血量较大，导致中度贫血。故对考虑溶栓的患者，应注意保护穿刺部位，减少穿刺，避免肌内注射，严密观察出血倾向，特别是警惕腹膜后血肿等内脏出血，及时处理避免严重临床情况。

3. 决定抗凝疗程需权衡血栓栓塞复发和出血的风险，而血栓复发的风险通常由 PE 的病因（瞬时危险因素、无明显诱因的或是癌症相关的）决定。此患者属无诱因的首发 PE，且为高危患者，除高龄外，无明显其他出血高危因素，可严密监测下长期抗凝。

参考文献

1. 中华医学会心血管病学分会肺血管病学组，中国医师协会心血管内科医师分会. 急性肺血栓栓塞症诊断治疗中国专家共识. 中华内科杂志，2010，49（1）.
2. Jaff MR, McMurtry MS, Archer SL, et al. Management of massive and submassive pulmonary embolism, iliofemoral deep vein thrombosis, and chronic thromboembolic pulmonary hypertension: a scientific statement from the American Heart Association. Circulation, 2011, 123 (16): 1788-1830.
3. Konstantinides SV, Torbicki A, Agnelli G, et al. 2014 ESC guidelines on the diagnosis and management of acute pulmonary embolism. Eur Heart J, 2014, 35 (43): 3033-69, 3069a-3069k.
4. Lankhaar JW, Westerhof N, Faes TJ, et al. Quantification of right ventricular afterload in patients with and without pulmonary hypertension. Am J Physiol Heart Circ Physiol, 2006, 291 (4): H1731-H1737.
5. Heit JA, Lahr BD, Petterson TM, et al. Heparin and warfarin anticoagulation intensity as predictors of recurrence after deep vein thrombosis or pulmonary embolism: a population-based cohort study. Blood, 2011, 118 (18): 4992-4999.

老年慢性肺血栓栓塞性肺动脉高压患者诊治一例

南昊宇　杜毓锋

【病例介绍】

患者女性，61 岁，因"发作性活动后胸痛、气短 2 年，加重 1 个月"于 2010 年 7 月 19 入院。患者发作时疼痛向左肩部放散，伴心慌、头晕，持续数分钟，休息后缓解。当地医院心脏彩超示：肺动脉高压，诊断"肺心病"，对症治疗，效果欠佳。1 个月前症状加重，伴心慌、多汗、头晕、恶心，含服"速效救心丸"好转，曾 2 次出现血压下降，扩张冠状动脉、抗感染、抗凝、对症治疗，症状未好转，遂入我院。

既往史：2 年前跌倒致左侧股骨外侧挫裂伤。

入院查体：BP 127/95mmHg，神志清，双下肺呼吸音弱，未闻及干、湿啰音，心率 92 次/分，律齐，P_2 分裂，腹软，右上腹压痛（+），反跳痛（+），墨菲征（+），双下肢周径一致，无水肿。

入院后辅助检查：

血气分析：pH 7.337↓，PO_2 64mmHg↓，PCO_2 39.4mmHg，SO_2 91%↓。

血常规：白细胞 $12.9×10^9/L$↑，中性粒细胞 75.4%↑。

血生化：谷草转氨酶：693U/L↑，谷丙转氨酶：420U/L↑，心肌酶正常。

凝血检查：D-二聚体：1784ng/ml↑，国际标准化比值 1.17。

心电图示：Ⅰ、Ⅱ、aVF、aVL 和 $V_3 \sim V_6$ 导联 ST 段下移，T 波倒置。

心脏超声：右房、右室扩大，肺动脉增宽，肺动脉高压（估测 49mmHg）↑。

双下肢深静脉超声：①双侧小腿肌间静脉血栓形成；②左侧小腿肌间静脉内强回声团块，考虑陈旧性血栓，静脉石；③右侧胫后静脉血栓形成。

胸部 CTPA：①双侧胸腔积液伴双下肺膨胀不全；②心包积液，冠状动脉钙化；③双肺动脉多发肺栓塞（图 36-1）；④胆囊炎。

腹部 B 超：胆囊体积大伴胆囊壁增厚。

诊断：1. 肺血栓栓塞症（中危）；2. 肺动脉高压；3. 双侧小腿肌间静脉血栓形成

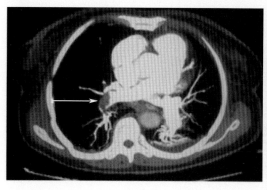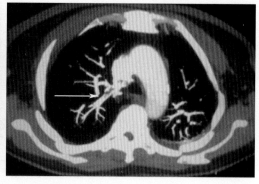

图 36-1　肺部 CTPA（箭头所示为肺动脉内血栓）

右侧胫后静脉血栓形成；4. 急性胆囊炎 肝功能损害；5. 冠状动脉粥样硬化型心脏病。

诊疗经过：给予吸氧，静卧等处理。

该患者病史 2 年，间断发作，此次加重 1 个月，症状不典型，结合辅助检查所见仍考虑为慢性肺栓塞，近 1 个月症状加重，可能有新的栓塞发生，仍应给予抗凝治疗；予皮下注射低分子肝素 4100U，2 次/日，并口服华法林 2.5mg/d，患者症状逐渐好转，复查凝血功能调整华法林用量。因合并急性胆囊炎，肝功能异常，给予禁食，保肝，抗炎等对症治疗，与患者及家属协商放置滤器，患者家属暂时不同意。治疗 3 周后病情好转出院。

出院时患者胸痛气紧明显好转，转氨酶恢复正常，可在床上活动，进半流食。血压 104/66mmHg，右肺呼吸音弱，双肺底可闻及湿啰音；心率 68 次/分，P_2 分裂，腹软，无压痛。华法林剂量 3mg/d。因双下肢有下肢静脉血栓，仍可能再次发生急性肺栓塞，告知家属。

院外随访：患者坚持口服药物，定期复查凝血功能。未再发生胸痛气短。

【病例讨论】

肺血栓栓塞症（pulmonary thrombo-embolism，PTE）为来自静脉系统或右心的血栓阻塞肺动脉或其分支所致的疾病，以肺循环和呼吸功能障碍为其主要临床和病理生理特征，是肺栓塞（pulmonary embolism，PE）中的最常见的类型之一，为 PE 的主要原因，通常临床所称的 PE 即是 PTE。

慢性肺血栓栓塞性肺动脉高压（chronic thromboembolic pulmonary hypertension，CTEPH）是肺血栓栓塞症的一种特殊类型，是由于血栓不能完全溶解或者是在深静脉血栓形成（DVT）反复脱落的基础上继发反复多次栓塞肺动脉，血栓机化，肺动脉内膜慢性炎症并增厚，发展为慢性肺栓塞，最终导致肺动脉高压和肺通气/血流灌注失衡，进一步会发展为呼吸功能不全、低氧血症和右心衰。CTEPH 由于起病隐匿，病程缓慢进展，且临床表现缺乏特异性，故很容易发生误诊和漏诊。

PTE 是老年人中的高发疾病，年龄是 PTE 的独立危险因素，随着年龄的增长 PTE 的发病率逐渐增高。静脉系统的内皮损伤、血液高凝等可以引起静脉血液瘀滞的原因，都可以造成肺血栓栓塞，盆腔等骨外科手术、长期卧床患者、肥胖下肢血运障碍、恶性肿瘤、口服避孕药等。在老年人中，下肢深静脉血栓、骨折后脂肪滴栓子是常见原因。

老年 PTE 的临床特点为症状多种多样且缺乏特异性。由于反应比较迟钝，且表现多不典型，常会导致误诊漏诊。老年 PTE 患者常见的症状有活动后呼吸困难、胸痛（多数为胸膜性疼痛，少数为心绞痛发作）、咯血、咳嗽、咳痰、晕厥。本患者表现为间断呼吸困难，2 年间误诊为冠心病，肺心病，诊治效果差。本次就诊因肺动脉高压进一步检查确诊为慢性肺血栓栓塞症，并口服华法林抗凝治疗，患者症状明显缓解。

老年 PTE 患者大多无特异性体征，老年人多为多病共存，体征不典型。呼吸急促最常见；发绀；听诊肺部有时可闻及哮鸣音或细小水泡音，肺野偶可闻及血管杂音；合并肺不张和胸腔积液时出现相应体征。经常出现心动过速；严重时可出现血压下降甚至休克；颈静脉充盈或异常搏动；肺动脉瓣区第二心音（P_2）亢进或分裂等。可伴有发热，多为低热，少数患者可出现 38℃ 以上的发热。该患者本次发病曾出现血压下降，对症治疗后好转。老年 CTEPH 患者的临床表现缺乏特异性，一般都是以不明原因的呼吸困难和（或）晕厥为主诉，而患者就诊后可能唯一的客观依据就是肺动脉高压，再加上检查手段的局限性，以及确诊手段的有创性，导致这个疾病诊断困难。该患者以活动后胸痛、气短为就诊原因，心脏彩超示肺动脉高压。因而对于多普勒超声发现的肺动脉高压，如果不能以当前的临床资料解释应该引起医师的足够重视，积极寻找病因。

临床中对待高度疑诊的 PTE 患者，要严密监测生命体征的变化。急性期患者要绝对卧床，保持大便通畅，避免增加腹压。适当给予镇静、止痛、镇咳等治疗，还可给予舒张支气管等对症治疗。溶栓治疗在老年患者中应用存在一定危险，应注意综合评估，权衡利弊。溶栓药物临床中常用的有尿激酶、链激酶和重组组织型纤溶酶原激活剂[1]。抗凝治疗是老年患者的首选，在临床疑诊 PTE 时，要给予肝素或低分子肝素来进行有效的抗凝治疗。若存在活动性出血、凝血功能障碍或严重的高血压时不宜应用抗凝治疗。但对于已经临床确诊的 PTE 病例，大部分的禁忌证都属于相对禁忌证。抗凝血药物临床上主要有肝素、低分子肝素和华法林。老年患者抗凝治疗较易出现出血等副作用，一定要反复交代清楚，强化患者及家属的防范意识，定期检测凝血功能，及时调整药物剂量。该患者服用华法林半年未再发生胸闷气短，考虑患者年龄较大，停用华法林。其他手术治疗并非首选。PE 反复发作者多为深静脉血栓所致，腔静脉滤网内植术可以阻止大栓子进入肺循环，这样便有效地防止了再栓塞[2]。若要达到稳定的理想的长期治疗效果，需与抗凝剂长期联合应用[3]。

肺栓塞疾病是临床中常见的心肺血管病，病死率较高，临床常出现易误诊或漏诊情况。近几年来国内外对 PTE 的研究发展很快，经过多学科的努力合作，大大提高了 PTE 在临床上的诊断水平，在治疗方法上也有很大改进，但临床工作中仍存在着很多问题，需要我们来进一步研究探讨，包括 PTE 的预后评估及对高危患者群的预防工作，都是我们临床医务工作者的工作重点[4,5]。

【专家点评】

刘学军（山西医科大学第一医院　教授）

这是一例典型的慢性血栓栓塞性肺动脉高压（CTEPH），即 PTE 反复发生，出现血栓机化、肺血管管腔狭窄甚至闭塞，导致肺血管阻力增加、肺动脉压力进行性增高、右心室肥厚甚至右心衰竭。

有以下几点需提出：

1. 在实际临床工作中，对于慢性肺血栓栓塞症及因此而导致的肺动脉高压仍然存在着明显的认识上的不足，并且由于 CTEPH 临床表现缺乏特异性，临床医师往往由于缺乏诊断意识或受到所在医院的诊断技术的局限性，很容易发生漏诊或者误诊。本例患者根据病史，CTPA 检查，双下肢深静脉大血管彩超检查，心脏彩超等可诊断为肺栓塞。

2. 引起 PTE 的血栓主要来源于 DVT，本例患者行双下肢深静脉大血管彩超示：①双侧小腿肌间静脉血栓形成；②左侧小腿肌间静脉内强回声团块，考虑陈旧性血栓，静脉石；③右侧胫后静脉血栓形成。血栓来源明确，治疗上可以在抗凝治疗的基础上行下腔静脉滤器置入。

3. 置入滤器后如无禁忌证，则建议常规抗凝治疗，定期复查有无滤器上血栓形成。CTEPH 抗凝治疗建议口服华法林，定期复查 INR，维持 INR 2~2.5。同时老年患者并存疾病多，应注意并存疾病的治疗及预防并发症。

4. 该患者肺栓塞基础上，合并急性胆囊炎，肝功能异常，更加容易造成漏诊误诊，老年患者肺栓塞症状体征不典型，合并基础疾病多，医务人员尤其应提高警惕，只要及时想到本病，完善相关检查，就可以做到及时正确的诊断。

参考文献

1. 李利红，王辰，陈世伦，等. 不同溶栓方案治疗肺栓塞时凝血纤溶变化的实验研究. 中国呼吸与危重监护杂志，2005，4（3）：221-224.

2. 何建国，程显声. 肺栓塞诊断与治疗的进展. 中华结核和呼吸杂志，2000，23（9）：563-565.

3. 胡大一. 肺栓塞的药物治疗. 中华心血管病杂志，2001，29（5）：266-267.

4. 翟振国，伍燕兵，王辰. 肺血栓栓塞症的诊断策略. 中华医学杂志，2003，83（8）：703-704.

5. 陆慰萱，刘春萍. 深静脉血栓形成和肺血栓栓塞症的自然病程. 中华医学杂志，2003，83（1）：84-86.

病例 37

表现为反复排尿后晕厥的高龄肺栓塞一例

金 博 于 凯 韩璐璐 白小涓

【病例介绍】

患者女性，80 岁，因"意识不清 1 天"入院。患者 1 天前口服缬沙坦及排尿后突发意识不清，持续近 1 分钟后意识自行恢复，无抽搐，无二便失禁及舌咬伤，清醒后觉乏力、冷汗、胸闷气短。心电图（图 37-1）：窦性心律，HR 84 次/分，电轴-35°，QT 间期 392 毫秒，V_1 导联呈 QR 型，各导联均未见 ST-T 段改变，心肌酶正常。急诊给硝酸酯类药物治疗，后患者拒绝留院观察而离院。回家后上述症状再发 5 次，每次均在排尿后。

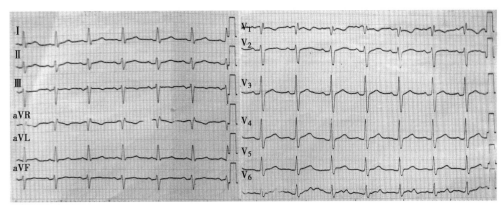

图 37-1 心电图（2010 年 6 月 22 日急诊）

窦性心律，HR 84 次/分，电轴-35°，V_1 导联呈 QR 型

既往史： 高血压、胸闷 30 年，最高 170~180/80~90mmHg，服用缬沙坦，血压 130~140/70~80mmHg。双下肢静脉曲张、肺结核（已治愈）50 余年；白内障、慢性萎缩性胃炎 30 余年；子宫肌瘤、子宫切除术后 30 余年；糖耐量异常 1 年余。

入院查体： T 35.8℃，HR 72 次/分，BP 80/0mmHg↓，R 20 次/分，SpO_2 91%↓。神志清，面色及睑结膜苍白，四肢发凉，颈静脉略怒张，双肺呼吸音粗，未闻及干湿啰音，心音弱，心律不齐，各瓣膜听诊区未闻及病理性杂音，双下肢不肿，双小腿浅表静脉突出于皮肤表面。

入院辅助检查： cTnI 1.22ng/ml↑。

心电图： 窦性心律，电轴-26°，V_1 ~ V_3 导联 ST 段下移 0.05mV，Ⅱ、Ⅲ、aVF、V_1 ~ V_3 导联 T 波倒置（图37-2）。

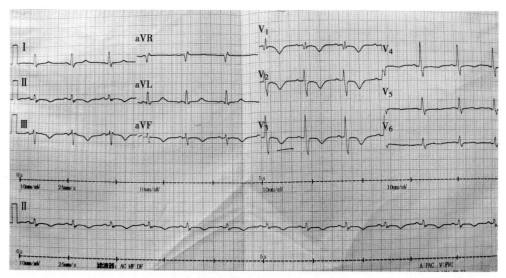

图 37-2　心电图（2010 年 6 月 23 日）

窦性心律，HR 75 次/分，电轴-26°，V_1 ~ V_3 导联 ST 段下移 0.05mV，

Ⅱ、Ⅲ、aVF、V_1 ~ V_3 导联 T 波倒置 0.1~0.3mV

入院诊断： 急性非 ST 段抬高性心梗　心源性休克。

入院治疗： 紧急抢救：①吸氧、心电监护；②建立静脉通道，给予扩容、升压、稳定细胞膜等治疗；③抗凝（低分子肝素 4000IU 皮下注射，1 次/日，疗程 7 天）、抗血小板聚集（阿司匹林+氯吡格雷）；④稳定斑块（他汀）及营养心肌；⑤保护胃黏膜；⑥抗炎。6 小时后患者各项生命指征渐趋平稳：BP 124 ~ 105/105 ~ 71mmHg，HR 82 ~ 87 次/分，SaO_2 91% ~ 95%。

病情变化： 入院第 3 天，患者于清晨排便后自觉心前区不适。BP 125/80mmHg，HR 160 次/分。听诊双肺呼吸音清，未闻及干湿啰音，心律齐。cTNI 较前下降 0.51ng/ml，BNP 1971pg/ml。心电图（图37-3）：阵发性室上性心动过速，左前分支阻滞，考虑为心功能异常所致。因血压稳定，予小剂量 β-受体阻滞剂后心率降至 90 次/分。

入院第 12 天：患者被动改变体位时突发胸闷气短、心前区不适。HR 70 次/分，BP 63/34mmHg，R 35 次/分，神志清楚，面色苍白，四肢冰凉，双肺呼吸音粗，心律不齐。动脉血气：PaO_2 61.1mmHg，$PaCO_2$ 36.3mmHg，pH 7.373，D-二聚体>20μg/ml，cTnI 0.22ng/ml，CK 82U/L，CK-MB 26U/L，LDH 1085U/L。心电图：紊乱性房性心律失常（最高心率 160 次/分）。

经胸超声心动图示：肺动脉压力升高（中度），左室下壁心内膜回声增强，左室舒张功能减低，EF 57%。

双下肢深静脉彩超示：双小腿肌间静脉可见血栓形成。

肺动脉 CTA 示：右肺上叶、中叶肺动脉栓塞，左肺上叶肺动脉局部分支栓塞（图37-4、图37-5）。

冠脉 CT：两侧冠状动脉未见明显异常（图 37-6、图 37-7）。

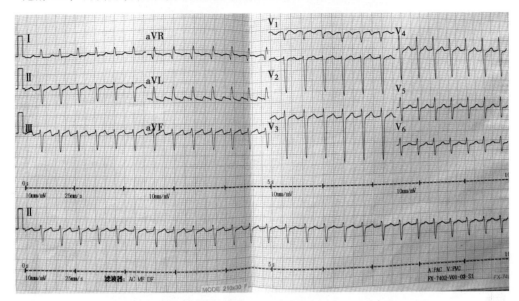

图 37-3　心电图（2010 年 6 月 25 日）
HR 160 次/分，电轴−72°，阵发性室上性心动过速

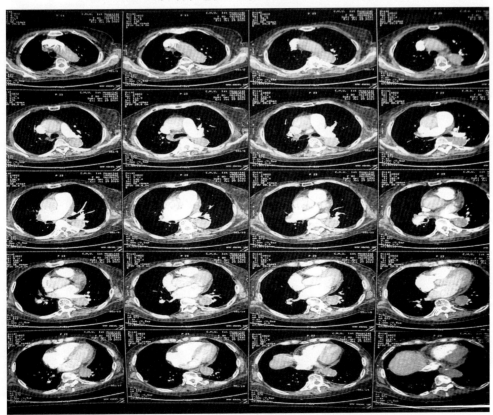

图 37-4　肺动脉 CTA（2010 年 7 月 29 日）
右肺上叶、中叶肺动脉栓塞，左肺上叶肺动脉局部分支栓塞

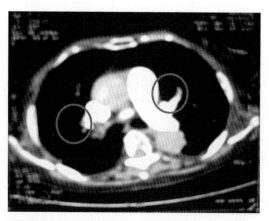

图 37-5　肺动脉 CTA（2010 年 7 月 29 日）

右肺上叶、中叶肺动脉栓塞，左肺上叶肺动脉局部分支栓塞

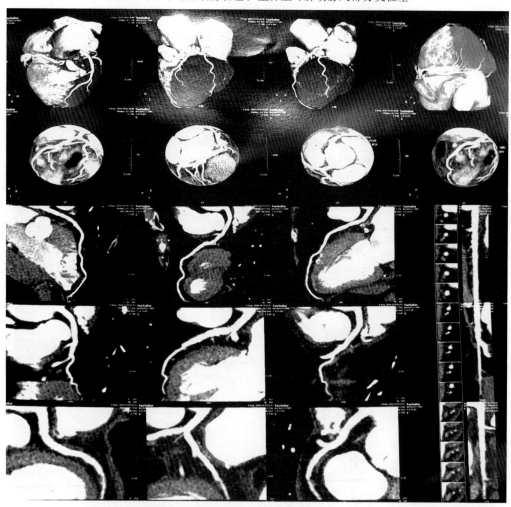

图 37-6　冠状动脉 CT（2010 年 8 月 4 日）

左冠：未见异常

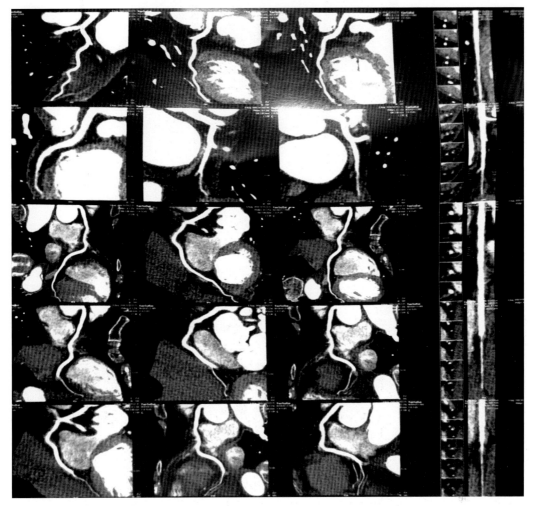

图 37-7：冠脉 CT（2010 年 8 月 4 日）

右冠：未见异常

通气-血流灌注（异常）：右肺：上叶后段、中叶见显像剂分布缺损，左肺：部分上叶尖后段、部分下叶背段、前底段见显像剂分布稀疏缺损区，肺血流比异常：左肺/全肺 = 59.1%，右肺/全肺 = 40.9%（图 37-8）。

修正诊断：1. 急性肺动脉栓塞；2. 低血容量性休克；3. 下肢静脉曲张（双侧）　深静脉血栓（双小腿肌间静脉）；4. 高血压 3 级（极高危）；5. 阵发性室上性心动过速。

第 12 天病情变化时：立即给予呼吸循环支持，绝对卧床，并加强抗凝（华法林 2.5mg 每日 1 次口服+低分子肝素 4000IU 每日 1 次皮下注射）。17 天后停用低分子肝素，以 0.125mg 为单位调整华法林的剂量，使 INR 维持于 1.6~2.4。为防止再次发生肺动脉栓塞，植入下腔静脉滤器（图 37-9）。

跟踪随访：出院 1 年半，病情平稳，生活自理，坚持应用华法林抗凝，维持 INR 于 1.6~2.4。

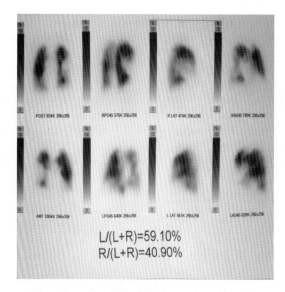

图 37-8　通气-灌注显像（2010 年 8 月 9 日）

右肺：上叶后段、中叶见显像剂分布缺损，左肺：部分上叶尖
后段、部分下叶背段、前底段见显像剂分布稀疏缺损区，肺血
流比异常：左肺/全肺 = 59.10%，肺/全肺 = 40.90%

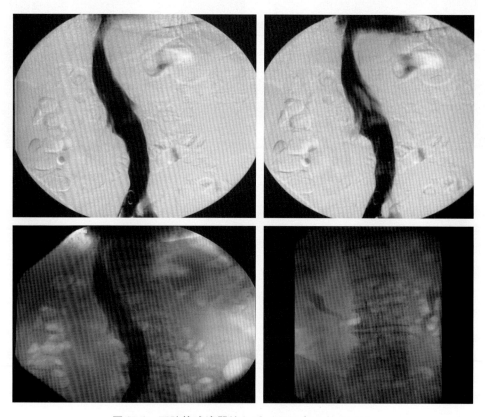

图 37-9　下腔静脉滤器植入后（2010 年 8 月 24 日）

【病例讨论】

1. 老年晕厥的特点　晕厥是由一过性全脑低灌注所致的短暂性意识丧失，其特点为突然发作，持续时间短暂，自行恢复。

晕厥在人群中常见，特别是在 65 岁以上的老年人中。年龄>70 岁时，晕厥的发生率会从每年的 5.7‰升至 11.1‰。老年人晕厥的病因多为直立性低血压、反射性晕厥（尤其是颈动脉窦综合征）和心源性晕厥（如心律失常、急性心肌梗死、肺动脉栓塞、心脏压塞等），而且同一个患者可能几种原因并存，诊断难度大。如本例患者，首次晕厥发生于服用降压药和排尿后，后 5 次均发生于排尿后，易误诊为直立性低血压或排尿性晕厥；入院时患者处于休克状态，心电图、心肌酶有异常表现，考虑为非 ST 段抬高性心肌梗死所致的心源性晕厥，当患者度过急性期，完善相关检查后才确定真正的病因为急性肺动脉栓塞。由此可见，晕厥的病因鉴别在老年人中难度极大，但非常重要。另外，在老年患者中病史采集的难度很大，当无法获得完整的病史时，必须考虑到老年人本身的特点：①在老年人中，发生于清晨的晕厥多为直立性低血压型；②在 65 岁以上的老年人中，有超过 1/3 的患者应用≥3 种处方药，暂停这些药物可能会减少晕厥的发生；③有 5% 的 65 岁老年人和 20% 的 80 岁老年人存在认知功能障碍，有时他们不能区分晕厥和跌倒。因此对于老年人，除了评价神经、运动系统外，对怀疑有认知障碍者，应进行简易精神状态检查。鉴于老年人本身的特殊性，2009 年欧洲心脏病学会发表的晕厥指南特别强调，对老年人进行病因判断时应注意以下几点：①出现过直立性低血压型晕厥的患者会尽量避免自己再次发作，因此对反复发生于清晨或自发性的晕厥应该慎重评价病因，反复测量直立位血压，最好在清晨或清醒后的即刻；②老年人颈动脉窦按摩的阳性率要高于年轻人（但鉴于此方法的危险性，临床实用价值不大）；③老年人倾斜试验的阳性率与青年人相似，但在实验时要备好硝酸甘油，以防万一；④如果患者的血压具有波动性（如夜间高血压或餐后低血压），需进行动态血压监测；⑤植入式心脏监测装置的应用是有价值的，因为在老年人中心律失常的发生率很高；⑥对行动方便、生活可自理、认知正常的老年患者的评估应该和年轻人的标准一样[1]。

2. 老年肺动脉栓塞的特殊性　虽然人们为晕厥制定了严谨的评价步骤和方法，但导致晕厥的病因仍常常使人困惑、难以分辨。在一项大规模的前瞻性研究中发现，仅有 58% 的晕厥事件能够找到确切的病因[2]，其中，肺动脉栓塞是一个重要、又易被忽略的原因。肺动脉栓塞是一种相对高发的心血管急症。2008 年欧洲心脏病学会发表的肺动脉栓塞指南显示，急性肺动脉栓塞的死亡率高达 7%～11%。随着年龄的增长，原发性和继发性肺动脉栓塞的发病率均呈指数级上升。急性肺动脉栓塞患者的平均年龄为 62 岁，约 65% 的患者为 60 岁以上的老年人。80 岁以上患者的发病率是 50 岁以下人群的 8 倍。但因缺乏特异的临床表现，肺动脉栓塞的诊断很困难，其真实发病率难以估计。如本例患者，其急性肺动脉栓塞的临床表现并非常见的胸痛、气促、呼吸困难（发生率>90%），而是晕厥（发生率<20%），就诊于急诊时的心电图也无电轴右偏、$S_1Q_{\rm III}T_{\rm III}$ 的典型改变，以至于患者认为自己的病情不严重，拒绝急诊留观，而再次来院就诊时已处于休克状态。肺动脉栓塞导致晕厥的机制有以下 3 点：①大块肺动脉栓塞引起急性右心衰竭、左室充盈减少、心动过速、血压下降，从而导致脑供血不足。在某些病例中，这种情况可出现心脏停搏。②肺动脉主干被栓子压迫引起 Bezold-Jarisch 反射，导致低血压，可伴有心动过缓和呼吸节律缓

慢。③肺动脉栓子引起快速型或缓慢型心律失常，导致血流动力学不稳定，这种情况被认为是由肺动脉栓子降低了心脏的舒张性所致。在这 3 种机制中，由 Bezold-Jarisch 反射所引起的晕厥是短暂的，持续时间不超过发生大块肺栓塞后的 15 分钟。在这期间很难判断患者的预后，因为此时的低血压为反射性的，并有自主恢复的趋势。如果低血压状态持续存在，则更像是肺动脉系统闭塞所致[3]。出现休克和低血压的患者被划归为高危人群，在住院期间或 30 天内因肺动脉栓塞死亡概率大于 15%。

3. 老年肺动脉栓塞的抗凝治疗 急性肺动脉栓塞的治疗原则是首先确保呼吸道和血流动力学支持，病情允许时选择溶栓、外科栓子清除术、经皮导管栓子清除和碎裂术或抗凝等治疗手段。虽然年龄并非溶栓、外科手术和导管清栓的绝对禁忌证，但老年人常合并多器官疾病，增加溶栓和手术的风险，因此更常选择抗凝。而且无论是否采取其他手段，被高度怀疑或已确诊为肺动脉栓塞的患者，都应尽早实施抗凝治疗。2008 年欧洲心脏病学会发表的肺动脉栓塞指南提出，没有高危出血风险和严重肾功能不全的急性肺动脉栓塞患者，首选皮下注射低分子肝素或磺达肝癸钠，同时，尽早应用维生素 K 拮抗剂，最好与肝素同步；维生素 K 拮抗剂也是停用肝素后长期抗凝的推荐用药，目前临床上最多应用的是华法林[4]。使用华法林时，需使 INR 维持于 2.0~3.0。INR<2，不足以发挥抗凝疗效；INR>3.5，会增加颅内出血的风险。年龄大于 65 岁被认为是出血事件的危险因素之一，因此有人推荐将老年人的 INR 维持于 1.8~2.5，虽然并没有研究证实一个较低水平的 INR 能够减少出血的风险[5]。可以说到目前为止，老年人的抗凝治疗没有明确的参考标准。在本病例中，患者为 80 岁的老年女性，华法林的起始剂量被选择为更安全的 2.5mg，并且在与低分子肝素合用期间内，不增加华法林的剂量，停用低分子肝素后，再以 0.125mg 为调整单位，增加或减少华法林的剂量，使 INR 维持于 1.6~2.4。除了长期抗凝，本病患者接受的下腔静脉滤器植入也是二级预防的一种方法。目前并不推荐对肺动脉栓塞的患者常规使用该方法，但对于抗凝的绝对禁忌者或静脉血栓栓塞复发的高危人群，仍作为预防疾病再发的首选。

【专家点评】

白小涓（中国医科大学附属盛京医院 教授）

晕厥的病因多种多样，肺动脉栓塞多缺乏典型临床表现，加上老年人本身的特殊性，给老年患者的疾病诊治增加了难度，因此在临床工作中必须细心、谨慎，注重个体化诊治，这样才能提高对老年人疾病的诊治效率，为老年人提供更好的医疗服务。

━━━━━━━■ 参考文献 ■━━━━━━━

1. Moya A, Sutton R, Ammirati F, et al. Guidelines for the diagnosis and management of syncope (version 2009). Eur Heart J, 2009, 30: 2631-2671.

2. Kapoor WN. Evaluation and outcome of patients with syncope. Medicine, 1990, 69: 160-175.

3. Koutkia P, Wachtel TJ. Pulmonary embolism presenting as syncope: case report and review of the literature. Heart Lung, 1999, 28: 342-347.

4. Torbicki A, Perrier A, Konstantinides S, et al. Guidelines on the diagnosis and management of acute pulmonary embolism. Eur Heart J, 2008, 29 (18): 2276-2315.

5. A. John Camm, Paulus Kirchhof, Gregory Y. H. Lip, et al. Guidelines for the management of atrial fibrillation. Eur Heart J, 2010, 31: 2369-3429.

老年心力衰竭合并肺栓塞一例

徐丽丽　柳　达　崔艳艳　丁海峰　牟向东

【病例介绍】

患者男性，76 岁，因"胸痛、气短 5 天，呼吸困难 1 天"于 2014 年 1 月 10 日收入院。患者于入院 5 天前无明显诱因突发胸骨中下段剧烈疼痛，呈闷痛、间断发作，每次持续 10 分钟，休息后可缓解。伴有胸闷、气短，无放射痛。入院前日夜间阵发性呼吸困难伴有胸闷、气短。以"冠心病"收入院。病程中无晕厥、意识丧失；无发热、咳嗽、咯血；无反酸、恶心、呕吐；食欲一般，大小便正常。

既往史：冠心病史 6 年；否认慢性支气管炎、高血压、2 型糖尿病等病史；无手术外伤史。

入院查体：T 36.2℃，P 106 次/分，R 28 次/分，BP 90/60mmHg，$SaPO_2$ 92%，体重 70kg，急性面容，口唇及四肢末梢发绀，双侧颈静脉充盈，双肺呼吸音粗，未闻及干湿啰音，心音低钝，心率 106 次/分，律齐，各瓣膜听诊区未闻及器质性杂音，腹平软，无压痛及反跳痛，肝脾肋下未触及，双下肢无水肿。

辅助检查：

血常规：Hb 140g/L，PLT 110×10^9/L，WBC 12.7×10^9/L↑，N 85%↑，L 8%。

血生化：白蛋白 36.2g/L，总胆固醇 4.65mmol/L，TG 2.29mmol/L↑，肌酐 215μmol/L↑，尿素氮 8.40mmol/L↑，尿酸 710μmol/L↑。估算 eGFR 28.7ml/（min·1.73 m²）↓。

血气分析：pH 7.48↑，$PaCO_2$ 23mmHg↓，PaO_2 55mmHg↓。

NT-proBNP 6500pg/ml↑。D-二聚体 >12.0pg/ml↑。

心肌酶、肿瘤标志物、尿常规、便常规+潜血均正常。

心电图：窦性心动过速，ST-T 改变。

胸部 X 线：双肺纹理增粗，心影增大。

心脏彩超：肺动脉高压，估测肺动脉压约 50mmHg↑。左房内径 19mm，肺动脉主干内径 21mm，右室内径 30mm，左室内径 44mm，室间隔厚度 8mm，左室后壁厚度 5mm；各瓣膜未见异常，收缩期可见右房室瓣反流，LVEF 34%↓。

入院诊断：1. 冠心病 心功能Ⅳ级；2. Ⅰ型呼吸衰竭；3. 慢性肾脏病（CKD4 期）；

4. 高脂血症；5. 高尿酸血症。

诊疗经过： 入院后积极给予抗血小板集聚、利尿、扩张冠状动脉等治疗，仍有呼吸困难。根据血气分析、心电图、心脏彩超、D-二聚体等检查，高度怀疑肺栓塞，入院第4天行肺动脉CTA，右肺上叶、中叶外侧段及下叶外基底段肺动脉栓塞，最终诊断：急性肺栓塞（中危）。

遂予依诺肝素钠注射液 7000AxaIU 皮下注射，1次/12小时，共5天，同时口服华法林 3mg/d，监测 INR 水平。治疗后第3天患者胸痛、气短症状改善，复查血气分析正常，病情好转出院。

院外继续应用华法林抗凝治疗，监测 INR 水平达 2.0~3.0 之间，停用依诺肝素钠注射液低分子肝素，继续应用华法林抗凝治疗，总疗程3个月[1]。一个月后电话随访一般情况好，无胸闷、气短、呼吸困难症状发作。

【病例讨论】

肺栓塞（pulmonary embolism，PE）是指肺动脉及其分支被内源性或外源性栓子堵塞，导致肺循环和呼吸功能障碍而引起一系列临床和病理生理改变的综合征。是一种相对比较常见的心血管急症，平均死亡率 11%[2]。通过阻塞肺血管床引起致命的急性右心衰竭，但也有潜在的可逆性。即刻的治疗是非常有效的。近年来其在老年患者中的发病率明显增加，大约有 65% 的患者年龄为60岁以上或更大。超过80岁的患者发病率比50岁以下的患者要高8倍。由于老年患者存在多种危险因素与基础疾病，临床表现缺乏特异性，医疗工作中容易误诊漏诊，更容易因合并肺动脉高压及右心功能不全而导致预后不良。

肺栓塞的临床症状以呼吸困难、胸痛、咳嗽较多见，典型的肺栓塞三联征（呼吸困难、胸痛、咯血）不足 1/3。因此根据临床表现评估一位患者存在 PE 的可能性是诊断策略过程最重要的一点。在90%的病例中，出现呼吸困难、胸痛和晕厥应当怀疑 PE，胸膜炎性胸痛，伴或不伴呼吸困难，是 PE 最常见的表现之一。呼吸困难还可与胸骨后类心绞痛的胸痛相关，反映了右室缺血。以呼吸困难起病可能在几周时间内迅速进展，当其他常见的进展性呼吸困难因素都没有时，应当考虑 PE 的可能性。在原有心力衰竭或肺病的患者，加重的呼吸困难是提示 PE 的唯一症状。

本例患者临床特点：①老年男性，急性起病；②以胸痛、呼吸困难为主要表现，无咳嗽、咳痰；病前能胜任重体力劳动；③查体发现呼吸频率快，口唇及四肢末梢发绀，颈静脉充盈，两肺呼吸音粗，未闻及干湿啰音；④实验室检查发现 D-二聚体明显升高；血氧分压明显降低；⑤胸部 X 线示双肺纹理增粗，心影增大；⑥心脏超声显示肺动脉高压，右室增大，EF 值 34%；⑦肺动脉 CTA 显示右肺上叶、中叶外侧段及下叶外基底段肺动脉栓塞。根据以上临床特点，本例明确诊断为急性肺栓塞。

PE 一经诊断，就需评价患者的血流动力学是否稳定并进行危险分层：高危患者，若无禁忌证均应溶栓；中低危抗凝为其基本治疗。本患者为中危，抗凝治疗可有效防止血栓再形成和复发，并且血栓可逐渐溶解。推荐用低分子量肝素，一般用到临床症状平稳，血栓明显溶解为止，通常为 7~10 天。对大面积肺栓塞或髂、股静脉的血栓，肝素约需用至10天或更长。肝素开始应用后的第 1~3 天内加用口服抗凝剂华法林，当 INR 达到 2.0~3.0 时，即可停止使用肝素，单独口服华法林治疗，疗程至少 3~6 个月。对复发性静脉血栓栓塞、合并肺心病或危险因素长期存在者，如癌症患者、抗磷脂抗体综合征和易栓症等，抗凝治疗时间应进一步延长，达12个月或以上，甚至终生抗凝[3,4]。

由于心衰与肺栓塞有相似的症状和体征，因此心衰合并肺栓塞很容易漏诊和误诊。老年患者基础疾病多，血流缓慢，血液黏滞度高，肺栓塞的高危因素多且往往合并存在，因此更易发生，其死亡率明显高于中青年[5]。而由于临床症状不典型或缺乏特异性，误诊率和漏诊率高。需提高老年肺栓塞的诊断水平，以便及早正确诊断和治疗，降低死亡率。

【专家点评】

牟向东（北京大学第一医院 教授）

肺血栓栓塞症（pulmonary thromboembolism，PTE）是指血栓阻塞肺动脉或其分支导致的一种临床综合征[6]。若其支配区域的肺组织发生出血或坏死，则被称为肺梗死（pulmonary infarction，PI）。由于肺组织具有双重血供、三重氧供，PTE中PI的发生率只有10%~30%左右。PTE发病率和病死率高，而临床漏诊和误诊情况严重。PTE确诊的方法包括肺动脉造影、肺通气/灌注扫描和CT肺动脉造影（CTPA）。由于肺动脉造影为有创操作，对于临床拟仅采用内科治疗的患者不必此项检查；肺灌注扫描结合通气扫描或胸部X线片如果出现不匹配现象，也可诊断PTE；但对于PI患者，肺通气和灌注往往都减低，反可出现匹配的现象，容易导致误诊。

本例患者为一老年患者，有冠心病病史，有胸痛、气短、呼吸困难表现，NT-proBNP增高，心电图无典型的$S_IQ_{III}T_{III}$表现，易诊断为冠心病 心力衰竭，忽视肺栓塞诊断。因此，对于老年心衰患者出现以下情况要高度怀疑肺栓塞并进行相关检查及时确诊：①出现与肺部体征不相称的、难以用基础心肺疾病解释的呼吸困难；临床上肺栓塞"呼吸困难、胸痛、咯血"典型三联征发生率较低，多数老年肺栓塞患者仅出现一种症状。而血D-二聚体阳性可作为肺栓塞的排除性诊断指标。，血浆D-二聚体是一个纤维蛋白交联的降解产物，在凝血和纤溶激活的时候会升高。其对肺栓塞的敏感性在90%以上，如D-二聚体小于500μg/ml，可排除急性肺栓塞诊断。但老年患者D-二聚体增高可以为生理性的，且患者合并心脑血管疾病时亦可升高，致其诊断特异性降低，在老年心衰患者中易漏诊。②心衰患者经积极的抗心衰治疗，症状及体征未见好转；或心衰症状及体征减轻，但存在持续低氧血症，应考虑并发肺栓塞的可能，需进一步行肺部CTA或其他指标的检测。③诊治过程中不能缓解的肺动脉高压，右心功能不全。一经怀疑为肺栓塞，应立即做血气分析、超声心动图检查、D-二聚体测定及螺旋CT检查，必要时做肺动脉造影，避免误诊，应早期诊断及治疗。④对老年心衰患者应积极治疗心衰的同时，鼓励患者适量活动，促进血液回流，防止血液瘀滞导致高凝状态。

■ 参考文献 ■

1. 梁峰，胡大一，沈珠军. 2014年欧洲心脏病学会关于急性肺栓塞诊断和治疗指南.

2. Samuel Z Goldhaber, Luigi Visani, Marisa De Rosa. Acute pulmonary embolism clinical outcomes in the International Cooperative Pulmonary Embolism Registry (ICOPER). Lancet, 1999, 353: 1386-1389.

3. Torbicki A, van Beek EJR, Charbonnier G, et al. The Task Force for the Diagnosis and Management of Acute Pulmonary Embolism of theEuropean Society of Cardiology. Guidelines on the diagnosis and management of acute

pulmonary embolism. Eur Heart J，2000，21：1301-1336.

4. Torbicki A，Perrier A，Konstantinides S，et al. The Task Force for the Diagnosis and Management of Acute Pulmonary Embolism of the European Society of Cardiology. Guidelines on the diagnosis and management of acute pulmonary embolism. Eur Heart，2008，29，2276-2315.

5. 于宝成. 老年肺栓塞的诊治进展. 国外医学·老年医学分册，2002，23：137-139.

6. 李玉峰，刘鹏，张艳杨. 老年肺栓塞早期临床诊断线索的回顾性分析. 中国老年学杂志，2010，11（30）：3066-3068.

易误诊老年肺栓塞诊治一例

李桂琼　柯大智　陈庆伟

【病例介绍】

患者女性，77 岁，因"反复胸闷、乏力、呼吸困难半年，加重 1 周"于 2014 年 6 月 27 日入院。症状发作无明显诱因，活动加重，休息缓解，曾晕厥 1 次，持续 1~2 分钟，无抽搐，不伴胸痛及咯血，无少尿及双下肢水肿。在当地医院诊断"冠心病、脑梗死"，予抗血小板、调脂、营养心肌、活血化瘀等治疗，症状无明显缓解。入院 1 周前上述症状逐渐加重，休息时也有症状，为进一步诊治入院。

既往史：高血压 3 年，最高 180/110mmHg，间断服"左旋氨氯地平 2.5mg 1 次/日"，血压 140/90 mmHg 左右。糖尿病 3 年，服"格列美脲 2mg 1 次/日"，血糖控制情况不详。

入院查体：T 36.3℃，P 94 次/分，R 21 次/分，BP 150/94mmHg，血氧饱和度 76%。神志清，步入病房，懒言，呼吸稍促，对答切题，口齿清晰，查体合作。全身皮肤黏膜无黄染，无全身浅表淋巴结肿大，口唇发绀，颈软，无抵抗，无颈静脉充盈，气管位置居中，胸廓外形正常，肋间隙无增宽，双肺叩击呈清音，呼吸音清，未闻及干湿啰音，心界不大，心率 94 次/分，律齐，无杂音，腹部平坦，无腹部压痛，无腹部反跳痛，肝脾肋下未扪及，肝颈静脉回流征阴性，肠鸣音正常。四肢肌力、肌张力正常，病理征未引出。无杵状指，双下肢无水肿，双下肢动脉搏动好，皮温正常。

辅助检查：

血气分析（吸氧 3L/min）：pH 7.44，PCO_2 32mmHg ↓，PO_2 56mmHg ↓，HCO_3^- 21.7mmol/L，BE-2.5mmol/L，SO_2 90% ↓。

D-二聚体 0.5mg/L（2014 年 6 月 30 日，入院 3 天后复查正常）。

心肌酶正常，B 型尿钠肽前体 6108.00pg/ml ↑。

甲状腺功能：血清促甲状腺激素 9.320μIU/ml ↑，FT_3、FT_4 正常。

血脂：甘油三酯 3.27mmol/L，总胆固醇 4.78mmol/L，高密度脂蛋白 0.87mmol/L，低密度脂蛋白 3.02mmol/L。

三大常规、肝肾功能、电解质、糖化血红蛋白均正常。

心电图：窦性心律，T 波改变，$S_ⅠQ_ⅢT_Ⅲ$。

超声心动图：室间隔增厚；左室舒张功能减低；LVEF 80%。

下肢加压静脉超声：双侧髂外、股总、股深、股浅、腘、胫前、胫后静脉管腔未见充盈缺损，可见血管内血流自发性显影（红细胞聚集征）。

胸部 X 线片：①双肺气肿，双肺间质性改变；②心影增大，主动脉迂曲。

头部 CT：左侧基底节区腔隙性脑梗死。

诊疗经过：入院给吸氧、监测血压、血糖、调脂、改善微循环等治疗。冠状动脉造影（−）。肺血管 CTA（2014 年 7 月 1 日）：①左、右肺动脉主干、右肺中叶、左肺上叶及双肺下叶肺动脉管腔内低密度充盈缺损，提示肺栓塞；②肺动脉主干及分支稍增宽，右下肺动脉直径约 16mm，请结合临床除外肺动脉高压。确诊肺栓塞。

2014 年 7 月 1 日用低分子肝素钠、华法林抗凝治疗，血氧饱和度 98%。

2014 年 7 月 8 日血 BNP 865.00pg/ml。

2014 年 7 月 9 日血 INR 2.26，单用华法林 2.5mg 1 次/日口服治疗。

2014 年 7 月 21 日血气分析：pH 7.38，PCO_2 32mmHg，PO_2 102mmHg，HCO_3^- 20.6mmol/L，BE-2mmol/L，SO_2 98%。肺血管 CTA：①双肺动脉干、右肺中叶、左肺上叶血栓基本溶解；②双肺下叶动脉分支内血栓明显缩小。

患者症状缓解于 2014 年 7 月 22 日出院。出院后继续服用华法林 2.5mg 每晚 1 次治疗，随访 3 个月，患者未诉、胸闷、乏力、呼吸困难等不适，体力活动及日常生活恢复正常。

【病例讨论】

患者老年女性，既往有高血压及糖尿病病史，反复诉胸闷等不适，在当地医院诊断"冠心病"，经冠心病药物治疗后自觉全身乏力、呼吸困难加重，患者为进一步诊治，转至我科。结合患者临床症状及危险因素，考虑"冠心病"可能，但是冠脉造影结果为阴性，排除冠心病。

患者以呼吸困难为主要表现，病程中曾发生晕厥 1 次。入院时血氧饱和度 78%，进一步检查血气分析提示：低氧血症、Ⅰ型呼吸衰竭。D-二聚体：0.5mg/L。NT-BNP：6108.00pg/ml，下肢加压静脉超声：双侧下肢深静脉管腔内血流自发性显影（红细胞聚集征）。胸部 X 线片：①双肺气肿，双肺间质性改变；②心影增大，主动脉迂曲。头部 CT 结果提示腔隙性脑梗死。肺血管 CTA：①左、右肺动脉主干、右肺中叶、左肺上叶及双肺下叶肺动脉管腔内低密度充盈缺损，提示肺栓塞；②肺动脉主干及分支稍增宽，右下肺动脉直径约 16mm。因此，肺栓塞（PE）诊断明确，结合患者女性，77 岁，无休克或低血压，无右室功能不全，D-二聚体升高，血氧饱和度<90%，评估肺栓塞严重指数（PESI）Ⅲ级（97 分），简化 PESI（sPESI）≥1，临床危险分层为中低危。抗凝治疗 20 天后复查肺血管 CTA：双肺动脉干、右肺中叶、左肺上叶及双肺下叶血栓基本溶解。患者症状完全缓解出院。

【专家点评】

陈庆伟（重庆医科大学附属第二医院老年病科 教授）

肺栓塞（PE）是以各种栓子阻塞肺动脉系统为其发病原因的一组疾病，肺血栓栓塞症（PTE）是 PE 中最常见类型，为来自静脉系统或右心的血栓阻塞肺动脉或其分支所致疾病，以肺循环和呼吸功能障碍为其主要临床和病理生理特征。

在评估患 PE 的可能性时，了解是否存在易感因素十分重要。易感因素包括患者相关的易感因素和环境相关的易感因素等。患者相关的易感因素包括年龄、伴有肢体瘫痪的神经性疾病、引起长时间卧床的手术或疾病、既往静脉血栓栓塞（VTE）病史、活动性肿瘤、激素替代治疗等[1,2]。White RH 等报道约 20%～30% 的 PE 病例中并没有易感因素的存在（无诱因或自发性 PE）[3]。本病例患者日常生活可自理，除年龄因素以外，缺乏长期卧床及下肢深静脉血栓、外伤手术、肢体活动障碍、激素替代治疗等明确的相关易感因素，因此易被漏诊。

同时由于老年患者基础疾病和危险因素多，PE 临床表现呈多样化，往往不典型，缺乏特异性，易误诊、漏诊，对临床及时诊断和治疗造成一定的困难。Pollack 等[4]对 1880 例确诊 PE 患者分析发现，50% 的患者有呼吸困难。本例患者低氧血症明显，排除其他常见的引起呼吸困难因素如急性左心衰、重症肺炎、大量胸腔积液、气胸、COPD 等，应当考虑 PE 的可能性。结合本病例，低氧血症所致呼吸困难可能是提示 PE 的唯一症状，其发病机制与梗死部位毛细血管床血流量减少，而非梗死部位血流代偿性增加，导致通气/血流比例失调引起低氧血症有关；低心排血量使得进入肺循环的混合静脉血不能充分氧合，更加重了低氧血症[5]。

PE 作为心血管疾病的一种类型，具有与冠心病共同的危险因素如吸烟、肥胖、高脂血症、高血压、糖尿病等[5]，有时两者临床表现易混淆，造成误诊或漏诊，在做冠心病鉴别诊断时应考虑到 PE 存在的可能。

PE 的临床症状可以是单发或多发，晕厥是 PE 一个罕见而重要的表现，提示脑血流灌注的急剧下降。当老年人出现不明原因的呼吸困难、晕厥并除外其他心、肺、脑部疾患时或出现不能解释的低氧血症，要警惕 PE 的可能。

老年人往往合并有多器官疾病，发生 PE 时，临床表现复杂、不典型，首诊于不同临床科室，临床医师常常认识不足，导致不能及时确诊而延误治疗。尽管临床症状、体征及常规检查的敏感性和特异性均有限，但综合判断和分析可以减少 PE 的漏诊率和误诊率，在有条件的医院应常规做 D-二聚体、下肢加压静脉血管超声等检查，疑诊 PE 患者主要通过肺血管多层 CT 造影来确诊。关键是要提高临床医师对老年人 PE 的诊治意识。

参考文献

1. Anderson FA Jr, Spencer FA. Risk factors for venous thromboembolism. Circulation, 2003, 107（23 Suppl 1）：I9-I16.

2. Rogers MA, Levine DA, Blumberg N, et al. Triggers of hospitalization for venous thromboembolism. Circulation, 2012, 125（17）：2092-2099.

3. White RH. The epidemiology of venous thromboembolism. Circulation, 2003, 107（23 Suppl 1）：I4-I8.

4. Pollack CV, Schreiber D, Goldhaber SZ, et al. Clinical characteristics, management, and outcomes of patients diagnosed with acute pulmonary embolism in the emergency department: initial report of EMPEROR（Multicenter Emergency Medicine Pulmonary Embolism in the Real World Registry）. J AmColl Cardiol, 2011, 57（6）：700-706.

5. 2014 ESC Guidelines on the diagnosis and management of acute pulmonary embolism: The Task Force for the Diagnosis and Management of Acute Pulmonary Embolism of the European Society of Cardiology（ESC）Endorsed by the European Respiratory Society（ERS）. Eur Heart J, 2014, pii: ehu283.

病例 40

老年额颞叶痴呆一例

武冬冬　秦绍森　国　红　蒋景文　侯世芳　徐　蕾
施　红　林　琴　汪　耀　奚　桓

【病例介绍】

患者女性，73 岁。因"进行性言语障碍 8 年，加重伴认知功能下降 3 年，行走困难 1 年余"于 2012 年 10 月 9 日入院。病情进展情况详见表 40-1。

表 40-1　病情进展情况

时间	临床表现和辅助检查	诊断	治疗
2004	言语欠流畅		
2005	言语费力，欠流畅。头 MRI 示多发脑白质脱髓鞘改变；PET 未见明显异常	"原发性进行性非流利性失语"可能	甲磺酸阿米三嗪萝巴新（都可喜）、脑通、茴拉西坦（三乐喜）
2008 年 12 月	言语不流畅，构音欠清，有强笑。PET 示双侧颞叶放射性摄取稍低，左侧明显，左额叶下回放射性摄取稍减低，较 2005 年减低趋势加重		
2009	言语障碍加重，无舌肌、咽喉肌等局部肌肉的异常。头 MRI 示左额下回体积较对侧略小，左颞叶皮质较右侧萎缩	考虑"原发性进行性非流利性失语"	无特效治疗，建议改善循环和康复治疗
2010	几乎完全丧失口头表达能力，依赖书写和肢体语言与他人交流		语言训练 3 个月效果不显著，出现书写困难、认知功能下降，MMSE 评分 23 分，MQ 96 分
2010 年 6 月			重酒石酸卡巴拉汀（艾斯能）1.5mg/d，并结合中药、针灸等治疗，效果不明显

时间	临床表现和辅助检查	诊断	治疗
2010 年 7 月	吐字不清、欠流畅、长句表达更困难，语言障碍较前明显进展，记忆力尚可，对近期事件回忆较笼统、不够具体（可能与语言表达受限有关），计算力尚可，吸吮反射（+），执行功能轻度缺损		试用重酒石酸卡巴拉汀 3 个月，若无效换用美金刚
2010 年 8 月	出现右手抖，持物和情绪激动时明显，言语障碍同 7 月，右上肢可疑肌张力增高，无震颤，余 NS（−）		因重酒石酸卡巴拉汀效果不明显，停用，予美金刚治疗
2010 年 9 月	一周内曾有 3 次摔倒（追问病史认为是偶发事故，如门夹到手，前晚睡眠差，踩踏椅子失去平衡）		
2010 年 11 月	神志清，安眠药辅助下每日 6 小时睡眠，严重运动性失语，偶尔爆破性发音，依赖于书写和手势与他人交流，眼动充分但略生硬，双侧瞳孔等大，直径 2mm，对光反射灵敏。患者无法吹灭火焰，提示面部失用。指鼻试验有轻微辨距不良，手失用测试表现欠佳。模仿无意义手势正常。击掌试验阳性，击掌次数比要求的三次多。平衡试验表现正常。肌力、肌张力及生理反射正常，双侧巴氏征（−）。长期和短时记忆均可。听力良好，理解力正常，可按指令完成动作	原发性进行性失语（额颞叶痴呆亚型）	建议继续服用美金刚；预防和管理好并发症，特别是吞咽困难，有必要对患者进行吞咽训练；同时加强护理
2011 年 4 月	右手灵活性下降，呛咳、吞咽困难，同时精神易紧张，认知功能进一步下降。神经系统查体：颈项及双上肢肌张力增高，右侧为著，右上肢腱反射高于左侧		
2011 年 8 月	走路略前倾、慌张步态 MMSE 评分 3 分（可能语言表达障碍所致） 听语理解 51.5 分	额颞叶痴呆	人脐带间充质干细胞静脉输注试验性治疗，病情仍进行性加重，面部表情呆板，对别人语言不能理解，沟通困难，鼻饲饮食

时间	临床表现和辅助检查	诊断	治疗
2011 年 12 月	行走困难加重，需要两个人搀扶可勉强走几步，PET 示左侧额叶代谢减低更加明显，双侧丘脑代谢明显低于皮质，尾状核头部及壳核代谢活性有所下降，双侧颞叶代谢活性减低加重，新出现左侧额叶近顶部和左侧部分壳核代谢减低		美多巴 62.5mg 2 次/日，并逐渐加量至 750mg/d，症状无改善。后渐停用
2012 年 1 月			再次静脉输注入脐带间充质干细胞治疗（细胞量 2×10^7/次，1 次/2 周，共 11 次）

既往史：高血压及 2 型糖尿病多年，口服药物血压和血糖控制可。有老年退行性心瓣膜病、完全性右束支传导阻滞、慢性胃炎、颈椎病及腰椎病病史。无肝炎、结核等传染病病史，无食物及药物过敏史。个人史、婚育史及家族史无特殊。

入院查体：神志清，缄默状态，对问话不能理解，查体不合作。眼球侧视可，上下视不合作，示齿及伸舌动作不合作；左侧肢体可见自主活动；颈项及四肢肌张力增高，以右上肢及左下肢为著；腱反射右上肢高于左上肢，双下肢基本对称；双侧掌颏反射（+），双侧 Babinski 征（-）。

入院后再次予静脉输注人脐带间充质干细胞治疗，并于 2012 年 11 月予丁苯酞 25mg/d 静注治疗 10 天，因发热不除外该药物所致而停用。行走困难进一步加重，开始加用森福罗 0.125mg 2 次/日，并缓慢加量。

2014 年 10 月随访：服药为盐酸普拉克索 1mg/d 和美金刚 5mg 2 次/日。神经系统查体：神清不语，痴呆状，表情紧张，无法沟通，下颌震颤，坐轮椅，不能行走，双上肢肌张力极高，双下肢肌张力略高，右足下垂，双侧病理征（-），余查体欠合作。

【病例讨论】

原发性进行性失语（primary progressive aphasia，PPA），是指以语言功能下降为突出表现、由神经系统变性疾病导致的一组临床综合征。PPA 的临床诊断必须具备早期出现显著的语言障碍，突出表现为语言清晰度、语言生成、命名、语法和词语理解障碍，起病隐匿并进行性加重[1]。随着疾病进展，以原发性语言障碍为早期症状的患者，最终会发展为全面的认知受损和多变的行为特点。额颞叶痴呆（frontotemporal dementia，FTD）是以选择性额叶和（或）颞叶进行性萎缩为病理学特征，以进行性精神行为异常和语言功能障碍为主要表现的临床症候群，在临床、病理和遗传学上呈异质性，是早发性痴呆的首要病因[2]。国际上将额颞叶痴呆（FTD）分为 2 种类型：行为变异型额颞叶痴呆（bvFTD）和原发性进行性失语（PPA），由此可见，PPA 实际上是被划入额颞叶痴呆的范畴。后者（PPA）又可分为 3 种亚型：语义性痴呆（SD）、进行性非流利性失语（PNFA）和

logopenic 型进行性失语（LPA），PNFA 及 SD 属于 FTD，LPA 有可能是 FTD，也可属于阿尔茨海默病[3]。

PNFA 的诊断包括临床诊断、影像学支持诊断和病理诊断 3 个层面。

1. 临床诊断

（1）核心特征至少具备以下一点：①语言中存在失语法；②言语费力、迟疑，伴有发音错误及声音失真（言语失用）。

（2）以下 3 项支持特征中至少有 2 项符合：①对句法复杂句子的理解障碍；②单个词语的理解能力保留；③对于实物的认知保留。

2. 影像支持诊断以下 2 点必须同时具备：

（1）必须满足 PNFA 临床诊断标准。

（2）影像学至少符合以下其中一点：①MRI 提示左侧额叶至岛叶后部萎缩；②PET 或 SPECT 左侧额叶至岛叶后部低代谢或低灌注。

3. 病理诊断：

（1）必须满足 PNFA 的临床诊断标准。

（2）组织病理学呈现出某一神经变性病的组织学特征（如 FTD-tau、FTD-TDP、AD 或其他）。

（3）具有某一已知的致病基因突变。

在满足（1）的基础上，满足（2）或（3）之一即可[4]。分析本例患者，2004 年病初临床仅出现言语不流畅，计算力好，无记忆力减退、无书写障碍、无行动障碍等其他症状及体征；影像学上 2008 年 PET 示左额叶下回放射性摄取减低。虽尚缺乏病理学依据，但结合临床及影像，诊断"原发性进行性非流利性失语"成立。

PPA 语言功能障碍为 FTD 患者的最初表现，随着疾病进展，以原发性语言障碍为早期症状的患者，最终会发展为全面的认知受损和多变的行为特点。本例患者从 2004 年发病至 2009 年间，神经科多次检查只表现为语言障碍，并无其他症状及体征，直到 2010 年便开始出现认知力下降、情绪易紧张和肌张力增高、震颤等锥体外系症状，结合 PET 结果，此时诊断为 FTD。随后病情进一步加重，出现全面认知受损。

额颞叶痴呆尚无特效治疗。对于本例患者，在我们反复充分告知收益和风险后，家属签署知情同意书试验性应用人脐带间充质干细胞输注治疗。目前研究认为人脐带间充质干细胞输注治疗的适应证可能有：糖尿病胰岛功能替代（研究中）；脊髓损伤；冠心病及慢性心衰患者；神经系统疾病，主要是帕金森病、脑卒中[5]。近年来人脐带间充质干细胞虽被研究证明具有细胞替代和促进神经营养因子分泌的作用，但治疗额颞叶痴呆在临床中尚未开展应用，远期疗效尚不确定。该治疗对本例患者似乎并未起到有效延缓病情进展的作用。当然一例患者无法评价其疗效，尚需大样本的研究。

国外一项对 PPA 自然病程的前瞻性研究报道显示：49 例新确诊 PPA 患者，有75% 的患者随病情进展最终符合 FTD 的诊断标准，14% 最终符合路易小体痴呆诊断标准，8% 的患者出现了皮质基底节变性的体征。此项研究得出：尽管 PPA 患者的日常行为活动在发病第 1 年保持的较好，但可能在发病后 6~7 年丧失自主性。该研究中大多数 PPA 患者进展成为 FTD[6]。本例患者，无论从临床表现还是影像学变化上均体现出疾病从最初的"原发性进行性非流利性失语"到"额颞叶痴呆"的发展变化过程，与文献报道结果一致。

　　另有文献报道，FTD 患者自临床确诊后的平均生存期约为 3～4 年；而自临床起病，平均生存期约为 6.6～11.0 年[7]。本例患者，由于疾病最初我们考虑到了此病的可能，及时预见到了患者未来可能出现的各种情况，积极预防和管理并发症，加强护理，提高患者生活质量，这也是我们这例患者病程 10 年仍存活的原因。由此可见，FTD 的正确诊断是决定最佳预后、临床管理和有效治疗的先决条件。

【专家点评】

秦绍森（北京医院老年医学部　主任医师）

　　本病例患者临床症状主要表现三个方面，包括语言障碍、认知障碍及运动功能障碍。发病初期至 2010 年主要表现语言障碍，神经系统查体、认知功能及影像学检查基本正常。2010 年 6 月语言功能完全丧失，同时出现认知功能轻度减退（MMSE 23 分）和书写困难。2012 年渐出现右手震颤及动作不灵活、呛咳及吞咽困难，查体可见颈项肌及双上肢肌张力增高，强握反射及吸吮反射（+），以后运动功能障碍逐渐加重至完全丧失，缄默状态。

　　从影像学检查看，发病初期 2005 年至 2009 年三次头颅 MRI 检查，均为脱髓鞘样改变；至 2010 年再次头颅 MRI 检查示脑沟及脑裂增宽，未见海马萎缩。PET 脑代谢检查 2005 年基本正常，2008 年左额下回代谢减低，2010 年左侧额叶代谢明显减低，双侧基底节代谢减低，左侧明显。

　　该例患者从初期言语障碍持续近五年后出现轻微认知功能障碍，且出现认知功能障碍的同时影像学检查发现脑的萎缩和额叶脑代谢下降，临床上符合 FTD 的演变过程。当然，确诊只能依据病理学检查。FTD 是仅次于阿尔茨海默病（Alzheimer's disease，AD）的一种变性病痴呆，临床早期诊断有一定困难，不过与 AD 不同，FTD 早期表现额叶功能受损，一般没有视空间记忆损害，其绘画和计算力相对保留，而影像学检查主要累及前脑，顶枕叶很少累及。此外，脑脊液中 s100β、tau 蛋白及神经丝蛋白的轻链亚单位（NFL）浓度升高，有助于 FTD 的临床诊断。

　　病理学改变主要为神经元脱失、微小空泡形成、胶质增生和海绵样变，其神经元和胶质细胞可见 tau 蛋白的沉积。与 AD 不同，FTD 很少有老年斑、神经纤维缠结、Pick 小体或 Lewy 小体。

参考文献

1. Gorno-Tempini ML, Dronkers NF, Rankin KP, et al. Cognition and anatomy in three variants of primary progressive aphasia. Ann Neurol, 2004, 55（3）：335-346.
2. Van der Zee J, Van Broeckhoven C. Dementia in 2013：frontotemporal lobar degeneration-building on breakthroughs. Nat Rev Neurol, 2014, 10（2）：70-72.
3. Rascovsky K, Hodges JR, Knopman D, et al. Sensitivity of revised diagnostic criteria for the behavioural variant of frontotemporal dementia. Brain, 2011, 134（9）：2456-2477.
4. Gorno-Tempini ML, Hillis AE, Weintraub S, et al. Classification of primary progressive aphasia and its variants. Neurology, 2011, 76（11）：1006-1014.
5. 张文宇，巴特，刘玲英. 人脐带间充质干细胞研究进展及应用. 中华损伤与修复杂志（电子版），

2014, 9（2）: 203-205.

6. Le Rhun E, Richard F, Pasquier F. Natural history of primary progressive aphasia. Neurology, 2005, 65（6）: 887-891.

7. Riedl L, Mackenzie IR, Forstl H, et al. Frontotemporal lobar degeneration: current perspectives. Neuropsychiatr Dis Treat, 2014, 10: 297-310.

老年淀粉样脑血管病一例

徐　蕾　国　红　秦绍森　姜宏志　沙　成　蒋景文　汪　耀　奚　桓

【病例介绍】

患者男性，73岁，因"头痛7天余，右下肢无力伴性格改变4天"于2014年7月28日入院。患者无明显诱因起病，头痛呈持续性，4天前出现言语减少，性格改变，由固执变得非常顺从，伴走路稍不稳。发病当天有呃逆1次后自行好转，无头晕。家人诉1天前写字变差，门诊急查头MRI平扫+增强示"左额叶囊实性病灶，内有出血，约4cm×6.6cm；增强后病灶有环形强化，不除外转移瘤"，为进一步治疗收入院。

既往史：有高血压、高脂血症、2型糖尿病，慢性阻塞性肺病，慢性淋巴细胞增殖性疾病，慢性肾脏病等病史，规律药物治疗；有心律失常口服胺碘酮治疗；冠心病曾于2005年，2007年2次行支架置入术，长期口服阿司匹林100mg；2012年2月曾摔倒导致头外伤，右颞侧皮下淤青，当时无不适，未诊治；发现前列腺癌1年余，内分泌治疗3个月后停用，2014年2月行前列腺癌根治术。否认药敏史。

个人史：久居北京，吸烟50余年，80支/日，近20年20支/日。无饮酒等不良嗜好。

家族史：其兄有慢性白血病病史，否认其他家族遗传病及传染病史。

入院查体：T 36.5℃，P 63次/分，R 19次/分，BP 112/67mmHg。内科查体：发育正常，营养良好，浅表淋巴结未触及肿大，心、肺、腹（-），四肢无红肿、畸形。专科查体：神志清楚，反应迟钝，定向力正常，无幻觉，计算力正常，部分命名性失语，视力、视野粗测正常，双侧瞳孔光反应好，眼球活动无受限，无复视、眼震，张口下颌无偏斜。额纹、鼻唇沟对称，双耳听力下降，伸舌居中，右下肢轻瘫试验（+），余肢体肌力正常、肌张力正常，指鼻试验、跟膝胫试验稳准，右上肢腱反射高于左侧，双下肢腱反射对称引出，双侧病理征（+），深浅感觉正常。

入院诊断：1. 额叶占位性质待定（转移瘤不除外）；2. 高血压；3. 高脂血症；4. 冠心病；5.2型糖尿病；6. 慢性阻塞性肺病；7. 慢性淋巴细胞增殖性疾病；8. 慢性肾脏病；9. 心律失常；10. 前列腺癌术后。

定位诊断：根据性格改变，考虑病灶定位于额叶；右下肢力弱，定位于左侧；双侧病理征阳性，提示双侧锥体束受累，结合头部 MRI，病变定位于左侧额叶。

定性诊断：老年男性，既往有前列腺癌病史，亚急性病程，颅内占位病灶呈囊实性，内有出血，周围环形强化，转移瘤可能性大。

鉴别诊断：

1. 瘤卒中　是指脑肿瘤在生长过程中，由于多种因素而发生肿瘤出血，出血量少时，局限于肿瘤内，临床上无或轻微症状。出血量大者可侵及周围脑组织形成颅内血肿或蛛网膜下腔出血，表现为急性颅内压增高，酷似脑卒中发作，易被误诊为急性脑卒中而延误治疗。该患者老年男性，既往前列腺癌病史，此次突发起病，亚急性病程，头 MRI 示额叶占位病灶较大，临床体征不多，且病灶内有出血，支持该诊断。需进一步行 PET/CT 协助诊断。

2. 脑出血　是指非外伤性脑实质内血管破裂引起的出血，发生的原因主要与脑血管的病变有关，即与高血脂、糖尿病、高血压、血管的老化、吸烟等密切相关。脑出血的患者往往由于情绪激动、费劲用力时突然发病，早期死亡率很高，临床表现为感觉、运动障碍、言语障碍等神经系统局灶缺损体征。该患者突发起病，有上述血管危险因素，头 MRI 提示有出血均支持，但是该病灶呈囊实性改变，MRI 增强包膜有强化不支持。

3. 梗死后出血　脑梗死多发生于老年人，多有高脂血症、糖尿病、高血压等血管危险因素，突发起病，神经系统局灶缺损体征持续超过 24 小时，仅从临床症状与脑出血不易鉴别。梗死区可发生继发性出血，即再通血管供血区的点片状出血，为梗死后出血。该患者头 MRI 病灶虽有出血，但囊实性占位病灶脑梗死少见，且不符合血管支配区，需进一步完善脑血管检查协助诊断。

诊疗经过：

入院后嘱患者卧床休息，避免剧烈活动及情绪激动；完善血常规、凝血象、胸部 CT 等相关检查；停用阿司匹林，继续降压、控制血糖等对症支持治疗；组织专家会诊，制订下一步诊疗方案。

第一次专家会诊建议（入院当天）：患者老年男性，突发起病，亚急性病程，临床以突发性格改变为主要表现，神经系统查体定位于左侧额叶，患者 2013 年头 MRI 平扫未见异常，本次发病后 MRI 发现左额叶巨大囊实性病灶、单发、周围有轻度水肿，脑室受压，中线稍移位，梯度回波检查示有陈旧性脑出血，增强后有环状强化，内有血块，未见其他病灶。结合患者既往前列腺癌病史，高度怀疑转移瘤。患者虽有慢性淋巴细胞增殖性疾病，但是该病灶不是均匀强化，故淋巴瘤也不支持。下一步行 PET/CT 协助诊断。目前颅高压症状不明显，神经系统体征不多，暂无特殊治疗，观察病情变化，必要时可予甘露醇脱水降颅压治疗或手术切除。

辅助检查：

血常规：血红蛋白 106g/L↓，白细胞 $11.67×10^9$/L↑，中性粒细胞 24.7%↓，淋巴细胞 68.7%↑。

血生化：肌酐 120μmol/L↑，血糖 8.01mmol/L↑，HbA1c 6.5%↑。

甲状腺功能：RT_3 82.5ng/dl↑，TSH 6.75μIU/ml↑，余（－）。

尿常规、凝血功能、血沉、肿瘤标志物（－），血小板聚集抑制佳。

ECG：一度房室传导阻滞；异常左房 P 波；Q-T 间期延长。

胸部 CT 平扫：新出现左下叶微结节。原有：右上叶尖段纤维索条及硬结钙化灶，双肺小叶中心型肺气肿，冠脉金属支架置入后。

PET-CT（图 41-1）：左额叶稍高密度灶内伴新鲜出血，代谢活性缺损，基本除外原发或转移性肿瘤，多系良性，结合 MRI 考虑新、旧出血病灶可能大，脑其余部位未见明确异常代谢活性增高或减低区；前列腺癌术后，术区未见明确异常密度影和代谢活性增高灶；纵隔及双肺门少许小淋巴结，代谢活性增高，考虑良性。

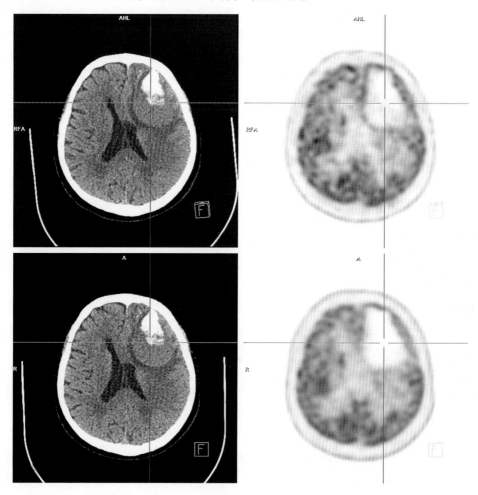

图 41-1　PET/CT
左侧额叶肿块伴新鲜出血，代谢活性缺损

头 MRI（图 41-2～图 41-4）：与 2013 年 8 月 5 日相比，左侧额叶囊实性占位，新出现，考虑出血性病变，建议密切观察，定期复查；右侧顶叶、双侧大脑镰旁多发蛛网膜下腔出血；脑白质脱髓鞘病变，基本同前。

头 MRI+MRA：轻度脑动脉硬化改变，较前略有进展。

超声心动图：主动脉瓣钙化伴关闭不全（轻）；左室舒张功能减低；左室收缩功能正常；静息状态下未见明确节段性室壁运动异常；LVEF 65%。

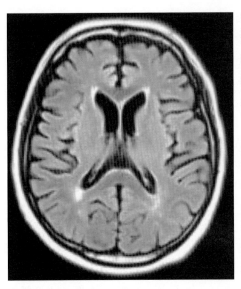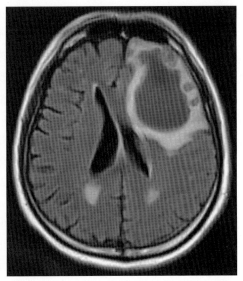

图 41-2 2013 年 8 月 5 日头 MRIT₂-FLARE　　　**图 41-3 2014 年 7 月 29 日 T₂-FLARE**

未见明显占位病灶　　　　　　　　　　左额叶囊实性病灶，中线受压

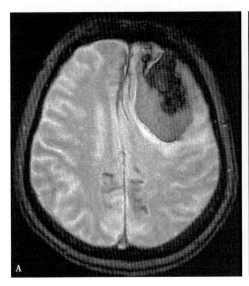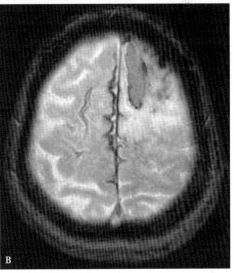

图 41-4 2014 年 7 月 29 日 T₂* 加权成像

左额叶囊实性病灶，内有陈旧出血，中线移位；顶叶沟回蛛网膜下腔出血；颅内未见微出血病灶

第二次专家会诊（2014 年 8 月 1 日）

患者反应迟钝、行走不稳较前减轻。神经系统查体：意识清楚，查体配合，复杂指令可完成。反应略迟钝，貌似淡漠，但是有听力下降因素存在。部分命名性失语，无失读，无左右失认。颅神经（－）。行走不稳，走直线不好，但是患者家人诉其病前就是这样。Romberg 征（±）。右侧腱反射高于左侧，双侧病理征（＋）。右下肢轻偏瘫。强握、掌颌反射未引出。脑膜刺激征（－）。

结合患者目前症状、体征及化验、检查结果，是脑出血还是脑肿瘤进行讨论。

1. **脑出血** 患者高龄，有脑血管病危险因素，PET/CT 为代谢活性缺损病灶，考虑出血性病灶可能性大，老年人的脑叶出血，血管淀粉样变（CAA）需高度怀疑；若为 CAA 应该有颅内多发微出血灶，该患者没有。此外患者心脏支架术后长期规律口服阿司匹林，增加了颅内出血的风险。若为隐匿性血管畸形，出血量一般没有这么大。因此，不排除早期曾出血，无症状，又再次出血，形成囊实性血肿占位。但是 MRI 的囊实性病灶中的液体在 T_2^* 未显示出低密度，而为高信号，似为高蛋白液体怎么解释？肿瘤可以。若为亚急性出血，该患者既往无急性出血病史，从头 MRA 看患者双 ACA 完整，若梗死后出血，应该既往有下肢无力等局灶缺损体征，而该患者没有。

2. **脑肿瘤** 患者既往有前列腺癌病史，2013 年头 MRI（-），此次发病一周就发现左额叶占位，为急性发病，精神症状比较突出，本次发病前是否有头部症状不清楚。住院无特殊治疗，无进行性恶化，影像学囊实性病灶，内有出血，并伴有蛛网膜下腔出血，增强 MRI 囊壁有强化。考虑病灶为肿瘤，囊变后出血，至于哪种肿瘤目前尚不确定。软化灶、出血、脑组织的部分容积效应可以导致肿瘤病灶在 PET/CT 代谢不高。不支持点：①病史较短；②从影像学，转移瘤应该是小病灶大水肿；一般不止一个部位转移；③该病灶强化不明显；④转移瘤囊性少见；且颅内肿瘤出血多为恶性高的胶质细胞瘤，恶性低的星形细胞瘤、脑膜瘤或鞘瘤偶有出血，影像学不支持；⑤PET/CT 无代谢增高。

综上，患者病变性质目前无法确定，原则上较大占位，应该去除，但患者病情有好转，且基础病较多，可暂不予脱水治疗，结合家属意愿，密切观察病情变化。

第三次专家会诊（2014 年 8 月 4 日）

患者昨日出现嗜睡。神经系统查体：神志清楚，查体配合，反应迟钝，近记忆力下降，阅读有部分臆造，可疑手指失认。双眼动自如，额纹对称，右侧鼻唇沟浅，余颅神经（-）。颈软。右手并指力弱，握力正常，右下肢肌力 4^+ 级，行走时拖拽，左侧肢体肌力 5 级。双侧病理征（+），右侧腱反射高于左侧。右侧关节位置觉差。急查头 CT（2014 年 8 月 4 日，图 41-5）读片：囊性病变较前增大，边界不清，中线移位较前明显。给予甘露醇 125ml 1 次/8h 静点。因患者病情加重，专家会诊拟定下一步治疗方案。

讨论意见：患者临床症状加重，头颅 CT 提示病灶较前增大，边界不清，无论病因如何，这是一个明确的进行性加重的占位病变，保守治疗无法取得根本改善，建议全麻下行开颅手术治疗，减轻病变对脑组织的压迫，改善神经系统症状并明确病理诊断。

2014 年 8 月 5 日全麻下行左额开颅占位切除术，术中病变组织送病理，清除混合性脑内血肿。术后给予抗生素，雾化，呼吸道护理及补液治疗。2014 年 8 月 12 日术后病理（见文末彩图 41-6）回报：（左额叶）淀粉样变性脑血管病，脑出血；脑组织萎缩，胶质细胞增生，可见大量老年斑及神经原纤维缠结，建议结合临床考虑阿尔茨海默病的可能。

治疗结果：患者术后恢复平稳，偶有发作性手术部位疼痛。专科查体：神清，言语尚流利，反应迟钝，部分命名性失语，计算力正常，记忆力减退。双眼动自如，无眼震及复视。额纹对称，右侧鼻唇沟稍浅，伸舌居中。颈软。右上肢并指力弱，握力尚可，右下肢肌力 5^- 级，余肢体肌力 5 级，右侧腱反射高于左侧，双侧病理征（+）。于 2014 年 8 月 17 日复查头部 CT 未见再发出血，硬膜下出血较前吸收。给予带药出院。

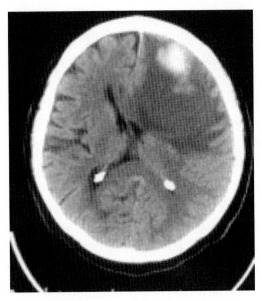

图 41-5 2014 年 8 月 4 日头颅 CT
囊性病变较前增大，边界不清，中线移位较前明显

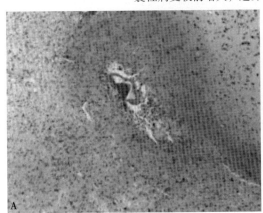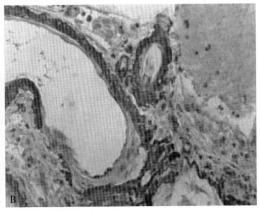

图 41-6 2014 年 8 月 12 日术后病理
A 图示淀粉样变性脑血管病，脑出血；脑组织萎缩，胶质细胞增生，可见大量老年斑及神经原纤维缠结。免疫组化结果：Aβ［血管壁（+）；老年斑（+），参见 B 图］，S-100［胶质细胞（+）］，Tau 蛋白［神经原纤维缠结（+）］。特殊染色结果：刚果红［血管壁（+）］

随诊：出院 2 个月后复诊，查体：神清，言语流利，反应较前灵敏，计算力正常，近记忆力减退。双眼动自如，无眼震及复视。额纹对称，右侧鼻唇沟稍浅，伸舌居中。颈软。右下肢肌力 5⁻ 级，余肢体肌力 5 级，右侧腱反射高于左侧，双侧病理征（+）。复查头 MRI（2014 年 9 月 18 日）：左侧额叶血肿切除术后改变，术后占位效应较前明显减轻；双侧额顶叶蛛网膜下腔出血，较前无明显变化。

【病例讨论】

淀粉样脑血管病是指 β-淀粉样蛋白（amyloid β-protein，Aβ）在大脑皮质及皮质下的

中小动脉（极少累及静脉）中层和外膜上的沉积[1]。CAA 是脑叶出血、脑微出血、微梗死、血管性认知障碍及阿尔茨海默病的危险因素，约 15% 脑出血患者存在 CAA[2]。淀粉样脑血管病相关脑出血（cerebral amyloid angiopathy-related hemorrhage，CAAH）好发于枕叶、颞后-顶枕或额叶皮质及皮质下，多数有继发蛛网膜下腔出血，发病率与年龄呈正比。CAA 分为散发型和家族性两种类型，前者多见，后者包括遗传性脑出血伴淀粉样变（hereditary cerebral hemorrhage with amyloidosis，HCHWA）-荷兰型和 HCHWA-冰岛型。本例患者无家族史为散发型。

CAA 的病因和发病机制尚不清楚，目前研究认为载脂蛋白 E（ApoE）基因型的多态性、β 淀粉样蛋白（Aβ）在脑血管壁的沉积是导致 CAA 及 CAAH 的重要危险因素。ApoEε4 促进了 Aβ 在脑血管壁的沉积，而 ApoEε2 是淀粉样蛋白沉积血管出血的危险因素[3]。此外，HCHWA-冰岛型是由于半胱氨酸蛋白酶抑制剂 CystatinC 基因突变引起，CystatinC 的沉积是强烈提示 CAAH 的预兆[4]。病理上，CAA 血管淀粉样物质与阿尔茨海默病（Alzheimer's disease，AD）斑块淀粉样物质的主要成分都是 Aβ，主要包括 Aβ40 和 Aβ42，它们在脑组织中有不同分布，血管性淀粉样物质的主要成分倾向于 Aβ40，而老年斑淀粉样物质 Aβ42 则更明显，这也是 CAA 与 AD 的不同之一[5]。CAA 还可引起相关的炎症反应（CAA-related inflammation，CAA-ri），又被称为 Aβ 相关性血管炎，是 CAA 的一个亚型。

MRI 的 T_2^* 加权或磁敏感加权成像（susceptibility-weighted imaging，SWI）可较敏感的显示出脑微出血、脑白质病变和蛛网膜下腔出血等 CAA 相关表现[6,7]。本例患者临床上表现为额叶受累的症状，病灶在左侧额叶，由于反复脑出血形成非典型的囊实性占位病灶，结合其既往曾有前列腺癌病史，且囊壁在 MRI 上有增强，因此初步诊断无法排除脑肿瘤，后行 PET/CT 病灶没有高代谢支持脑出血。此外，该患者 T_2 加权成像上没有明显的脑微出血病灶，也是其不典型的一点，但是由于病情进展迅速急行开颅手术，因此没有完善 SWI，在以后的随诊需将此检查完善。

CAA 的经典诊断标准，即波士顿诊断标准[8]于 2001 年制定沿用至今，分为 4 类：①肯定的 CAA：完整的尸检资料显示脑叶、皮质或皮质-皮质下出血和伴有严重血管淀粉样物质沉积的 CAA，无其他病变；②病理学证实的 CAA：临床症状和病理学组织（清除的血肿或皮质活检标本）显示脑叶、皮质或皮质-皮质下出血或仅有某种程度的血管淀粉样物质沉积，无其他病变；③很可能的 CAA：年龄≥55 岁，临床症状和影像表现均显示局限于脑叶、皮质或皮质-皮质下（包括小脑）多发出血，而没有其他原因引起的出血；④可能的 CAA：年龄≥55 岁，临床症状和影像表现为无其他原因可以解释的单个脑叶、皮质或皮质-皮质下出血。

CAA 目前没有有效的治疗方法可以阻止或逆转淀粉样蛋白的沉积。临床上治疗的重点是防治 CAA 引起的症状如反复发作的脑叶出血及进行性痴呆。同时应注意防止过度抗凝、慎用抗血小板类药物。对 CAAH 患者行血肿清除术是否会增加其再出血的风险仍有争议。目前多数学者认为对 CAAH 患者进行血肿清除术，能挽救由于血肿引起显著占位效应并有脑疝形成可能的患者的生命，血肿清除术的目的是降低颅内压。对于血肿为 30~60ml、意识水平进行性下降的患者应及时进行血肿清除术。而当血肿>60ml 且患者已经昏睡或昏迷时，手术清除血肿预后较差。本例患者在临床体征加重，意识水平下降时急查头颅 CT 显示病灶增大，中线移位时及时行开颅血肿清除术，手术时机把握准确，且术后恢复良好，是 CAAH 手术治疗的成功案例。

【专家点评】

国红（北京医院老年医学部　主任医师）

反复出现的脑叶出血，临床应高度警惕 CAA。MRI 的 T_2^* 加权像或磁敏感加权成像（susceptibility-weighted imaging，SWI）是证实 CAA 的主要检查手段。

慢性扩展性脑内血肿（chronic encapsulated intracerebral hematoma，CEIH），又称之为慢性包膜性脑内血肿[9]，其形成机制可能为血肿及其代谢产物持续刺激引起周围脑组织的炎性反应和增生。并与新生的毛细血管共同形成血肿包膜。包膜内新生血管细胞连接间隙较大，血液容易漏出，聚集在包膜处，使包膜进行性增厚；漏至腔内则使血肿逐渐扩大[10]。当发展到一定程度或有新鲜出血时，病情可突然加重。CEIH 发生机制多与隐匿性血管畸形、动静脉畸形、微动脉瘤、动脉粥样硬化或凝血功能障碍有关[11]，淀粉样脑血管病（CAA），较少引起 CEIH。可能是淀粉样物质沉积的血管内皮功能不全，从而不能抑制纤维蛋白溶酶和纤溶酶激活物，从而导致血肿不断增大。

CCA 主要引起认知改变，临床上应重视其抗痴呆治疗，以改善其预后。

■ 参考文献 ■

1. Charidimou A，Gang Q，Werring DJ. Sporadic cerebral amyloid angiopathy revisited：recent insights into pathophysiology and clinical spectrum. J Neurol Neurosurg Psychiatry，2012，83：124-137.

2. Qureshi AI，Tuhrim，Broderiek JP，et al. Spongtaneous intracerebral hemorrhage. N Engl J Med，2001，344：1450-1460.

3. McCarron MO，Nicoll JA. Apolipoprotein E genotype and cerebral amyloid angiopathy-related hemorrhage. Ann N Y Acad Sci，2000，903：176-179.

4. Pezzini A，Del Zotto E，Volonghi I，et al. Cerebral amyloid angiopathy：a common cause of cerebral hemorrhage. Curr Med Chem，2009，16：2498-2513.

5. BiffiA，Greeberg SM. Cerebral amyloid angiopathy：a systematic review. J Clin Neurol，2011，7：1-9.

6. Greenberg SM，Vernooij MW，Cordonnier C，et al，Microbleed Study Group. Cerebral microbleeds：a guide to detection and interpretation. The Lancet Neurology，2009，8（2）：165-174.

7. Ghostine S，Raghavan R，Khanlou N，et al. Cerebral amyloid angiopathy：micro-hemorrhages demonstrated by magnetic resonance susceptibility- weighted imaging. Neuropathol Appl Neurobiol，2009，35：116-119.

8. Knudsen KA，Rosand J，Karluk D，et al. Clinical diagnosis of cerebral amyloid angiopathy：validation of the Boston criteria. Neurology，2001，56：537-539.

9. Lin CH，Chen Y，Tseng SH. Chronic encapsulated intracerebral hematoma. Clin Neurosci，2007，14：58-61.

10. Pozzati E，Giuliani G，Gaist G，et al. Chronic expanding intracerebral hematoma. Neurosurg，1986，65：611-614.

11. 余辉，陈世洁，吴明灿，等. 慢性扩张性脑内血肿与隐匿性脑血管畸形. 中国临床神经外科杂志，2004，9：338-340.

老年重症多发性肌炎一例

曲 晨 何慧薇 冯美江 鲁 翔

【病例介绍】

患者女性，79岁，因"四肢酸痛一年，腰背部疼痛伴下肢水肿一周"入院，患者一年前出现四肢酸痛，未引起重视，一周前无明显诱因下出现腰背部疼痛，后进行性加重，伴有四肢无力、疼痛，水肿。病程中患者颜面及四肢水肿，颈部无力，吞咽困难，偶有呛咳，饮食差，二便正常。

既往史：脑梗死、高血压史，否认服用他汀类药物和小龙虾等食物，有多发性肌炎（polymyositis，PM）家族史。

入院查体：BP 110/60mmHg，消瘦，端坐呼吸，无明显皮疹，浅表淋巴结未肿大，两肺呼吸音粗，两下肺满布湿啰音，心率100次/分，律齐，可及舒张期奔马律。腹平软，墨菲征可疑阳性，右肾区叩击痛，左上肢及双下肢Ⅲ°可凹性水肿。四肢肌力1级，病理反射未引出。

辅助检查：

血生化检查：丙氨酸氨基转移酶88IU/L↑，天冬氨酸氨基转移酶153IU/L↑，磷酸肌酸激酶2308IU/L↑，乳酸脱氢酶1040IU/L↑，血沉24mm/h↑，血清肌红蛋白2113.00ng/ml↑，血清肌酸激酶同工酶58.28ng/ml↑，血清肌钙蛋白T 0.389mg/ml↑，BNP>10000ng/L↑。

免疫球蛋白IgA 3.96g/L，IgG 17.30g/L，IgM 2.57g/L，SSA抗体阳性，抗核抗体阳性，Jo-1抗体阳性。乙肝两对半（-）。

CT（图42-1）：两下肺炎，左下肺肺不张，两肺胸腔积液，两肺多发肺大疱。

肌电图：肌源性损害。

治疗：患者入院后予以激素冲击治疗，心肌酶谱进行性升高，心电图为下壁缺血性改变，伴有室性期前收缩。急诊冠脉CT未见明显异常。考虑多发性肌炎伴有心肌损害，患者心衰症状明显，予以利尿扩张冠状动脉。后患者出现肌力减退，呼吸肌麻痹，呼吸衰竭，意识不清，不能自主进食，予以无创通气，抗感染，鼻饲饮食。并加用丙种球蛋白支持治疗。

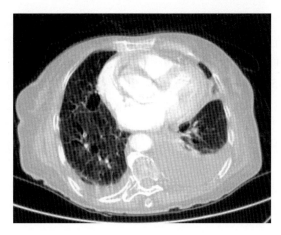

图 42-1　肺部 CT 平扫

左下肺肺不张，两肺胸腔积液，两肺多发肺大疱

两周后患者呼吸功能改善，撤除呼吸机，四肢肌力 2 级。四周后患者肌力 5 级，可自行进食，加用环磷酰胺。

三个月后患者生活基本可以自理，复查酶谱正常。随访至今。

【病例讨论】

特发性炎症性肌病（idiopathic inflammatory myopathies，IIM）是一组以慢性肌肉炎症反应导致进行性肌萎缩为特点的系统性自身免疫病，包括多发性肌炎（polymyositis，PM）、皮肌炎（dermatomyositis，DM）和包涵体肌炎（inclusion body myositis，IBM）等。其中 PM 是一组病因不清的弥漫性肌肉炎症性疾病，主要临床症状为对称性四肢近端、颈肌、咽部肌肉无力，肌肉压痛，血清酶增高及肌电图的异常，常见骨骼肌无力、肌痛，继之产生肌肉萎缩。发病年龄有两个高峰，10～14 岁，45～50 岁。而本例患者为老年患者，较为少见，出现除骨骼肌外，心、肺、消化道等肌群均有受累的表现，病情凶险，发展迅速，危及生命，同时也给诊断带来困难。

1. 病因及流行病学　目前认为 PM 与自身免疫紊乱有关。也有部分学者认为与病毒感染（特别是副黏液病毒，如柯萨奇 A9 病毒）或遗传因素有关[1]。文献报道 PM 的男女比例分别为 1∶5，发病率约 2～5/（10 万/年），部分患者存在恶性肿瘤，约 20% 患者合并红斑狼疮、硬皮病、类风湿关节炎等其他自免疫性疾病[2]。而本例老年患者无明显的诱因及家族遗传史。

2. 临床症状　多发性肌炎特征性表现为双侧对称性近端肌无力，肩胛带及骨盆带肌常受累，进行性对称性红斑角皮症和眶周及内眦处紫红色皮疹，常伴眶周水肿及上睑毛细血管扩张。紫红色皮疹还可出现于颈前上胸部（V 区）及颈后上肩背部（披肩征）。

3. 实验室检查　多发性肌炎中炎细胞主要为 CD8（＋）T 细胞。血清肌酶谱检查有较高的敏感性，血清肌酶谱检查不仅具有诊断价值，而且能反映病情轻重和治疗情况（其反应肌纤维坏死程度）。本例老年患者肌酸激酶和乳酸脱氢酶明显升高，激素治疗数周后肌酸激酶水平明显下降，且出现在肌力改善之前，后吞咽困难有改善。抗 Jo-1 抗体是诊断本病的标志性抗体，阳性率为 25%，在合并有肺间质病变的患者中其阳性率可达 60%。ANA

阳性率为 20%～30%[5]，对肌炎诊断不具有特异性。ANA 滴度的高低与疾病的活动性相关，可以作为治疗中监测效果的指标之一。肌电图检查显示为肌源性损害。肌肉活检可见肌细胞受损坏死、炎细胞浸润。

4. 诊断标准　1975 年 Bohan 和 Peter[6]提出多发性肌炎诊断标准：①肢带肌、颈前肌对称无力，病程持续数周到数月，有/无吞咽困难、呼吸肌受累；②肌肉活检：肌纤维坏死，炎细胞浸润，束周肌萎缩；③血清肌酸激酶（CK）升高；④肌电图：肌源性损害，皮肤改变。具备 4 项者可确诊为多发性肌炎，具备 3 项者可能为多发性肌炎，只具备 2 项者为疑诊多发性肌炎。

5. 治疗　多发性肌炎的治疗包括糖皮质激素、免疫抑制剂、静脉注射免疫球蛋白及血浆置换。而特异性的免疫靶向治疗尚在研究中。糖皮质激素是治疗的首选药。

【专家点评】

冯美江（南京医科大学第二附属医院　副教授）

多发性肌炎多为亚急性起病，任何年龄均可发病，在儿童和成人各出现一个高峰，但是老年患者较为少见。其常见并发症为间质性肺炎。本例患者多个肌群均受累[4]，其颈肌受累表现为卧位时抬头困难，坐位时无力仰头。咽喉肌受累表现为吞咽困难、饮水呛咳等。呼吸肌受累表现为呼吸困难，使用无创呼吸机辅助通气。1991 年 Dalakas[7]提出以肌肉活检结果为主的新标准。2003 年 Dalakas 提出 CD8/MHC-Ñ 复合物是多发性肌炎和包涵体肌炎特异性标志，建议将其引入多发性肌炎诊断标准中。但至今仍沿用 1975 年 Bohan 和 Peter 的诊断标准。患者入院后前 3 日使用激素冲击治疗，后泼尼松 60mg/d 维持 4 周后减量，维持用药 2 年左右。类固醇药物引起肌无力可能加重心衰，及呼衰，应积极对症治疗。老年患者容易产生多器官功能衰竭，当出现呼衰且合并肺部感染的患者，应尽早使用胃管，避免因误吸致吸入性肺炎。由于老年患者咽反射减退，当呼吸肌麻痹应早行无创通气或气管切开，必要时采用机械通气，并给予肠外营养支持。

鲁翔（南京医科大学第二附属医院　教授）

多发性肌炎当累及心肌细胞时，致心内膜增生、中膜坏死、侵及传导系统的心肌细胞时引起不同种类的心律失常[3]。心肌受累表现为胸闷，急性心力衰竭。消化道肌群受累表现为反酸、腹胀等症状。本例老年患者还存在 CK-MB、TNI 升高，提示患者并发了心肌损害。老年患者本身心功能较差，当出现并发心肌损害时应及时与急性心肌梗死相鉴别，结合患者 ECG 改变和冠脉 CT 结果容易判断是否为急性心肌梗死。且急性心肌梗死时，心肌标志物升高存在动态演变的规律，该患者心肌标志物无动态演变，ECG 亦无动态变化，超声心动图未见明确室壁节段运动异常，均不支持急性心肌梗死。患者合并有心肌损害时，应动态观察心肌酶谱及心电图的变化，可鉴别是否合并急性心肌梗死，急诊冠脉 CT 或 PCI 也可鉴别。对于重症多发性肌炎或者激素治疗效果差时可使用丙种球蛋白，改善肌无力症状，且其耐受性良好。免疫抑制剂常加用甲氨蝶呤以帮助激素减量，也可加用硫唑嘌呤[8]，但本例患者考虑年纪较大合并有肺部感染，呼吸衰竭，所以等感染控制后加用环磷酰胺。但应注意免疫抑制剂对高龄患者肝肾功能的损害，应定期复查肝肾功能。根据美国呼吸学会推荐合并有间质性肺炎的患者使用激素联合环磷酰胺或硫唑嘌呤治疗[9,10]。

总之对于老年重症 PM，除了及早足量使用激素外，应重视心肺功能的支持与恢复，避免严重的并发症，必要时加用免疫抑制剂及免疫球蛋白对降低死亡率至关重要。

［本文引自：曲晨，何慧薇，冯美江，等．重症多发性肌炎 1 例的诊治及文献复习．实用老年医学，2014，28（2）：175-176．］

参考文献

1. Yu KH, Wu YJ, Kuo CF, et al. Survival analysis of patients with dermatomyositis and polymyositis：analysis of 192 Chinese cases. J Rheumatol, 2012, 39：1659-1665.

2. 蔡云雅，方红. 恶性肿瘤相关性皮肌炎/多发性肌炎. 国际皮肤性病学杂志，2012，38（1）：51-54.

3. Bazzani C, Cavazzana I, Ceribelli A, et al. Cardiological features in idiopathic inflammatory myopathies. Journal of Cardiovascular Medicine. 2010, 11（12）：906-11.

4. Baer AN. Differential diagnosis of idiopathic inflammatory myopathies. Cur Rheumatol Rep, 2006, 8（3）：178-187.

5. 宋晓颖，王淑义. 多发性肌炎/皮肌炎研究现状. 实用儿科临床杂志，2007，22（5）：704-706.

6. Bohan A, Peter JB. Polymyositis and dermatomyositis（first of two parts）. N Engl J Med, 1975, 292（7）：344-3471.

7. Dalakas MC. Polymyositis, dermatomyositis and inclusion-body myositis. N Engl J Med, 1991, 325（21）：1487-14981.

8. 王亚慧，苏振丽. 老年人重症肌无力临床研究. 实用老年医学，2010，24（4）：297-299.

9. 罗志兵，沈策. 多发性肌炎/皮肌炎肺间质病变的治疗及预后. 临床肺科杂志，2008，13（12）：1637-1638.

10. 施举红，许文兵，刘鸿瑞，等. 多发性肌炎/皮肌炎合并肺间质性病变的临床特征. 中华结核和呼吸杂志，2008，31（4）：250-254.

老年硬脑膜动静脉瘘的诊疗思路一例

刘学军 杜毓锋 南昊宇 蔄 东

【病例介绍】

患者女性，72 岁，因"反应迟钝、表情淡漠、少言、少动 1 个月，加重 3 天"于 2011 年 9 月 15 日入院。入院 1 个月前家属发现患者反应迟钝、表情淡漠、少言、少动，无头晕、头痛、耳鸣、视物模糊，无下肢无力、恶心、呕吐、发热等症状，未予重视。3 天前无明显诱因上述症状加重。

入院查体：T 35.5℃，P 70 次/分，R 18 次/分，BP 170/90mmHg，表情淡漠，言语不主动，应答尚清楚。双侧额纹对称，无眼震，鼻唇沟对称，口角无歪斜，伸舌居中，浅感觉未见异常，定向力正常，记忆力、计算力减退。双肺呼吸音清，未闻及干湿啰音，心率 70 次/分，律齐，腹软，肝、脾肋下未触及，双下肢无水肿。双上肢肌力 5 级，双下肢平抬不能持久，四肢肌张力正常，掌颌反射（+），双侧膝反射正常，跟腱反射减弱，病理反射未引出。

头颅 MRI：双侧丘脑对称性低密度灶，脑干、中脑多发腔隙性梗死（图 43-1）。

入院诊断：1. 双侧丘脑低密度灶原因待查；2. 腔隙性脑梗死；3. 高血压病 3 级（极高危）；4. 2 型糖尿病；5. 腰椎间盘突出症 椎管狭窄；6. 胆囊切除术后。

诊疗经过：入院后由神经内科及放射科医师共同组成诊疗小组，患者症状表现为情感、高级神经活动障碍，考虑与丘脑病变有关，双侧丘脑对称性低密度灶可能与感染、中毒、肿瘤及代谢性原因等有关，逐一排除认为代谢性原因可能性大，行甲状腺功能、贫血、电解质等检查，并给予静点"银杏叶提取物注射液、醒脑静注射液"改善脑循环等治疗。化验结果提示血糖控制不佳、低钾血症、亚临床甲状腺功能减低、高脂血症。头颅增强磁提示：左侧基底节区灶性出血，但双侧丘脑病灶仍不能定性。

患者逐渐出现思睡、嗜睡等意识障碍。9 月 25 日查体：右下肢浅感觉减弱，右侧巴宾斯基征加强阳性，左侧肢体感觉正常，病理征未引出。考虑新出现的神经系统体征与基底节区出血、局部脑组织水肿有关，给半量激素实验性治疗及甘露醇降颅压，但意识未好转。10 月 2 日复查头颅 MRI 提示病变范围较入院时增大。颅压 103mmH$_2$O，脑脊液蛋白 2006mg/L，不支持炎性病变。但患者意识障碍进行性加重，咀嚼不能，进食量减少，因营养状况欠佳，意识状态差，给予留置胃管，鼻饲饮食，留置尿管导尿等对症治疗。10月3日全脑DSA：硬脑膜动静脉瘘形成（图43-2）。检查后讨论决定行硬脑膜动静脉瘘栓堵术。

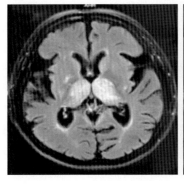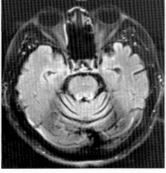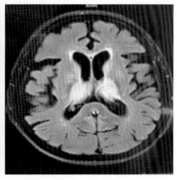

图43-1 双侧丘脑对称性低密度灶，脑干、中脑多发腔隙性梗死

10月7日患者全麻下行"直窦区硬脑膜动静脉瘘栓塞术"（图43-3），术后给予抗血管痉挛、脱水、补液、保肝、脑保护、改善微循环、支持、神经营养等治疗，后给予加强肢体活动及功能锻炼等治疗，患者意识状态逐渐好转，但表情尚淡漠，自主语言仍少，觉醒时间延长。患者面部逐渐出现一定表情，他人协助下可床边活动，病情好转于11月14日出院。

出院诊断：1. 直窦区硬脑膜动静脉瘘形成 硬脑膜动静脉瘘栓塞术；2. 多发性腔隙性脑梗死；3. 高血压病3级（极高危）；4. 2型糖尿病；5. 低钾血症；6. 亚临床甲状腺功能减低；7. 高脂血症；8. 腰椎间盘突出症 椎管狭窄；9. 胆囊切除术后。

随访：患者表情意识逐渐好转，可简单对话。

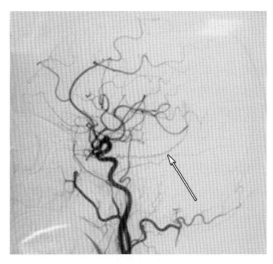

图43-2 脑DSA

直窦区硬脑膜动静脉瘘形成（2010年10月3日）

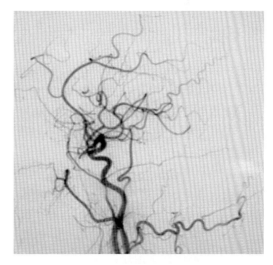

图43-3 硬脑膜动静脉瘘栓塞术后（2010年10月7日）

【病例讨论】

硬脑膜动静脉瘘（dural arteriovenous fistula，DAVF）是指发生于硬脑膜动脉与硬脑膜静脉、脑静脉窦及皮质静脉间的异常动静脉吻合，属颅内血管畸形的范畴，占颅内血管畸形的 10%~15%，幕上动静脉畸形的 6%，幕下动静脉畸形的 35%，可发生于硬脑膜的任何部位，但以海绵窦、横窦、乙状窦、上矢状窦为多。

1. 发病机制　目前关于 DAVF 的发病机制存在先天性机制和后天获得性机制两种学说。

（1）先天性机制：自 Sachs[1] 于 1931 年首次报道硬脑膜动静脉瘘（DAVF）以来，人们就把它与颅内动静脉畸形相提并论，认为其是硬脑膜血管发育异常造成的，属先天性疾病。有人认为硬脑膜动静脉瘘是由于胚胎发育过程中脑血管发育异常而使硬脑膜内的"生理性动静脉交通"增加而形成的，或是静脉窦附近的血管异常增生所造成的。临床上也发现婴儿期即可出现硬脑膜动静脉瘘[2,3]，并且硬脑膜动静脉瘘可与脑血管畸形等先天性疾病同时存在[4]，这些都提示硬脑膜动静脉瘘可能与先天性因素有关。

（2）后天获得性机制：大量临床研究发现，DAVF 与脑静脉窦的血栓形成密切相关，并与颅内肿瘤、静脉窦炎症、激素的改变等因素有关。在颅脑外伤、颅脑手术、颅内感染、高凝状态（妊娠、口服避孕药）等因素下均可导致静脉窦血栓形成，致使闭塞处近侧的生理性动静脉分流开放，异常分流逐渐增加，致使静脉窦压力增加，可能伴发软脑膜静脉逆流，即使静脉窦再通，异常动静脉瘘仍持续存在，发生 DAVF。

2. 临床表现及诊断

（1）临床表现：临床表现与患病部位和引流方式密切相关。按患病部位可以分为海绵窦 DAVF、其他硬脑膜窦 DAVF（包括横窦、乙状窦、上矢状窦）、小脑幕切迹、颅底静脉丛、大脑镰 DAVF 等。海绵窦 DAVF 最常见，横窦，乙状窦 DAVF 其次。海绵窦 DAVF 最常见的症状为眼部症状：眼球突出，球结膜水肿；其次为搏动性耳鸣或颅内杂音[5]；本病总的出血率为 17%～24%，主要的出血原因为颅内引流静脉的皮质静脉反流（cortical venous reflux，CVR）以及皮质静脉直接引流；个别患者出现单眼盲，说明 DAVF 的临床过程也可以是侵袭性的。此外尚有因静脉高压导致的缺血性脑卒中，表现为失语或痴呆等[6]。枕大孔区 DAVF（颅颈交界处）[7] 或小脑幕 DAVF 伴有脊髓静脉引流为一特殊类型，可以导致渐进性的脊髓功能障碍，表现为上行性感觉障碍、截瘫等。

（2）诊断：最后的确诊和定位有赖于血管造影，并能明确引流途径。MR 显示的脑或脊髓静脉扩张迂曲可以提示本病。

3. DAVF 的治疗

（1）保守治疗：对于没有 CVR 的患者（良性 DAVF）发生出血等严重后果的可能性很低，可以施行保守治疗，包括观察或者颈动脉压迫法。

（2）介入治疗：

1）经静脉栓塞治疗：因本病为静脉来源的疾病，所以经静脉途径较为合理，随着方法的成熟，病例的积累，越来越受到重视。主要经颈内静脉-岩上窦、面静脉、眼上静脉（SOV）、乙状窦-横窦-矢状窦等进行栓塞治疗，可能出现的并发症[8] 有前额麻木、眼睑下垂、暂时性展神经麻痹。

2）经动脉栓塞治疗：传统的经动脉介入治疗手术简便，但 DAVF 供血动脉往往很复杂，有广泛吻合，易于复发，所以一般用于无静脉窦引流，或者静脉窦狭窄的患者[9]。

（3）手术治疗：

1）软膜反流静脉选择性切断术：即选择性切断 DAVF 的皮质引流静脉，而保留硬膜以及静脉窦避免脑脊液漏等并发症的发生。

2）其他术式：传统的开颅静脉窦填塞/切断/孤立/成型术依然用于复杂病例[10]。

（4）立体定向放射治疗：应用伽马刀、立体定向放射治疗等。研究显示其可以成功治疗 DAVF 而较少出现并发症。

随着医学的发展，对 DAVF 的了解将更加深入，神经外科、神经内科、放射科、眼科可以更早、更无创地明确诊断，并且给予患者有效的治疗。

【专家点评】

蒯东（山西医科大学第一医院 教授）

硬脑膜动静脉瘘（DAVF）是一少见的神经外科疾病，其病因未明，可能为多种因素共同作用的结果。各年龄阶段均有发病，60~70 岁最多见，其临床表现多样，包括头痛、颅内搏动性杂音，眼及视觉症状，局灶性脑神经功能缺损，进行性痴呆和颅内出血等。根据临床表现可将 DAVF 分为良性 DAVF 和进展性 DAVF，仅具有杂音和眼征的称为良性 DAVF，而具有神经功能障碍或颅内高压表现的称为进展性 DAVF，本例患者属于进展性 DAVF，DAVF 最后的确诊和定位有赖于血管造影，并能明确引流途径。

DAVF 的治疗包括保守治疗，介入治疗和手术治疗。良性 DAVF 一般采取保守治疗，而对于进展性 DAVF，需采取积极的治疗措施，治疗的方式和技术取决于 DAVF 的供血情况、部位及引流模式，介入栓塞治疗 DAVF 已成为主要的治疗方式，本例进展性 DAVF 采用全麻下行"直窦区硬脑膜动静脉瘘栓塞术"。直窦区硬脑膜动静脉瘘是较少见的 DAVF，发病率<2%，临床特点是脑深部皮质或白质受损导致的神经功能障碍，影像学检查：头颅 MRI 可发现脑深部皮质或白质程度或轻或重的水肿表现，本次病例表现是双侧对称型丘脑水肿；少部分病例表现为脑叶不规则出血；明确诊断首选全脑血管造影，必要时超选造影才能明确；治疗首选血管内介入栓塞，无论动脉途径或静脉途径，微导管要准确到位瘘口，栓塞剂充分闭塞供血动脉、瘘口及引流静脉近端；液态栓塞剂首选 Onyx，近期 Onyx 作为一种非黏附性液态栓塞剂已尝试应用于治疗 DAVF，目前，研究表明：Onyx 的总体临床治愈率优于以往临床使用的栓塞物质 NBCA，但需注意并发症的预防。

总之，DAVF 发病率低，漏诊、误诊率高，病史迁延长，准确诊断、全面检查、及时治疗能更有效的治疗此类患者。

■ 参考文献 ■

1. Lasjaunias P, Berenstein A. Surgical neuroangiography, vol 2. Endovascular treatment of craniofacial lesions. Berlin：Springer, 1987, 273-315

2. Morit a A, Fredric B, Nichols DA, et al. Childhood dural arterio-venous fistulae of the posterior dural sinuses：three case reports and literature review. Neurosurgy, 1995, 37：1193-1200.

3. Cataltepe O, Berker M. An unusual dural arteriovenous fistula in an infant. Neuroradiology, 1993, 35：

394-397.

4. Duckwiler G. Dural arteriovenous fistula. Neuro imaging Clin North Am, 1992, 2: 291-307.

5. Kim MS, H an DH, Kw on OK, et al. Clinical characteristics of dural arteriovenous fistula. J C lin N eurosci, 2002, 9 (2): 147-155.

6. Festa JR, Lazar RM, Marsh all RS et al. Dural arteriovenous fistula presents like an ischemic stroke. Cogn Behav Neurol. 2004, 17 (1): 50-53.

7. van D ijk JM, Willin sky RA. Venous congestive encephalopathy related to cranial dural arteriovenous fistulas. Neuro imaging Clin N Am, 2003, 13 (1): 55-72.

8. Oishi H, Arai H, Sato K et al. Complications associated with transvenous embolisation of cavernous dural arteriovenous fistula. Acta Neurochir (Wien), 1999, 141 (12): 1265-1271.

9. Pelz DM, Low n ie SP, Fox A J et al. Intracranial dural arteriovenous fistulae with pial venous drainage: combin edendovascular neurosurgical therapy. Can J Neurol Sci, 1997, 24 (3): 210-218.

10. Ushikoshi S, H oukin K, Kuroda S et al. Surgical treatment of intracranial dural arteriovenous fistulas. Surg Neurol, 2002, 57 (4): 253-261.

老年晚期帕金森病的药物治疗一例

曹红梅

【病例介绍】

患者男性，63 岁。因"渐进性肢体活动不灵、震颤 10 年，加重伴肢体不自主运动 1 年"于 2009 年 5 月 7 日入院。1999 年患者无诱因渐感右手活动不灵，不伴麻木、疼痛等，按"颈椎病"治疗无效，2000 年先后出现双下肢、左上肢活动不灵，伴双手震颤，紧张、着急、生气时明显，按"帕金森病"给予多巴丝肼（美多芭）治疗，从 1/4 片（每片 250mg），2 次/日开始，症状明显减轻。后患者根据症状变化，自行增加多巴丝肼剂量，每次增加 1/4 片，总量 2~2.5 片/日，症状控制较好，维持 3 年左右。2004 年症状加重，坐位站起费力，走路起步困难，行走时身体前倾，小碎步，并转身困难，逐渐将多巴丝肼增加至 6 片/日，并加用苯海索（盐酸苯海索）1 片，3 次/日，症状控制较满意。2008 年起出现幻觉，起初主要出现在傍晚及夜间，看到房间、院子有人，看到已故的亲人等，同时情绪波动大、烦躁不安、爱发脾气等；2009 年初自觉服药效果减退，服药后 1 小时左右，肢体无力、僵硬、震颤等症状才减轻，但出现四肢不自主舞蹈样运动，有时伴有头、颈扭转样动作，持续 1~2 小时后减轻，但又感肢体僵硬、无力，活动困难。有时突然全身不能活动，严重影响生活，特来住院诊治。自发病以来纳食尚可，较前明显消瘦。睡眠障碍，多梦，小便不畅，便秘。

既往史： 40 年前曾有"一氧化碳中毒"病史，曾出现短暂昏迷，迅速恢复正常，无后遗症。否认"脑血管病、脑炎"等病史，否认"高血压、糖尿病、心脏病"病史，否认"肝炎、结核"等急、慢性传染病史。

体格检查： T 36℃，R 20 次/分，P 70 次/分，BP 110/80mmHg，心、肺、腹查体无明显异常。

神经系统查体：神志清楚，近记忆减退，简易精神状态量表（MMSE）20 分；有视幻觉，情绪不稳，脑神经（-），眼球活动不受限，四肢肌力 5 级，腱反射对称活跃，深浅感觉无异常，共济运动正常，病理反射（-）。

开期（服用多巴丝肼后 1 小时）：语速缓慢，表情尚可，四肢肌张力不高，动作尚灵活，步态基本正常，坐位、行走时双手可见明显舞蹈、扭转样动作。

关期（服用多巴丝肼前）：面具脸，语音低微，双手静止性震颤，四肢动作迟缓，齿轮样肌张力增高，右侧明显，坐位站起困难，站立时身体前倾、前屈，行走起步困难，呈慌张步态；关期结束前烦躁不安，坐卧不宁。

入院时用药情况： 多巴丝肼 125mg 1 次/2 小时（总量 6 片/日）；盐酸苯海索 2mg 每日 3 次。口服多巴丝肼后约 1 小时左右起效，维持 0.5~1 小时；开期四肢有明显舞蹈、扭转样动作；关期时间占全天清醒时间 60% 左右；有明显视幻觉，情绪不稳，烦躁不安，恐惧。

入院诊断： 1. 帕金森病（H-Y Ⅲ级）　剂末现象　剂峰异动症　开-关现象；2. 视幻觉；3. 抑郁焦虑状态。

入院后辅助检查： 血、尿、便常规、肝肾功、电解质等均正常；头颅 MRI 平扫未见明显异常。

入院后药物调整：

入院次日（2009 年 5 月 8 日），逐渐减停盐酸苯海索，同时增加每次多巴丝肼剂量，减少每日服药次数，改为 250mg 6 次/日，每日总剂量不变。加用吡贝地尔 50mg 1 次/日。调整后患者自觉症状加重，"关期"时间延长，由原来占全天清醒时间的 60% 增加至 80% 左右，开期异动症较前明显；但幻觉减少，烦躁不安同前。

一周后（2009 年 5 月 15 日），加用恩他卡朋（珂丹）100mg 6 次/日，观察 3 天，无明显效果。准备将恩他卡朋加至 200mg 6 次/日，因价格较高，家属不愿接受，遂改为恩他卡朋 200mg 3 次/日，与三次多巴丝肼同服，另三次多巴丝肼未同服恩他卡朋。吡贝地尔（泰舒达）50mg/d 维持不变。加用恩他卡朋后，每次服药后开期时间延长至 2.5~3 小时，但开期异动症加剧，且精神症状稍有加重，大吵大闹，坐卧不宁，到处走动。

2009 年 5 月 25 日开始减少每次多巴丝肼剂量，改为多巴丝肼 125mg+恩他卡朋 200mg 3 次/日；多巴丝肼 187.5mg 3 次/日；同时将吡贝地尔逐渐增加至 50mg 3 次/日。患者开期延长，峰值异动症明显减少，但仍有视力幻觉和阵发性烦躁不安。

此时，精神症状成为影响患者及照料者的主要问题。2009 年 5 月 29 日，保持抗帕金森病药物维持不变，每晚加用喹硫平 12.5mg。次日幻觉明显减少，傍晚有时看到房间有人，但自己意识到是幻觉，对日常生活无明显影响，于 2009 年 6 月 9 日出院。

出院时情况： 症状控制良好，肢体活动自如，日常生活基本正常，每次服药前有短暂关期（<30 分钟），症状较轻，对日常生活影响较小，幻觉基本消失，烦躁不安减轻。

【病例讨论】

帕金森病（PD）是重要的运动障碍性疾病，也是老年人常见的中枢神经系统变性疾病，其临床表现可分为两大类：第一类为运动症状，包括静止性震颤、铅管样或齿轮样肌张力增高、动作迟缓及姿势平衡障碍，晚期患者常伴有运动波动及异动症；第二类为非运动症状，包括抑郁、焦虑、幻觉、妄想、睡眠紊乱等精神神经症状，以及便秘、出汗异常、直立性低血压等自主神经症状[1]，其中运动特征是 PD 诊断的主要依据[2]。本例为老年患者，从一侧肢体起病，症状呈"N"字形缓慢进展，即使起病多年后两侧肢体症状仍不对称，表现为典型的静止性震颤、动作迟缓、肌张力增高；抗 PD 药物效果显著，并有运动并发症，且早期没有姿势平衡障碍，无显著的自主神经损害、锥体束征、眼球运动障碍等非典型 PD（PD 叠加综合征）的症状、体征，符合 PD 的诊断标准[3]。因此，该患者临床可以确诊为 PD。

PD 运动症状的发生主要是中脑黑质多巴胺能神经元丢失，导致黑质-纹状体系统多巴胺活性显著降低，而乙酰胆碱功能相对增高引起。目前 PD 治疗的主要机制是增高脑内多巴胺活性及（或）抑制相对增高的胆碱能活性，以恢复两者之间的相对平衡。常用的 PD 治疗药物共有六大类，包括：复方左旋多巴（左旋多巴+外周脱羧酶抑制剂，如多巴丝肼或卡比多巴）、多巴胺受体激动剂、儿茶酚胺氧位甲基转移酶（COMT）抑制剂、单胺氧化酶 B（MAO-B）抑制剂、抗胆碱能药物、金刚烷胺等。这些药物各有其作用特点，其中复方左旋多巴可以直接补充多巴胺的前体物质，增加脑内多巴胺活性，显著改善 PD 的各项运动症状，目前被认为 PD 治疗的"金标准"，但是长期、大剂量应用左旋多巴可能促进运动并发症的发生。多巴胺受体激动剂可以直接作用于突触后膜的多巴胺受体，且半衰期较长，较少发生运动并发症。MAO-B 抑制剂可以抑制脑内多巴胺的降解，减轻 PD 的运动症状，推迟左旋多巴的使用，并可能有神经保护作用，既可作为 PD 患者早期的神经保护治疗，用于 PD 的初始治疗，也可用于晚期有运动并发症患者的添加治疗。抗胆碱能药物及金刚烷胺也可轻微改善 PD 的运动症状，尤其是 PD 的震颤，但是其副作用较多，包括便秘、视物模糊、排尿困难，也容易引起幻觉、妄想、认知功能减退等精神症状，因此，老年患者应该慎用[4]。

PD 患者早期治疗相对比较简单，可参考国内外 PD 治疗指南选择合适药物。对于年轻患者可选择多巴胺受体激动剂，而年龄较大的患者首选复方左旋多巴。症状较轻的患者，可选择 MAO-B 抑制剂。抗胆碱能药物及金刚烷胺主要用于经济困难的患者，或震颤为主的患者。但是晚期患者常伴有运动并发症及精神神经症状，治疗相对比较困难。本例患者入院时开期时间较短，关期时间太长，每天服药次数太多，有剂末现象及开关现象，服用多巴丝肼后出现剂峰异动症；幻觉及焦虑、抑郁等精神症状明显。由于抗胆碱能药物容易引起精神症状，因此，我们先逐渐停用，幻觉有一定程度减少。入院时患者自行将多巴丝肼的服用次数加至 2 小时 1 次，虽然剂末现象有一定减轻，但有时不可避免要与食物同服，降低了多巴丝肼片的生物利用度，导致服药后无效或起效延迟，患者的生活质量明显降低。为此，我们增加了每次多巴丝肼片剂量，适当减少服用次数（由原来的 12 次/天，减为 6 次/天），保持每天总剂量不变，保证多巴丝肼与进食间隔 1 小时以上。服药后可以迅速起效，症状改善较前明显，但是关期稍有延长。由于多巴胺受体激动剂半衰期较长，为此，我们同时加用了小剂量吡贝地尔，但剂末现象并无明显改善。为了改善剂末现象，延长开期时间，我们在服用多巴丝肼的同时加用了恩他卡朋。初始时为每次 100mg 与多巴丝肼同服，每日 6 次，但是效果不佳，随将恩他卡朋加至 200mg，每日 6 次。因患者经济比较困难，不能负担每日 6 次的恩他卡朋，因此，我们只好选择三次多巴丝肼与恩他卡朋同服，而另 3 次多巴丝肼单独服用。患者的剂末现象虽然好转，但是剂峰异动症加重，考虑与每次多巴丝肼剂量较大有关，因此，我们减少了每次的多巴丝肼剂量，同时增加了吡贝地尔的剂量，患者的运动症状得到较好控制。金刚烷胺虽然可以改善 PD 的运动症状，同时减轻异动症，但是容易引起或加重幻觉，因此，我们没有作为首选方案。

幻觉虽然与应用抗 PD 药物有关，但是由于患者运动障碍严重，不可能全部停用。由于抗胆碱能药物最容易引起精神症状，因此，我们首先减少了苯海索的剂量，幻觉稍有减少。左旋多巴及多巴胺受体激动剂是晚期 PD 最主要的治疗药物,且与本例患者的幻觉无明显关系。因此,我们未减量,甚至还增加了吡贝地尔的剂量。在排除药物引起的幻觉等精神神经症状之后,我们加用了小剂量新型抗精神病药物(喹硫平)。此类药物副作用较小,对 PD 的运动症状影响较小,且可减轻异动症,对于调整抗 PD 药物后精神症状仍明显者,以及伴有异动症者可以小剂量使用。

本例患者病程较长,存在多种运动并发症及神经精神症状,处理比较困难。通过逐渐调整抗 PD 药物,合并使用新型抗精神病药物症状得到显著改善。

【专家点评】

屈秋民 (西安交通大学第一附属医院神经内科　教授)

这是一例典型的晚期 PD 患者,长期治疗后伴发剂末现象、剂峰异动症及开-关现象等运动并发症,同时伴有明显的视幻觉及抑郁、焦虑等非运动症状,处理起来比较困难。临床医师根据患者的症状特点及药物特性,合理调整抗 PD 药物,使患者症状得到较好控制,是一个很好的示范病例。

有以下几点需要提出:

1. 运动并发症是 PD 晚期常见的并发症,尤其好发于年轻的 PD 患者,除了与病情发展有关外,还与长期、较大剂量左旋多巴使用有关。有研究显示,服用左旋多巴后的"脉冲样刺激"与运动并发症密切相关。因此,对于年轻的 PD 患者,发病早期症状较轻时,指南推荐选择多巴胺受体激动剂或 MAO-B 抑制剂作为初始治疗,以推迟左旋多巴的使用,或减少左旋多巴的剂量,有利于减少远期运动并发症的发生[5,6]。

2. 处理晚期 PD 患者的运动并发症的关键是明确运动并发症的类型,因为不同类型的运动并发症其处理方法不尽同。可通过了解运动症状与服药的关系,判断其属于剂末现象,还是开关现象;是剂峰异动症,还是关期异动症或双向异动症。对于剂末现象,可以适当增加服药次数,或者加用 COMT 抑制剂或多巴胺受体激动剂或 MAO-B 抑制剂。而对于剂峰异动症,应首先减少每次服用的左旋多巴的剂量或多巴胺受体激动剂的剂量,但是可能引起 PD 症状加重,需要与患者协商。调整 PD 治疗药物后,异动症仍很明显者,可以考虑使用新型抗精神病药,如奥氮平、喹硫平等,但是一定要从小剂量开始[7]。

3. 精神神经症状是晚期 PD 患者常见的非运动症状,尤其视幻觉常常给患者及照料者带来较大困扰。其发生除了与病情进展有关外,还与抗 PD 药物有关,尤其抗胆碱能药物及金刚烷胺更容易引起精神症状,加重认知功能障碍,应该避免使用,或者尽早停用,尤其老年患者使用时更应注意。与其他 PD 治疗药物相比,左旋多巴引起神经精神症状较少,且是 PD 治疗的主要药物。因此,一般很难减量或停用。当抗 PD 药物减量或停用后患者精神神经症状仍然明显时,可以考虑使用抗抑郁剂或新型抗精神病药物,如利培酮片、奥氮平、喹硫平等,但是一定要从小剂量开始使用,可根据患者症状变化逐渐、缓慢加量,症状缓解后尽早减量或停用。

■ 参考文献 ■

1. 吴江. 神经病学. 北京:人民卫生出版社,2005:150-169.

2. Gelb DJ,Oliver E,Gilman S. Diagnostic criteria for Parkinson disease. Arch Neurol,1999,56:33-39.

3. Berardelli A, Wenning GK, Antonini A, et al. EFNS/MDS-ES recommendations for the diagnosis of Parkinson's disease. Eur J Neurol, 2013, 20 (1): 16-34.

4. Olanow CW, Stern MB, Sethi K. The scientific and clinical basis for the treatment of Parkinson disease (2009). Neurology, 2009, 72 (21 Suppl 4): S1-S136.

5. 中华医学会神经病学分会帕金森病及运动障碍学组. 中国帕金森病治疗指南（第二版). 中华神经科杂志, 2009, 42 (5): 352-355.

6. Horstink M, Tolosa E, Bonuccelli U, et al. Review of the therapeutic management of Parkinson's disease. Report of a joint task force of the European Federation of Neurological Societies and the Movement Disorder Society-European Section. Part I: early (uncomplicated) Parkinson's disease. Eur J Neurol, 2006, 13 (11): 1170-1185.

7. Horstink M, Tolosa E, Bonuccelli U, et al. Review of the therapeutic management of Parkinson's disease. Report of a joint task force of the European Federation of Neurological Societies (EFNS) and the Movement Disorder Society-European Section (MDS-ES). Part II: late (complicated) Parkinson's disease. Eur J Neurol, 2006, 13 (11): 1186-202.

老年多系统萎缩一例

刘尊敬　周　知

【病历介绍】

患者男性，75 岁，因"行走困难 3 年余"于 2012 年 9 月 17 日入院。入院 3 年前患者行走时偶有向一侧摔倒，后逐渐出现双下肢力弱，平路行走、上下楼梯均有困难，双上肢取物时有震颤，多巴丝肼治疗 1 年效果不佳。2 年前出现言语不利，行走时双下肢轻微震颤，呈前冲步态。1 年前出现吞咽困难，时有饮水呛咳。6 个月前不能独立行走，需器械辅助。自发病来，精神、睡眠可。4 年前出现排尿困难，2 年前在泌尿外科疑诊"神经源性膀胱？膀胱肌力衰竭？"，1 年前因排尿困难行膀胱穿刺造瘘术；便秘约 2 年，半个月排便 1 次，需通便药物辅助，体重无明显变化。

既往史：双下肢水肿 5 年；高血压 4 年；1 年前曾行头颅 MRI 示左侧顶叶硬膜下血肿。

入院查体：BP 170/100mmHg（卧位），110/70mmHg（立位）；神志清，MMSE 评分 15 分。重度构音障碍，面部表情少，吞咽功能评分 2 分。双眼球各向运动充分，未见眼震及复视。双侧咽反射消失。双上肢远端肌力 V^- 级，四肢肌张力增高。双侧轮替动作差，双侧指鼻动作欠稳准，双上肢意向性震颤，双侧跟膝胫运动欠稳准。四肢未见静止性震颤，步态缓慢，Romberg 征阳性。双上肢腱反射对称活跃，双下肢腱反射对称减低，双侧病理征可疑阳性。

辅助检查：肿瘤标志物：CA-199 28.39IU/ml，叶酸、维生素 B_{12}、生化、甲状腺功能等未见异常。肌电图示神经源性损害，交感皮肤反应测定未测出。头颅 MRI：小脑、脑干萎缩明显（图 45-1）。

诊疗思路：

定位诊断：①小脑系统：患者双侧轮替运动欠灵活、指鼻欠稳准、跟膝胫运动欠稳准；②自主神经系统：患者直立性低血压，二便障碍；③锥体外系：患者面部表情减少，行走困难，四肢肌张力可疑增高；④锥体束：患者双侧病理征可疑（+）。

定性诊断：多系统萎缩（MSA-C 型）：患者老年男性，慢性进展性病程，症状和查体体现出小脑、自主神经、锥体外系、锥体束多系统受累，其中查体以小脑受累症状突出，

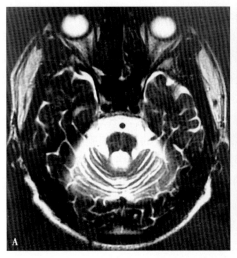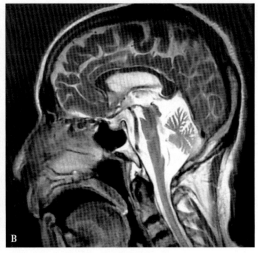

图 45-1　患者头颅 MRI 轴位（A）、矢状位（B）T₂ 像

患者小脑、脑干萎缩明显，可见脑桥"十字征"

结合患者头颅 MRI 示小脑、脑干明显萎缩，可见脑桥"十字征"，考虑 MSA-C 型。

鉴别诊断：

（1）其他帕金森叠加综合征：①皮质基底节变性：患者具有锥体外系、锥体束损害，双侧症状不完全对称，且患者 MMSE 评分提示认知功能损害，需与该疾病鉴别。但是患者无失用等表现，不支持该诊断。②进行性核上性麻痹：患者无眼球活动障碍，无明显中轴肌张力增高，易不支持该诊断。

（2）原发性帕金森病：患者震颤为意向性，无明显静止性震颤，且有小脑、自主神经、锥体束受累，应用多巴丝肼效果不佳，均不支持该诊断。

出院主要诊断：多系统萎缩（MSA-C 型）。

治疗方案：应用多巴丝肼、司来吉兰治疗。患者自觉肢体僵直较前稍好转。

【病例讨论】

多系统萎缩（multiple system atrophy，MSA）又称多系统变性，是主要累及自主神经、锥体外系和小脑系统的神经系统变性疾病，临床表现有帕金森综合征、小脑共济失调和自主神经功能衰竭三组症状。

1891 年，Menzel 最早报道了 2 例临床表现为帕金森综合征、自主神经功能障碍和锥体束损害的患者，符合目前 MSA 的临床和病理改变。1969 年，Graham 和 Oppeneimer 报道 1 例自主神经功能衰竭、小脑性共济失调和锥体束损坏的病例，同时总结文献中已经报道的具有类似临床症状和体征的病例，提出散发型橄榄脑桥小脑萎缩（SOPCA）、特发性直立性低血压（SDS）和纹状体黑质变性（SND）是不同学者对神经系统一个独立的变性疾病的分别描述和命名，他们之间仅存在着受累部位和演化中程度的差异；在临床上表现有某一系统的症状出现较早，或者受累严重，其他系统症状出现较晚，或是程度相对较轻，神经病理学检查结果证实各个系统受累程度与临床表现的特征是完全一致的。以前将以帕金森病表现为主的命名为黑质纹状体变性，以小脑受累为主的命名为 OPCA、自主神经受累为主的命名为 Shy-Drager 综合征，目前统一均采用 MSA-P、MSA-C、MSA-A 来命名。

MSA-C 患者主要表现为脑桥、小脑和额叶的萎缩，MSA-A 以腰骶段脊髓、脑桥和基底节萎缩为著，MSA-P 以脑干黑质、蓝斑和基底神经节萎缩最为明显。自主神经功能受损的病理改变主要为脊隧中间外侧细胞柱和迷走神经背核，病变同时累及交感和副交感系统，脊髓骶 2、3 段腹侧前角细胞中的 Onuf 核系统调控膀胱和直肠括约肌的自主神经中枢，也有明显损害。显微镜下，神经元胞浆内少突胶质细胞内可以看到一种特殊类型的嗜银包涵体，其中在少突胶质细胞内的称为 GCIs，一般有较大的淡染细胞核，GCIs 对 α 突触核蛋白和翻速度免疫组化染色呈阳性反应，可作为诊断 MSA 的病理学特殊标志。

MSA 患者多于 50~70 岁发病，平均年龄 50 岁，明显早于原发性帕金森病，男性患者多于女性。临床表现有自主神经功能衰竭、帕金森病表现和小脑性共济失调三组症状，可先后出现，也可互相重叠和组合，平均病程 3~9 年。

以下检查可帮助疾病诊断：①直立倾斜试验中，如果 2~3 分钟内，血压下降>30/20mmHg，心率无明显变化为阳性；②神经电生理检查：肛门括约肌肌电图可有异常表现。③影像学检查对该病诊断非常重要，头颅 CT 或 MRI 检查提示脑桥、小脑萎缩。在本病例中，患者头颅 MRI "脑桥十字征"，与其出现小脑性共济失调症状相吻合，为诊断起到重要提示作用。国外研究认为出现 "十字征" 的机制是脑桥核及桥横纤维变性，胶质增生致含水量增加，而由齿状核发出构成小脑上脚的纤维和锥体束未受损害，从而形成 MRI 上 T_2 加权像上脑桥的十字形高信号影。

关于 MSA 目前多采用 Gilman 诊断标准[1]，内容如下：

1. 临床特征　①自主神经和（或）排尿功能障碍；②帕金森病表现；③小脑共济失调；④皮质脊髓功能障碍。

2. 诊断标准

（1）可能 MSA：第一个临床特征加上两个其他特征。

（2）很可能 MSA：第一个临床特征加上对多巴胺反应不佳的帕金森病样表现或是小脑共济失调。

（3）确定诊断 MSA：神经病理检查证实。

（4）分型：①帕金森病型（MSA-P）：以帕金森样表现为主；②小脑萎缩型（MSA-C）：以小脑共济失调为主要表现；③自主神经型（MSA-A）：以 Shy-drager 综合征为主要表现。

MSA 主要需要与以下疾病进行鉴别[2]：

（1）直立性低血压：当人体处于直立体位时，由于调节与维持正常血压的神经或心血管功能障碍，无法使血压随体位发生相应的变化而所出现的低血压状态。临床特征：血压在直立 7 分钟内突然下降，大于 20/10mmHg，伴有脑供血不足的症状。主要分为：特发性（合并有自主神经系统症状），继发性（继发于各种神经系统疾病），体位调节障碍（血管迷走性晕厥），一般不合并膀胱和直肠功能障碍。

（2）帕金森病：临床以静止性震颤、肌强直、运动迟缓和姿势反射障碍为主要表现，其对左旋多巴治疗反应良好两者重要鉴别要点。

（3）进行性核上性麻痹（PSP）：该病主要累及脑桥及中脑的神经元，出现神经元变性和神经纤维缠结，大脑皮质多不受累。本病主要临床表现为：核上性眼肌麻痹，锥体外系性肌强直、痴呆、延髓麻痹和步态不协调等。头颅 MRI 可以显示中脑顶盖部、被盖部和四叠体区局限性萎缩，在 MRI 上表现为特征性的"鸟嘴征"。

MSA 目前主要为对症治疗：针对帕金森病表现，可应用多巴胺受体激动剂、单胺氧化酶 B 抑制剂；对于直立型低血压可应用 α 受体激动剂。

【专家点评】

刘尊敬（中日友好医院神经内科　主任医师）

MSA 患者受累系统多，临床表型复杂多样，主要包括自主神经功能障碍、帕金森综合征、共济失调和锥体系统功能障碍等。由于该病发病率和患病率均较低，病程中以神经系统不同部位受累的临床表现为首发症状，经常以某一系统损害为突出表现，其他系统损害的临床症状相对较轻，或者到晚期才出现，使 MSA 患者常于各科就诊。MSA 患者因头晕或晕厥就诊于心内科或神经内科时，易误诊为心脑血管疾病，因此对此类患者完善卧立位血压检查十分重要。另外，在老年患者中，排尿障碍的 MSA 患者就诊于泌尿科时，男性多数被误诊为前列腺肥大。有报道总结分析 62 例 MSA，100% 有排尿障碍，43% 男性 MSA 被误诊为尿流出道梗阻而行前列腺或膀胱颈部手术，57% 女性有腹部压迫性尿失禁，其中半数进行了手术治疗，但无论男、女性手术效果均较差[3]。而排尿障碍常可为 MSA 的首发症状，故对老年排尿障碍的患者应警惕该疾病可能。

■ 参考文献 ■

1. Gilman S, Wenning GK, Low PA, Brooks DJ, Mathias CJ, Trojanowski JQ, et al. Second consensus statement on the diagnosis of multiple system atrophy. Neurology, 2008, 71 (9)：670-676.

2. Eckert T, Eidelberg D. The role of functional neuroimaging in the differential diagnosis of idiopathic Parkinson's disease and multiple system atrophy. Clin Auton Res, 2004, 14 (2)：84-91.

3. Sakakibara R, Matsuda S, Uchiyama T, et al. The effect of intranasal desmopressin on nocturnal waking in urination in multiple system atrophy patients with nocturnal polyuria. Clin Auton Res, 2003, 13 (2)：106-108.

病例 46

老年淀粉样脑血管病相关性
脑出血一例

李 燕 刘 华 张 黎

【病例介绍】

患者男性，70岁，因"头昏、头痛、乏力伴发热5天"入院。患者无诱因起病，体温 36.5~37.6℃，自认为"上呼吸道感染"服用"头孢类抗生素"，病情无好转，感双下肢乏力明显，以"乏力原因待查"收住。

既往史： 有"心律失常、乙肝、丙肝病"史，曾因"胃溃疡穿孔、胆结石"分别行"胃大部切除术、胆囊切除术"。最高血压 150/90mmHg，不规律自服"缬沙坦"治疗。吸烟50余年，每天20支，戒烟4年。母亲家族中有"高血压"史，母亲及其姐妹二人死于"脑出血"。

入院查体： T 37.2℃，BP 120/70mmHg，一般情况可，神志清，对答切题，双瞳孔等大等圆，对光反射存在。肺气肿征 (+)，双肺呼吸音粗，未闻及干、湿性啰音，心界不大，HR 72 次/分，律齐，未闻及杂音，$P_2 = A_2$，腹平软，全腹无压痛，肝脾未及，双下肢不肿。神经系统检查：颅神经检查 (−)，颈无抵抗，四肢肌力 V 级，肌张力正常，双下肢巴氏征 (±)，左侧偏盲。

辅助检查：

血常规：血红蛋白 144g/L，白细胞 $10.70×10^9$/L↑，中性粒细胞82.6%↑，淋巴细胞9.80%，单核细胞 7.3%，血小板 $182×10^9$/L。

血生化：乳酸脱氢酶 260U/L↑，碱性磷酸酶 36U/L↓，CRP 34mg/L↑。

肾功能、肿瘤标志物、甲状腺功能、补体 C_3、C_4、尿便常规正常。

乙肝两对半、HCV 抗体、HEV 抗体、ANCA 谱、免疫球蛋白、KAP、LAM、ASL，类风湿因子均为 (−)。

动态心电图：窦性心律；偶发室上性期前收缩；偶发室性期前收缩。

超声心动图：左室舒张功能减退。

头颅多普勒：颅内动脉供血不足，弹性差。

视野检查：左眼鼻侧偏盲 (1/2 左)，右眼左下偏盲 (1/3)。眼底检查：A/V 1 : 2，交叉压迫（−），网膜平，视盘边缘可。双眼动脉硬化Ⅰ级。

　　CT（图 46-1）：①右侧枕叶出血，病灶周见低密度水肿带环绕，占位合并出血不完全排外，出血量约 40~50ml。②脑干密度欠均匀，可见小片状低密度影，性质多考虑梗死。③慢支炎，肺气肿，双下肺间质纤维化；双侧胸膜增厚、粘连。

　　（腹部）皮肤活检：被覆纤维组织增生，胶原变性，请结合临床进一步诊治。高倍观察：片状致密物由细丝状或细颗粒状物质组成（多考虑淀粉样物质）。免疫组化：刚果红（±）；透射电镜报告：鳞状上皮结构完整，真皮层内胶原纤维束间有较多片状电子致密物。病变提示：淀粉样变（皮肤）

　　诊断： 1. 右枕叶脑出血（脑淀粉样血管病）；2. 淀粉样变（皮肤）；3. 高血压病（2级，极高危）；4. 肺间质纤维化（肺弥漫性淀粉样变）。

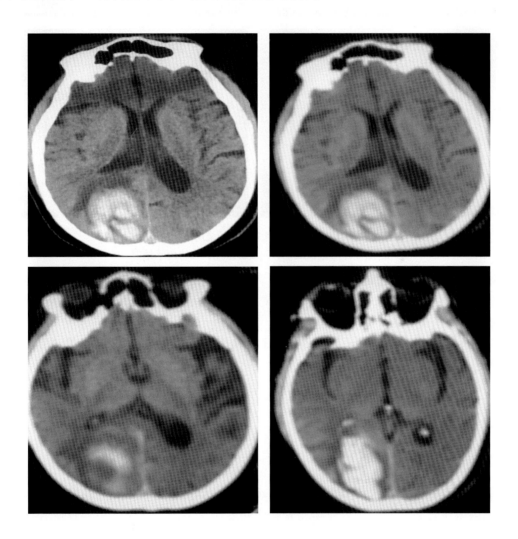

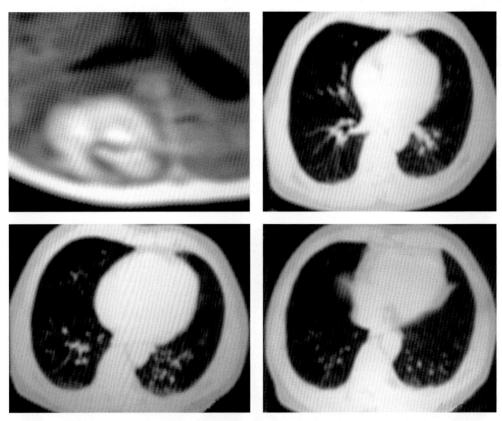

图 46-1　2012 年 7 月 7 日头颅及肺 CT 检查
右侧枕叶出血，双下肺间质纤维化，气管内小结节

诊疗经过及结局：患者老年人，70 岁，颅脑 CT 提示右侧枕叶出血，是淀粉样脑血管病（CAA）相关性脑出血（CAAHs）的好发部位，皮肤活检提示淀粉样变性，间接提示患者机体有组织淀粉样变性，根据 Boston 标准，诊断为可能的淀粉样脑血管病相关性脑出血（CAAHs）。针对患者颅内血肿压迫，给予甘露醇、人血白蛋白、β-七叶皂苷脱水、降低颅内压；依那普利口服降血压，且长期服用降压药控制血压，禁用抗凝剂，以预防脑出血复发；依达拉奉清除自由基，纠正电解质紊乱、抗感染治疗。经过 2 周的治疗患者出院时体温正常，乏力缓解，头昏、头痛减轻，双眼偏盲好转。随访 1 年病情平稳，未再发生脑出血。

【病例讨论】

淀粉样脑血管病（cerebral amyloid angiopathy，CAA），亦称嗜刚果红血管病，是一种颅内微血管病变，以淀粉样物在软脑膜和皮质的小血管壁内沉积导致血管壁增厚为主要病理特征[1]。可根据病理上发现特征性的脑组织微血管的透明样嗜伊红物浸润而确诊。CAA 病变主要发生于大脑半球皮质、皮质下和软脑膜的中小动脉及毛细管壁，多数呈局限性、片状分布，脑静脉通常不受累。轻度 CAA 常存在于正常的老年人脑中而不表现出任何症状。重度 CAA 可表现为反复和（或）多发的脑叶出血、快速进展性痴呆和发作性短暂神经功能障碍等。文献报告大约 5%～10% 的自发性脑出血和 31% 的脑叶出血为 CAA 所致[2]，因此 CAA 被认为是自发脑出血的第三位病因，在脑叶出血中则占第二位，仅次于高血压性脑出血。CAA 是老年人非外伤性、非高血压性脑出血的一个重要病因[3]。

CAA 既有家族遗传性发病，也有散发性发病。遗传性 CAA 罕见，散发性 CAA 较常见，病因不清，好发于 55 岁以上老年患者，发病率及出血严重程度均随年龄增长而增加[4,5]，男女发病率无差异，也有报道女性发病率稍高于男性。

CAA 相关性脑出血（CAA related hemorrhages，CAAHs）最常见的临床综合征是脑出血和蛛网膜下隙出血，临床表现为头痛、恶心、呕吐、意识障碍、局灶性神经功能缺失以及癫痫等，其特异性取决于病变的范围和位置。CAAHs 主要的影像学表现是反复脑叶出血和微出血，其脑叶出血的特点为双侧、多灶性、叶形分布；血肿形态不规则，有时呈手指样，有时呈扩展型，边界不清，周围水肿；血肿可破入脑室或蛛网膜下隙；常见部位为枕叶和顶叶，也可发生于额叶和中央部位，亦可发生于小脑；可见白质脑病和脑萎缩。CAAHs 病理特征性表现为在皮质、皮质下和软脑膜的中小型血管的外膜和中膜中广泛分布 β 淀粉样蛋白沉积，其主要临床特征是反复发作的脑叶内出血。散发性 CAAHs 可能与载脂蛋白 E（ApoE）、早老素-1 和 α_1-抗糜蛋白酶基因的多态性有关。多数研究认为，CAA 脑出血主要位于脑叶（灰质和白质的交界处），很少累及脑深部核团（如基底节、丘脑）及脑干[6,7]，可能是由于供应这些结构的穿通血管很少存在 CAA 病理改变。而 Weller 等[8]认为 CAA 病理改变和 CAAHs 同样存在于基底节、丘脑和脑干，推测原因可能是 β 淀粉样蛋白通过组织间隙液引流途径到达脑深部血管周围间隙，从而发生 CAA 病理改变，导致相应部位脑出血。

目前国际上广泛使用 Boston 标准诊断 CAA。波士顿 CAA 研究组制定了详细的 CAAH 诊断标准[9]：①尸检确诊的 CAA：完整尸检证实为脑叶、皮质或皮质—皮质下出血和严重的 CAA 血管性病变，无其他诊断的病变；②有病理学支持的很可能的 CAA：临床资料和病变组织（血肿清除或皮质活检标本）显示脑叶、皮质或皮质—皮质下出血，标本存在一定程度的 CAA，无其他诊断的病变；③很可能的 CAA：临床资料和 MRI 或 CT 显示局限于脑叶、皮质或皮质—皮质下区域的多发出血（也可为小脑出血），年龄≥55 岁，无出血的其他原因；④可能的 CAA：临床资料和 MRI 或 CT 显示脑叶、皮质和皮质—皮质下单个出血灶，年龄≥55 岁，无出血的其他原因。脑微出血是 CAAH 诊断的必要条件[10]。CAA 临床诊断有一定难度，各种辅助检查对 CAA 无特征性意义，只有通过病理检查才能确诊。

辅助检查：

1. 脑脊液检查

（1）CAA 患者脑脊液中 Cystatin C（CC）的水平异常低下，仅为正常人的 1/3。对脑脊液中 CC 浓度低于 70ng/ml 者即应考虑 CAA 的诊断。

（2）β 淀粉样蛋白（Aβ）及其前体蛋白，伴有 CAA 者其脑脊液中 Aβ 水平显著低于不伴 CAA 者，且与血管中淀粉样物沉积量呈负相关。

2. 基因分析对于家族遗传性 CAA 患者，通过分析其特异的基因突变即可达到确诊的目的。

（1）载脂蛋白 E（ApoE）基因多态性。

（2）早老素基因。

3. 影像学诊断

（1）CT：在 CAA 相关出血患者的 CT 中有以下一些表现：①皮质或皮质下的一个或多个大小不等的血肿，可位于不同的部位和阶段；②90% 的病例可观察到血肿破入蛛网膜下腔；③出血形状不规则，常呈分叶状，多腔状和"手指样放射"状；④可见血肿腔内液体样低密度影．多由于该部位先前曾有出血导致的软化灶影像或 CSF 灌入血肿腔所致；⑤部分患者可有脑室出血。

（2）MRI：磁敏感加权成像（susceptibility weighted imaging，SWI）是一种新的 MRI 技术，主要利用组织之间的磁敏感差异成像。对于颅内多发的脑微出血（cerebral microbleed，CMB）灶的诊断有重要意义。CAA 患者的 CMB 多分布于脑后部皮质区，如颞、枕叶，且成多病灶聚集。

（3）放射性核素扫描：Ghiardi 等报告动脉内注入 ^{125}I 标记 A-40 可显示灵长类动物体内淀粉样物沉积；结合 PET 和 SPECT 有望活体诊断 CAA。

4. 病理诊断　通过手术获取皮质和软脑膜组织进行病理检查是生前诊断 CAA 的重要方法和可靠依据。全身尸检是确诊 CAA 的最终依据，是诊断 CAA 的金标准。

病理特点：CAA 广泛分布于脑膜和皮质，严重者可累及白质。虽然各脑叶均可受累，但以顶枕叶最为广泛和严重，其中枕叶有纹皮质第四层为最易受累之处，病变从软脑膜开始逐渐向皮质发展。最初淀粉样物质呈少量节段性地沉积在动脉中膜和外膜，以后可延伸到毛细血管及血管周围的脑实质。淀粉样物在 HE 染色下呈均无结构的嗜伊红组织，刚果红染色后在偏振光显微镜下观察呈黄红色双折光，这一方法是确诊 CAA 最特异的手段。

对于 CAA 无有效的治疗方法，但可采取措施来阻止 CAA 患者的脑出血。高血压应该得到有效控制，甚至正常血压也可适当降低。抗凝剂如华法林，抗血小板制剂如阿司匹林或溶解血栓的药物可能导致 CAA 患者出血，因此应尽可能避免应用。曾经认为清除 CAAHs 的血肿可能是有害的，但是资料显示这些患者的手术结局和其他原因导致的自发性颅内出血患者的手术结局没有区别。

【专家点评】

李燕（云南省第一人民医院老年科　主任医师）

对于 CAAHs 近年来越来越受到重视，随着各国学者研究的深入，发现 CAA 的发病率较过去所认识的要高得多，CAA 不仅易发生脑出血，也会引起多发脑梗死，同时它和痴呆的发生密切相关，可引起阿尔茨海默样病理改变导致智能减退。在临床中脑出血的患者，尤其是脑叶出血者，应该考虑 CAA，尽量病理活检明确病因，不能活检者应尽可能完善 SWI、PET 和 SPECT 等无创检查。重视控制血压，谨慎的使用抗凝及抗血小板药，可减少脑出血的发生。

◾ 参考文献 ◾
---

1. 熊永洁，张苏明. 脑淀粉样血管病研究进展. 中华神经科杂志，2011，44：416-418.

2. Itoh Y, Yamada M. Cerebral amyloid angiopathy in the elderly: the clinicopathological features,

pathogenesis, and risk factors. J Med Dent Sci, 1997, 44: 11-20.

3. 刘莹，张微微，朱光明. 脑淀粉样血管病的研究现状. 中华老年心脑血管病杂志，2007，9：65-67.

4. Rosand J, Greenberg SM. Cerebral amyloid angiopathy. Neurology, 2000, 6: 315-325.

5. Vonsattel JP, Myers RH, Tessa Hedley-Whyte E, et al. Cerebral amyloid angiopathy without and with cerebral hemorrhages: a comparative histological study. Ann Neurol, 1991, 30 (5): 637-649.

6. Revesz T, Ghiso J, Lashley T, et al. Cerebral amyloid angiopathies: a pathologic, biochemical, and genetic view. J Neuropathol Exp Neurol, 2003, 62: 885-898.

7. Rensink AAM, de Waal RMW, Kremer B, et al. Pathogenesis of cerebral amyloid angiopathy. Brain Res Rev, 2003, 43: 207-223.

8. Weller RO, Subash M, Preston SD, et al. Perivascular drainage of amyloid-beta peptides from the brain and its failure in cerebral amyloid angiopathy and Ahheimer's disease. Brain Pathol, 2008, 18: 253-266.

9. Smith EE, Greenberg SM. Clinical diagnosis of cerebral amyloid angiopathy: validation of the Boston criteria. Curr Atherosclerosis Rep, 2003, 5: 260-266.

10. 魏微，张微微. 脑淀粉样血管病相关的脑卒中研究进展. 神经损伤与功能重建，2009，4：447-449.

高龄大脑中动脉主干急性脑梗死的救治一例

李 燕 张 黎

【病例介绍】

患者女性，90 岁，因"呼之不应、小便失禁 1 天"入院。早晨 7：00 家属发现患者呼之无应答，小便失禁，呕吐胃内容物 1 次，无四肢抽动、舌咬伤。16：00 送我院急诊科，考虑"急性脑血管意外"，CT 检查排除脑出血后入院。

既往史：有"高血压"病史，收缩压最高 180mmHg。曾发现血糖升高，未经正规诊治。有"抑郁症"病史。有"骨质疏松症骨盆骨折"病史，50 余年前因车祸致下肢骨折（具体不详）。

入院查体：T 36.4℃，P 84 次/分，R 18 次/分，BP 165/100mmHg。双肺呼吸音低，双肺底可闻少许湿啰音。HR 84 次/分，律齐。腹软，压之无痛苦表情，肠鸣音正常。右足背稍水肿。

神经系统检查：嗜睡，呼之能睁眼，稍烦躁，不能言语，查体不配合，双眼向左侧凝视，双侧瞳孔等大等圆，对光反射存，右侧鼻唇沟浅，不能配合伸舌，颈软，左侧肢体可见不自主活动，右侧肢体针刺可见回缩，不能抬离床面，感觉不能配合查，双侧腱反射（+++），右侧肢体肌张力高，左侧肢体正常。右侧巴氏征阳性，左巴氏征可疑，共济运动不能配合查。

实验室检查：血液分析、凝血功能试、肝功能、肾功能、电解质正常；随机血糖11.3mmol/L↑；心肌钙蛋白 0.022ng/ml。

心电图：异位心律，快速心房纤颤。

头颅 CT：无脑出血征象，未见脑梗死。

颅脑磁共振弥散加权成像（diffusion weighted imaging，DWI）：①左侧大脑中动脉供血区急性期梗死灶。左侧颈内动脉海绵窦段所见，考虑有血栓形成。②脑干、双侧基底节区及丘脑双侧半卵圆中心多发陈旧性梗死灶（图 47-1）。

诊断：1. 急性脑梗死（左侧大脑中动脉供血区）；2. 高血压病 3 级（极高危）；3. 糖尿病。

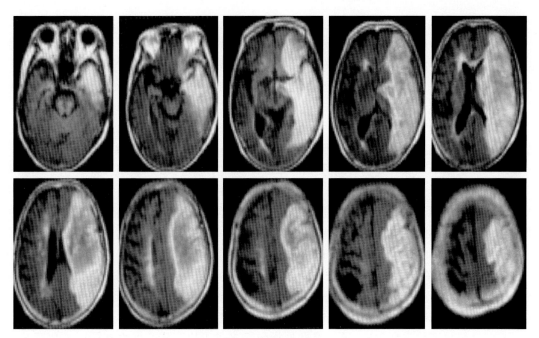

图 47-1　颅脑 MRI

DWI 显示左侧额、颞、顶、枕叶皮质下病灶为高信号

诊疗经过及结局：患者 90 岁高龄，有高血压史，突发起病，呼之不应、右侧肢体活动不灵 1 天，符合急性脑血管病的起病方式，行头颅 MRI 检查，明确诊断为大脑中动脉主干急性脑梗死。因患者高龄，且发病时间已超过 6 小时，治疗上无静脉或动脉溶栓的指征。降颅压治疗应予甘露醇疗效佳，但患者高龄老人，大剂量使用甘露醇可能出现心、肾功能不全，故临床予甘露醇、人血白蛋白、呋塞米交替脱水治疗，取得肯定疗效；患者反复发热，体温 37.5~38.6℃，肺部啰音无增加，脱水治疗后体温正常，考虑高颅压，中枢性发热，降低颅压后体温持续正常；依达拉奉清除自由基；阿司匹林 100mg/d 抗血小板；阿托伐他汀 20mg/d 稳定动脉斑块。经治疗 2 周患者呼之有反应，能配合眨眼、伸舌，右侧肢体肌力 Ⅱ 级。

随访 6 个月病情平稳。

【病例讨论】

脑梗死以大脑中动脉梗死发病率最高，大脑中动脉主干闭塞主要以脑血栓形成和脑栓塞多。大脑中动脉（MCA）主干闭塞是一种常见的动脉闭塞，根据动脉腔狭窄及血流减少速率分为急性和慢性两类[1]。急性 MCA 闭塞患者不会出现侧支循环血管，代偿机制的缺乏常导致严重脑缺血改变和大面积梗死，脑水肿严重，故其症状较重，多以瘫痪、失语、意识障碍为首发症状，常伴有头痛、呕吐。相关的研究资料表明，约有 25% 至半数的脑栓塞是由于心源性栓子栓塞至脑动脉，以大脑中动脉供血区最常见。有研究显示 90 例患者中，有 68.8% 的患者（62/90）合并有心房纤颤[2]。故而心房纤颤为心源性脑梗死最主要的发病原因。大脑中动脉主干闭塞导致病灶对侧中枢性面舌瘫与偏瘫（基本均等性）、偏身感觉障碍及偏盲（三偏）；优势半球受累出现完全性失语症，非优势半球出现体象障碍。

对急性缺血性脑卒中患者进行病因分型有助于判断预后、指导治疗和选择二级预防措施。缺血性脑卒中的病因分型沿用传统的 TOAST 分型[3]，将缺血性脑卒中依照临床表现、影像学资料及相关血管检查分为 5 型：大动脉粥样硬化型、心源性栓塞型、小动脉闭塞型、其他明确病因型和病因不明型。

大动脉粥样硬化性卒中（LAA），约占 17.3%，这一类型患者通过颈动脉超声波检查发现颈动脉闭塞或狭窄（狭窄 ≥ 动脉横断面的 50%）。血管造影或 MRA 显示颈动脉、大脑前动脉、大脑中动脉、大脑后动脉、椎-基底动脉狭窄程度 ≥ 50%。其发生是由于动脉粥样硬化所致。患者如出现以下表现，对诊断 LAA 有重要价值：①病史中曾出现多次短暂性脑缺血发作（TIA），多为同一动脉供血区内的多次发作；②出现失语、复视、运动功能受损症状或有小脑、脑干受损症状；③颈动脉听诊有杂音、脉搏减弱、两侧血压不对称等；④颅脑 CT 或 MRI 检查可发现有大脑皮质或小脑损害，或皮质下、脑干病灶直径 > 1.5cm，可能为潜在的大动脉粥样硬化所致的缺血性脑卒中；⑤彩色超声波、经颅多普勒超声（TCD）、MRA 或数字减影血管造影（DSA）检查可发现相关的颅内或颅外动脉及其分支狭窄程度 > 50%，或有闭塞；⑥应排除心源性栓塞所致的脑卒中。

心源性脑栓塞约占 9.3%，这一类型是指包括多种可以产生心源性栓子的心脏疾病所引起的脑栓塞。疾病特点：①临床表现及影像学表现与 LAA 相似；②病史中有多次及多个脑血管供应区的 TIA 或卒中以及其他部位栓塞；③有引起心源性栓子的原因，至少存在一种心源性疾病。

心源性栓塞性卒中证据是：二尖瓣狭窄、心脏瓣膜脱垂、4 周内心梗、左心耳附壁血栓、左心室室壁瘤、心房颤动/心房扑动、病态窦房结综合征、扩张型心肌病、左室射血分数 < 35%、心内膜炎、心腔内肿瘤、卵圆孔未闭加原位血栓、卵圆孔未闭加梗死前肺栓塞或下肢深静脉血栓形成。

急性缺血性脑卒中诊断流程应包括如下 5 个步骤（图 47-2）：①是否为脑卒中？排除非血管性疾病。②是否为缺血性脑卒中？进行脑 CT 或 MRI 检查排除出血性脑卒中。③脑卒中严重程度？根据神经功能缺损量表评估。④能否进行溶栓治疗？核对适应证和禁忌证（见溶栓中相关内容）。⑤病因分型？参考 TOAST 标准，结合病史、实验室、脑病变和血管病变等检查资料确定病因。

该患者家属未提供心房纤颤病史，但心电图提示快速房颤，考虑阵发性房颤，心脏附壁血栓脱落，心源性不能除外；患者有高血压史，发现血糖升高，未经正规诊治，随机血糖大于 11.1mmol/L，且颅脑 MRI 提示左侧颈内动脉海绵窦段有血栓形成，多发陈旧性脑梗死，大动脉粥样硬化型也要考虑。因患者高龄，且发病时间已超过 6 小时，静脉及动脉溶栓均不考虑。给予阿司匹林抗血小板，阿托伐他汀稳定动脉硬化斑块，改善预后，降低复发风险。国外研究显示调整其他血管危险因素后，单独心房颤动可使卒中的风险增加3~4 倍[4]。因此对心

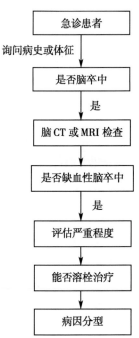

图 47-2　急性缺血性脑卒中诊断流程

源性脑梗死复发的预防至关重要。因增加出血风险，ACC/AHA 不推荐阿司匹林和氯吡格雷联用。大量研究已证实华法林预防心源性脑卒中的绝对优势，华法林的最佳用量为 INR 2.0～3.0。该患者高龄，出血风险较大，易发生继发脑出血，消化道出血，因此未使用华法林，待患者病情好转，再评价华法林的风险与获益，是否使用华法林。患者严重脑水肿，使用甘露醇脱水损伤肾功能，交替应用甘露醇、呋塞米、人血白蛋白脱水，减小对肾脏损伤。我们能够对脑梗死患者的发病机制，病因分层都掌握，就可以给患者提供个体化的治疗，选择最适合的治疗方法，使患者取得最佳的治疗效果，降低复发率。

【专家点评】

李燕（云南省第一人民医院老年科 主任医师）

1. 本患者根据 TOAST 病因分型，大动脉粥样硬化型及心源性栓塞型两者均存在，像这样患多种基础疾病的高龄老人，病因往往不是单一的，可多种原因并存，治疗时尤其是二级预防需注意。

2. 患者年龄大于 80 岁，就诊时间超过 6 小时，梗死面积大，多重危险因素发病前均未控制，无动脉和静脉溶栓治疗指征。

3. 大面积脑梗死可发生严重脑水肿和颅内压增高，是死亡的主要原因之一，因此需有效的脱水、降低颅压，必要时请脑外科行减压术。本患者使用联合药物脱水、降低颅压有效，未发生脏器功能进一步损伤；并且脱水后体温正常，体温升高与高颅压有一定关系，值得在今后的临床工作中借鉴。

4. 患者心源性脑栓塞、大面积脑梗死、脑占位效应明显、早期低密度征、年龄大于 70 岁等易增加出血转化的风险。如果发生症状性出血转化，停用抗栓治疗等致出血药物；可于出血转化病情稳定后 7～10 天开始抗栓治疗；对于再发血栓风险相对较低或全身情况较差者，可用抗血小板药物代替华法林（该患者未发生出血转化）。

5. 心房颤动可使心脏形成栓子，并反复脱落，反复发生脑栓塞，华法林可减少心房颤动患者的脑卒中复发率，对于不能接受华法林的患者，可氯吡格雷联合阿司匹林，华法林的作用要优于氯吡格雷+阿司匹林，华法林的最佳用量为 INR 2.0～3.0。

6. 脑梗死发生后预防复发尤为重要，积极控制危险因素：高血压、高血糖、高血脂。高血压是脑卒中的主要危险因素，老老年患者降压目标一般应该达到≤150/90mmHg，但多种疾病并存，理想应达到≤130～140/80mmHg，血压过低，脑低灌注加重脑水肿。血糖控制对 2 型糖尿病的血管病变有保护作用，血糖控制不良与脑卒中复发有关，靶目标为 HbA1c< 6.5%。他汀类药物可以预防全身动脉粥样硬化性病变的进展，稳定动脉粥样硬化斑块，降低脑卒中复发风险，长期口服他汀类药物是必要的，但对于老年人应注意观察肝功能变化。

7. 建议给患者采用饮水试验进行吞咽功能评估，吞咽困难短期内不能恢复者早期可插鼻胃管进食，吞咽困难长期不能恢复者可经皮内镜下胃造瘘（PEG）管进食。

8. 瘫痪重、年老及心房颤动者发生深静脉血栓形成（DVT）和肺栓塞的比例更高，应注意患者的心、肺功能及并发症的防治。鼓励患者尽早活动、抬高下肢；尽量避免下肢（尤其是瘫痪侧）静脉输液。可联合加压治疗（长筒袜或交替式压迫装置）。

9. 尽早进行功能锻炼为主的康复治疗。

━━━━━━━━━━━━━━━■ 参考文献 ■━━━━━━━━━━━━━━━

1. 张同霞，焉传祝，赵秀鹤，等. 大脑中动脉狭窄患者临床与神经影像学特点. 山东大学学报：医学版，2012，50（11）：75-78.

2. Berpe E，Dahl T. Heart disease and stroke. Tidsskr Nor Laeqeforen，2007，127（7）：897.

3. Adams HP，Bendixen BH，Kappelle LJ，et al. Classification of subtype of acute ischemic stroke. Definitions for use in a multicenter clinical trial. TOAST. Trial of Org 10172 in Acute Stroke Treatment. Stroke，1993，24（1）：35-41.

4. Wolf PA，Abbott RD，Kannel WB. Atrial fibrillation as an independent risk factor for stroke：the Framingham Study. Stroke，1991，22：983-988.

病例 48

高龄阿尔茨海默病诊治一例

戚本玲　文　晖　王朝晖

【病例介绍】

患者女性，87岁。因"发现血压升高10余年"入院。

既往史： 冠心病病史。否认糖尿病、脑卒中、手术外伤病史。无药物及食物过敏史。记忆力减退3年，近2个月记忆力下降明显加重，不愿洗澡、进食，卧床，不愿下床活动，言语减少，表情淡漠。

入院查体： T 36.5℃，P 70次/分，R 20次/分，BP 120/75mmHg，神清，步入病房，查体合作，皮肤巩膜无黄染，浅表淋巴结未及肿大，双肺呼吸音清，未闻明显干湿啰音，心律齐，未闻杂音，腹平软，肝脾肋下未及，双下肢不肿。神经专科查体：神清，精神一般，表情显僵硬。时间与地点定向均差，记忆力差，计算力正常，双瞳等大等圆，对光反射灵敏，伸舌居中，四肢肌力正常，肌张力正常，腱反射对称引出，病理征（-），全身深浅感觉未见明显异常，共济检查欠合作，脑膜刺激征（-）。

入院辅助检查：

血常规：WBC $3.93×10^9$/L↓，余正常。

尿常规：红细胞（++），微量蛋白（-）。

肝肾功能、血糖、血脂心肌酶、电解质、甲状腺功能、凝血功能、肿瘤标志物、肝炎全套、大便常规均正常。

神经心理评估见表48-1：

表 48-1 患者各项神经心理评估

简易智能精神状态检查量表（MMSE）评分	18分
日常生活能力（ADL）评分	75分
MoCA 评分	12分
老年抑郁评分（GDS）	10分
缺血指数量表（HIS）	3分

头、颈部及血管核磁共振（MRI+MRA）（图 48-1）：①双侧大脑半球多发腔隙性脑梗死，脑白质疏松，脑萎缩；②双侧海马体部上方多发长 T_1 低 FLATR 信号，多考虑为 V-R 间隙；③双侧上颌窦炎，左侧眼球异常信号请结合临床，视网膜脱离？④脑 TOF-MRA 及颈部 CE-MRA 示脑动脉硬化改变；⑤颈椎退行性变。

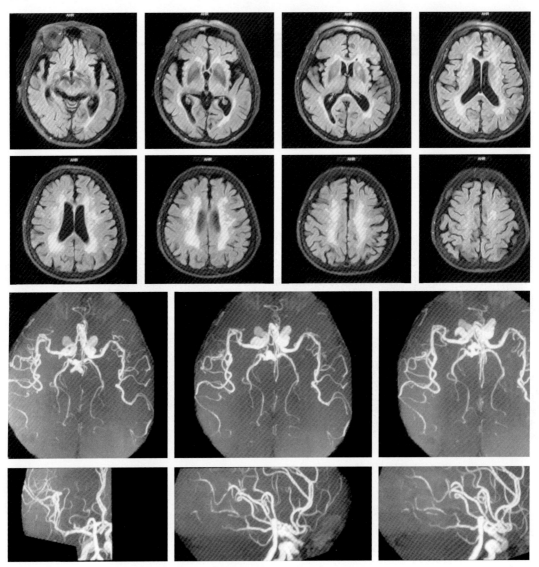

图 48-1 头、颈部及血管核磁共振（MRI+MRA）

诊断：1. 阿尔茨海默病（Alzheimer's disease）；2. 高血压 1 级（极高危）；3. 冠心病心绞痛型 窦性心律 心功能 1 级。

治疗：患者使用盐酸多奈哌齐及重酒石酸卡巴拉汀后出现明显胃肠道反应，表现为不能进食、恶心、呕吐，后改为盐酸美金刚片（5mg 每日 1 次，逐渐加量至 10mg 每日 2 次）及奥拉西坦静滴后症状有所改善。

随访：治疗 3 个月后，患者可自行进食、如厕、外出病房行走，与人交流增多，复测 MMSE：23 分，ADL：90 分，MoCa：18 分。

【病例讨论】

痴呆是一种以认知功能缺损为核心症状的获得性智能损害综合征，认知损害可涉及记忆、学习、定向、理解、判断、计算、语言、视空间等功能，其智能损害的程度足以干扰日常生活能力或社会职业功能。在病程某一阶段常伴有精神、行为和人格异常。痴呆是一种老年人群常见病。通常具有慢性或进行性的特点。随着人口老龄化进程加快，痴呆的发病率正逐年增高。我国有老年性痴呆患者 500 万人，约占全世界总病例数的 1/4，且每年约 30 万人加入这个行列。据不完全统计，老年性痴呆目前已位居老年病死亡原因的第 4 位，仅次于心脑血管病和癌症。

痴呆常见的病因：

1. 变性病性阿尔茨海默病（发现大脑出现神经纤维缠结、淀粉样蛋白斑）　Pick 病（1994 年命名，是 tau 蛋白病，有 Pick 小体）；路易痴呆（1995 年命名，日本路易氏发现大脑中有特异性包涵体）。

2. 非变性病性　血管性（脑腔隙梗死、脑卒中）；感染性（梅毒、脑炎）；中毒性（煤气中毒、酒精中毒、环境污染）；代谢性（糖尿病等）。

老年性痴呆危险因素：遗传因素、年龄（老年人每增加 10 岁，患病率增加 2~4 倍）、性别（女：男 = 1.2~2.7：1）、文化程度（文盲及文化程度低，患病率高）、职业（脑力劳动、勤用脑发病率低）、婚姻（有配偶比丧偶者低）、脑外伤（拳击、车祸）、疾病（脑卒中后、帕金森综合征、脑肿瘤、脑水肿）、有毒物质（一氧化碳或煤气中毒、酒精中毒、环境污染）、感染（梅毒、疯牛病、脑炎）。

阿尔茨海默病的发病机制：$A\beta$（即 β 淀粉样蛋白）生成和沉积导致四种病理改变，它们是神经炎斑、神经纤维缠结、氧化、兴奋性毒性（通常认为该作用在疾病前期不显著），这四种病理改变最终导致神经元细胞死亡。胆碱能传递系统必须以神经元细胞为传递通路。神经元细胞死亡，胆碱能传递系统受损。细胞死亡、胆碱能传递系统受损在临床上则表现为认知功能等异常。

AD 初步诊断的要点：对于 60 岁以上老年人，包括记忆为主的多种认知功能下降并影响到日常生活能力，起病隐袭，缓慢进展，没有局部神经系统症状。

AD 的修订诊断标准[1]：

可能 AD 支持特征：存在内颞叶萎缩；MRI 定性或定量测量发现海马结构、内嗅皮质、杏仁核体积缩小（参考同年龄人群的常模）；脑脊液生物标记异常 [$A\beta_1$-42 降低、总 tau（t-tau）或磷酸化 tau（p-tau）增高，或三者同时存在]；PET 的特殊表现；双侧颞叶糖代谢减低；其他有效的配体，如 FDDNP 预见 AD 病理的改变；直系亲属中有已证实的常染色体显性遗传突变导致的 AD。

排除标准：病史（突然起病；早期出现下列症状：步态不稳、癫痫、行为异常）；临床特点（局灶性神经系统症状体征：偏瘫、感觉缺失、视野损害；早期的锥体外系体征）；其他疾病状态严重到足以解释记忆和相关症状；非 AD 痴呆；严重的抑郁；脑血管病；中毒或代谢异常（要求特殊检查证实）；MRI 的 FLAIR 或 T_2 加权相内颞叶信号异常与感染或血管损害一致。

确定标准：临床和组织病理（脑活检或尸检）证实为 AD，病理须满足 NIA-Reagan 标准；临床和遗传学（染色体 1，14，21 突变）证实为 AD。

AD 治疗策略：预防，药物治疗，改善疾病病程的治疗，康复治疗（包括运动训练、日常生活能力训练、认知功能训练、作业疗法和语言疗法）等；神经再生及其他，其中首批治疗轻至中度 AD 的乙酰胆碱酯酶抑制剂（多奈哌齐、卡巴拉汀、加兰他敏）；治疗中至重度 AD 的 NMDA 受体拮抗剂（美金刚）及多奈哌齐[2]。

【专家点评】

戚本玲（华中科技大学同济医学院附属协和医院老年病科　教授）

本例患者认知功能减退符合痴呆诊断，病程符合潜隐性起病、进行性恶化的特点，Hachinski 缺血指数<4 分，倾向变性病性痴呆，且排除了抑郁症以及脑血管意外、脑炎、脑积水、脑肿瘤、外伤、脱髓鞘病、帕金森病、甲状腺功能低下、维生素缺乏、中毒性、艾滋病、梅毒、Wilson 病等其他原因导致的痴呆，MRI 可见海马萎缩，可诊断为阿尔茨海默病。老年患者多由于心脑血管疾病就诊，大多数患者在就诊期间方才发现痴呆相关症状，有些患者痴呆症状发展至中重度生活不能自理、或出现精神精神、行为和人格异常了方才引起家属及照料者的注意，而痴呆中晚期药物治疗效果不佳，给家庭及社会带来极大的负担，因此如何早期诊断和治疗对临床医师提出了挑战。

我科对 60 岁以上住院患者常规实行 MMSE、GDS、ADL 等量表的筛查，以期早期诊断及治疗痴呆患者，以免病情进展。

▪ 参考文献 ▪

1. McKhann G，Drachman D，Folstein M，et al. Clinical diagnosis of Alzheimer's disease：report of the NINCDS-ADRDA Work Group under the auspices of Department of Health and Human Service Task Force on Alzheimer's Disease. Neurology，1984，4：934-939.
2. 田金洲. 阿尔茨海默病的诊断与治疗. 北京：人民卫生出版社，2009：120-125.

老年基底动脉尖综合征的诊治一例

马玉苹　段丽敏　王　峥

【病例介绍】

患者男性，75 岁，因"头晕、恶心、呕吐 3 天，意识障碍半天"于 2012 年 7 月 3 日入院。患者无明显诱因起病，症状反复且逐渐加重。7 月 3 日上午言语含糊欠清，步态不稳，不能独立行走，并出现视物不清，以及发作性意识不清。急查头颅 CT 示左侧小脑半球低密度影。

既往史：有"2 型糖尿病"病史 5 年余，口服降糖药物，未正规监测血糖。否认高血压、冠心病、房颤病史。

查体：BP 135/74mmHg。嗜睡，对答基本切题。左侧侧瞳孔 2.5mm，右侧直径约 3.5mm。双眼向左运动见水平眼震，言语不清，右侧中枢性舌瘫，双侧病理征阳性，左侧肢体共济失调。

NIHSS 评分：14 分。ESSEN 评分：4 分。

辅助检查：随机血糖 11.4mmol/L↑，LDL-C 2.74mmol/L，同型半胱氨酸 17.7μmol/L，凝血功能、心肌酶谱、心肌标志物、电解质、肝肾功能无异常。

头颅 MRI（图 49-1）：双侧小脑半球、小脑蚓部、双侧枕叶、双侧丘脑急性梗死。

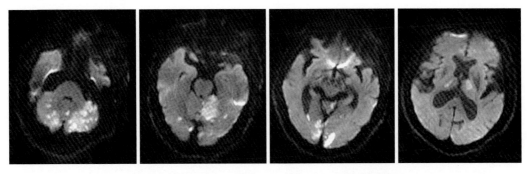

图 49-1　头颅 MRI（2012 年 7 月 3 日）**弥散加权成像**
双侧小脑半球、小脑蚓部、双侧枕叶、双侧丘脑急性梗死

头颅 MRA（图 49-2）：双侧大脑后动脉、双侧小脑上动脉显影不清。

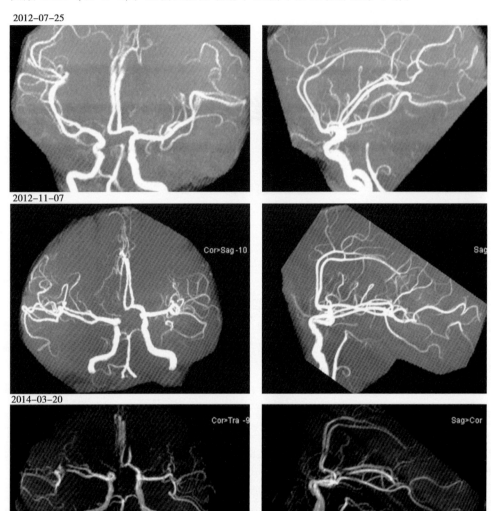

图 49-2　头颅 MRA

患者住院期间头颅 MRA（2012 年 7 月 25 日）示双侧大脑后动脉、双侧小脑上动脉显影不清。出院后随访 2 次（2012 年 11 月 7 日、2014 年 3 月 20 日），复查头颅 MRA 均可见双侧大脑后动脉及右侧小脑上动脉显影

心脏超声：老年性瓣膜退行性变，轻度主动脉瓣、二尖瓣、三尖瓣关闭不全。

颈部血管超声：双侧颈动脉粥样硬化，左侧椎动脉内可见软斑形成，双侧椎动脉流速偏低，左侧椎动脉 RI 增高明显，远端阻塞可能。

入院诊断：1. 基底动脉尖综合征；2. 2 型糖尿病。

治疗经过：入院后予氯吡格雷 75mg 1 次/日抗血小板聚集，阿托伐他汀 20mg 1 次/晚调脂、稳定斑块；神经营养，改善脑代谢，清除自由基，保护胃黏膜，胰岛素控制血糖等治疗。患者意识障碍，予鼻饲营养。因患者梗死发生在后循环，入院前症状进展，入院后予小剂量尿激酶静脉溶栓（30 万 U 1 次／日×2 日），经治疗后患者意识障碍、视物模糊症状有所好转。2012 年 7 月 7 日上午患者出现意识模糊，定向力障碍，右侧肢体乏力（上肢肌力 3 级，下肢肌力 4⁻级）。复查头颅 CT 未见出血。考虑卒中进展，再次予小剂量尿激酶溶栓。患者意识障碍好转，右侧肢体肌力逐渐恢复。住院期间发现患者表情淡漠，反应迟钝，记忆力下降，MMSE 评分 4 分（记忆力、理解力、计算力下降为主），予多奈哌齐改善认知。经治疗后患者病情逐渐好转，言语基本清晰，可自主进食，转入康复医院继续治疗。

随访： 患者长期口服氯吡格雷抗血小板，阿托伐他汀降脂、稳定斑块；血糖控制良好；随访至今无再次卒中。改良 Rankin 评分：3 分。认知力损害明显，长期服用安理申改善认知。复查头颅 MRA 见双侧大脑后动脉及右侧小脑上动脉显影（图 49-2）。

【病例讨论】

基底动脉尖综合征（top of the basilar syndrome，TOBS）由 Caplan[1] 于 1980 年首次提出，是一种特殊表现的脑血管病，系基底动脉尖部位缺血或闭塞所致血液循环障碍，约占脑梗死的 7.63%。受累血管包括以基底动脉顶端为中心的 2cm 直径范围内 5 条血管（左右大脑后动脉，左右小脑上动脉和基底动脉顶端）。损害部位包括中脑、脑桥、丘脑、枕叶、颞叶、小脑及胼胝体压部。主要病因为脑栓塞，栓子多数来源于椎基底动脉近心端的斑块，少数来源于心脏，其次为脑血栓形成，另外血流动力学改变、动脉炎、动脉瘤也可引起 TOBS。危险因素与脑卒中相似。

TOBS 临床表现复杂多样，Caplan 将其分为脑干首端型、枕叶颞叶型[1]。Martin[2] 将 TOBS 分为双侧背侧丘脑型、枕叶颞叶型、脑干上部型和小脑型。临床常见不同分型症状先后出现或多样性组合。从解剖特征分析，供应丘脑、中脑的血管为细小的穿支动脉，侧支循环建立困难，缺血后梗死发生率高于脑叶和小脑。此外，双侧血管同时受累是 TOBS 的另一解剖特点。

TOBS 的核心症状为中脑和丘脑损害的症状，包括意识障碍，眼球运动障碍和瞳孔改变。①意识障碍的损害部位为中脑至丘脑的上行网状激活系统；大多数 TOBS 患者表现为嗜睡、昏睡，昏迷较少；部分患者表现为特征性的"波动性意识障碍"，考虑与栓子松动向远处移位及血管再通有关。②眼球运动障碍最常见的是眼球垂直运动障碍（中脑被盖部受损），亦可出现核间性眼肌麻痹（内侧纵束受损）和眼震。如病变部位累及中脑中下部，可出现动眼神经（核）损害表现。③瞳孔改变：瞳孔反射弧传入纤维在视束至动眼神经副核段（E-W 核）受损，出现瞳孔不等大、不规则、偏离中心、对光反射迟钝或消失；间脑病灶损伤瞳孔反射弧的传入纤维及双侧交感纤维时，出现小瞳孔，会聚障碍及假性展神经麻痹。

TOBS 还可出现其他临床表现：①部分患者以眩晕为首发症状，并伴有共济失调，提示小脑受损。②基底动脉深穿支和大脑后动脉分支缺血或闭塞，致大脑脚、丘脑梗死时可产生偏瘫，丘脑梗死时瘫痪是因水肿影响内囊所致，为不完全瘫痪，恢复较快。③大脑脚性幻视、幻听是 TOBS 的特点之一，幻视影像的出现和消失是不固定的，可持续 1～2 小时，患者对幻觉内容多能够进行准确的言语表达，形象鲜明，于下午、黄昏多次、重复出现，这与大脑脚、间脑、中脑导水管灰质有关。④视觉障碍（视物模糊、偏盲、全盲）

（单侧或双侧枕叶梗死）。⑤近记忆障碍：为颞叶内侧受累导致边缘内侧回路中断有关；丘脑前核参与 Papez 环路（海马—穹窿—乳头体—乳头丘脑束—丘脑前核—扣带回—海马）的组成，丘脑损害则易出现近事记忆障碍。

本病的最有效的治疗手段是超早期溶栓治疗。不符合溶栓条件的患者，可给予抗栓、调脂，扩容，改善微循环及脑代谢，去除氧自由等治疗。

本例患者病情分析：患者老年男性，有糖尿病病史，颈部血管超声提示左侧椎动脉软斑块形成，心电图、心脏超声未提示房颤、心脏内血栓形成；故脑梗死病因考虑为大动脉粥样硬化，发病机制考虑为动脉源性栓塞或原位血栓形成。梗死部位包括中脑、丘脑、小脑、枕叶。患者首先出现小脑症状，影像学亦提示最先发生小脑梗死，考虑栓子进入基底动脉顶端后致双侧小脑上动脉阻塞。起病 3 日后病情加重，出现中脑、丘脑、枕叶症状，提示栓子向远处位移，阻塞双侧大脑后动脉及其分支。患者就诊时超过溶栓时间窗，但考虑其为后循环进展性卒中，预后较差，入院后予小剂量尿激酶溶栓，同时予抗血小板聚集、调脂、稳定斑块治疗。住院期间患者出现一次病情加重，突然出现意识水平下降，定向力障碍，右侧肢体乏力，提示供应中脑、丘脑的穿支动脉阻塞，考虑为斑块再次脱落所致，及时予小剂量尿激酶溶栓，患者症状很快缓解，复查头颅 MRI 未见明显新鲜病灶。对患者进行随访，闭塞血管再通。

【专家点评】

陈伟贤（江苏省人民医院老年神经科 教授）

这是一例典型的基底动脉尖综合征，起病后出现两次病情进展，经临床积极溶栓治疗后好转。基底动脉尖综合征是一种较严重的脑血管病，致残、致死率高。部分患者起病症状轻微、不典型，短时间内快速进展，如能在最初阶段意识到患者病情，做出正确诊断，可改善患者预后。

本例患者就诊时已超过溶栓时间窗，常规静脉 rt-PA 溶栓不可行。因其高龄，有糖尿病病史，血管阻塞部位在基底动脉，动脉溶栓、取栓风险较大，易发生出血或栓子阻塞穿支动脉。采用小剂量尿激酶溶栓，相对安全，未发生出血并发症，同时在一定程度上溶解栓子，使血管部分再通，挽救缺血脑组织。

与前循环相比，后循环缺血性卒中进展者多且后果严重。部分患者在早期仅有头晕、恶心、呕吐等非特异性表现。医师在疾病早期要能识别症状，如有条件，可考虑血管造影，对不稳定斑块进行血管内治疗，避免卒中进展或再发。大多数患者因各种条件限制，无法进行血管内治疗，医师应预见并告知家属病情有进展可能，密切观察病情，遇到病情加重要随时静脉溶栓。我们的经验是密切关注病情进展，予以及时溶栓，一般预后尚可。小剂量尿激酶溶栓可反复多次应用，对于进展性卒中有较好的治疗价值。

■ **参考文献** ■

1. Caplan LR." Top of the basilar" syndrome. Neurology, 1980, 30（1）：72-79.
2. Martin PJ. Vertebrobasilar ischaemia. QJM, 1998, 91（12）：799-811.

老年帕金森病伴抑郁的诊治一例

马敬红　陈　彪

【病例介绍】

患者女性，67 岁，主因"情绪低落，左侧肢体活动笨拙 4 年，右侧肢体活动笨拙 1 年"于 2013 年 7 月 8 日来我院就诊。入院 4 年前患者因家里有事，情绪欠佳，易起急，常感心烦、易哭。随后渐出现左足趾趴地感，偶有左下肢发抖。自觉迈步不如前灵活，双下肢发僵感，左侧明显。后左上肢也渐感笨拙。3 年半前就诊于骨科，未发现有特殊异常。随后就诊于神经内科，当地医师查体发现有"颈肌及左侧肢体肌张力偏高"，考虑"锥体外系病变?"及"躯体化障碍"，给予米氮平及巴氯芬治疗，自觉症状改善不大，故未坚持服用。近一年余，自觉右侧肢体也有类似的不适感觉，但不如左侧明显。近半年余觉左上肢抖动，静止时明显。翻身、穿衣等日常活动较前笨拙，行动较前慢，但生活完全可以自理。当地医院试用盐酸苯海索 2mg 每日 2 次，金刚烷胺 0.1g 每日 2 次，吡贝地尔 50mg 每日 1 次，自觉症状略有改善。目前患者主要是双下肢发僵，周身无力，为求进一步治疗来我院。自发病以来，大便便秘，小便尚可。平时易心烦起急，易哭，睡眠质量欠佳，但无睡眠时喊叫和肢体舞动。无饮水呛咳及吞咽困难，无明显头晕及嗅觉减退。

既往史：否认高血压、糖尿病及心脏病病史。否认家族史。

查体：神清、语利，高级皮质功能大致正常。BP 100/70mmHg，心率 80 次/分。面部表情减少，双眼球活动自如。面纹对称，伸舌居中。四肢肌力大致 V 级，左侧肢体及右上肢肌张力轻度增高。左上肢可见间断轻微静止性震颤。双手对指及轮替动作笨拙。四肢腱反射大致对称，感觉对称，共济运动正常，双侧病理征阴性。

辅助检查：

血常规、生化全项正常。

头颅磁共振成像：2013 年 7 月 10 日未见明显异常。

多巴胺转运体正电子发射计算机断层显像（DAT PET，示踪剂[11]C-β-CFT）：2013 年 7 月 12 日双侧壳核放射性摄取明显减低（见文末彩图 50-1）。

多巴胺 D_2 受体正电子发射计算机断层显像（D2 PET，示踪剂[18]F-Fallypride）：2013 年

10 月 10 日双侧尾状核及壳核 ^{18}F-Fallypride 摄取大致正常（见文末彩图 50-2）。

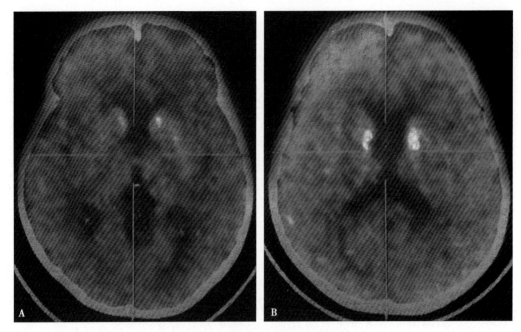

图 50-1　多巴胺转运体 PET 显像

A. 双侧壳核分布区放射性示踪剂 ^{11}C-β-CFT 摄取明显下降；

B. 双侧尾状核分布区放射性示踪剂 ^{11}C-β-CFT 摄取轻度下降

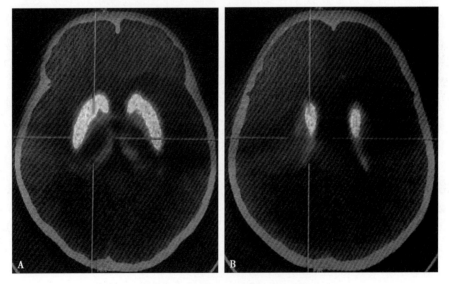

图 50-2　多巴胺 D$_2$ 受体 PET 显像

A. 双侧壳核分布区放射性示踪剂 ^{18}F-Fallypride 摄取大致正常；

B. 双侧尾状核分布区放射性示踪剂 ^{18}F-Fallypride 摄取大致正常

诊断：帕金森病

治疗：吡贝地尔由 50mg，每日 1 次逐渐增至 50mg，每日 3 次。金刚烷胺不变。盐酸苯海索逐渐减停。增加抗抑郁药文拉法辛 75mg，每日 1 次。一个月后随访。

【病例讨论】

帕金森病（Parkinson's disease，PD），又名震颤麻痹（paralysis agitans），是一种常见于中老年的神经系统变性疾病，临床上以静止性震颤、运动徐缓、肌强直和姿势平衡障碍为主要特征。除此之外，便秘、睡眠障碍、抑郁和嗅觉障碍等非运动症状也是帕金森病患者常见的主诉，且可在运动症状出现之前数年即出现。

帕金森病主要的病理改变包括黑质多巴胺能神经元的变性坏死及残留神经元胞浆内嗜酸性包涵体，即路易小体（Lewy body）的形成。当黑质多巴胺能神经元丢失至少达50%以上，纹状体多巴胺递质水平下降70%~80%以上时患者才会出现帕金森病的运动症状。近年来 Braak 提出了帕金森病发病的六个病理阶段，认为帕金森病的病理改变并非由中脑黑质开始，而是始于延髓Ⅸ、Ⅹ运动神经背核、前嗅核等结构，随疾病进展，逐渐累及脑桥→中脑→新皮质，这一理论也正解释了 PD 患者在出现运动症状之前即可出现嗅觉减退，睡眠障碍等非运动症状。

帕金森病的诊断主要依据英国脑库帕金森病诊断标准，我国帕金森病及运动障碍学组在此标准的基础上制定了中国帕金森病诊断标准。此标准主要分三步：①患者首先必须具备运动减少，同时必须具备静止性震颤、肌强直或姿势平衡障碍中的一项；②患者必须具备三项及三项以上的支持诊断标准；③患者不应具备排除标准中的任何一项（表50-1）[1]。

表 50-1 中国帕金森病诊断标准

诊断标准（必备条件）	支持标准（必须具备下列3项或3项以上特征）	排除标准（不应存在下列情况）
1. 运动减少：启动随意运动的速度缓慢。疾病进展后，重复性动作的运动速度及幅度均降低 2. 至少存在下列1项特征：①肌肉僵直；②静止性震颤4~6 Hz；③姿势不稳（非原发性视觉、前庭、小脑及本体感受功能障碍造成）	1. 单侧起病 2. 静止性震颤 3. 逐渐进展 4. 发病后多为持续性的不对称性受累 5. 对左旋多巴的治疗反应良好（70%~100%） 6. 左旋多巴导致的严重的异动症 7. 左旋多巴的治疗效果持续5年或5年以上 8. 临床病程10年或10年以上	1. 反复的脑卒中发作史，伴帕金森病特征的阶梯状进展 2. 反复的脑损伤史 3. 明确的脑炎史和（或）非药物所致动眼危象 4. 在症状出现时，应用抗精神病药物和（或）多巴胺耗竭药 5. 1个以上的亲属患病 6. CT扫描可见颅内肿瘤或交通性脑积水 7. 接触已知的神经毒物 8. 病情持续缓解或发展迅速 9. 用大剂量左旋多巴治疗无效（除外吸收障碍） 10. 发病3年后，仍是严格的单侧受累 11. 出现其他神经系统症状和体征，如垂直凝视麻痹、共济失调，早期即有严重的自主神经受累，早期即有严重的痴呆，伴有记忆力、言语和执行功能障碍，锥体束征阳性等

该患者为老年女性，慢性起病，病史4年。患者主诉有翻身、穿衣等日常活动较前笨拙，行动较前慢。客观查体发现有双手对指及轮替动作慢，有静止性震颤及左侧肢体及右上肢肌张力增高，满足了诊断标准中的第一步。该患者起病之初先是出现左下肢抖动，发

僵，随后进展至左上肢及右侧肢体，属于单侧起病，在 3 年内逐渐进展至对侧肢体。至病程第四年双侧受累，但仍以起病侧为重。具备了支持标准中的四项。患者既往没有特殊的用药史及疾病史，否认家族史，头 MRI 未见特殊异常，疾病为缓慢进展，发病三年后已是双侧受累，没有双眼上下视障碍、早期跌倒、严重的自主神经受累、认知损害、锥体束征等非典型帕金森综合征的症状和体征，不具备排除标准中的 10 项。该患者虽未曾使用过左旋多巴制剂，但目前已不推荐使用左旋多巴制剂进行试验性治疗来协助诊断。因此，该患者可临床确诊为帕金森病。如果今后患者服用左旋多巴制剂有效则更加支持诊断，如果无效也不能轻易否定帕金森病的诊断。因为在很多情况下，由于左旋多巴制剂服用的剂量或时间不恰当，患者的症状轻微以致服药后改善不大或是服药后症状改善的不够理想都会被误认为药物无效。当然，随着疾病的进展，新的症状和体征可能会出现，我们也要不断的修订诊断。

该患者在起病之初有情绪低落，心烦易起急，随后出现肢体发僵发笨，曾被当地诊断为躯体化障碍。在此应注意的是躯体化障碍更倾向于肢体对称性受累，而非该患者的单侧受累。典型的单肢静止性震颤更多见于帕金森病，而非躯体化障碍。帕金森病患者在疾病早期即可出现抑郁，甚至是在运动症状出现之前数年即可出现。因此，当患者存在抑郁，同时有锥体外系症状时应想到帕金森病的可能。当然，如果患者由于抑郁症而正在接受抗抑郁药物及非典型抗精分药物治疗时，也应警惕药物源性帕金森综合征的可能。在临床工作中，我们问诊和查体时应注意以下几个方面的内容，这将有助于帕金森病的鉴别诊断：①患者是否有明显的头晕，尤其是在改变体位时有无明显的头晕症状。立卧位血压有无差别。有无小便失禁，有无性功能障碍，有无明显的饮水呛咳及吞咽困难。上述症状更多见于多系统萎缩的患者。②患者有无早期跌倒，双眼上下视有无障碍，这些多见于进行性核上性麻痹的患者。③患者在疾病早期有无认知损害，尤其是视空间功能的损害，有无明显的视幻觉，认知损害和锥体外系症状是否时好时坏有波动性，这些症状多见于路易体痴呆的患者。④患者病前是否长期接受神经安定剂治疗，尤其是典型抗精分药物的治疗，是否在服用利血平等多巴胺耗竭剂，这些药物常常引起药物源性帕金森综合征。⑤患者有无嗅觉障碍，如有嗅觉障碍则更加支持帕金森病的诊断，非典型帕金森综合征一般嗅觉正常。⑥患者有无睡眠中喊叫和肢体舞动，如果有则应警惕快动眼睡眠行为障碍的可能。近年来的研究表明，快动眼睡眠行为障碍是 α-突触核蛋白病早期的表现之一，询问此项也有助于疾病的诊断。

目前帕金森病的诊断主要依据病史和客观查体，实验室检查一般无阳性发现。一般情况下，患者可行头颅 MRI 检查以除外继发性病因或非典型帕金森综合征所致的锥体外系损害。近年来，多巴胺转运体正电子发射计算机断层显像（DAT PET）越来越多地受到临床医师的关注。它采用放射性示踪剂特异性的与多巴胺能神经末梢上的多巴胺转运体结合，间接反映多巴胺能神经元损害的程度。帕金森病患者由于黑质多巴胺能神经元的变性坏死，神经末梢及神经末梢上的多巴胺转运体也相应减少。因此，与多巴胺转运体相结合的特异性示踪剂摄取率的高低即可间接反映多巴胺能神经元的损害程度。帕金森病患者由于多巴胺能神经元的变性死亡，特异性示踪剂的摄取率必然下降。而特发性震颤、药物源性帕金森综合征等疾病由于多巴胺能系统完好无损，示踪剂的摄取率应该是正常的。图 50-1 显示该患者双侧壳核多巴胺转运体特异性示踪剂摄取率明显下降，提示多巴胺能系统受损，支持帕金森病的诊断。此技术的 SPECT 显像已在欧洲和美国获批用于临床诊断[2]。除了帕金森病以外，其他的非典型帕金森综合征也存在多巴胺能系统的损害，因此多巴胺转运体 PET 显像不能用于帕金森综合征的鉴别诊断。多巴胺 D2 受体 PET 显像可能用于帕金森病的鉴别诊断。在疾病早期，帕金森病患者的 D2 受体是完好的，而非典型帕金森综合征患者的 D2 受体可能已出现了下调[3]。图 50-2 显示该患者双侧壳核和尾状核多巴胺 D2 受体完好，结合该患者多巴胺转运体摄取率下降，符合帕金森病的改变。尽管 PET 检查的分辨率要优于 SPECT，但由于此两项检查价格昂贵，且有一定的放射性，目前尚未正式纳入临床检查常规。因此，帕金森病的诊断仍然主要依据病史及客观查体，对于诊断困难的患者可考虑应用此项检查。

帕金森病的治疗可以依据中华医学会神经病学分会帕金森病及运动障碍学组 2014 年发布的第三版中国帕金森病治疗指南，同时兼顾个体化治疗的原则。指南指出，早发型患者，在不伴有智能损害的情况下，可有如下选择：①非麦角类 DR 激动剂；②MAO-B 抑制剂；③金刚烷胺；④复方左旋多巴；⑤恩他卡朋双多巴（stalevo）。首选药物并非按照以上顺序，需根据不同患者的具体情况而选择不同方案。若遵照美国、欧洲的治疗指南应首选方案①、②或⑤；若患者由于经济原因不能承受高价格的药物，则可首选方案③；若因特殊工作之需，力求显著改善运动症状，或出现认知功能减退，则可首选方案④或⑤；也可在小剂量应用方案①、②或③时，同时小剂量联合应用方案④。对于震颤明显而其他抗帕金森病药物疗效欠佳的情况下，可选用抗胆碱能药，如苯海索。晚发型或伴有智能减退的患者，一般首选复方左旋多巴治疗。随着症状的加重，疗效减退时可添加 DR 激动剂、MAO-B 抑制剂或 COMT 抑制剂治疗。尽量不应用抗胆碱能药物，尤其针对老年男性患者，因其具有较多的副作用[4]。

既往指南把 65 岁作为一个年龄节点，强调 65 岁以上患者即可首选复方左旋多巴。而新版指南淡化了年龄节点，更强调个体化治疗。病程初期，临床症状不是很严重的情况下，即使患者年龄超过了 65 岁，甚至是 70 岁，均可首选非麦角类 DR 激动剂或 MAO-B 抑制剂。如果应用此两类药物不能很好地控制患者症状时，可再换用或加用复方左旋多巴。该患者 67 岁，无智能损害，病程四年，日常活动慢，但并未提及显著的行动迟缓，生活完全可自理，故可首选非麦角类 DR 激动剂。而且该患者在就诊时已经服用了吡贝地尔，只是剂量偏小，因此完全可以先将吡贝地尔逐渐加量至 50mg，每日 3 次，如果加量后仍无效再考虑换用复方左旋多巴治疗。当然，如果该患者认为症状重难以忍受，希望尽快解决临床症状的话，也可直接停用吡贝地尔换用复方左旋多巴。由于该患者病程已四年，查体有明确的肌张力增高，而 MAO-B 抑制剂的治疗作用相对较弱，因此该患者不易首选 MAO-B 抑制剂。该患者服用的金刚烷胺为 0.1g 每日 2 次，即使患者服用此药未感觉有明显的效果也不建议突然减停药。因为在很多情况下，看似无效的药物在减停后也会引起症状的加重。该患者的震颤并不十分明显，也不是患者突出的主诉，且该患者年龄偏大，故可选择逐渐减停苯海索。吡贝地尔本身对震颤也有明显的疗效，增加吡贝地尔的剂量也有望控制震颤，因此在增加吡贝地尔的同时可考虑逐渐减停苯海索。帕金森病患者在更换或减停药物的时候，一个重要的原则就是需要逐渐加量或缓慢减量。加量过快易于引起明显的副作用导致患者不耐受，服药依从性不好。减量过快易于导致病情快速恶化。该患者除了有运动症状之外，还有情绪低落，心烦易哭等抑郁的表现，抑郁状态可直接影响患者的生活质量，如果此症状持续存在同样需要进行药物干预。虽然目前尚没有明确的循证医学证据表明，哪一类抗抑郁药物对 PD 伴发的抑郁更有效。但国内外专家依据临床经验，认为多种 SSRI 和 SNRI 类药物以及三环类抗抑郁药均可用于帕金森病抑郁的治疗。考虑到三环类抗抑郁药的副作用，更多的医师选择 SSRI 或 SNRI 类药物[5]。该患者选择了文拉法辛，而舍曲林、艾司西酞普兰等也可选择。除此之外，普拉克索也可能具有一定的抗抑郁作用。

总之，帕金森病的药物治疗既要依据治疗指南，也要兼顾个体化原则。药物加量和减药均要缓慢。

【专家点评】

陈彪（首都医科大学宣武医院　主任医师）

这是一例伴有抑郁症状的帕金森病。抑郁症状在运动症状之前即出现，临床上曾考虑过躯体化障碍。此病例看似复杂，但按照帕金森病诊断标准逐步进行分析，即可做出较为明确的诊断。在治疗上，依据帕金森病治疗指南，结合患者的具体情况，也可给出一个较为合理的治疗方案。总之，帕金森病的诊断和治疗要善用标准才能在临床上得心应手。

有以下几点需要提出：

1. 该患者在起病之初有抑郁症状，随后出现锥体外系症状。患者首次就诊于神经内科时已发现有单侧肢体肌张力增高。如果此时医师了解抑郁可以是 PD 的非运动症状之一，且可在运动症状之前出现，即可在疾病早期做出正确的诊断，及早进行症状性治疗，改善患者生活质量。

2. 该患者在求医过程中接受的吡贝地尔剂量偏小，老年人震颤不明显的情况下选用苯海索也略有不妥。临床医师在治疗 PD 的过程中，要依据帕金森病治疗指南选择药物，药物的剂量也要合理。有些情况下，由于药物剂量不足造成临床症状改善不充分，会使医师对药物的疗效做出错误的判断，甚至怀疑最初的诊断，从而延误疾病的诊治。

3. 帕金森病的诊断一定是一个不断修正的过程。随着病情的进展，可能会出现新的症状和体征，每次随诊时临床医师应当根据当前的症状和体征，结合诊断标准给出恰当的诊断。

4. 多巴胺转运体正电子发射计算机断层显像是帕金森病较为特异的辅助检查手段。但如果临床诊断明确，则无须行此检查。只有在诊断不明的情况下才可考虑行此检查。多巴胺 D2 受体的 PET 检查开展的较少。目前这两项检查尚未正式进入临床使用，将来有望应用到临床实践中。

参考文献

1. 贾建平. 神经病学. 第6版. 北京：人民卫生出版社，2008.
2. Berardelli A, Wenning GK, Antonini A, et al. EFNS/MDS-ES recommendations for the diagnosis of Parkinson's disease. Eur J Neurol, 2013, 20 (1)：16-34.
3. Brooks DJ, Ibanez V, Sawle GV, et al. Striatal D2 receptor status in patients with Parkinson's disease, striatonigral degeneration, and progressive supranuclear palsy, measured with 11C-raclopride and positron emission tomography. Ann Neurol, 1992, 31 (2)：184-192.
4. 中华医学会神经病学分会帕金森病及运动障碍学组. 中华神经科杂志, 2014, (6) 428-433.
5. Connolly BS, Lang AE. Pharmacological treatment of Parkinson disease：a review. JAMA, 2014, 311 (16)：1670-1683.

病例 51

老年颅脑外伤后中枢神经系统念珠菌感染一例

单培彦　麻　琳

【病例介绍】

患者男性，75 岁，因 "头部外伤 10 小时" 于 2010 年 8 月 28 日就诊，诊断重症颅脑开放性损伤，伤后 2 天因血肿扩大，病情加重，在全麻下行 "左额颞开颅脑内血肿清除术"，术后意识好转，但右侧肢体活动不灵，反应淡漠，无自主语言，因合并肺部感染、低蛋白血症及贫血，转入我院老年神经内科。

既往史：否认糖尿病、高血压、心脏病病史。

查体：T 37.9℃，P 88 次/分，R 22 次/分，BP 161/62mmHg。双肺呼吸音粗，可闻及弥漫性痰鸣音。神经系统查体：神志清，精神差，运动性失语，左侧瞳孔直径 5mm，右侧瞳孔直径 3mm，左侧对光反射迟钝，左眼球内收不到位，余颅神经 (−)。右侧肢体肌张力低，右侧肢体肌力 Ⅲ 级，左侧肢体肌力 Ⅴ 级，右侧腱反射 (+)，左侧腱反射 (++)，双侧 Babinski 征 (+)，深浅感觉及共济运动查体不合作。

辅助检查：

脑脊液常规化验（术后第 10 天）：正常。

血常规：中性粒细胞 86.29%↑、血红蛋白 99.6g/L↓。

血生化：GGT 135U/L↑、白蛋白 25.9g/L↓、尿素氮 9.16mmol/L↑、空腹血糖 11.96mmol/L↑。

心电图：ST-T 改变。

颅脑 CT（8 月 28 日）：左额颞脑挫裂伤伴硬膜下血肿、额面部多发骨折。（9 月 3 日）左额颞血肿清除术后改变、额面部多发骨折。

转入诊断：1. 左额颞开颅颅内血肿清除术后；2. 肺部感染。

治疗：转科后给予抗感染及对症支持治疗，患者持续高热不退，偏瘫好转但颈部抵抗感明显，考虑有颅内感染，行腰椎穿刺检查，化验结果：脑脊液清亮，白细胞计数 104/mm³↑，中性粒细胞 76%↑，小淋巴细胞 16%，一般单核细胞 8%，糖 1.56mmol/L，氯 113mmol/L，蛋白定量 0.51g/L，IgG 159.00mg/L，IgA 40.50mg/L，IgM 1.61mg/L，乳酸定量 5.1mmol/L，色氨酸实验（-），墨汁染色（-），抗酸杆菌涂片检查未找到抗酸杆菌，涂片检查找到真菌孢子，未见真菌菌丝。脑脊液培养结果为近平滑念珠菌，对伏立康唑、氟康唑、伊曲康唑、氟胞嘧啶及两性霉素 B 均敏感。给予伏立康唑治疗效果不理想。

【病例讨论】

周国钰（山东大学齐鲁医院老年神经内科　副主任医师）

患者下楼梯时跌倒在地，伤及头部，伤后出现头痛、头晕伴恶心、呕吐及鼻腔流血，查体显示：神志模糊，呼之能睁眼，有发音，双侧瞳孔等大等圆，光反射灵敏，鼻腔有血迹，双侧外耳道未见流血流液，四肢肌张力正常，左侧肢体肌力Ⅲ级。术后间断发热，查体发现脑膜刺激征阳性，行腰椎穿刺术，测脑压不高，脑脊液清亮，涂片找到真菌孢子，送脑脊液培养为念珠菌感染，确诊为中枢神经系统真菌感染。

患者年龄较大，重度颅脑外伤行"左额颞开颅脑内血肿清除术"，术后合并肺部感染及低蛋白血症，全身营养较差，应用大剂量抗生素后极易引起真菌机会性感染。

黄齐兵（山东大学齐鲁医院神经外科　副主任医师）

患者术后未再出现脑脊液鼻漏情况，磁共振示额窦、筛窦干净，转科前脑脊液常规检查已正常，颅内细菌感染可能性不大。但患者年龄较大，重度颅脑外伤行"左额颞开颅脑内血肿清除术"，术后出现肺部感染和低蛋白血症，全身营养较差，长期应用大剂量抗生素引起机会性感染的可能性较大。脑脊液涂片找到真菌孢子，脑脊液培养为念珠菌感染，抗真菌治疗同时，行腰穿置管术，每日引流脑脊液 100ml 左右，协助神经内科加强引流管管理及观察。

麻琳（山东大学齐鲁医院老年神经内科　副教授）

患者脑脊液培养出近平滑念珠菌，应用抗真菌药物治疗，患者症状未见好转，目前患者肝功能异常，肾功能尚好，根据以往治疗中枢神经系统真菌感染经验以及抗真菌治疗指南，应换用两性霉素 B 治疗，但该药肾毒性大，应密切观察。目前患者肺部感染情况控制良好，应停用抗生素治疗。

李大年（山东大学齐鲁医院神经内科 教授）

患者伤后 1 个半月，目前有失语，口语表达不能，但可以理解简单语言，眼底无出血及渗出，视盘周围干净清晰，颈部抵抗感，Kernig 征（+），四肢腱反射（+），左侧肢体肌力Ⅳ级，病理征未引出。神经系统定位诊断以脑膜病变为主。患者外伤致额窦、上颌窦积血，易并发颅内感染，但多为细菌感染。患者病程迁延像结核杆菌感染，但脑脊液结核杆菌 DNA 测定及脑脊液腺苷酸脱氨酶检查，排除结核杆菌感染可能，脑脊液涂片找到真菌孢子，脑脊液培养出近平滑念珠菌，各项化验指标证实现为颅内真菌感染。患者高龄，身体抵抗力低，近期又行手术治疗，更倾向于真菌感染致脑膜炎。治疗应首选两性霉素 B 脂质体，此药物有肝肾毒性作用，但疗效好，可以尝试，以往我们也有用药成功病例。不建议药物鞘内注射治疗，一旦出现不良反应，如癫痫发作、脑疝等，不易处理。两性霉素 B 易引起发热，体温在 37℃ 左右时，可暂不给予特殊处理，继续观察。老年人自身情况差，应加强营养支持治疗，希望能控制病情。也有应用两性霉素 B 没有控制住病情的病例，但仍应尝试。用药期间，注意给患者加强营养，提高机体免疫力，激素根据情况可以适量应用。两性霉素 B 从小剂量起始，第一天 1mg/kg，第二天 3mg/kg，第三天 5mg/kg……逐渐加量维持，注意用注射用水溶化后入 500ml 5% 葡萄糖静滴，避光微量泵控制 8 小时滴完。用药期间可能会出现恶心、呕吐、腹胀等现象，应注意补足液体量，补充足够蛋白质。如果患者不能耐受两性霉素 B，可换用氟康唑。

李新钢（山东大学齐鲁医院神经外科　教授）

两性霉素 B 对真菌效果好，但毒性相对较大，应权衡利弊，静脉给药治疗观察。目前可以停用所有抗菌药，细菌生长减少则真菌相对旺盛，应减少一切刺激真菌生长的因素，同时补足液体量，增加脑脊液分泌起到自身冲洗作用，多种措施一起应用，做到从血液到脑脊液一起控制，若控制不理想，再考虑鞘内注射。但鞘内注射风险性大，可出现截瘫、抽风、脊髓血管痉挛、四肢疼痛等不良反应及并发症。患者现脑脊液引流较通畅，脑脊液淡黄色，有少许白色絮状物，若脑室内出现脓肿，脑脊液引流出乳白色液体，则行"颅脑造瘘引流术"。

单培彦（山东大学齐鲁医院老年神经内科　教授）

依据患者目前状况，结合各位专家讨论意见，停用所有抗生素，改用两性霉素 B 抗真菌治疗。以往我们也有很多应用两性霉素 B 治疗成功的经验，可以尝试应用，因患者为老年人，耐受性差，要严密注意两性霉素 B 的肠道、肝及肾的毒副作用，考虑鞘内注射危险性比较大，应先通过静脉给药。老年人自身情况差，保持水电解质平衡、保护重要脏器功能、加强营养支持尤为重要，提高自身免疫力也是治疗成功不可忽视的重要因素。

治疗转归：经多科会诊果断决定停用抗生素给予抗真菌治疗，腰穿置管引流。在抗真菌治疗期间，因患者不能耐受首选抗真菌药物两性霉素 B，出现严重的皮疹、假膜性肠炎，导致严重的低蛋白血症和贫血。10 月 23 日停用两性霉素 B，改用氟康唑静脉点滴，并给予肠外营养，病情略稳定。一周后患者又出现对脂肪乳、氨基酸等多种液体过敏反应，顽固性腹泻，此时患者家属拒绝输液，给治疗带来了极大的困难，使患者处于极度的衰竭状态，病情极度危重，通过与家属耐心沟通，最终说服家属，让患者接受了锁骨下静脉置管，给予脂肪乳、氨基酸肠外营养支持，积极纠正肠道菌群失调，使患者病情逐渐稳定，腹泻停止。复查脑脊液，真菌培养及涂片转阴。3 次脑脊液培养及涂片均阴性后 11 月 26 日将氟康唑减量，患者脑脊液继续好转，全身状况开始恢复，此时肠外营养逐渐向肠内营养过渡，长达 3 个月的发热也逐渐消失，脑脊液常规检查恢复正常，脑脊液培养及涂片多次检查均为阴性，12 月 14 日氟康唑改为口服，无肠道不良反应，停全部输液。12 月 21 日好转出院。出院后 2 个月停服氟康唑，随访 6 个月未复发，患者能独立靠助步器行走，简单语言交流。

【专家点评】

单培彦（山东大学齐鲁医院老年神经内科 教授）

1. 在深部真菌感染中，中枢神经系统真菌感染具有三大特点，即病情最为严重、诊断最为困难、治疗最为棘手。其常见病原菌为隐球菌、念珠菌和曲霉菌，其次还包括一些地方流行性非条件致病菌如组织胞浆菌、皮炎芽生菌、球孢子菌等；此外，毛霉菌等少见真菌引起的中枢神经系统感染也偶有报道[1-3]。中枢神经系统念珠菌感染是一种罕见、误诊率高、治愈率低、死亡率高的中枢神经系统感染性疾病。早期诊断，及时与合理的治疗是存活治愈的关键。中枢神经系统念珠菌感染多表现为脑膜炎，也可表现为念珠菌脑脓肿[1]。脑脊液中细胞数轻度增多，糖含量正常或偏低，蛋白含量可明显升高。脑脊液早期检查不易发现真菌，需多次脑脊液真菌培养[4]。脑脊液改变的不典型性使之与其他颅内感染极难鉴别，常导致误诊和漏诊。因此，对一些难治性慢性脑膜炎患者中，经过正规的抗菌、抗结核治疗无效，病情又在进一步加重时，即使脑脊液真菌涂片、培养均阴性，经验性抗真菌治疗也可尝试。

该患者为老年患者，重症颅脑损伤行颅内血肿清除术，术后脑部功能障碍，并发严重的肺部感染，全身营养状况极差，使得颅内感染的症状和体征极不典型，极易误诊漏诊，我们及时考虑到颅内的感染的可能性，及时进行腰椎穿刺脑脊液检查，特别是反复脑脊液涂片和真菌培养，给早期明确诊断提供了有力依据，避免了误诊和漏诊。

2. 念珠菌性脑膜炎的治疗目前大多采用两性霉素 B。由于氟康唑在脑脊液中浓度高，且与两性霉素联合用药能发挥协同作用，因此，将两者联用治疗念珠菌脑膜炎是可选择的治疗方案，回顾性分析显示两者联合应用，可明显提高其治愈率。在美国 2009 年出版的念珠菌病治疗指南中，建议首选两性霉素 B 0.7 ~ 1mg/（kg·d）联合氟胞嘧啶 100mg/（kg·d），氟康唑作为次选方案[1]。疗程建议在症状、体征恢复后至少 4 周以上停药。如果有留置导管，则需拔除或置换该导管。此患者是我院近二十年救治中枢神经系统念珠菌感染老年患者的首个成功病例。该患者明确中枢神经念珠菌感染后，考虑到患者高龄，手术后全身情况差，结合以往的治疗经验和美国 2009 年出版的念珠菌病治疗指南，采用了两性霉素 B 脂质体单药治疗。在抗真菌治疗期间，因患者不能耐受两性霉素 B 所致的不良反应，如严重的皮疹和假膜性肠炎，导致严重的低蛋白血症和贫血。改用氟康唑并给予肠外营养支持过程中，患者又对脂肪乳、氨基酸等液体过敏，出现顽固性腹泻，给治疗带来了极大的困难，此时患者家属拒绝输液，一度使患者处于极严重的衰竭状态，病情变得危重。通过对病情细致分析，给予锁骨下静脉置管，继续脂肪乳、氨基酸肠外营养支持，给予充足的热量和维生素，纠正低蛋白和贫血，同时积极调理肠道菌群，氟康唑持续治疗，病情才得以逐渐稳定，腹泻停止，脑脊液好转，脑脊液真菌培养及涂片转阴。

3. 该例重症患者营养支持起重要治疗作用，应贯穿于疾病治疗全过程。临床工作中应加强营养不良风险的筛查、评定、干预和检测，规范合理应用肠外营养和肠内营养。该患者因药物反应出现肠功能衰竭，我们及时给予合理的肠外营养，积极纠正肠道菌群失调，肠功能好转后及时合理的向肠内营养过渡，为成功的抗感染治疗奠定了基础。

4. 该患者抢救成功离不开多个专业的积极配合和密切协作，离不开我科各级医护人员的共同努力，离不开医患之间的真诚沟通，更离不开像李大年教授这样老一辈专家的亲临指导和教诲，通过这个案例的抢救成功，也更体会到对老年患者独立的疾病和老年整体有着密不可分的关系，关注疾病的同时，更要关注老年个体。

参考文献

1. Pappas PG, Kauffman CA, Andes D, et al. Clinical practice guidelines for the management of candidiasis: 2009 update by the infectious Diseases Society of America. Clin infect Dis, 2009, 48 (5): 503-535.
2. 施伟民, 伍洲炜, 潘炜华. 念珠菌病的诊断和治疗进展. 医药专论 2010, 31 (12): 705-707.
3. 朱砚萍, 翟介明. 侵袭性念珠菌病诊治现状. 临床内科杂志, 2009, 26 (4): 227-230.
4. 王晓阳, 赵作涛, 李若瑜. 深部念珠菌感染的诊断进展. 中国真菌学杂志, 2008, 3 (6): 368-371.

高龄肺炎型肺癌的临床表现及治疗一例

赵 宁 张文俊

【病例介绍】

患者男性，86岁，因"间断咳嗽、咳痰1年余"入院。患者起病后间断咳嗽、咳痰，痰量少，无胸痛等其他不适。主要检查结果和治疗见表52-1。

表 52-1 检查和治疗一览

时间	检查结果	治疗
2010 年 2 月	CT：左下肺炎症	抗感染治疗好转
2010 年 6 月 22 日	CT：左下肺背段炎症、左下肺间质性肺炎、两肺肺气肿；结核菌素试验（－）	头孢他啶、盐酸氨溴索等治疗后好转
2010 年 7 月 20 日	CT：左肺下叶及舌叶炎症改变	
2010 年 7 月 26 日	纤维支气管镜检查：左下叶内前基底膜炎性改变，未找到恶性细胞	
2010 年 9 月 17 日	CT：左肺上叶炎症吸收好转，左肺下叶背段病变较前明显（图 52-1）	
2010 年 10 月 19 日	CT 引导下经皮肺穿刺病理：肺泡间隔增宽，可见灶性淋巴细胞浸润，肺泡上皮细胞增生，无异型，肺泡腔内见泡沫细胞，渗出的纤维蛋白，未见恶性细胞	
2011 年 2 月 11 日	CT：两肺少许炎症，左下肺机化性炎症可能（图 52-2）	
2011 年 6 月 5 日	CT：左下肺周围癌可能（图 52-3）	

既往史：患者平时易焦虑，间断服用"氟哌噻吨美利曲辛"。否认高血压、冠心病、糖尿病等慢性疾病病史。

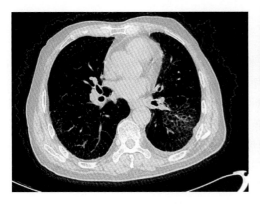

图 52-1　2010 年 9 月 17 日 CT
左肺下叶见网格状改变，
周围见少许条索样改变

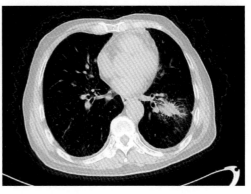

图 52-2　2011 年 2 月 11 日 CT
左肺下叶背段见大片实变高密度影，
其旁见充气支气管

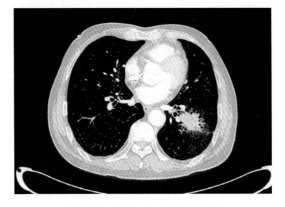

图 52-3　2011 年 6 月 5 日 CT
左下肺背段见不规则软组织高密度影，直径 2.4cm×3.5cm，
边缘可见长短不一的毛刺，周围胸膜凹陷

入院查体：神志清，皮肤黏膜无黄染，浅表淋巴结未触及肿大。胸廓未见异常，呼吸运动未见异常，左下肺呼吸音粗，可闻及湿啰音，右肺呼吸音清，未闻及干湿啰音，无胸膜摩擦音。心前区无隆起，心尖搏动未见异常，心率 80 次/分，律齐，各瓣膜听诊区未闻及病理性杂音。腹平坦，腹壁柔软，无压痛、反跳痛，腹部无包块，肝脾肋下未触及。四肢活动可，末端无杵状指，关节未见异常，双下肢无水肿。

辅助检查：血常规、肝肾功能、肿瘤指标、骨 ECT、头颅 MRI、肺功能、心脏超声等检查均未见异常。

治疗：患者及家属积极要求手术治疗，于 2011 年 6 月 14 日在全麻下行"左下肺叶切除术"，术后病理示：左下肺中分化鳞癌，距支气管断端 2cm 见肿物，大小约 4cm×4cm×2cm，支气管断端未见癌组织，支气管断端旁（0/3），第 9 组（0/1）淋巴结未见癌转移，免疫病理示：左下肺鳞状细胞癌，耐药基因（TPOII）高表达，增殖细胞活性为高度。

诊断：1. 左下肺中分化鳞状细胞癌（$T_1M_0N_0$）；2. 焦虑症。

随访：患者术后恢复良好，每半年复查胸部 CT，均未见复发，随访至今。

【病例讨论】

近 50 年来许多国家都报道肺癌的发病率和死亡率均明显增高，男性肺癌发病率和死亡率均占所有恶性肿瘤的第一位，女性发病率占第二位，死亡率占第二位。据《2013 年中国恶性肿瘤登记年报》显示，在 2012 年肺癌已替代肝癌成为我国恶性肿瘤死亡原因，肺癌已连续两年成为人体健康的头号杀手。英国肿瘤学家 R. Peto 预言：如果我国不及时控制吸烟和空气污染，到 2025 年我国每年肺癌发病人数将超过 100 万，成为世界第一肺癌大国。肺癌的好发年龄在 40 岁以上，60～79 岁是高峰期。我国人口老龄化的提前到来以及预期寿命的延长，导致老年肺癌患者将会是一个大群体。故规范化诊断及治疗老年肺癌尤为重要。

肺炎型肺癌是一种在胸部 X 线片或 CT 上仅表现为斑片状或大片模糊阴影的肺癌，同时伴有咳嗽、咳痰、气短等症状[1]，是周围型肺癌的一种特殊形式，多见于中老年患者，男女患者患病无统计学差异。本例患者临床表现主要为间断咳嗽及咳少量白色黏痰，多次复查 CT 均提示"肺炎"，纤维支气管镜及经皮肺穿刺活检均未找到癌细胞，误诊为"肺炎"长达一年余，抗感染治疗后病灶并未消失，但症状有所改善，考虑与患者免疫力低合并细菌等感染有关，最终手术切除病理提示中分化鳞癌。

随着近年肺癌的发病率逐年上升，肺炎型肺癌并不罕见，Volpion[2]等报道，肺炎型肺癌约占原发性肺癌 0.48%～3.33%，占细支气管肺泡癌的 2%～14%。肺炎型肺癌的实质并非是炎性渗出，而是由无数细小的癌结节密集融合而成。癌组织附着于肺泡壁表面，沿肺泡壁表面匍匐状浸润生长，而肺泡间隔等纤维结缔组织支架可增厚。

早期肺炎型肺癌的诊断比较困难，这不仅因为其临床表现无特异性，为咳嗽、咳痰、发热、胸闷、痰中带血等呼吸道常见症状，而且在影像学上表现为炎性病灶，一般在晚期影像学上显示为境界不清的片、段浅淡阴影，呈肺炎样改变，没有肺癌的典型肿块、分叶、毛刺、胸膜凹陷征等，极易误诊为肺炎。晚期患者出现大量白色黏痰是其特征性表现，是肿瘤细胞分泌的黏液，含有大量的脱落细胞，故痰找脱落细胞阳性率高。该病的诊断主要依靠活检病理诊断，可采用纤支镜组织学活检、刷片细胞学诊断以及 CT 引导下肺穿刺活检病理诊断。但支气管镜检查大多数表现为支气管黏膜充血、水肿，分嵴增宽，即便是晚期阳性率也不高。高度怀疑者一次活检不成功不能排除诊断，可以多次活检，必要时胸腔镜、纵隔镜活检。

肺炎型肺癌在临床诊断过程中同时应注意与以下疾病的鉴别：

1. 肺部感染性疾病　肺部是否发生感染取决于两个因素，病原体和宿主因素，如果病原体数量多，毒力强和宿主呼吸道局部或全身免疫系统损害，即可发生肺部感染。在临床症状上主要有咳嗽、咳痰，或原有呼吸道症状加重，并出现脓性痰或血痰，伴或不伴胸痛，肺炎病变大者可有呼吸困难、呼吸窘迫，大多数患者有发热。不同的病原体感染在 X 线片上有相应的改变，但病原菌的诊断主要依靠痰、经纤维支气管镜或人工气道刷检物及支气管肺泡灌洗等培养来确定，针对病原菌使用抗菌药物和给药途径。当一定疗程抗炎后效果欠佳，肺部病灶无明显吸收时，要高度怀疑肺炎型肺癌，积极寻找病理学依据。

2. 肺结核　肺结核以青壮年占大多数，不少患者以咯血为初发症状，同时伴有疲乏、食欲不振、体重减轻、午后潮热、盗汗、脉快等全身中毒症状，该病的诊断主要依靠症状、体征、X 线和痰结核菌检查，X 线胸部检查通查通常能确定病灶的存在、性质和范围，痰结核菌检查阳性可确诊为肺结核，且可肯定病灶为活性，但痰菌阴性并不能否定肺结核的存在，对可疑病历应反复多次痰液涂片检查，如有需要，可采取浓集法、培养法等，在咯血前后，因常有干酪性坏死物脱落，其中痰菌阳性率较高。有时也不能排除肺癌和肺结核并存，肺癌可发生在陈旧性肺结核瘢痕的基础上，而肺癌又能促使结核病灶恶化，如陈旧性或活动性结核病灶处产生新的、致密的圆形病灶，且经积极抗结核治疗一个月后，病灶反日趋增大，或出现肺不张、肺门阴影增大，符合癌性空洞等改变，对于原因未明的、与呼吸无关的钝性胸痛等，也应疑及肺癌的可能性。

治疗方案主要根据肿瘤的组织学决定。对于老年肺癌患者与青年患者一样，只要患者条件允许，一经活检或穿刺确诊后宜首选外科手术治疗，原则是最大限度切除肿瘤、最大限度保留健肺组织，以提高疗效及患者术后生活质量[3]。

对于高龄患者，发现时已为晚期，或者基础疾病较多，无法耐受手术及全身化疗时，可采用靶向治疗。肺炎型肺癌多见于非小细胞肺癌（non-small cell lung cancer，NSCLC），而近年来分子靶向药物已广泛应用于 NSCLC 的治疗中。由于此类药物作用于特定的靶点，因此无细胞毒性药物所出现的明显毒副作用，用药安全性好，它们比细胞毒药物更适合应用于老年患者。2010 年 ASCO 报告了一项吉非替尼一线治疗携带 ERFR 基因突变的老年晚期 NSCLC 患者的多中心 II 期临床研究（NEJ 003）[4]，入组患者中位年龄 80 岁，PS0-1，RR 74%，DCR 90%，中位 PFS 13.6m，最常见不良反应为皮疹、肝功能障碍及腹泻，仅一例出现与治疗相关间质性肺病，这是首次关于吉非替尼治疗 75 岁以上携带 EGFR 基因突变的老年晚期 NSCLC 患者研究报告，结果显示吉非替尼疗效显著，安全性较好。另一项比较吉非替尼与长春瑞滨或吉西他滨一线治疗不同 EGFR 基因突变状态的老年晚期 NSCLC 的 II 期研究中[5]，入组患者中位年龄 80 岁，也得到了相同的结果。目前临床上越来越多的老年 NSCLC 患者接受了较好的、有效的靶向药物治疗，它已成为最有希望能显著改善老年患者预后的治疗方法，给老年晚期 NSCLC 的患者带来了希望。

【专家点评】

张文俊（长海医院老年病科　教授）

当临床上遇到老年患者出现发热、咳嗽、咳痰等症状的患者，疑诊为肺炎或肺结核等，经抗感染及抗结核治疗无效时，应高度怀疑肺炎型肺癌，结合纤维支气管镜、痰细胞学检查、经皮肺穿刺活检等病理检查以明确诊断。对于影像学表现不典型的阴影、结节等情况，应定时随访胸部 CT，如果影像学有改变，应及时采取相应的诊疗措施，争取肺癌的早发现、早治疗，提高患者的生活质量、延长生存期限和降低病死率。

■ 参考文献 ■

1. 袁五营，李清华，李遂莹. 肺炎型肺癌的诊断与治疗. 中国综合临床，2001，17（6）：449.

2. Volpino P，D'Andrea N，Cangemi P，et al. Bronchiolalveolar carcinoma：Clinical，radiographic，and pathological findings：Surgical results. Journal of Cardiovascular Surgery，2001，42（2）：261.

3. 范书润，杨再珍，冯光强，等. 老年肺癌的外科治疗分析. 河南外科杂志，2007，13（3）：14.

4. Minegishi Y, Maemondo M, Okinaga S, et al. First-line gefitinib therapy for elder advanced non-small cell lung cancer patients with epidermal growth factor receptor mutations: Multicenter phase II trial (NEJ 003 study). J clin Oncol, 2010, 28: 15s (suppl; abstr 7561).

5. Fujita S, Katakami N, Masago K, et al. A phase II study of gefitinib versus vinorelbine or gemcitabine in chemotherapy-naïve elderly patients with advanced non-small cell lung cancer based on epidermal growth factor receptor mutation status. J Clin Oncol, 2010, 28: 15s (suppl; abstr 7559).

老年慢性阻塞性肺疾病患者的意外发现一例

刘　倩　陈晓燕　周　健

【病例介绍】

患者男性，81岁，因"反复咳嗽、咳痰、喘息20余年，加重2周"入院。患者20余年来反复于季节变换或受凉后出现咳嗽、咳白黏痰，伴喘息，每年发作2~3次，持续3~4个月，经抗感染、平喘、祛痰治疗症状可好转。5年来咳嗽、咳痰、喘息发作较前频繁，每年5~6次，累计持续时间4~6个月，多次查动脉血 $PCO_2>50mmHg$。10个月前因"肺性脑病"予呼吸机辅助呼吸及抗感染对症治疗后好转。2个月前咳嗽、咳痰、喘息加重，查血嗜酸性粒细胞比例6.8%、免疫球蛋白总 IgE>3000IU/ml；肺功能示"第一秒用力呼气量（FEV 1.0）/用力肺活量（FVC）为30%、FEV 1.0占预计值27%，吸入硫酸沙丁胺醇后FEV 1.0增加11%、FEV 1.0增加值为70ml（静脉应用糖皮质激素及雾化吸入硫酸沙丁胺醇4日后所测）"；诊断为"慢性阻塞性肺疾病Ⅳ级急性加重"，经抗感染、平喘、祛痰治疗后缓解。近2周受凉后咳嗽、咳痰加重，每日咳白黏痰10余口，伴喘息，活动时明显。1天前动脉血气分析：pH 7.33，二氧化碳分压67.5mmHg，氧分压58.9mmHg。血白细胞 $6.76×10^9/L$，中性粒细胞48.7%，嗜酸性粒细胞7.5%。胸部X线片示左肺下叶及右肺上叶片状模糊影，炎症？双肺纹理增多、紊乱。先后予左氧氟沙星、莫西沙星静点治疗，症状略缓解，为进一步诊治收住院。

既往史： ①支气管哮喘40余年。②13年前因"持续性胸痛不缓解"诊断急性前间壁心肌梗死，保守治疗好转。目前应用氯吡格雷、比索洛尔、硝酸酯类药物。③阵发房颤10余年。④高血压5年，最高200/100mmHg，平素应用苯磺酸氨氯地平，血压控制可。⑤胆石症、前列腺增生病史。⑥青霉素、阿奇霉素过敏。⑦吸烟40余年，40~60支/日，戒烟20年。

入院查体： 神志清，精神差，BP 150/60mmHg，喘息貌，唇甲略发绀，可见杵状指，颈静脉无怒张，全身浅表淋巴结未及肿大。桶状胸，双肺叩诊过清音，双肺呼吸音低，可闻及散在哮鸣音，双下肺可闻及湿啰音，右肺著。心界位于左侧锁骨中线上，心率78次/分，律齐，各瓣膜听诊区未闻及杂音。腹软无压痛，肝脾肋下未触及，墨菲征阴性。双下肢不肿。

入院后辅助检查：

血常规：WBC $7.10×10^9/L$，中性粒细胞 79.70%↑，嗜酸性粒细胞 0.10%。

免疫球蛋白：IgG、IgA、IgM 正常范围，免疫球蛋白总 IgE>3000IU/ml↑。

血气分析（未吸氧）：pH 7.320↓，PCO_2 72mmHg↑，PO_2 48.8mmHg↓，BE 8.5mmol/L↑，$SO_2$78.4%↓。

痰相关检查：2 次痰病理均未见瘤细胞，痰涂片找嗜酸性粒细胞阴性，2 次痰抗酸杆菌检测（−），痰培养：少量白色假丝酵母菌，草绿色链球菌，奈瑟菌。

肺部 CT：双肺肺气肿、左肺下叶局部肺大疱形成，右肺上叶、中叶、左肺舌叶及下叶小支气管略扩张，部分管壁增厚，周围可见云絮状模糊影（图 53-1）。

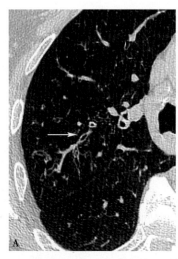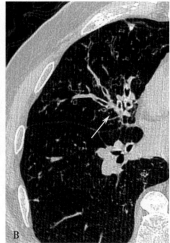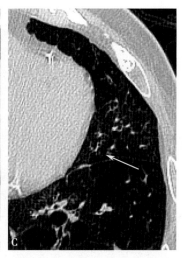

图 53-1　肺部 CT

A. 右肺上叶支气管扩张；B. 右肺中叶中心型支气管扩张；C. 左肺舌叶支气管扩张

尿便常规、肝肾功能、D-二聚体、肿瘤标志物、甲状腺功能、NT-proBNP 正常。

入院诊断： 1. 慢性阻塞性肺疾病Ⅳ级急性加重期　Ⅱ型呼吸衰竭　呼吸性酸中毒；2. 支气管哮喘急性发作期；3. 支气管扩张；4. 冠状动脉粥样硬化性心脏病　陈旧前间壁心肌梗死　心律失常-阵发性心房颤动　心功能 NYHA Ⅱ级；5. 高血压 3 级（极高危）；6. 前列腺增生；7. 胆石症。

治疗： 头孢他啶抗感染，甲泼尼龙静点平喘、抑制炎症反应，沙丁胺醇、异丙托溴铵雾化吸入平喘，氨溴索祛痰，法莫替丁保护胃黏膜。根据病史、查体及辅助检查结果，病因不支持肺炎、肺栓塞、肺癌、肺结核、心源性哮喘，考虑慢性阻塞性肺疾病（COPD）诊断明确。但近 5 年来病情进展较快，反复出现Ⅱ型呼吸衰竭，治疗效果不满意，结合该患者同时存在支气管哮喘，肺部 CT 提示中心性支气管扩张为主、支气管痰栓、肺部浸润影，血嗜酸性粒细胞比例升高，免疫球蛋白总 IgE 明显升高，考虑变应性支气管肺曲霉菌病（allergic bronchopulmonary aspergillosis, ABPA）可能，进一步行特异性 IgE 检验：特异青霉 3 级 6.25kUA/L，烟曲霉 3 级 5.95kUA/L，白念珠菌 2 级 2.42kUA/L（正常值：<0.35kUA/L），考虑 ABPA 诊断明确。于病情稳定后甲泼尼龙由静点逐渐减量至每日 4mg 长期口服维持治疗，监测肝肾功能尚可，同时加用伊曲康唑（200mg，2 次/日）口服治

疗，随诊半年无明显喘息发作。

【病例讨论】

ABPA 是一种非感染炎症性支气管肺部疾病，以机体对寄生于支气管和肺部的烟曲霉（aspergillus fumigatus，Af）发生变态反应性炎症为主要特点。最早在 1952 年由 Hinson 等[1]对该病进行了详细报道，因该病较为少见、临床医师对其认识不足、许多医院缺少烟曲霉特异性检查手段等因素，患者往往被长期误诊误治，严重影响患者预后。龚瑾[2]报道的 19 例 ABPA 患者有 8 例误诊为肺结核，3 例误诊为肺癌，其余有支气管哮喘、过敏性肺炎、韦格纳肉芽肿等。本例患者的发病过程符合典型 COPD 过程，但同时存在支气管哮喘及支气管扩张，如缺乏对 ABPA 的了解，多考虑为 COPD 急性加重合并支气管哮喘急性发作，从而导致漏诊。

ABPA 比较通用的诊断标准是 Greenberger 和 Patterson 诊断标准：①哮喘史；②Af 皮肤试验呈速发阳性反应；③血清总 IgE 水平升高（>1000μg/L）；④Af 沉淀抗体阳性；⑤影像学检查发现肺部浸润影；⑥在出现肺部浸润影时，外周血嗜酸性粒细胞计数升高；⑦IgE-Af、IgG-Af 水平升高；⑧中心型支气管扩张。满足第 1~7 项诊断标准的为变态反应性支气管肺曲菌病-血清阳性型（ABPA-S），符合全部 8 项诊断标准的为变态反应性支气管肺曲菌病-中心型支气管扩张型（ABPA-CB）[3]。

2008 年美国感染学会制定的曲霉病诊治指南提出 ABPA 的诊断有 7 条主要标准[4]：①发作性支气管哮喘；②外周血嗜酸性粒细胞增多；③曲霉抗原皮内试验呈速发阳性反应；④血清曲霉变应原沉淀抗体阳性；⑤血清总 IgE 水平升高；⑥肺部浸润影（游走性或固定渗出）；⑦中心型支气管扩张。次要诊断标准包括：①多次痰涂片或曲霉培养阳性；②咳褐色痰栓；③血清曲霉特异性 IgE 抗体增高；④曲霉变应原迟发性皮肤反应阳性。

2008 年美国感染病学会临床实践指南指出，糖皮质激素是治疗 ABPA 的主要药物[5-7]，但是鉴于长期应用糖皮质激素的副作用，临床上多联用伊曲康唑。有两项双盲、随机、安慰剂对照的试验[8,9]证明应用伊曲康唑（每次 200mg，每日 2 次，口服 16 周）可以明显缓解病情，减少糖皮质激素用量，延长糖皮质激素用药间隔，降低嗜酸性粒细胞炎症反应及 IgE 水平，同时改善活动耐量及肺功能。在 ABPA 伴囊性纤维化的患者中应用伊曲康唑亦可观察到相似的获益[10]。其他康唑类药物，如伏立康唑、泊沙康唑没有进行这方面的研究。糖皮质激素导致的免疫抑制极少能导致 ABPA 进展为侵袭性肺曲霉菌病。伊曲康唑可以通过减少糖皮质激素用量来减少其副作用，但可能会与吸入的糖皮质激素制剂相互影响，在极少数病例可导致医源性库欣综合征。应用伊曲康唑的获益较长期应用大剂量泼尼松的风险更为重要。

【专家点评】

陈晓燕（首都医科大学附属北京同仁医院 教授）

此病例为多年 COPD 患者，合并喘息，反复因症状加重就诊，临床上多习惯性考虑为 COPD 急性加重合并支气管哮喘急性发作，而忽略进一步的辅助检查及其他诊断的可能。虽然有部分 COPD 患者可同时与支气管哮喘重叠，但 COPD 患者亦为真菌感染的危险人群，当接诊 COPD 合并顽固性喘息的患者时，应常规鉴别 ABPA，注意血常规嗜酸性粒细胞计数、IgE 水平，尤其是肺部 CT 提示中心型支气管扩张、痰栓时，应高度警惕 ABPA。ABPA 的治疗多采取长期口服糖皮质激素及伊曲康唑的方法，对于老年患者，尤其是合并有心血管系统疾病及肝肾功能不全的患者来讲，在上述药物应用过程中，应该严密监测药物副作用。

■ 参考文献 ■

1. Patterson R，Greenberger PA，Harris KE. Allergic bronchopulmonary aspergillosis. CHEST Journal，2000，118（1）：7-8.

2. 龚瑾. 19 例变态反应性支气管肺曲霉菌病临床分析. 老年医学与保健，2008，14（4）：33-34.

3. Wardlaw A，Geddes DM. Allergic Bronchopulmonary Aspergillosis；a Review. J R Soc Med，1992，85（6）：747-751.

4. walsh TJ，Anaissie EJ，Denning DW，et al. Treatment of aspergillosis：clinical Practice guidelines of the Infectious Diseases Society of America. Clin Infect Dis，2008，46：327-360.

5. Greenberger PA. Diagnosis and management of allergic bronchopulmonary aspergillosis. Allergy Proc，1994，15：335-339.

6. Imbeault B，Cormier Y. Usefulness of inhaled high-dose corticosteroids in allergic bronchopulmonary aspergillosis. Chest，1993，103：1614-1617.

7. Patterson R，Greenberger PA，Lee TM，et al. Prolonged evaluation of patients with corticosteroid-dependent asthma stage of allergic bronchopulmonary aspergillosis. J Allergy Clin Immunol，1987，80：663-668.

8. Stevens DA，Schwartz HJ，Lee JY，et al. A randomized trial of itraconazole in allergic bronchopulmonary aspergillosis. N Engl J Med，2000，342：756-762.

9. Wark PA，Hensley MJ，Saltos N，et al. Anti-inflammatory effect of itraconazole in stable allergic bronchopulmonary aspergillosis：a randomizedcontrolled trial. J Allergy Clin Immunol，2003，111：952-957.

10. Skov M，Hoiby N，Koch C. Itraconazole treatment of allergic bronchopulmonary aspergillosis in patients with cystic fibrosis. Allergy，2002，57：723-728.

老年患者肺部感染合并代谢性脑病一例

黄若文

【病例介绍】

患者女性，76 岁。因"间断性发热半个月，意识不清 12 小时"入院。患者半个月前因气短、进食差、体温高（38.5℃）到他院诊断为"非结核分枝杆菌肺部感染、慢性阻塞性肺疾病、支气管扩张、营养不良"，住院治疗后症状逐渐缓解。治疗第 14 天凌晨 4 时许突然抽搐，随即昏迷，急查血糖 10.0mmol/L，血钠 111mmol/L，动脉血气示碱中毒，头颅 CT"未见明显异常"，立即抢救效果欠佳，为进一步治疗由他院转入。

入院查体：T 37.0℃，P 80 次／分，R 19 次／分，BP 140/87mmHg。重度营养不良，恶病质，慢性病容，浅昏迷，查体不合作。左侧瞳孔直径约 3mm，对光反射消失；右侧瞳孔直径约 3mm，对光反射灵敏。颈强直有抵抗，克氏征（－），双肺叩诊呈浊音，双肺呼吸音粗，可闻及散在粗大水泡音。心前区无隆起，心尖搏动位于左侧第 5 肋间锁骨中线内 0.5cm 处。未触及细震颤，心界叩诊不大，心率 80 次／分，律齐，各瓣膜听诊区未闻及病理性杂音。腹平坦，无腹壁静脉曲张，腹部柔软，无包块。肝脾肋下未触及，移动性浊音阴性。双下肢无水肿。

既往史：发现"肺结核"半年，服异烟肼 0.3g/d、乙胺丁醇 0.75g/d、利福平 0.45g/d 治疗 1 个月后因肝损害将利福平更换为利福布汀 0.15g/d，之后因多种药物副作用患者自行减药，控制不佳。此次于住院第 2 天更换为：利福布汀 0.15g/d、克拉霉素 0.25g/d 2 次／日、左氧氟沙星 0.3g/d，因体温控制不佳每日静脉注射地塞米松 5mg。

辅助检查：

心电图示：窦性心律，心率 89 次／分，电轴不偏，左室高电压，右房大。

血气分析：pH 7.40，PCO_2 40mmHg，PO_2 75mmHg，SO_2 90%↓。

入院诊断：1. 活动性肺结核？2. 混合性肺部感染；3. 代谢性脑病；4. 代谢性碱中毒；5. 低钠血症。

【病例讨论】

孙忠民（西安交通大学医学院第一附属医院呼吸内科　教授）

目前主要表现：重度营养不良，浅昏迷，两肺听诊干啰音为主；胸部 CT 示肺纤维化。意见：①患者昏迷与应激反应、短时间发生（12 小时内）低钠血症、低血糖（3mmol/L）反应等多重因素有关。②本次发热考虑与感染有一定关系，但不能除外非感染性，如结缔组织病等。③不能因为痰培养为分枝杆菌就确诊为结核感染，确诊需要行肺活检以进一步明确诊断。结合患者目前情况无法耐受活检，也可以复查胸部 CT、血清斑点试验替代。在没有明确病原菌时，建议停用抗结核药物和抗生素，继续寻找病原菌，包括真菌等。④目前治疗原则：积极治疗原发病，改善内环境。患者体重极低，体质差，加强营养支持、调节免疫治疗非常重要。间断输注丙种球蛋白，长期使用"注射用胸腺素"提高免疫力。⑤加强护理非常重要。

王雪（西安交通大学医学院第一附属医院中心 ICU　教授）

患者长期间断发热，长时间使用多种抗生素，考虑：①此次发热与细菌感染关系不大，要考虑非细菌感染问题，如排除结缔组织疾病、真菌感染等，建议停用抗生素。②转入前曾给予通便、利尿、镇静等治疗，这些都会引起电解质紊乱与患者意识改变；除此以外，患者在外院长期间断应用类固醇激素，故还应注意内分泌紊乱所致意识改变，但该患者皮质醇及促肾上腺素结果未见异常，甲状腺功能示低 T_3 综合征，可以排除。③目前治疗不宜复杂，应以增强自身免疫力、加强护理为主，包括：口腔护理，抬高床头 30 度，肢体被动运动等。

赵英仁（西安交通大学医学院第一附属医院感染科　教授）

有不同意见：①目前仍然感染存在，外院痰培养为"分枝杆菌"，根据药敏试验选择应用利福布汀、左氧氟沙星、克拉霉素联合抗感染，表现为间断发热；但已半个月，体温未完全恢复正常，加之体重低、饮食差，有激素应用史，不能除外混合感染，也就是细菌感染合并真菌感染。同意停用抗生素，积极完善病原学检查，复查胸部 CT，目前可考虑试验性应用氟康唑注射液抗真菌治疗。②仔细阅读病历并查看患者，昏迷除与电解质紊乱有关外，也与突然停用地塞米松有关，当然也不能除外感染。

武文红（西安交通大学医学院第一附属医院内分泌科　副主任医师）

结合患者病史、体征和甲状腺功能检测结果，目前为低 T_3 综合征，但蛋白稍低，故暂不干预。患者在外院有反复应用激素史，也可诱发出现精神症状。鉴于患者目前状态，除积极给予营养支持治疗外，注意监测血糖变化。

张剑琴（西安交通大学第一附属医院营养科　主治医师）

追问病史，患者长期偏食，属重度营养不良，尿液颜色深，考虑与使用利福布汀有关。查患者舌、口唇干燥，与入液量少有关，目前状态应首选短肽类肠内营养剂，如儿童小百肽。同时应用益生菌、加强膳食纤维以通大便。

会诊后检查及治疗：

辅助检查：

1. 胸部 CT 两侧下肺，上肺尖后段支气管扩张，以下肺基底段明显，肺气肿，肺大疱并感染。

2. 血红蛋白 105.00g/L，红细胞 $3.56×10^{12}$/L，白细胞 $12.28×10^9$/L↑，中性粒细胞 91.54%↑。

3. 鼻咽拭子：真菌孢子+/油镜视野，真菌菌丝少量/油镜视野。

4. 血电解质：氯 70.56mmol/L↓，钾 3.27mmol/L↓，镁 0.50mmol/L↓，钠 106.88mmol/L↓。

5. 尿电解质：钾 15.77mmol/L，氯 130.60mmol/L，钠 156.20mmol/L。

6. 肾功能：尿素 2.09mmol/L↓，肌酐 23.13μmol/L；血糖 17.80mmol/L↑。

7. 降钙素原 0.10ng/ml。

8. 真菌 D-葡聚糖检测：1-3-β-D 葡聚糖 19.10pg/ml。

9. 曲霉菌血清学检测：半乳甘露聚糖（GM）I=0.56。

10. 结核效应 T 淋巴细胞计数（抗原 A）0SFCs/2.5×10E5PBMC，结核效应 T 淋巴细胞计数（抗原 B）1SFCs/2.5×10E5PBMC。

11. 人类白细胞抗原-B27 示阴性。抗中性粒细胞胞浆抗体示：抗蛋白酶 3 抗体<20.00RU/ml，抗髓质过氧化物酶抗体<20.00RU/ml，cANCA（-），pANCA（-）。

治疗结果： 首先明确患者昏迷与低钠血症关系密切，认真计算需补钠总量，采用分次缓慢静脉补充措施；其次根据病原学检查结果，明确肺部为混合感染，采用卡泊芬净联合莫西沙星氯化钠静脉点滴；第三辅助综合治疗包括：注射用胸腺素增强免疫力、营养支持等对症支持治疗。

入院后 6 小时患者清醒，体温正常，再未出现发热，进食逐渐恢复，2 周后出院。并坚持口服伊曲康唑胶囊 2 周。

出院诊断： 1. 曲霉菌性肺炎；2. 肺非典型分枝杆菌病；3. 代谢紊乱综合征；4. 糖代谢异常；5. 电解质代谢紊乱；6. 低蛋白综合征；7. 代谢性脑病。

【专家点评】

黄若文（西安交通大学第一附属医院老年病科 教授）

通过本患者的成功救治，我们对老年肺部感染的个体化治疗有了更深的认识[1]。该患者在住院过程中，多次痰液中检出"非结核分枝杆菌"，这是一组可侵犯颈淋巴结、皮肤、软组织和肺的细菌，类似肺结核，若不仔细观察其临床、X 线表现及细菌学特点，多数病例可误诊为肺结核病。该患者在长达半年的治疗中，反应大，疗效差。此次住院又出现了严重的曲霉菌合并感染[2]，严重低钠血症，并出现精神症状[3]危及生命。随着人口老龄化，这类问题在老年患者中非常多见，因此，个体化治疗综合评估[4]非常重要。面对这样一位极度消瘦、食欲极差、合并严重肺气肿的患者，选择什么样的个体化治疗决策一定要慎重考虑；该患者治疗经验告诉我们，老年肺感染患者在抗感染治疗过程中必须全面权衡，严密观察；提高患者自身抵抗力、加强护理、加强营养治疗一定要落到实处，决不能走形式。

■ 参考文献 ■

1. 邵长周. 老年重症肺炎的病因学及诊断. 实用老年医学，2012，26（2）：102-105.

2. 王兆华，张军．老年肺结核并发院内肺部双重感染的临床分析．淮海医药，2006，2（4）：271-272.

3. 赵云根，顾宇平，陈志军，等．老年呼吸道感染并精神障碍 38 例相关因素分析．临床肺科杂志，2007，12（5）：464-465.

4. 王秋梅，刘晓红．老年人综合评估的实施．中华老年医学杂志，2012，31（1）：13-15.

老年患者右上肺不典型腺瘤样增生及肺癌一例

曹久妹

【病例介绍】

患者男性，81 岁，因"发现肺部结节 8 年余"于 2010 年 7 月 10 日入院。患者于 2002 年体检胸部 X 线片发现肺部结节，同期胸部 CT 见图 55-1：右上肺结节病灶，直径约 0.75cm；此后每年复查无变化（图 55-2、图 55-3）；2009 年 6 月和 2010 年 6 月胸部 CT（图 55-4、图 55-5）：右上肺结节略增大，大小 1.46cm×1.1cm，边缘可见细小毛刺，邻近胸膜粘连凹陷；右肺中叶外侧段见片状模糊影；两肺散在多个类圆形小结节影；纵隔淋巴结显示。病程中，患者无咳嗽、咳痰及咯血，无消瘦、无低热。否认吸烟史。无遗传家族病史。自发病以来，患者精神好，胃纳佳，二便正常，体重无明显改变。

既往史：高血压 20 余年，最高 160/95mmHg，服缬沙坦、氨氯地平、比索洛尔，血压控制好。2 型糖尿病约 3 年，服瑞格列奈，血糖控制可。冠心病史，2009 年左前降支植入支架一枚。有慢性乙型肝炎 20 余年，目前服用恩替卡韦治疗。

入院查体：血压 140/80mmHg，T 36.5℃。神清，对答切题，全身皮肤黏膜未见黄染及出血点，浅表淋巴结无肿大，颈软，气管居中，双肺呼吸音清，未及干湿啰音。心率 72 次/分，律齐，杂音未闻。腹软，全腹无明显压痛，无反跳痛，肝肋下未及，脾肋下一指，质软，移动性浊音（-），双下肢无水肿，神经系统（-）。

辅助检查：

血常规、血糖、肝肾功能、血脂、电解质均正常。

心电图：T 波变化，房性期前收缩。

肺功能：肺通气和弥散功能正常。

肿瘤标志物检查见表 55-1。

PET/CT（^{18}F-FDG）（图 55-6）：右肺多发结节，代谢未见增高，目前考虑炎性病变，建议密切随访。右肺中叶炎性病变，全身显像未见明显异常高代谢病变。

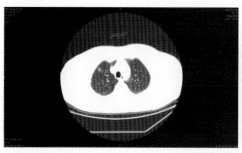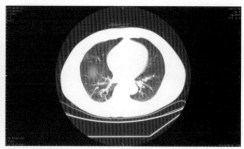

图 55-1　2002 年 10 月 CT

右肺尖外带小结节影，局部胸膜凹陷性改变；右下肺见小结节影，并见纤维束条影

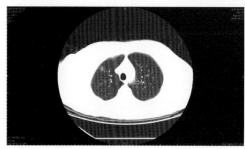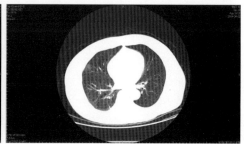

图 55-2　2004 年 4 月 CT

右肺尖外带见小结节，斑片状高密度影，邻近胸膜凹陷性改变；

右下肺见小结节密度增高影及斑片状，索条状高密度影

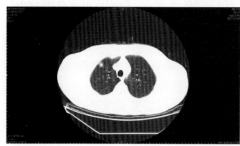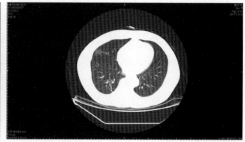

图 55-3　2007 年 11 月 CT

右肺上叶、中叶多发斑片影，两下肺纤维索条影，

右肺下叶后基底段结节影，邻近胸膜增厚粘连

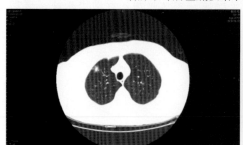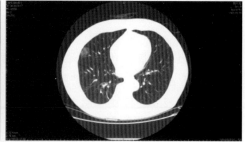

图 55-4　2009 年 6 月 CT

右肺上叶前段见一结节影，大小约 1.25cm×1.10cm，边缘可见细小毛刺，邻近胸膜粘连凹陷；

右肺中叶外侧段见片状模糊影。右肺尖少量条索影，两肺散在多个类圆形小结节影

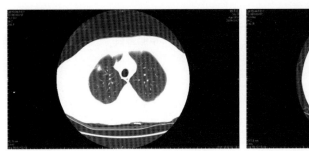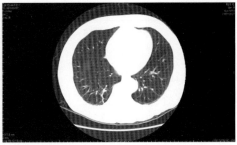

图 55-5　2010 年 6 月 CT

右肺上叶前段见一结节影，大小约 1.46cm×1.10cm，边缘可见细小毛刺，

邻近胸膜粘连凹陷；右肺中叶外侧段见片状模糊影；两肺散在多个类圆形小结节影

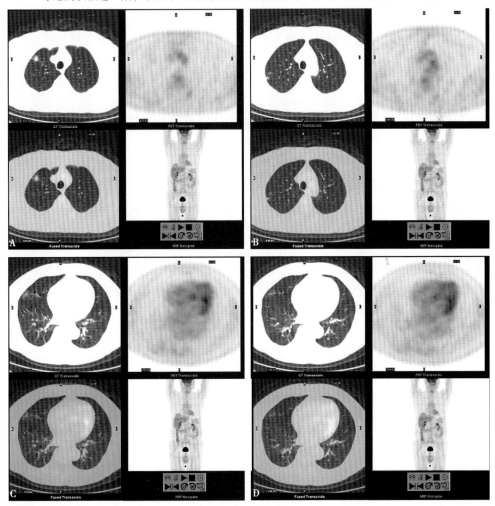

图 55-6　PET/CT 检查

A. 右上肺前段结节影，直径约 1.2cm，周边可见毛刺，邻近胸膜凹陷，放射性摄取未见增高；B. 右肺上叶可见小结节影，直径 0.5cm，放射性摄取未见增高；C. 右肺中叶可见片状渗出影；D. 右肺下叶可见纤维条索影

表 55-1 血肿瘤标志物变化一览

	糖类抗原 125 (<35U/ml)	糖类抗原 199 (<37U/ml)	癌胚抗原 (<10ng/ml)	甲胎蛋白 (<11ng/ml)	神经元特异性烯醇化 (<16.3ng/ml)
2009 年 5 月 22 日	15.47	18.21	2.32	2.13	7.84
2009 年 12 月 16 日	11.20	17.96	2.26	2.02	7.75
2010 年 2 月 9 日	127.50	16.13	0.94	1.82	7.26

入院诊断：1. 肺部结节；2. 高血压；3. 2 型糖尿病；4. 冠心病；5. 慢性乙型肝炎。

治疗经过：征得患者知情同意后在胸腔镜下行右肺上叶、中叶结节切除术。术中见右肺上叶前段 1.5cm 直径大小，实质性肿瘤一枚，0.7cm 大小结节一枚；右肺中叶外侧段直径 2.5cm 病灶一枚；切除隆突下淋巴结及 1~4 组淋巴结，手术顺利。

术中冰冻：右肺上叶结节腺癌（腺泡型），右肺中叶结节肺泡上皮不典型增生，腺癌不能除外。

术后病理："右肺上叶结节 A"中分化腺癌伴支气管肺泡癌形态，间质硬化，胸膜未见浸润。"右肺上叶结节 B"肺纤维性结节。"右肺中叶结节 A"肺泡间质纤维化及轻度慢性炎症，气管轻度扩张，上皮轻度不典型增生，"右肺中叶结节 B"不典型腺瘤样增生（AAH），局灶癌变（直径 0.6cm），细支气管肺泡癌。"隆突下"淋巴结 8 枚，"第 3 组"淋巴结 1 枚，"第 1 组"淋巴结 2 枚，"第 4 组"淋巴结 2 枚均未见肿瘤。"第 2 组淋巴结"为脂肪组织。血管及切缘未见肿瘤。

免疫组化及特殊染色：肿瘤细胞 CK8（-/+），CAM 5.2（+），CEA（+），Vimentin（-），EFGR（-/+），MIB-1＜5%＋，VEGF（-），p53（+），CerbB（-）2（-），GST（+），CD34（-），EP 10（-/+），TTF-1（+），P6（-），MDR（+），calretinin（-），HEMB-1（-），SMA（-），callegenⅣ（-）。

术后诊断：1. 右肺上叶细支气管肺泡癌（BAC）及腺癌（ad）；2. 右肺中叶 AAH 伴癌变，分期：$T_1N_0M_0$（Ⅰ期）。

后续治疗方案：

1. 不化疗。

2. 随访影像学检查和肿瘤指标。

3. 增强免疫及中药辅助治疗。

4. 如在随访过程中复发或转移可考虑靶向治疗。

【病例讨论】

肺部结节在 CT 上表现为界限较清楚、密度较淡影，根据是否实性成分，大致分为单纯性和混合性结节，磨玻璃成分≥50%者多为原位癌，术后 5 年生存率可达 98%以上[1]。但也有部分肺部结节经常被误诊，导致错误治疗。

肺内常见的良性肺部结节的病因包括急性炎症、机化性肺炎、出血、局限性肺间质纤维化和不典型腺瘤样增生（AAH）等。良性结节形态可规则或不规则形，以后者较多见，或呈斑片状，边缘模糊，密度较均匀，其内多不含实性成分，可见细支气管充气征，一般无典型的分叶及毛刺等征象，尤其是急性炎症、肺出血等病灶经临床治疗后短期可明显吸收等特点有助于鉴别诊断。AAH[2,3]是一种轻至中度不典型立方或矮柱状细胞沿轻度增宽肺泡壁生长的增生性疾病。其 CT 表现具有一定特点：①约 90%患者表现为密度均匀的单纯型磨玻璃样结节，且密度较低；②形态上多为圆形或球形，边缘光滑较清晰；③病灶直径多<1cm；④女性较多见，且患者较年轻。本病主要须与细支气管肺泡癌鉴别，后者发病年龄较大，病灶直径多>1cm，可出现实性成分及更多的恶性结节征象。

恶性磨玻璃样结节的 CT 表现主要包括：①大小：结节大小对良恶性鉴别具有重要意义。病灶越大，恶性可能性越大。②形态与边缘：圆形或类圆形较其他形状者恶性可能性更大。恶性边缘征象主要包括分叶征和毛刺征，前者表明恶性结节各方向生长速度不均一，出现该征象时约 88%~94%可能为恶性[4,5]。毛刺征是肿瘤细胞向邻近支气管血管鞘或局部淋巴管浸润，或促结缔组织生成反应的纤维带，典型恶性毛刺征表现为放射状排列、短细和僵直。③邻近结构：血管集束征可见于良恶性结节，但恶性结节该征象发生率为明显高于良性组，提示该征象在良恶性鉴别中具有重要价值。胸膜凹陷征系病灶内纤维瘢痕沿肺小叶间隔收缩牵拉脏层胸膜下陷所致，以周围型肺癌多见。④内部结构：主要包括空泡征和细支气管充气征，在鉴别良恶性时应慎重对待，应多结合其他征象综合考虑。此外，结节中磨玻璃或实性成分的比例在良恶性鉴别中亦有重要地位。通常实性成分比例越高，则恶性概率越大。

本病例患者为老年男性，病程较长（约 8 年），对比前后胸部 CT，肺结节近期改变较大，存在以下几点：①病灶较前增大；②密度较前增高；③出现胸膜凹陷征。通过手术证实：右肺上叶为细支气管肺泡癌（BAC）+腺癌（ad），右肺中叶为非典型腺样增生（AAH）伴局部癌变（病理科倾向于 BAC），符合 AAH-BAC-腺癌之发展过程。由于该患者是医务工作者，在肺结节出现密度变化的初期拒绝选择有创介入方法干预，致使结节病理不明，发生了性质上的恶变。

【专家点评】

胡家安（上海交通大学医学院附属瑞金医院 主任医师）

以往研究表明，肺部小结节经过 2 年密切随访，如果没有变化，则认为该结节恶变概率较小。而该患者 8 年后肺部小结节出现了癌变，如何解释原因？我们考虑该患者有慢性乙型肝炎史多年，目前服用恩替卡韦抗病毒治疗，对免疫系统有一定的抑制作用，导致了基因突变。

AAH 通常发现于肺癌手术切除标本中，加以切除有可能免于发生肺癌。因此在肺腺癌手术前要详细地系列阅读胸部 CT，除癌灶外应注意其他部位有无毛玻璃或磨砂玻璃阴影（GGO）或细结节。对于术中探查可及之处，应鼓励作局部活检。该患者术后病理尚发现有两个良性结节，表明 CT 片子上存在多个不同性质类型的结节，故不能完全认定是转移。

另外，该患者的 PET/CT 上所有结节代谢均未见增高。PET/CT 从肿瘤细胞代谢角度，通过生理而不是解剖特点检测肿瘤，因此被认为比 CT 扫描具有更大的潜在敏感性，但其局限性首先表现在假阳性及假阴性病例。结核、增殖性肉芽肿、炎症、结节病等良性结节会导致 PET 假阳性；肺癌的细胞类型及分化程度是导致假阴性的主要因素，由于本病例是孤立的肺泡细胞癌，呈磨玻璃样淡薄阴影，PET-CT 代谢多不增高，被误判为炎症性改变。

在第13届世界肺癌大会上，国际肺癌研究学会（IASLC）提出了最新的肺癌分期系统，新系统将基于肿瘤大小的分组由3组增至5组，以利于指导辅助治疗的开展；将位于同一肺叶的卫星结节灶划为 T_3 期；将伴胸膜结节或恶性胸膜播散的肿瘤由 T_4 期改为 M_1 期；将位于同侧肺不同肺叶的肿瘤由 M_1 期改为 T_4 期[6]。根据此分期系统，该患者的分期存在争议，是两个Ⅰ期，还是Ⅳ期呢？我们认为由于两个结节病理不一样，且两个结节随访的时间都很长，右肺中叶的肺结节4~5年，而右肺上叶结节则随访了8年，如果4年前已经转移，则不符合肿瘤生物学行为，所以我们考虑两处的恶性病灶都是原发的，是两个Ⅰ期，而不是一处腺癌的同侧肺不同肺叶的转移。

国外资料表明，AAH的切除范围宜小不宜大，对探查不能及的GGO或细结节，应术后长期随访，给予动态观察变化。日本 Seki[7] 等报告了1例多发性腺癌，在3年零8个月内进行了2次手术，共切除了13处肿瘤样病变，其中10处为 I_A 期原发性肺癌，3处为AAH。作者提出对多发性肺腺癌不要任意放弃手术，应在安全条件下（包括年龄、体质、心肺肾功能等允许）进行手术。

以往观点认为，如果CT发现肺内多处病灶，一般认为是肺内转移，无手术指征。但该患者经过手术病理证实，不同结节出现了不同类型的原发癌变（细支气管肺泡癌（BAC）、腺癌以及AAH伴癌变），这种现象给我们启示：多处肺结节如果高度怀疑癌变，仍需首选手术治疗。

鉴于分析患者的2个恶性病灶为原发灶可能性大，且考虑化疗对肝脏有损伤，而患者有肝病，故最终我们不考虑采用化疗。因为化疗仅可延长Ⅱ、Ⅲ期NSCLC患者的5% 5年生存率，Ⅰ期生存得益更少。

在肺癌的靶向治疗中，表皮生长因子受体酪氨酸激酶抑制剂（EGFR-TK1）应用最为广泛。IPASS[8] 等研究证实了EGFR突变检测与靶向治疗的相关性。*EFGR* 的基因突变主要包括19外显子缺失和21外显子L858R点突变两种类型。通过对EGFR突变患者进行的亚组分析结果表明，EGFR19外显子缺失患者在疗效上比EGFR21外显子点突变者稍占优势，前者在症状改善方面优于后者。同时KRAS基因是EGFR靶向治疗的负性预测因子，Junichi等发现基因突变或基因扩增的患者KRAS蛋白活性明显增强，该类患者临床预后最差。近期美国国家癌症研究所主任Niederhuber教授指出，随着研究的深入，肺癌分子缺陷目录将会变得明晰。针对不同分子变异亚型的肺癌采用不同的治疗方案，是未来越发精细的个体化治疗的核心。

由于BAC、AAH以及腺癌对EGFR TK1反应较好，免疫组化中EGFR±，我们曾考虑对该患者使用吉非替尼250mg每日1次，口服治疗，但患者肠道反应大，无法坚持长期口服，后放弃。

■ 参考文献 ■

1. Park CM, Goo JM, Lee HJ, et al. Nodular ground-glass opacity at thin-section CT：histologic correlation and evaluation of change at follow-up. Radiographics, 2007, 27（2）：391-408.

2. Kakinuma R, Ohmatsu H, Kaneko M, et al. Progression of focal pure ground-glass opacity detected by low-dose helical computed tomography screening for lung cancer. J Comput Assist Tomogr, 2004, 28（1）：17-23.

3. Hollings N, Shaw P. Diagnostic imaging of lung cancer. Eur Respir J, 2002, 19（4）：722-742.

4. Zwirewich CV, Vedal S, Miller RR, et al. Solitary pulmonary nodule: high-resolution CT and radiologic-pathologic correlation. Radiology, 1991, 179 (2): 469-476.

5. Nakata M, Saeki H, Takata I, et al. Focal ground-glass opacity detected by low-dose helical CT. Chest, 2002, 121 (5): 1464-1467.

6. Detterbeck FC, Tanoue LT, Boffa DJ. Anatomy, biology and concepts, pertaining to lung cancer stage classification. J Thorac Oncol, 2009, 4 (4): 437-443.

7. Seki M, Akasaka Y. Multiple lung adenocarcinomas and AAH treated by surgical resection. Lung Cancer, 2007, 55 (2): 237-240.

8. Fukuoka M, Wu YL, Thongprasert S, et al. Biomarker analyses and final overall survival results from a phase III, randomized, open-label, first-line study of gefitinib versus carboplatin/paclitaxel in clinically selected patients with advanced non-small-cell lung cancer in Asia (IPASS). J Clin Oncol, 2011, 29 (21): 2866-2874.

高龄肺血管炎合并毛霉菌、奴卡菌感染一例

潘明鸣　方保民　齐海梅　周　刚　魏建平　汪　耀　奚　桓

【病例介绍】

患者男性，81 岁，因"咳嗽、咳痰、气短一周，肉眼血尿 1 次"于 2010 年 5 月 21 日入院。患者无明显诱因起病，自服左氧氟沙星症状部分好转。查血白细胞 $13.5×10^9/L$，中性粒细胞 83%，血红蛋白 132g/L，胸部 X 线片示双下肺片状影，叶间裂积液。入院前出现肉眼血尿 1 次。起病以来无发热，饮食睡眠可。

既往史：十二指肠球溃疡胃大部切除、慢性乙型肝炎、高血压史，对青霉素、磺胺过敏。

入院查体：T 36.3℃，半坐位，轻度喘息，唇稍发绀。双下肺少许湿啰音。房颤律，心尖部 3/6 收缩期杂音。余未见异常。

入院诊断：1. 双侧肺炎？2. 血尿待查；3. 心房颤动。

诊疗经过：入院后出现发热，最高体温 39.3℃。动脉血气：pH 7.495↑，PCO_2 26.8mmHg↓，PO_2 48.5mmHg↓；肺部 CT（2010 年 5 月 21 日）：两肺多发斑片状磨玻璃影并间质性肺水肿（图 56-1）。

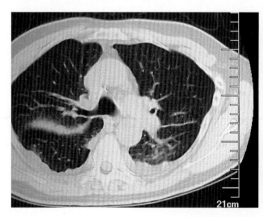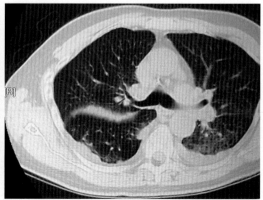

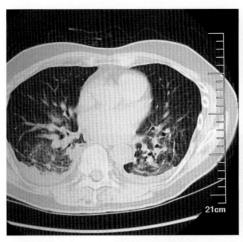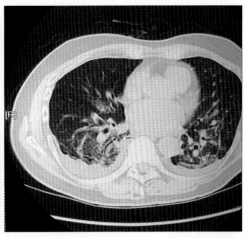

图 56-1　2010 年 5 月 21 日胸部 CT

两肺多发斑片状磨玻璃影并间质性肺水肿

给予莫西沙星抗感染、无创呼吸机辅助通气等治疗效果不佳，患者仍发热，并出现咳血痰、呼吸困难、血红蛋白进行性下降至 82g/L，复查胸部 X 线片示双肺多发斑片影病变进展迅速（图 56-2，图 56-3）。其他化验检查：

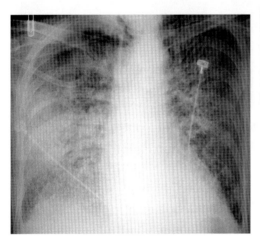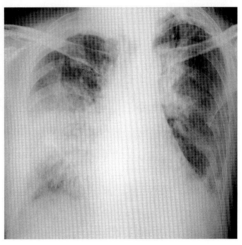

图 56-2　2010 年 5 月 26 日胸部 X 线片	**图 56-3　2010 年 6 月 14 日胸部 X 线片**
双肺多发斑片影	双肺多发斑片实变影，较前加重

ESR 85mm/h，CRP 13.7mg/dl。抗中性粒细胞胞浆抗体（P-ANCA）（+）。

以下检查均为（−）：血清 1-3-β-D 葡聚糖、真菌半乳甘露聚糖；支原体、衣原体、军团菌抗体；肺孢子菌、咽拭子甲型流感抗原筛查；补体 C₃、CH50；ENA、ANA、dsDNA、APF 阴性；抗肾小球基底膜抗体（GBM 抗体）。

根据患者临床、影像学表现及血 P-ANCA 阳性，诊断为系统性坏死性肺血管炎。予大剂量甲泼尼龙（静脉滴注，500mg×2 天，360mg×5 天，240mg×2 天，160mg×2 天，120mg×3 天），后糖皮质激素调整为甲泼尼龙序贯口服，逐步减量（80~28mg/d），联用环磷酰胺

（0.2g，静注，2 次/周，共 12 周）治疗。同时间断应用丙种球蛋白静点（20g/d×7 天，10g/d×7 天，隔日 10g×7 天）及抗感染治疗（美罗培南、卡泊芬净等）。治疗过程中患者出现血糖、血压、血脂增高，药物控制良好。患者体力渐恢复，不需吸氧，无咳嗽、咳痰，Hb114g/L，ESR20mm/h，CRP 1.73mg/dl，两肺多发斑片状磨玻璃影明显吸收减少（图 56-4）。

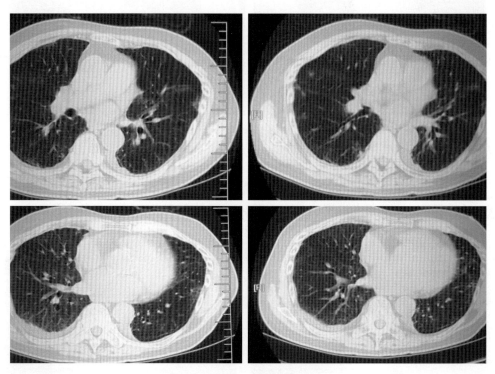

图 56-4　2010 年 6 月 28 日胸部 CT
两肺多发斑片状磨玻璃影较前明显吸收减少

2010 年 8 月 16 日患者诉右胸部肋间酸胀感，伴咳嗽、咳少量白痰。查血常规白细胞 12.23×10⁹/L，中性粒细胞比例 91%；血清铁 4.75mmol/L，白蛋白 32.6g/L，空腹血糖 8.81mmol/L，肝肾功能正常。复查 ANCA（−），ESR 120mm/h，CRP 16mg/dl，血清 1-3-β-D 葡聚糖、真菌半乳甘露聚糖均阴性。胸部 CT：右肺中叶空洞性病灶（图 56-5）。行 CT 引导下肺组织穿刺活检，病理示多个随机分布的宽大无分隔的菌丝、可见直角分叉，符合肺毛霉病（见文末彩图 56-6）。自 8 月 25 日起应用两性霉素 B 脂质体静脉滴注，初始剂量 10mg/d，逐渐加至 50mg/d，同时应用泊沙康唑口服 200mg，2 次/日；并将甲泼尼龙从 28mg/d 逐渐减至 10mg/d 维持治疗。环磷酰胺逐步停用（总量 5.6g），改用霉酚酸酯口服，0.5g 2 次/日。积极控制血糖。9 月 9 日复查胸部 CT：右肺中叶空腔性病灶空洞壁变薄，病灶周围炎症较前吸收减少，左肺下叶新出现结节影（图 56-7）。

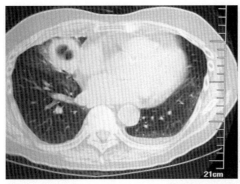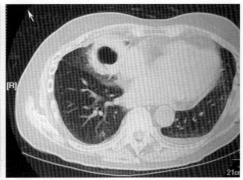

图 56-5　2010 年 8 月 17 日胸部 CT

右肺中叶厚壁空洞

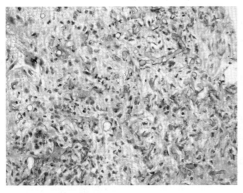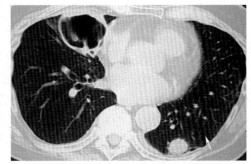

图 56-6　肺组织病理

多个随机分布的宽大无分隔的菌丝、
可见直角分叉，符合肺毛霉病

图 56-7　2010 年 9 月 9 日胸部 CT

右肺中叶空腔性病灶空洞壁变薄，病灶周围炎症
较前吸收减少，左肺下叶新出现结节影

　　患者出现间断发热，体温最高 38.7℃，少量咳嗽咳痰，再次复查血清半乳甘露聚糖阴性、pANCA 及 cANCA 阴性，血隐球菌抗原阴性。经诱导深部痰，多次痰培养示奴卡菌（+++），真菌培养阴性。考虑为肺毛霉病合并奴卡菌感染，加口服米诺环素（100mg，2 次/日），同时先后联用了亚胺培南、头孢曲松、环丙沙星等多种抗菌药物进行抗奴卡菌治疗。10 月 2 日复查胸部 X 线片示右肺中叶及左肺下叶病灶均较前缩小。遂将两性霉素 B 脂质体逐渐减至 25mg/d，泊沙康唑减至 200mg（1 次/日）。10 月 28 日及 12 月 21 日复查胸部 CT：右肺中叶空腔性病灶及左肺下叶病灶均较前进一步缩小，空洞壁变薄。继续应用两性霉素 B 脂质体（25mg/d）及泊沙康唑（200mg/d）抗真菌治疗，间断给予补充白蛋白、丙种球蛋白、改善心功能等治疗。此期间患者无明显不适，监测血常规、肝肾功能、电解质均较用药前变化不显著。2011 年 2 月 9 日胸部 CT 示右肺中叶及左肺下叶空腔性病灶较前明显缩小（图 56-8），2011 年 2 月 16 日复查 ESR 20mm/h，CRP 2.92mg/dl，较 2010 年 8 月感染初期明显下降。抗真菌治疗总疗程 32 周，两性霉素 B 脂质体总量达 8.375g。

　　2011 年 4 月 6 日患者因直肠瘘行手术治疗后系统性血管炎复发临床死亡。

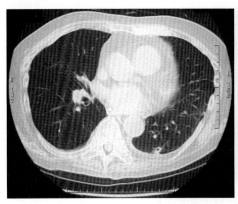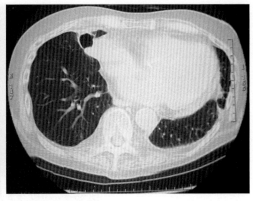

图 56-8 2011 年 2 月 9 日胸部 CT
右肺中叶及左肺下叶空腔性病灶较前明显缩小

【病例讨论】

肺血管炎是指系统性坏死性血管炎累及肺血管的一类疾病的总称，临床表现形式多样，包括肺泡出血、肺部结节、空洞、气道病变等。抗中性粒细胞胞浆抗体（antineutrophil cytoplasmic antibody，ANCA）相关性小血管炎最常累及肺脏[1]。肺血管炎是一种相对罕见的疾病。在欧洲和澳洲，ANCA 相关性小血管炎每百万人口年发病率约为 15~20 例，欧洲血管炎研究组的长期随访研究发现，血管炎患者 1 年、2 年和 5 年存活率分别为 88%、85% 和 78%，其死亡风险是正常人群的 2.6 倍[2]。发病的常见诱因包括结缔组织病、感染、药物反应、恶性肿瘤、器官移植等。近 70% 血管炎患者体内发现存在着异常的免疫反应。肺血管炎主要为少免疫复合物沉积的小血管炎，ANCA 参与其发病并发挥重要作用，可用来辅助诊断，监测血管炎的活动性和疗效[3]。

肺血管炎是累及全身的复杂性疾病，临床表现多种多样，可貌似没有关联。常见的临床表现包括：肺泡出血、气管或声门下的狭窄、肺内的结节或空洞、肾小球肾炎、上呼吸道损毁性或溃疡性病变、多神经炎、眶后肿物、皮疹等[4]。熟悉疾病易侵犯的脏器，在诊断过程中详细询问病史和系统回顾十分重要。体格检查要重视观察鼻部、皮疹情况及肺部体征。鉴别诊断主要包括感染、肿瘤、药物反应和其他免疫系统疾病。实验室检查应注意包括结缔组织病相关的血清学检查和 ANCA。影像方面检查应包括肺部 CT、鼻窦 CT 和超声心动图。气管镜检查可用于明确肺泡出血和有无气道狭窄等大气道病变，以及评价下呼吸道感染情况。在有典型临床表现、影像学表现和血清学检查结果时可考虑肺血管炎的诊断，但明确诊断通常需要病理检查支持，可选择皮肤、鼻窦、肾或肺部的活检，大多数病例均可通过肺活检得出确切诊断。

本例患者以发热、咳嗽、咳痰等呼吸道症状为主，同时伴有短期血尿，入院时 X 线胸片及 CT 示两肺多发斑片状磨玻璃影，入院诊断考虑为肺炎。经抗感染治疗效果不佳，患者出现血红蛋白进行性下降，双肺多发斑片状磨玻璃影病变进展迅速，结合化验血 P-ANCA 阳性，临床拟诊为系统性血管炎累及肺。虽因患者高龄，病情危重，未能行肾脏或肺部活检，但给予肾上腺皮质激素及环磷酰胺（CTX）治疗后症状消失，X 线胸片及

CT 示肺部病变明显好转，从而明确诊断。本例提示，系统性血管炎累及肺脏时，由于其影像表现与肺炎极为相似，初诊易误诊，应结合临床，尽早做 ANCA 检查，有利于得出正确诊断。

肺血管炎的治疗主要应用细胞毒药物及激素，需依照疾病的活动程度决定用药强度[5]。治疗分为诱导治疗及维持治疗。在疾病缓解期，可应用口服小剂量激素，联用环磷酰胺或硫唑嘌呤或甲氨蝶呤。治疗中还需预防性应用胃黏膜保护剂、补钙及维生素 D 预防骨质疏松、保护胃黏膜、控制血压及血糖、预防感染等。本例患者肺部病变进展迅速，出现呼吸衰竭，血红蛋白下降明显，属于重症型肺血管炎。治疗主要应用了环磷酰胺及大剂量甲泼尼龙，同时应用了丙种球蛋白，在治疗过程中积极预防感染，药物控制血糖、血压、血脂的增高，虽然患者高龄亦在较长时间内取得了较好的疗效。

毛霉菌为机会性致病菌，肺毛霉菌病罕见，病死率为 50% ~ 70%[6]。毛霉菌感染的危险因素包括应用大剂量皮质类固醇激素和免疫抑制剂、血液系统恶性肿瘤、严重粒细胞缺乏、糖尿病酮症酸中毒、肾衰竭及长期透析等。患者血清 1-3-β-D 葡聚糖、真菌半乳甘露聚糖均阴性，标本培养阳性率极低，确诊需要组织病理学检查。肺毛霉病的治疗原则为早诊断、早治疗，去除危险因素。抗真菌治疗首选两性霉素 B，疗程至少 8 ~ 10 周[7]。两性霉素 B 脂质体肾毒性较两性霉素 B 明显低，长时间大剂量使用更加安全。口服唑类抗真菌药物如泊沙康唑对肺毛霉菌病疗效肯定，副作用轻，可作为两性霉素 B 无效或不能耐受时的替代治疗。有研究发现，治疗毛霉菌感染时应用低剂量两性霉素 B 联合泊沙康唑，较单用泊沙康唑或常规剂量两性霉素 B 患者耐受性更好，有助于提高生存率[8]。局限性肺部病灶在病情许可时应行外科切除术。本例高龄患者采用低剂量两性霉素 B 脂质体联合泊沙康唑治疗肺毛霉菌病取得显著效果，耐受性良好。

奴卡菌属放线菌目，为需氧革兰阳性菌，常具有弱抗酸性。奴卡菌多经呼吸道或经皮肤直接侵入，也有报道经消化道侵入，肺是主要受累器官。肺奴卡菌感染大多发生于免疫功能低下的患者。临床表现无特异性，可表现为大叶性肺炎、肺脓肿或肺结核的症状，出现发热、咳脓性痰、咯血等，少数病变穿过胸膜波及胸壁；可引起皮下脓肿，可为多个或单个，但瘘管形成不多见，脑部受侵时可有脑脓肿表现[9]。本病的诊断主要依据奴卡菌的分离与鉴定。痰、脓液、胸腔积液、血液、支气管镜下刷检及肺泡灌洗液、组织标本等均可作为细菌分离标本。培养所得细菌应作分类鉴定及药物敏感试验。临床治疗奴卡菌的首选药物是磺胺类药物，碳青霉烯、三代头孢菌素（头孢噻肟、头孢曲松）、丁胺卡那、利奈唑胺、米诺环素、喹诺酮类药物等也有一定疗效，疗程至少 6 ~ 12 个月，必要时应对脓肿进行切开引流[10]。本患者对磺胺类药物过敏，因此选择米诺环素联合其他敏感抗菌药物治疗，疗效较好。

目前关于毛霉菌及奴卡菌合并感染的报道罕见[11]。本例患者高龄，因肺血管炎长期使用免疫抑制剂和糖皮质激素，继发糖尿病，存在毛霉菌、奴卡菌等条件致病菌感染的危险因素。我们在患者病情变化时通过注意鉴别是否存在少见机会致病菌感染，积极采取措施获取适当标本，从而明确诊断；给予患者足疗程充分抗感染治疗，尽可能去除危险因素，并兼顾免疫调节治疗，注重肝肾功能保护及支持治疗，使患者各方面病情均获得好转。

【专家点评】

方保民（北京医院老年医学部呼吸与危重症医学科　科主任　主任医师）

肺血管炎是一种表现多样的疾病，发病率较低。本病例为高龄患者，以非特异性呼吸道症状起病，影像学表现类似于重症肺炎。在抗感染治疗效果不佳时，及时检查 ANCA 等进行鉴别诊断对最终确诊起了重要作用。本患者属于重症型肺血管炎，肺部病变进展迅速，一般情况差，给予了大剂量甲泼尼龙、环磷酰胺、丙种球蛋白等多种药物联合治疗，取得了较好的疗效。在临床工作中加强对肺血管炎的认识，遇到类似病例时尽早识别，结合循证医学研究结果对患者进行个体化治疗，可能改善疾病的预后。

毛霉菌和奴卡菌均为机会性致病菌，易导致免疫功能低下人群发生严重的肺部感染。本例患者因血管炎长期使用免疫抑制剂，患有继发性糖尿病，存在毛霉病和奴卡菌感染的易患因素。毛霉菌和奴卡菌感染的临床及影像学表现缺乏特异性，本病例通过经皮肺穿刺、诱导痰培养等手段，及时获得确诊依据，为开展下一步治疗奠定了基础。因患者高龄，对磺胺类药物过敏且发生肾功能不全的风险较大，故采用低剂量两性霉素 B 脂质体联合泊沙康唑治疗毛霉菌感染，采用米诺环素联用了亚胺培南、头孢曲松等多种抗菌药物进行抗奴卡菌治疗，总体治疗效果显著且耐受性良好。本病例提示老年人或发生肾功能不全风险较大者，可进行抗真菌药物联合治疗，以减少药物副作用，提高疗效。

参考文献

1. Hagen EC, Daha MR, Hermans J, et al. Diagnostic value of standardized assays for anti-neutrophil cytoplasmic antibodies in idiopathic systemic vasculitis: EC/BCR project for ANCA assay standardization. Kidney Int, 1998, 53: 743-753.

2. Flossmann O, Berden A, de Groot K, et al. Long-term patient survival in ANCA-associated vasculitis. Ann Rheum Dis, 2011, 70: 488-494.

3. Khasnis A, Langford CA, Update on vasculitis. J Allergy Clin Immunol, 2009, 123: 1226-1236.

4. Flint J, Morgan MD, Savage CO. Pathogenesis of ANCA-associated vasculitis. Rheum Dis Clin North Am, 2010, 36: 463-477.

5. Frankel SK and Schwarz1 MI. The pulmonary vasculitides. Am J Respir Crit Care Med, 2012, 186: 216-224.

6. Roden MM, Zaoutis TE, Buchanan WL, et al. Epidemiology and outcome of zygomycoms: a review of 929 reported cases. Clin Infect Dis, 2005, 41: 634-653.

7. 中华医学会呼吸病学分会感染学组，中华结核和呼吸杂志编辑委员会. 肺真菌病诊断和治疗专家共识. 中华结核和呼吸杂志, 2007, 30: 821-834.

8. Roddquez MM, Serena C, Marin6 M, et al. Posaconazole combined with amphotericin B, an effective therapy for a mufine disseminated infection caused by Rhizopus oryzae. Antimicrob Agents Chemother, 2008, 52: 3786-3788.

9. Wilson JW. Nocardiosis: updates and clinical overview. Mayo Clin Proc, 2012, 87 (4): 403-407.

10. Welsh O, Vera-Cabrera L, Salinas-Carmona MC. Current treatment for nocardia infections. Expert Opin Pharmacother, 2013, 14 (17): 2387-2398.

11. Colon-Santos E, Gonzalez-Ramos M, Bertrdn. Pasarell J, et al. Disseminated nocardiosis masking an atypical zygomyosis presentation in a kidney transplant recipient. Transpl Infect Dis, 2011, 13: 380-384.

老年重症肺炎并双侧胸腔和心包积液一例

李 燕 陈 军 张 黎

【病例介绍】

患者男性，67岁，因"左胸腹痛1天"于2012年4月6日入院。患者无明显诱因出现左胸腹针刺样疼痛，疼痛剧烈，呼吸、咳嗽及体位变换时疼痛加重，伴呼吸困难、喘息、发热，微咳，咳少许白色黏痰，不能平卧，未予药物治疗，二便正常。

既往史：50年前曾行"左肺中叶肺不张切除术"。吸烟40余年，每日20支。

入院查体：T 38.1℃，R 35次/分，SaO_2 60%，一般情况差，神清，唇舌、肢端发绀明显，颈软，左下肺叩浊，左前胸压痛，双肺呼吸音低，双肺未闻及干湿啰音。腹肌紧张，左上腹压痛，无反跳痛，移动性浊音阴性，肠鸣正常。双下肢无水肿。

辅助检查：

血常规：白细胞 $21.3×10^9/L$↑，中性粒细胞 87.7%↑，淋巴细胞 5.6%，血小板 $369×10^9/L$↑，血红蛋白 130g/L。

血生化：γ-谷氨酰转肽酶 61U/L↑，球蛋白 39g/L↑。降钙素原（PCT）34ng/ml↑。肾功能、血脂、血糖、心肌损伤标志物、胆碱酯酶淀粉酶、脂肪酶、电解质均正常。

肿瘤标志物：T-PSA 11.59ng/ml↑，CA 125 43.6U/ml↑。

动脉血气分析：pH 7.44，PO_2 41mmHg↓，PCO_2 36mmHg，HCO_3^- 24.5mmol/L，BE 0.8mmol/L。

痰中未检出抗酸杆菌、癌细胞。

多次痰培养、血培养未检出细菌、真菌、嗜血杆菌，未检出厌氧菌。

胸腔积液常规：淡黄色、清，浆膜黏蛋白试验阳性，细胞数 $2040×10^6/L$，未检出抗酸杆菌、癌细胞。

胸腔积液生化：总蛋白 46g/L，葡萄糖 8.2mmol/L，氯 106mmol/L。

胸腔积液培养：表皮葡萄球菌。

心电图：窦性心动过速，余无异常。

胸部 CT 增强（图 57-1）：①右肺下叶外、后基底段及左肺下叶外基底段见斑片状影，边缘模糊，增强后右肺病灶均匀强化，左肺病灶内见类圆形低密度影，边缘明显强化；上述表现考虑感染性病变。双肺纹理粗乱，近胸膜处见多发纤维条索影；右肺中叶局限性肺气肿。建议短期抗感染治疗后复查。②主动脉血管壁见钙化表现。双肺动脉迂曲，未见明显肺栓塞征象。③心脏外形未见明确增大；纵隔内多发小淋巴结显示。④双侧胸膜增厚表现，并部分少量钙化表现。⑤左侧胸腔及叶间裂少量积液。⑥左侧肾上腺增粗。

胸腹部 B 超：①左侧胸膜增厚（考虑急性胸膜炎）；②左侧胸膜腔少-中等量积液；③右侧胸腔未见明显积液声像；④门静脉流速较正常稍偏高；⑤胆囊壁稍毛糙；⑥双肾血供较正常稍增多；⑦肝脏、胆总管显示段、脾脏未见明显异常声像。

超声心动图：左房稍扩大，三尖瓣中度反流，左室舒张功能减退，左室收缩功能未见异常，LVEF 73%，肺动脉压中度增高，少许心包积液。

诊断：1. 重症肺炎（表皮葡萄球菌肺炎） Ⅰ型呼衰 胸腔积液 心包积液；2. 慢性支气管炎 肺气肿。

治疗：高频射流通气吸氧。先后予头孢曲松/他唑巴坦+阿奇霉素、头孢曲松/他唑巴坦+莫西沙星、莫西沙星+万古霉素、左氧氟沙星静滴；祛痰、解痉平喘；静脉滴注丙种球蛋白增强免疫；激素等治疗。病情逐渐好转（图 57-2、图 57-3），最终痊愈出院。

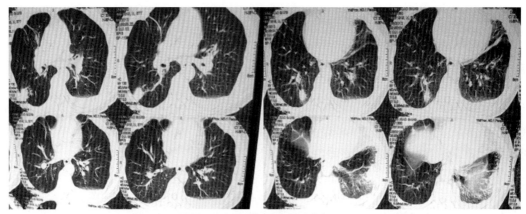

图 57-1　2012 年 4 月 6 日胸部 CT
右肺下叶外、后基底段及左肺下叶外基底段见斑片状影，边缘模糊，增强后右肺病灶均匀强化，左肺病灶内见类圆形低密度影，边缘明显强化。左侧胸腔及叶间裂少量积液

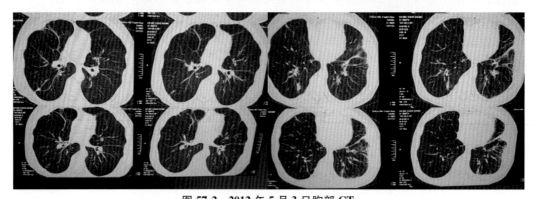

图 57-2　2012 年 5 月 3 日胸部 CT
经治疗 1 个月后复查，示双肺渗出病灶明显吸收

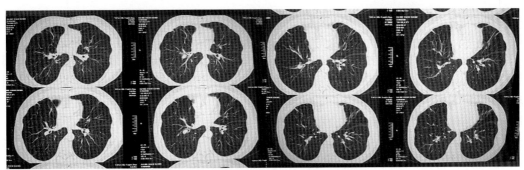

图 57-3　2012 年 8 月 8 日胸部 CT
出院 3 个月后复查，示双肺病灶均吸收，左胸腔积液吸收

【病例讨论】

重症肺炎是指除肺炎常见呼吸系统病况外，尚有呼吸衰竭和其他系统明显受累的表现，具有起病急、症状重、治疗矛盾多、预后差、病死率高的特点[1]。重症肺炎大约占肺炎的 8%，重症社区获得性肺炎的病死率达 40%，重症医院获得性肺炎的病死率达 70%，为院内感染性疾病中最重要的死亡原因。重症感染可能引起 T 淋巴细胞大量凋亡而总数降低，T 细胞亚群的变化又导致免疫功能紊乱。感染与免疫功能低下之间呈恶性循环，使病情持续恶化，并易致多脏器功能衰竭[2]。

重症肺炎诊断标准[3]：主要标准：①气管插管机械通气；②脓毒性休克，需要血管活性药物。次要标准：①呼吸频率 ≥30 次/分；②$PaO_2/FiO_2 < 250$；③多叶、段性肺炎；④意识障碍/定向障碍；⑤氮质血症（BUN ≥7mmol/L）；⑥白细胞减少症（WBC ≤4×10^9/L）；⑦血小板减少症（PLT ≤100×10^9/L）；⑧低体温（中心体温 <36℃）；⑨低血压、需要积极的液体复苏。诊断标准满足 1 条主要标准或满足 3 条次要标准即可诊断。

老年患者多合并一种或多种基础疾病，不同的基础疾病病理变化有所不同。老年患者有很多患有慢性支气管炎、肺气肿、陈旧性结核、肺不张以及支气管、细支气管扩张。肺气肿时肺泡膨胀、肺泡壁弹力纤维断裂，呼气时肺泡失去弹性回缩功能；有的患者因为慢性炎症导致肺泡壁增厚，增加了气体交换障碍。慢性支气管炎使原来的纤毛柱状上皮细胞失去纤毛，甚至化生成鳞状上皮失去了摆动能力即清除异物的功能；管壁周围大量炎细胞浸润、纤维增生，破坏了管壁的平滑肌和软骨，造成管壁塌陷、管腔不规则，腔面弯曲、折叠、狭窄或者扩张，使支气管丧失排除分泌物的能力，加上黏液腺体增多、痰液黏稠，分泌物不易排出，为细菌停留繁殖创造了有利条件。有将近半数的老年人有大小不等的肺纤维化病灶。支气管肺炎是老年人最常见的肺炎类型，大约占 76%。支气管肺炎又称小叶性肺炎，病变以细支气管为中心，常常与细菌感染有关。老年人的支气管肺炎特点：支气管肺炎下叶多见，范围较广，75% 以上患者病变常累及多数肺叶，呈多灶性分布；有一部分患者病变融合在一起累及整个肺叶或肺叶的大部分，肉眼看上去很像大叶性肺炎灰肝期，此时肺泡腔内充满了炎性渗出物，以致肉眼看不出正常时肺组织因含气而呈现的海绵状结构外观，而是呈实性，质地如肝脏，在显微镜下这种融合性支气管肺炎尽管很弥漫，但还是能看到以细支气管为中心的痕迹，并且常伴有脓肿形成。另外一个特点是常看到急性期的渗出性、坏死性病变与慢性修复性改变同时并存，即呈现一种慢性活动性改变。这种特点与老年人免疫力低下，病原菌不易彻底消灭、疾病不易迅速痊愈有关；也与肺内有常年积累的慢性基础病变有关。

文献报道，当肺炎发生于下叶者时，炎症波及膈肌，疼痛可放射至上腹部，且多位于肺部病变的同侧，腹痛可以很剧烈伴压痛，以致腹肌紧张，易误诊为急腹症[4,5]。这是由于壁层胸膜发炎，影响膈肌外部而产生的放射性疼痛。炎症波及胸膜也可引起同侧胸痛。本患者以胸腹痛为首发症状，符合肺炎发生于下叶时的临床表现。

重症肺炎发生的病因不同病原体也不同，如 COPD 合并重症肺炎以肺炎克雷伯菌、金黄色葡萄球菌常见；吸入性重症肺炎以肺炎克雷伯菌、大肠埃希菌为主；癌症晚期阻塞性重症肺炎产碱假单胞菌多见；这 3 种不同基础疾病引发的重症肺炎大多数对 β-内酰胺类酶抑制剂效果较好，医院获得性肺炎中铜绿假单胞菌、耐甲氧西林金黄色葡萄球菌常见；临床上多选择头孢三代或碳青霉烯类及万古霉素。

抗生素推荐联合用药方案[6-8]：

（1）无铜绿假单胞菌感染危险因素：①青霉素类/β-内酰胺酶抑制剂（如大剂量阿莫西林/克拉维酸、氨苄西林/舒巴坦等）联合大环内酯类（如阿奇霉素、克拉霉素等）或呼吸喹诺酮类（如左氧氟沙星、莫西沙星等）。②头孢菌素类（如头孢噻肟、头孢曲松等）联合大环内酯类（如阿奇霉素、克拉霉素等）或呼吸喹诺酮类（如左氧氟沙星、莫西沙星等）。③厄他培南联合阿奇霉素。此方案适用于疑有多重耐药肠杆菌科细菌［如产超广谱 β-内酰胺酶和（或）AMPc 酶］和（或）厌氧菌导致的严重 CAP。

（2）具有铜绿假单胞菌感染危险因素：①具有抗假单胞菌活性的 β-内酰胺类联合环丙沙星或左氧氟沙星。②具有抗假单胞菌活性的 β-内酰胺类联合氨基糖苷类和阿奇霉素。③具有抗假单胞菌活性的 β-内酰胺类联合氨基糖苷类和环丙沙星或左氧氟沙星。

（3）高度怀疑社区获得性耐甲氧西林金黄色葡萄球菌（CA-MRSA）感染：万古霉素、替考拉宁或利奈唑胺。

抗生素疗程：对于无铜绿假单胞菌感染风险的重度患者推荐疗程 8~10 天，对于有铜绿假单胞菌感染风险的重度患者一般推荐 2 周，如病情需要部分患者疗程可达 3 周。

重症肺炎治疗的核心问题是呼吸功能的支持。通过呼吸支持，有效纠正缺氧和酸中毒，也是防止和治疗心、肾功能损害的基础。机械通气的目标是使病变肺区萎陷的肺泡重新充气，避免功能正常或接近正常的肺泡过度充气和膨胀。重症肺炎除有效抗感染治疗外，营养支持治疗和呼吸道分泌物引流亦十分重要。

糖皮质激素在重症急性呼吸道感染的治疗中是双刃剑，目前关于重症肺炎是否使用糖皮质激素仍未有定论，较为倾向性的意见是：如出现下列情况可应用小剂量激素（氢化可的松 200~300mg/d，7~10 天后减量口服）：血压不能维持或脉压缩小 50%；尿量明显减少［$<1ml/(kg \cdot h)$］持续 2 小时；脑脊髓膜炎、严重的伤寒热、晚期 ARDS 和肾上腺皮质功能不全。但是出现以下情况可按实际情况试用：①并存 COPD 特别是有支气管痉挛者；②大面积渗出性病变并存顽固性低氧血症者；③怀疑病毒感染者。老年人激素的使用应倾向于小、中剂量、早期、短程，纤维化倾向明显及可能存在慢性肾上腺皮质功能不全者可以疗程较长。

此患者起病时有咳嗽、咳痰、发热、呼吸困难呼吸道感染症状，血气分析提示低氧血症，PO_2 仅 41mmHg，可诊断 I 型呼衰，呼吸频率 35 次/分，PaO_2/FiO_2 仅 141，肺部 CT

提示多叶、段性肺炎，符合重症肺炎诊断。胸腔积液培养检出表皮葡萄球菌。临床选用了头孢曲松/他唑巴坦+阿奇霉素、头孢曲松/他唑巴坦+莫西沙星、莫西沙星+万古霉素、左氧氟沙星静滴，治疗有效，体温恢复正常，胸腹部疼痛迅速减轻，符合胸膜炎胸膜反应表现。患者未使用激素即病情缓解。

患者 67 岁，有慢支炎、肺气肿病史，有胸腔积液、心包积液，属高危人群，应该接种肺炎球菌多糖疫苗，以提高免疫力，避免再次发生肺部感染。

【专家点评】

李燕（云南省第一人民医院干部保健科　主任医师）

患者老年男性，左胸腹疼痛 1 天，微咳、咳少许白色黏痰，伴呼吸困难、喘息、发热、不能平卧。抽烟 41 年，曾行"左肺中叶肺不张切除术"，肺部 CT 示右肺下叶多发结节影，胸腔积液，少量心包积液，需排外：①肺结核；②转移性肺癌；③肺部真菌感染；④过敏性肺炎；⑤胸膜间皮瘤；⑥急性胰腺炎。因患者血白细胞和中性粒细胞增多，痰和胸腔积液中未检出抗酸杆菌、癌细胞；胸腔积液为渗出液，检出革兰阳性菌及厌氧菌，培养出表皮葡萄球菌；多次查淀粉酶、脂肪酶正常，抗感染治疗后（未用激素），腹痛很快减轻，故排除上述相关疾病。诊断为表皮葡萄球菌肺炎，胸腹痛为肺炎胸膜反应所致。加强抗感染治疗（加用抗革兰阳性菌治疗），疼痛逐渐减轻，症状逐渐好转，体温正常。治疗近一个月后，症状完全缓解，无不适，复查肺部 CT 与原片对比，右肺下叶多发结节影病灶减小，胸腔积液、心包积液量减少。出院 3 个月后随访复查肺部 CT，病灶基本吸收。患者未再出现胸腹疼痛等不适。

对于重症肺炎，早期选择敏感的抗菌药物，是直接影响疾病预后、降低病死率的关键，由于重症肺炎有较高的死亡率，故目前多主张"重拳出击"，再降阶梯、联合治疗，以挽救患者生命。

参考文献

1. 殷少军. 浅谈老年重症肺炎合理应用抗菌药物之策略. 中华临床医师杂志, 2013, 7（2）：473-474.

2. 李丰良, 袁嘉丽, 宋建新等. 医院下呼吸道感染患者 T 细胞亚群及红细胞膜免疫分子表达的研究. 中国药物与临床, 2006, 6：411-412.

3. Mandell LA, Wunderink RG, Anzueto A, et al. Infectious Diseases Society of America/American Thoracic Society consensus guidelines on the management of community-acquired pneumonia in adults. Clin Infect Dis, 2007, 44（Suppl 2）：S27-S72.

4. 周桂芝. 以腹部症状为主的大叶性肺炎 2 例. 中华现代临床医学杂志, 2005, 21（3）：2304-2305.

5. 赖苏何, 张宏宇, 张才全. 左侧大叶性肺炎诱发急性上腹部疼痛 1 例. 重庆医科大学学报, 2009, 34（5）：655.

6. 中华医学会呼吸病学分会. 社区获得性肺炎诊断和治疗指南. 中华结核和呼吸杂志, 2006, 29（10）：651-655.

7. Cunha BA. The atypical pneumonias：clinical diagnosis and importance. Clin Microbiol Infect, 2006, 12（Suppl 3）：S12-S24.

8. Jay P, Sanford. The sanford guide to antimierobial therapy. 新译第 40 版. 中国协和医科大学出版社, 2010：35-38.

病例 58

高龄脓肿分枝杆菌肺病一例

王　和　郭岩斐　方保民　孙铁英

【病例介绍】

患者女性，94岁，因"咳嗽、咳痰1天，发热半天"以急性上呼吸道感染于2007年1月15日入院。

既往史： 高血压，冠心病 陈旧性心肌梗死，2型糖尿病，脑血栓后遗症期，血管性痴呆。

治疗经过： 2007年5月因肺炎，急性Ⅱ型呼吸衰竭予紧急气管插管机械通气治疗，1周后行气管切开，多次尝试撤机未成功。2009年10月腹腔感染、腹壁肌间血肿合并失血性休克，积极的内科保守治疗后肌间血肿吸收。因出现胃轻瘫并继发反复误吸感染，于2010年9月全麻下行胃空肠造瘘术，其后定期更换造瘘管。2012年7月出现糖尿病高渗性昏迷、急性肾损伤、心脏骤停，给予紧急心肺复苏、补液、胰岛素泵控制高血糖，阿托品及多巴胺等血管活性药支持；患者恢复窦性心律，阵发心房颤动，肾功能恢复至基础水平，高渗昏迷纠正。

病情变化： 自2012年9月11日起无诱因出现反复持续低热，体温37.3~37.7℃，气管套管内可吸出少~中量白黏痰，无咯血、喘息等；经验性抗感染治疗无明显缓解。

查体： 生命体征平稳，痴呆状，持续呼吸机辅助呼吸；双肺叩诊呈清音，右下肺呼吸音稍低，双下肺可闻及少许细湿啰音较前无增多；心界不大，心音较低，心律齐，各瓣膜听诊区未闻及病理性杂音；腹部可见胃空肠造瘘管，触诊腹壁张力较高，叩诊鼓音，肠鸣音正常；双下肢无水肿。

辅助检查：

血常规正常；血沉、CRP等检查轻度增高。

痰涂片找抗酸杆菌（+）×5次。

痰分枝杆菌培养为快速生长分枝杆菌，行DNA序列测定鉴定被测菌株为：非结核分枝杆菌中的脓肿分枝杆菌；药敏试验：对常用的一线和二线抗结核药物均耐药。

PCR法查痰结核菌（−）；结核感染T细胞斑点试验（T-SPOT.TB）（−）。

肺部CT（图58-1，2012年9月14日）示：双肺未见结节、支气管扩张、空洞、实变影；右下肺可见肺不张，双侧胸腔积液。反复查右侧胸腔积液涂片及病原学培养均阴性。

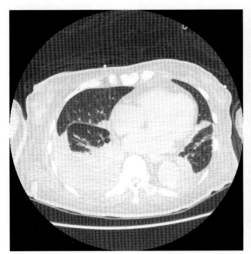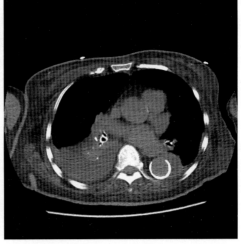

图 58-1　2012 年 9 月 14 日胸部 CT
双侧胸腔积液，右下肺膨胀不全

诊断：非结核分枝杆菌肺病-脓肿分枝杆菌肺部感染（支气管内膜及右侧肺不张组织内不除外）

治疗：因患者反复低热、痰涂片抗酸染色持续阳性，给以克拉霉素为主联合乙胺丁醇及头孢西丁的三联抗分枝杆菌治疗。3 个月后连续 8 次痰涂片找抗酸杆菌（-），提示治疗有效。后因患者输液通道难以维持，停用静脉头孢西丁换用口服莫西沙星片。继续克拉霉素联合乙胺丁醇联合莫西沙星（后因药物副作用，单用克拉霉素治疗）半月后复查痰涂片抗酸染色复转为（+）。但患者无发热、痰量增多、痰中带血等症状，双肺啰音较前无增多。监测胸部 X 线片未见肺部明显新出现病变。调整治疗为：①阿奇霉素 0.25g/d，3~5 天后改为隔日 1 次；②加用乙胺丁醇 0.5g/d；③再次给予静脉头孢西丁。经上述三联方案治疗过程中反复查痰抗酸杆菌涂片转为（-）但培养仍持续为（+）。于 2013 年 10 月 13 日因痰涂片找抗酸杆菌多次均（-），考虑患者生命体征平稳，无非结核分枝杆菌感染的临床表现及胸部影像学进展的表现。停止治疗，近一年规律检测痰抗酸杆菌涂片及培养间断为阳性；胸部 X 线片示双侧胸腔积液表现，胸部胸腔积液 B 超提示双侧胸腔积液逐渐增多，经加强利尿后有所减少但持续存在。反复留取右侧胸腔积液涂片及抗酸杆菌培养均阴性。继续监测患者脓肿分枝杆菌感染情况，未继续治疗。

【病例讨论】

该病例发病隐匿，通过痰涂片找到抗酸杆菌而发现。一般在综合医院临床上痰涂片找抗酸杆菌阳性多考虑结核感染并转至专科医院进一步诊治。该病例因患者不宜搬动转院，我们进一步完善了抗酸杆菌培养、菌种鉴定及药敏试验，为下一步的诊治提供了依据。非结核分枝杆菌（NTM）在环境中广泛存在，世界各地分离率都很高，至今已发现 120 余种。其中对人类有致病性的约为 20 余种。对人类有致病性的 NTM 中常见的为鸟分枝杆菌复合群（MAC）、堪萨斯分枝杆菌、海分枝杆菌、偶发分枝杆菌和脓肿分枝杆菌，较少见的为玛尔摩分枝杆菌、蟾分枝杆菌、猿分枝杆菌、瘰疬分枝杆菌、苏尔加分枝杆菌和溃疡分枝杆菌；可能有致病性的 NTM 有土分枝杆菌和戈登分枝杆菌[1]。随着微生物学技术的改进，发现的 NTM 将会进一步增加。我国 1990 年全国第三次结核病流行病调查结果表明，NTM 总感染率为 15.4%，NTM 分离率为 4.9%，而 2000 年全国结核病流行病学抽样调查显示 NTM 分离率已达到 11.1%。NTM 疫情呈现上升趋势，已经成为不可忽视的致病菌。最常见的 NTM 病有慢性肺疾病、皮肤软组织病、骨关节病、淋巴结病及播散性 NTM 病，临床上以 NTM 肺病多见，我国发病率较高的为 MAC 肺病、其次为偶发分枝杆菌肺病，脓肿分枝杆菌和龟分枝杆菌肺病也较多见[2]。NTM 传播途径主要有直接接触、医源性感染、吸入感染、淋巴-血行播散等。目前没有非结核分枝杆菌从动物到人或人之间传染的证据。人可以从环境中感染 NTM 而患病，水和土壤是重要的传播途径。

2007 年 ATS/IDSA 制定了 NTM 肺病的临床和实验室诊断标准：

临床标准：有肺部症状和肺部影像学异常如胸部 X 线片示结节和空洞影；HRCT 示多灶性支气管扩张伴有多发小结节；排除其他诊断。

实验室标准：①至少两次痰标本抗酸杆菌培养阳性。②或者至少一次支气管冲洗或灌洗液分枝杆菌培养阳性。③或者经支气管镜或其他途径肺活检，发现分枝杆菌病组织病理学特征性改变（肉芽肿性炎症或抗酸染色阳性）并且 NTM 培养阳性；或者活检发现分枝杆菌病的组织病理学特征性改变（肉芽肿性炎症或抗酸染色阳性），并且一次或一次以上的痰标本和支气管冲洗液标本中 NTM 培养阳性。④如果发现的 NTM 是不常见的种属或该分离菌提示有环境污染的可能，应进一步请专家会诊。⑤如果怀疑为 NTM 肺病但不够诊断标准，需要随访直至确诊和排除诊断。

上述诊断标准主要适用于 MAC、堪萨斯分枝杆菌和脓肿分枝杆菌肺病的诊断。关于诊断标准中肺部影像学的异常根据不同的宿主诊断价值不同。对于免疫缺陷患者有大于 50% 的患者胸部 X 线片表现正常，而这类患者如果痰标本中分离到 NTM 往往提示播散性全身感染[3]。对于这类患者的诊断不满足 ATS 的诊断标准。

痰中反复培养 NTM 均阳性考虑标本污染的可能性很小[4]。通常痰涂片抗酸染色阳性提示分枝杆菌负荷量很大，考虑 NTM 的污染或寄植的可能性较小。如果引入时间因素，对于鉴别污染及一过性寄植可能是有帮助的。比如间隔 1 个月，连续 3 次痰涂片抗酸染色阳性在标本污染和一过性寄植的情况下是非常少见的[3]。另外从痰中分离到的 NTM 菌种不同其临床意义也不同。如所有在痰标本中分离到蟾蜍分枝杆菌的患者均考虑寄植，而所有的痰标本中分离到堪萨斯分枝杆菌的患者均考虑感染。

该患者高龄，长期卧床，既往糖尿病、高血压、冠心病、陈旧性心肌梗死心功能不全，脑栓塞后遗症，免疫功能低下，起病隐匿；病程中连续间隔多日多次痰涂片抗酸染色均阳性，且经培养及 DNA 测序菌种鉴定为脓肿分枝杆菌。虽然肺部影像学没有典型的 NTM 肺部病变，但该患者考虑存在免疫功能低，且有全身症状，符合上述微生物诊断标准；经结核病专家会诊临床上考虑诊断非结核分枝杆菌肺部感染-脓肿分枝杆菌肺部感染成立。

诊断了 NTM 肺病，并不意味着必须药物治疗，应该结合菌种的毒力和治疗对个体患者治疗潜在的危险性和利益进行评估，最终做出决定。目前对 NTM 病化疗方案和疗程没有统一的标准，对不同的 NTM 种属，用药的种类和疗程有所不同。多主张根据药敏和用药史，选择5~6种药联合治疗，强化期共6~12个月，巩固期12~18个月，在抗酸杆菌阴转后继续治疗至少12个月。强调参考药敏试验结果时要考虑到它的局限性。目前对NTM药敏试验的治疗意义尚有争议，一般认为快生长NTM的药敏试验结果意义较大，主张进行阿米卡星、头孢西丁、克拉霉素、环丙沙星、多西环素、利奈唑胺和磺胺异噁唑的药敏试验，对偶发分枝杆菌还应包括妥布霉素；多数研究者认为MAC的药敏试验作用有限，与临床疗效相符的仅有大环内酯类。而利福平和乙胺丁醇的疗效难以预测。不建议对NTM肺病进行试验性治疗。对NTM肺病患者进行手术治疗没有被广泛接受，应请相关专家会诊。对于脓肿分枝杆菌肺病至今没有可靠的抗生素用药方案能治愈。2007年ATS/IDSA指南认为周期性用多药治疗可以帮助控制症状和肺病进程。用药方案包括一种大环内酯类联合一种或多种经静脉药物（阿米卡星、头孢西丁或亚胺培南）或多种非胃肠道药物连用数月。有西班牙微生物学家通过对2株脓肿分枝杆菌进行体外多种抗菌药物联合试验提示克拉霉素联合利奈唑胺或克拉霉素联合利福布汀及氟喹诺酮类显示出良好的抗菌活性。有学者针对41例确诊的脓肿分枝杆菌肺病的患者观察了克拉霉素联合1种静脉抗菌药（阿米卡星）与克拉霉素联合2种静脉抗菌药（阿米卡星、头孢西丁或亚胺培南）治疗至少2~4个月，最长达20个月的静脉用药长疗程治疗，结果获得了80.5%的治疗成功率[5]。

该患者有全身症状，且分离出脓肿分枝杆菌为快速生长分枝杆菌，虽然肺部影像学病变较轻，但是反复多次查痰涂片抗酸染色及分枝杆菌培养均阳性经专家会诊还是给予抗脓肿分枝杆菌治疗。治疗方案根据目前文献报道应用包含克拉霉素联合抗菌方案。从该患者的治疗反应来看，应用包含克拉霉素联合静脉头孢西丁的方案有效，可使痰转阴。该患者治疗13个月后因痰培养转阴后复转为阳性。考虑到患者临床上无明显脓肿分枝杆菌感染表现，予以停用相关治疗后密切监测病情变化1年余，虽患者痰涂片及痰培养仍间断有抗酸杆菌阳性，但是无感染的局部及全身临床表现，提示对患者的危害不明显。更进一步说明了是否治疗非结核分枝杆菌需要权衡利弊。

启示：非结核分枝杆菌感染在临床上表现并不特异，尤其是对于免疫功能低下的患者及老年患者。临床上痰涂片抗酸染色阳性需进一步培养和菌种鉴定对于明确诊断有决定性意义。体外药物敏感试验根据菌种不同意义不同。脓肿分枝杆菌对所有抗结核药耐药治疗困难，目前临床来看包含克拉霉素的联合静脉头孢西丁长疗程治疗可使痰抗酸染色转阴。另外是否治疗目前仍无明确标准，建议根据患者一般状况并经MDT专家会诊后决定。

【专家点评】

方保民（北京医院呼吸内科 主任医师）

1. 该病例为一个高龄脓肿分枝杆菌呼吸道感染的病例，起病隐匿，表现不典型，诊断困难；胸部CT未见到明确的感染灶，但有肺不张，持续的痰培养阳性，经结核病专家多次会诊排除污染，考虑呼吸系统脓肿分枝杆菌感染（肺不张组织内及气道黏膜均不除外）。

2. 对于高龄患者NTM肺病是否需要治疗及治疗方案的选择和疗程目前无明确的规定或指南可遵循，该者明确诊断后根据患者的一般情况，感染的菌种及长期低热，经多次结核病专家会诊给予规范的治疗后患者发热缓解，痰菌转阴。未出现明显的药物不良反应。但并未完全清除脓肿分枝杆菌，其后痰仍间断可见抗酸杆菌，培养仍为非结核分枝杆菌；停药后患者感染未加重，病情平稳。提示对于类似的患者是否需要积极治疗仍需相关临床研究进一步证实。

参考文献

1. 马玛. 关注非结核分枝杆菌肺病的诊断与治疗. 中华结核和呼吸杂志，2011，34：566-568.

2. 王巍. （2008）. 非结核分枝杆菌病流行病学诊断治疗近况. 结核病健康教育，2008，20-26.

3. Alvarez-Uria G. Lung disease caused by nontuberculous mycobacteria. Curr Opin Pulm Med，16：251-256.

4. Alvarez-Uria G，Falcó V，Martín-Casabona N，et al，Curran A，Ocaña I，Ribera E，Pahissa A. Non-tuberculous mycobacteria in the sputum of HIV-infected patients：infection or colonization?. Int J STD AIDS. 2009，20（3）：193-195.

5. Jiwon Lyu，Hang Jea Jang，Jin Woo Song，et al. Outcomes in patients with Mycobacterium abscessus pulmonary disease treated with long-term injectable drugs. Respiratory Medicine，2011，105，781-787.

老年不典型肺部感染
伴反复发热一例

何 平 张金枝 汪金峰 江 凌 王朝晖

【病例介绍】

患者男性，81 岁。因"反复发热 3 个月，咳嗽、咳痰伴再次发热 4 天"于 2011 年 11 月 4 日入院。患者近 3 个月来反复因受凉出现发热，体温 38.5℃左右，伴咳嗽、咳白色黏痰或黄色脓痰，自服盐酸莫西沙星有效。4 天前因受凉出现咳嗽、咳痰，痰为白黏痰或黄脓痰，不易咳出，伴畏寒，全身酸痛，体力、食欲差。体温最高 38.5℃，无胸闷、胸痛，自服盐酸莫西沙星 2 日未好转。

既往史： 高血压史 7 年余、心房纤颤 40 余年、2 型糖尿病 1 年、多发性腔隙性脑梗死、颈椎病 、前列腺增生等。

入院查体： T 37.7℃，P 86 次/分，R 20 次/分，BP 130/65mmHg，神志清，全身皮肤黏膜无黄染，浅表淋巴结无肿大，口唇无发绀，双肺呼吸音粗，未闻及干湿啰音，心率 96 次/分，房颤律，未闻及病理性杂音，腹软，肝脾肋下未触及，全腹无压痛及反跳痛，双下肢无水肿。

辅助检查：

血常规：白细胞 $6.24×10^9$/L、中性粒细胞 54.30%、单核细胞 23.40%、红细胞 $3.32×10^{12}$/L、血红蛋白 102g/L↓、血小板 $82×10^9$/L↓。

血生化：钠 129.0mmol/L↓、氯 104.0mmol/L、总二氧化碳 21mmol/L、总蛋白 51.4g/L↓、白蛋白 25.4g/L↓，肾功能、心肌酶正常、胆红素、肝酶均正常。

血沉 53mm/h↑，CRP 114.00mg/L↑。

铁蛋白 1058.5μg/L↑。ANA 1:100 弱阳性、主要核型是斑点型。pANCA（+）。ASO、RF 正常。

多次痰培养检出铜绿假单胞菌。痰涂片找到真菌孢子及少量菌丝。

肺部 CT（图 59-1）：双肺支气管炎、肺气肿；双肺散在多发小钙化结节及少许纤维化灶；双侧少量胸腔积液；纵隔淋巴结增多。

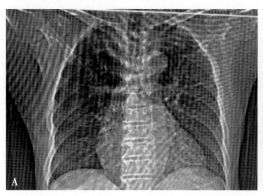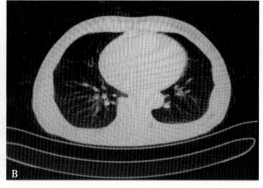

图 59-1 肺部 CT

双肺支气管炎、肺气肿；双肺散在多发小钙化结节及少许纤维化灶；

双侧少量胸腔积液；纵隔淋巴结增多

心脏 B 超：三尖瓣中度关闭不全，主动脉瓣退行性变，心房纤颤。

入院诊断：1. 发热待查；2. 高血压病 2 级；3. 2 型糖尿病；4. 心律失常 心房纤颤；5. 多发性腔隙性脑梗死 脑白质疏松 脑萎缩；6. 颈椎病；7. 前列腺增生症

【病例讨论】

汪金峰（华中科技大学同济医学院附属协和医院老年病科 医师）

患者为高龄老年患者，反复发热伴咳嗽咳痰 3 个月再发 4 天，曾自行服用"盐酸莫西沙星"有效，此次入院前在家服用"盐酸莫西沙星"两日，入院后给予"盐酸莫西沙星"针剂 3 天，体温在 38℃左右，停用"盐酸莫西沙星"以排除药源性发热，停药 4 天期间最高体温升至 38.9℃，化验检查见上，已用哌拉西林/他唑巴坦联合阿奇霉素静脉给药 5 天，体温在 38℃左右波动，痰涂片及培养可见白念珠菌感染，请各位专家讨论以下问题：①发热原因是什么？②下一步的检查及治疗方案选择？

辛建保（华中科技大学同济医学院附属协和医院呼吸科 教授）

患者血象中中性粒细胞不高，肺部 CT 提示普通细菌感染性病灶不明显，纵隔淋巴结增多，需完善 PPD、支气管镜、结核抗体等检查，以排除结核病变，尤其是支气管内膜结核、淋巴结核等，必要时行 PET-CT 检查以排除潜在的肿瘤性病变。治疗可停用阿奇霉素，以哌拉西林/他唑巴坦联合盐酸莫西沙星静脉给药，足程足量。

刘新月（华中科技大学同济医学院附属协和医院血液科 教授）

患者反复发热 3 个月，肺部 CT 未发现明显病灶，炎症反应蛋白升高，考虑混合感染可能性大，如结核、真菌感染等，可考虑预防性抗真菌治疗，是否诊断性抗结核治疗可请结核病院协诊。与其他发热疾病鉴别：①药物热：是指由药物过敏所致的发热。多表现为持续高热，常达 39℃，甚至 40℃以上，同时伴有皮疹，但中毒现象并不显著，缺乏明显的感染病灶，而且白细胞总数不高，无明显的左移与中毒性颗粒，体温多于停药后两天内恢复正常，本患者停用相关可疑药物后体温不降反升，应可排除药物热。②淋巴瘤：常有全身无力、消瘦、食欲不振、盗汗及发热等症状，可有淋巴结、淋巴组织及淋巴外组织起病，目前本患者淋巴瘤的依据不足，必要时可考虑行 PET-CT 检查以明确潜在的病变。③成人 Still 病：临床特征为发热、关节痛和（或）关节炎、皮疹、肌痛、咽痛、淋巴结肿大、白细胞总数和中性粒细胞增多以及血小板增多，严重者伴系统损害。本患者临床特征不符合此症。

沈凌汛（华中科技大学同济医学院附属协和医院风湿科　教授）

患者 CRP 升高明显，ESR 稍高，呈不对称性，患者否认有鼻窦炎、皮疹、关节痛等病史，免疫性发热的可能性不大。

周金海（武汉市医疗救治中心结核病科　教授）

患者反复发热 3 个月，从肺部 CT 的演变过程来看，目前无肺部结核的明显病灶。糖尿病患者易合并肺结核，但也易合并化脓性感染，目前暂无结核病的靶器官损害的表现，暂不考虑抗结核治疗，加强支持、抗化脓性细菌感染治疗，可考虑加用抗厌氧菌药物，如要诊断性抗结核治疗，需与家属充分沟通，知情同意。

张金枝（华中科技大学同济医学院附属协和医院老年病科　教授）

综合上述专家意见，考虑患者存在感染，细菌或合并真菌感染，呼吸道可能性大，多次痰培养提示铜绿假单胞菌生长，这种细菌广泛分布于自然界及正常人皮肤、肠道和呼吸道，是临床上较常见的条件致病菌之一。本菌对化学药物的抵抗力比一般革兰阴性菌强。青霉素对此菌无效，但氨基苷类、第三和第四代头孢菌素等抗生素作用较明显，一些半合成的青霉素类抗生素，比如哌拉西林也有很强的抗菌作用，其有效率约为 80%，联合用药可减少耐药菌株的产生。调整抗感染药物为以哌拉西林/他唑巴坦联合盐酸莫西沙星静脉给药，足程足量，同时采用氟康唑预防真菌感染。加强白蛋白、丙种球蛋白等支持治疗，控制血糖水平，维持水电解质平衡，暂不行抗感染治疗，必要时完善 PET-CT 检查。

会诊后抗菌治疗调整为继续哌拉西林他唑巴坦 4.5g 8 小时 1 次静滴共 14 天，盐酸莫西沙星 0.4g 每日 1 次共 21 天，氟康唑 200mg 每日 1 次口服共 21 天，丙种球蛋白 10.0g 每日 1 次共 5 天，间断补充白蛋白，采用胰岛素将空腹血糖控制于 7mmol/L 内，餐后两小时血糖控制于 10mmol/L 内，5 日后体温降至 <38℃，一周后体温持续正常，随着体温控制，患者体力、食欲明显改善，治疗 1 个月后出院。

【专家点评】

王朝晖（华中科技大学同济医学院附属协和医院老年病科　教授　主任医师）

1. 老年人肺部感染发病率和死亡率随年龄的增长而上升，其发病率大约是青年人的 10 倍。目前已知的危险因素包括：年龄 >65 岁；存在基础疾病，如慢性阻塞性肺疾病、糖尿病、充血性心衰、恶性肿瘤、神经系统疾病等；咽喉部寄植菌增加；可见或隐性的吸入；纤毛黏液系统功能下降；宿主防御功能减退；营养不良；集体居住；近期住院；气管插管或留置胃管；健康状态较差；吸烟和近期手术等。慢性基础疾病是其最重要的危险因素[1,2]。

2. 老年人肺部感染的病原菌中，条件致病菌、革兰阴性杆菌、厌氧菌、真菌、混合性感染、耐药菌也远比青年人多见。

3. 由于高龄和基础疾病的存在，老年人肺部感染的临床表现及影像学检查结果可能不典型。常有意识状态下降、嗜睡、头痛、食欲不振、恶心、腹痛、腹泻、尿失禁、淡漠、虚弱等神经系统和消化系统等非特异症状[3]。

4. 对老年人的肺部感染治疗要及时，任何延误都可能是致命的。治疗要选择较为广谱的抗菌药物，覆盖可能的致病菌；用药剂量应足量，疗程应足够，治疗剂量不足不但不能杀灭细菌，导致临床治疗失败，而且还诱导耐药菌的产生。

5. 本病例对老年人的肺部感染进行了及时诊断、足程足量广谱抗生素治疗、积极控制基础疾病及有效的支持治疗，最终临床结果良好，其中经验值得借鉴。

■ 参考文献 ■

1. 成蓓，曾尔亢. 老年医学. 第 2 版. 北京：科学出版社，2009：101-106.

2. 孙铁英，蒲纯. 老年肺炎的特点及危害. 中华老年多器官疾病杂志，2005，4（1）：76-78.

3. Gulshan Sharmal and James Goodwin. Effect of aging on respiratory system physiology and immunology. Clin Interv Aging，2006，1（3）：253-260.

疑似肺炎、肺结核的肺组织胞浆菌病一例

王丽静　陈　琼

【病例介绍】

患者男性，65 岁，因"咳嗽 1 周"于 2011 年 6 月 2 日入院。患者受凉后出现咳嗽，主要为干咳，无明显咳痰，无发热、盗汗、胸痛、咯血等不适。当地医院 PPD 皮试（−），肺部 CT 示：右上肺斑片状密度增高影，右中叶大片状密度增高影，其内可见充气支气管征（图 60-1），未治疗。以"肺炎"收住院。

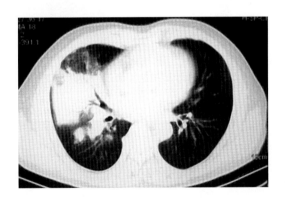

图 60-1　入院前肺部 CT

既往史："高血压" 10 余年，血压最高 150/90mmHg，服坎地沙坦，血压控制可。否认"糖尿病、冠心病"等病史，无"肝炎、结核"等传染病病史及其密切接触史，无重大手术及外伤史，无血制品输注史，无过敏史，预防接种史不详。

入院查体：T 36.5℃，P 76 次／分，R 20 次／分，BP 140/80mmHg，全身浅表淋巴结无肿大，颈静脉未见充盈，气管居中。双侧胸廓对称，双肺语音传导正常，双肺叩诊清音，双肺呼吸音清晰，无明显干湿啰音。

辅助检查：大小便常规、电解质、肝肾功能、肿瘤标志物、细菌内毒素检测、凝血常

规、肝炎全套均正常。抗 HIV （−）。

血常规：WBC $9.4×10^9$/L，N 80.8%↑，L 12.4%。

血沉：70mm/h↑。

结核抗体 IgG （+），IgM （−）。

真菌葡聚糖检测：57.0pg/ml。

心电图：电轴轻度左偏。

支气管镜检：支气管炎症（以右中叶明显）。

支气管分泌物抗酸染色液基夹层杯法：阴性。

支气管分泌物细菌培养：正常咽喉杂菌。

支气管镜取肺组织病检：右中叶分支黏膜慢性炎症。

诊疗经过： 予左氧氟沙星注射液抗感染治疗 12 天后复查肺部 CT：病灶较前增多、部分增大（图 60-2）。考虑普通细菌感染可能性不大，可能为真菌或结核等病原体感染。遂行 CT 引导下肺穿刺活检术，病理：（右中上肺）肉芽肿性炎，结合 HE 形态及特染，倾向组织胞浆菌病（见文末彩图 60-3）。

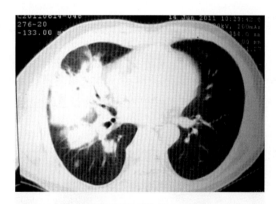

图 60-2 左氧氟沙星抗感染治疗 12 天后肺部 CT

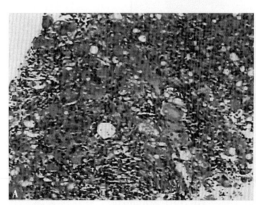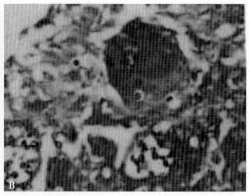

图 60-3 肺穿刺活检病理

HE 染色，A. ×200，B. ×400

诊断： 1. 肺组织胞浆菌病（右肺）；2. 原发性高血压 1 级（中危组）。

予伊曲康唑注射液抗感染治疗 2 周后复查肺部 CT 情况较前好转（图 60-4）。

患者咳嗽症状改善，病情好转出院。嘱其出院后继续伊曲康唑口服液抗真菌治疗，定期复查肺部 CT。

随访： 出院后分别于 2011 年 9 月 28 日、2011 年 11 月 8 日以及 2012 年 2 月 14 日多次门诊复查肺部 CT 均提示肺部病灶较前吸收

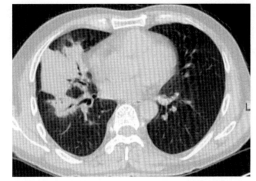

图 60-4 伊曲康唑抗感染治疗 2 周后肺部 CT

（分别见图 60-5~图 60-7）。治疗 10 个月后无不适，于 2012 年 4 月 24 日复查肺部 CT 示：肺部病灶基本吸收（图 60-8），遂停用药物治疗。

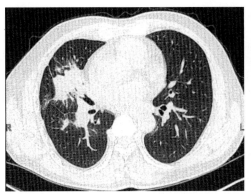

图 60-5 治疗 3 个月后肺部 CT

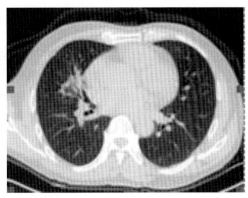

图 60-6 治疗 5 个月后肺部 CT

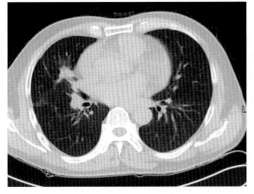

图 60-7 治疗 8 个月后肺部 CT

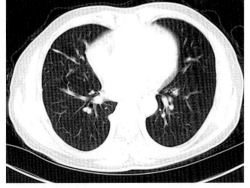

图 60-8 治疗 10 个月后肺部 CT

【病例讨论】

该患者为老年男性，起病急，主要表现为干咳，血常规结果提示感染，肺部 CT 可见

右上肺少许斑片状影以及右中肺大片状密度增高影，其内可见充气支气管征。因此首先我们考虑其肺部病变为感染性病变。但是经过两周经验性抗感染治疗后，复查肺部 CT 病灶较前增大，此时需考虑是否为其他病原体比如真菌、结核菌等的感染。但是患者行支气管镜检查未见其他病原体感染证据，且患者主要为干咳无痰，因此也不能行痰培养检查。最终经过 CT 引导下肺穿刺术，病理证实为组织胞浆菌病。因此，提高对本病的认识是至关重要的。在诊断不明的情况下，对高度怀疑肺组织胞浆菌感染患者，应争取行支气管镜下活检及 CT 引导下经皮肺组织穿刺活检，以获取组织病理学证据，提高确诊率。

组织胞浆菌病是一种传染性很强的原发性真菌病，此菌属双相菌，在组织内呈酵母型，生长于细胞内，室温 28℃ 左右培养则呈菌丝型。常由呼吸道传染，主要侵犯肺和单核-吞噬细胞系统，如肝、脾，也可侵犯肾、中枢神经系统及其他脏器。肺组织胞浆菌感染可因吸入含有组织胞浆菌孢子的尘埃至肺而发病，表现为慢性非特异性肉芽肿及坏死灶。肉芽肿主要由组织细胞组成。此外，尚有多形核巨细胞、淋巴细胞，在巨细胞和吞噬细胞内还可查到病原菌。病变最后发生纤维化及钙化而愈合。该病由于临床症状轻微，仅少数有低热、咳嗽、体重减轻、肺部湿啰音等，常不引起注意而被忽略，常被误诊为普通细菌感染肺炎、肺结核甚至肺癌[1]。

肺组织胞浆菌病根据影像学特点分型[2]：①肺炎型：双肺野散在斑片状阴影，密度较淡，边缘模糊，范围可波及整个肺叶或肺段，当波及整个肺叶时与大叶性肺炎难以区分。病灶在双上肺野时类似肺结核，在中下肺野时与支气管肺炎相仿，如有空洞形成则颇似肺脓肿。该患者即表现为肺炎型，从影像学上难以与普通细菌性肺炎鉴别。②结节型：病变可单发或多发，呈圆形或卵圆形致密结节状阴影，0.5~2cm 不等，密度均匀，边界清楚。体积较大的结节状病变可呈单个或多发的肺内球形病变，类似原发性或转移性肺肿瘤，可形成空洞，亦可为小的结节状阴影，散布于两肺野中内带，病变可钙化。组织胞浆菌侵及胸膜形成胸膜炎，引起胸腔积液或胸膜增厚，甚至累及肋骨。③粟粒播散型：双肺弥漫散在粟粒样结节，以中下肺野内中带分布为主，密度均匀，均呈圆形，1~4mm 不等，体积较大者分布稀疏，较小的则密集分布，但极少发生融合。病灶间肺组织正常。数年后可发生纤维化或钙化。④淋巴结肿大型：淋巴结肿大可与肺内病变并存或单独出现，淋巴结可钙化而痊愈。

肺组织胞浆菌病分期[2]：①活动期：肺部病变由肉芽组织形成肺实质与肺间质的炎性改变，表现为多发散在肺浸润和肺门淋巴结肿大。②愈合期：肺炎型的改变一般均能逐渐被吸收而不留痕迹，结节型、粟粒播散型及淋巴结肿大型则最后发生纤维化和钙化。钙化的结节大都呈圆形或椭圆形，边缘光滑、致密。

根据肺真菌病的诊治原则，肺真菌病的诊断：主要根据从痰、周围血液、骨髓、淋巴结穿刺物、活检等标本中找到细胞内的酵母型菌，再结合临床症状和培养检查。纤维支气管镜及 CT 引导下经皮肺组织穿刺活检，获取组织病理学依据或血清试验最终应以培养阳性来确诊。

急性肺组织胞浆菌病的治疗[3]：急性肺组织胞浆菌病的潜伏期约 2 周，症状无特异性，可表现为发热、寒战、咳嗽、呼吸困难和胸痛等。胸部 X 线检查常表现为急性肺炎，CT 扫描有时可见肺部结节及纵隔腺病。症状轻微的急性肺组织胞浆菌病患者无须接受抗真菌治疗。若轻微症状持续 1 个月仍未好转，建议给予伊曲康唑一日 200 mg（1 次或分 2

次服用）治疗 6~12 周。对中度和重度急性肺组织胞浆菌病患者，建议给予两性霉素 B 脂质体每日 3~5mg/kg 静脉注射，因伊曲的不良反应较两性霉素 B 脂质体少，因此两性霉素 B 脂质体连续用药 1~2 周后改用伊曲康唑一日 3 次，每次 200mg，共 3 天，继以一日 2 次，每次 200mg，共 12 周。对于伴有严重肺功能减退的重症病例，可在抗真菌治疗开始的 1~2 周给予甲泼尼龙一日 0.5~1.0mg/kg 静脉注射。该病例我们考虑为急性组织胞浆菌病，给予伊曲康唑注射液治疗后患者病情好转。患者出院后给予伊曲康唑口服液序贯治疗，多次复查肺部 CT 病变均较前好转，治疗 10 个月后复查肺部 CT，病变基本吸收，遂停药。

慢性空洞性肺部感染的治疗[3]：患有肺部基础疾病如肺气肿者更易从急性肺组织胞浆菌病进展为慢性空洞性肺部感染。此类型临床表现类似肺结核，典型表现有咳嗽、发热、盗汗和体重减轻等。胸部 X 线检查呈肺实变表现，以单侧或双侧肺上叶常见，部分患者在肺尖部可形成空洞。感染常持续数月，无法自愈。临床治疗建议采用伊曲康唑一日 3 次，每次 200mg，连续用药 3 天后改为每日 1 次或 2 次，每次 200mg，至少持续用药 1 年。治疗结束后对疾病的复发情况至少应监测 1 年。

所以，当我们对一个肺部感染性疾病的患者，根据其病史及影像学表现不能完全确诊时，且经验性抗感染治疗无效，且怀疑真菌感染时，同时应积极予以支气管镜检或 CT 引导下肺组织穿刺活检术，以期取得组织病理学的诊断依据。在确诊后更应该综合评估患者个体情况，全面考虑抗真菌药物的有效性及安全性之间的关系，综合分析应该采取怎样的治疗是最合适的，做到应用每一种药物时都有理有据，心中有数，使每一位患者都能得到在循证医学指导下的个体化治疗，力求达到最佳的治疗效果。

【专家点评】

陈琼（中南大学湘雅医院老年病科　教授）

这是一例典型的肺部组织胞浆菌病，临床医师通过 CT 引导下肺组织穿刺活检术从而获得明确的诊断。并根据诊断及其影像学改变予以个体化的抗真菌治疗，通过治疗后的影像学改变进一步确诊该疾病。相比其他咳嗽、肺部病变所致的常见疾病，肺组织胞浆菌病由于其患病率较低，容易误诊为其他疾病[4,5]，因此本病例的诊治过程是一个很好的示范病例。

有以下几点需要提出：

1. 对肺组织胞浆菌病因其缺乏特异的临床特征，且影像学改变无特点，很难与其他肺部疾病相鉴别，因此对于临床考虑感染性疾病，但是抗感染治疗效果不好的患者，要警惕其他病原体比如真菌、结核等的感染。应尽早进行肺穿刺活检术，以期得到病原学依据。这样就能尽早的明确诊断，而不会导致病灶进展。

2. 组织胞浆菌病确诊需依靠病原学证据，从患者体内检出有荚膜的组织胞浆菌是诊断本病的金标准。可从患者血液、骨髓、痰及其他分泌物直接涂片，或皮肤黏膜、肝、肺、淋巴结等病变部位标本病理切片在显微镜下找到组织胞浆菌孢子。直接培养出荚膜组织胞浆菌也可以确诊，但培养需要 4~6 周的时间，不利于早期诊断，限制了临床使用。基层医院可能不能进行穿刺活检术，但仍可以积极寻找确诊组织胞浆菌感染的证据，从而采取更有效的治疗方法和避免某些甚至是有害的治疗措施。

3. 肺组织胞浆菌病治疗时间长，注意动态观察影像学变化，同时需注意长期应用抗真菌药物的毒副作用。

参考文献

1. 龙志国，朱红波，章正华，等. 播散型组织胞浆菌病二例误诊分析. 临床误诊误治，2013，26（4）：20-22.
2. 王辉勇. 原发性肺组织胞浆菌病的临床 X 线诊断与鉴别. 中国热带医学，2006，6（5）：820-823.
3. 雷文知，都琳，杨雅骊，等. 组织胞浆菌病的诊断和治疗进展. 世界临床药物 医药专论，2010，31（12）：720-724.
4. 苏晓丽，陈琼，尹本义，等. 组织胞浆菌病一例. 中华结核和呼吸杂志，2002，25（4）：235.
5. 张梅春，胡成平，陈琼. 艾滋病合并组织胞浆菌病 1 例. 中国实用内科杂志，2005，25（3）：274.

老年骨质疏松骨折伴多种合并症的诊治一例

葛媛媛　李　杰　王　赞

【病例介绍】

患者女性，81 岁，主因"发热 40 余天，加重 1 周"于 2012 年 3 月 16 日入院。入院 40 多天前患者外伤致右小腿骨折在当地医院行牵引治疗过程中出现咳嗽、发热，体温最高 38.8℃，抗生素治疗后未缓解，并曾出现一过性意识不清、窒息和肢体抽搐。肺部 CT 提示肺内感染及少量胸腔积液。

既往史： 冠心病 10 年；腔隙性脑梗死 5 年，遗留有左侧肢体瘫痪和癫痫，目前应用卡马西平 1 片，2 次/日治疗。

入院查体： 体温 38.8℃，呼吸 26 次/分，血压 126/70mmHg。慢性病容，意识清楚，构音障碍，口唇略发绀，伸舌右偏，桶状胸，双肺可闻及干湿啰音，双下肺为著。心界不大，心率 107 次/分，第一心音强弱不等，心律绝对不整。右上肢肌力 3 级，左侧肢体肌力 0 级，病理反射未引出。右下肢处于牵引状态。双下肢轻度水肿。

入院后辅助检查：

血常规：白细胞 $8.8×10^9$/L，中性粒细胞 74%，红细胞 $3.45×10^{12}$/L，血红蛋白 108g/L，血细胞比容 0.335。

血生化：空腹血糖 5.75mmol/L，γ-谷氨酰转肽酶 66U/L，白蛋白 28.2g/L，前白蛋白 0.13g/L，球蛋白 33.8g/L，胆碱酯酶 3391U/L，尿素氮 2.84mmol/L，肌酐 45.2μmol/L。

痰培养：鲍曼不动杆菌，少量假丝酵母菌。

3 月 19 日肺部 CT（图 61-1）：右肺各叶，左肺舌叶及下叶炎症，不除外其内合并间质性肺水肿。双侧胸腔积液，右肺下叶部分被动性不张。

入院诊断： 1. 右下肢骨折（亚急期）；2. 双肺肺炎（真菌合并细菌感染）；3. 冠状动脉粥样硬化性心脏病、心律失常 快速型心房颤动　心功能 NYHA Ⅱ～Ⅲ级；4. 脑梗死后遗症期合并癫痫；5. 低蛋白血症。

治疗经过： 入院后给予抗感染、抗心律失常、纠正低蛋白血症等治疗，并辅以支持、

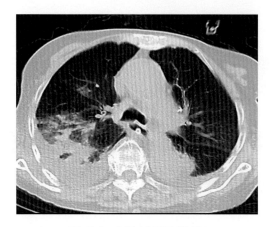

图 61-1　3 月 19 日肺部 CT
右肺各叶，左肺舌叶及下叶炎症，不除外其内合并间质性肺水肿。
双侧胸腔积液，右肺下叶部分被动性不张

对症治疗。

　　病情变化：入院第二天，患者突发鲜血便，共两次总量约 900ml，随之出现意识模糊，反应迟钝，血压 80/60mmHg，心率增快。立即给予禁食水、止血、升压、输血、补液、支持治疗。经上述处理便血量逐渐减少，血压升至 100/80mmHg，心率降低，意识逐渐恢复。急查血钾 2.57mmol/L，氯 94.8mmol/L，钙 1.74mmol/L。凝血功能正常。腹部 CT 平扫及增强提示直肠下段肠壁不均匀增厚，管腔变窄，强化不均匀。骶前间隙脂肪密度增高、浑浊。

　　入院第四天，行肠镜下止血术（见文末彩图 61-2）。进镜见直肠内大量暗红色血液潴留，视野观察受限。冲洗后暴露齿状线，可见内痔，齿状线处不规则溃疡，大小约 1.5cm×1.2cm，底覆白苔，溃疡边缘见一红色血栓，呈搏动性。经家属同意行内镜下止血治疗，置止血夹 4 枚，无活动性出血。术后肠道未再出血。

　　入院第七天，患者突然出现双眼向左侧凝视，伴右侧肢体抽搐，2 小时内多次发作，每次发作数分至十余分钟。急查头部 CT 示双侧多发性脑梗死及软化灶。考虑为血管病后癫痫发作，此外，鉴于患者直肠溃疡止血术后不久，应用止血药物，不除外血栓再发的可能。减少止血药物应用，加用营养神经、抗癫痫及对症治疗。住院期间再未出现上述症状。

　　入院第十天（3 月 26 日）复查肺部 CT（图 61-3）示肺部炎症明显减轻，胸腔积液量减少。同时咳嗽、咳痰明显减轻，体温降至正常。在内镜止血术一周后开始恢复流质及半流质饮食。

　　4 月 1 日复查肺部 CT（图 61-4）示肺内炎症进一步减少，胸腔积液消失。入院第二十天，患者咳嗽、咳痰、发热等症状消失，无双眼同向凝视及肢体抽搐发作，大便为黄色软便。查体：右肺偶闻湿啰音，左肺呼吸音清，心电监护：心率波动在 80~100 次/分，部分时段为房颤节律，部分为窦性心律，房颤出现多在叩背、咳痰等时段。治疗上继续增加琥珀酸美托洛尔缓释片剂量达 95mg/d 后，心电监护示均为窦性心律，心率 65~70 次/分。改抗生素为口服，病情稳定，好转出院。

出院诊断：1. 右侧胫骨骨折牵引术后；2. 双肺炎症；3. 冠状动脉粥样硬化性心脏病 心律失常 阵发性快速房颤 心功能Ⅱ级；4. 脑梗死后遗症期合并癫痫；5. 低蛋白血症；6. 电解质紊乱；7. 直肠溃疡出血；8. 失血性休克。

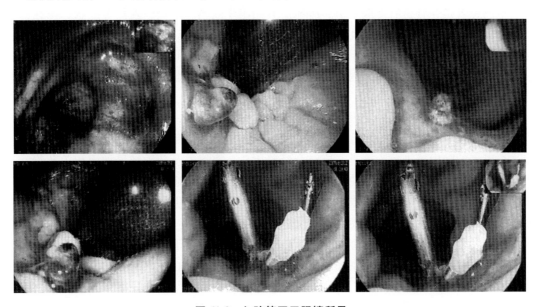

图 61-2　入院第四天肠镜所见
直肠内大量暗红色血液潴留，视野观察受限。冲洗后暴露齿状线，可见内痔，齿状线处不规则溃疡，大小约 1.5cm×1.2cm，底覆白苔，溃疡边缘见一红色血栓，呈搏动性

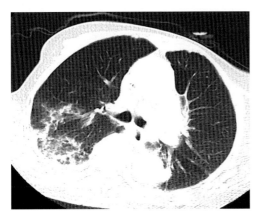

图 61-3　3 月 26 日复查肺部 CT
肺部炎症明显减轻，胸腔积液量减少

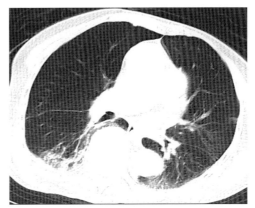

图 61-4　4 月 1 日复查肺部 CT
肺内炎症进一步减少，胸腔积液消失

【病例讨论】

一、外伤骨折与感染的关系

骨折是老年人常见的意外伤害事件，其中尤以导致患者卧床不能直立活动的骨折最常见，如胸腰椎骨折、骨盆及髋关节骨折、股骨颈骨折及下肢骨折。而骨折治疗恢

复期都是患者生存的重大危险期，有文献报道，老年人上述严重骨折可致 30%～40% 的患者出现多种合并症，甚至导致死亡。因此，骨折是一类严重危及老年人健康的重大疾病。

本例患者是在骨折后下肢牵引，卧床后开始出现咳嗽、咳痰、发热等症状，虽在当地已应用抗生素，但疗效欠佳。此患者作为骨折易患人群，具有的危险因素包括：①老年，女性；②生育较多（6 胎，4 男 2 女）；③既往脑梗死病史。这些因素中老年、女性、多胎生育是老年骨质疏松症的易患因素，而既往脑梗死病史所致肢体活动障碍是老年人骨折的常见诱因。

骨折合并肺感染的常见诱因包括长期卧床、咳嗽无力等，特别是骨折后长期卧床，导致坠积性肺炎。长期住院患者及应用抗生素者其致病菌常是耐药菌、真菌共同致病，故控制这类患者的肺内感染较为困难。应结合经验用药，痰培养及药敏结果加用相关药物。其他需注意的问题包括止痛药物使用抑制咳嗽反射，低蛋白血症和脑血管后遗症等问题，使肺组织渗出较多和误吸，诱发或加重骨折后感染，治疗方面更加困难，只有充分注意到有关问题，并积极综合治疗，才能有助于肺内感染的控制。

此患者肺感染的控制既是遵循上述策略开展和实施的。干扰此患者的最后一个问题是为促进患者排痰及避免压疮发生的翻身或拍背，均诱发患者心房颤动屡次发作。在很多长期卧床的患者有效的排痰如手工拍背、机械排痰及结合气道湿化排痰等方法是控制肺感染的重要措施，而定时翻身一方面可同样有助于排痰，并对卧床患者预防压疮有重要作用。为达到有效控制心率，维持心功能状态，并尽可能恢复窦性心律的治疗原则，应逐渐调整 β-受体阻滞剂的使用剂量，争取达到维持量。在上述这些综合治疗措施下，患者的肺感染及房颤逐步得到控制，治疗效果较好。

二、消化道出血及其治疗

便血是消化道出血的一种常见类型。便血的诊断主要包括失血量评估，出血部位及原发病。便血的部位可以发生在消化道自上到下的任何部位。一般来讲，出血部位越靠上，便血越陈旧，甚至呈柏油便、黑便。出血部位越靠下，便血越新鲜。导致便血的原发病包括炎症、溃疡、寄生虫、血栓、肿瘤以及全身和附近脏器的一些疾病。对于便血患者急诊救治最重要的内容是出血量和全身循环状态的评估。因为胃肠道是典型的空腔脏器，血液自血管内溢出后可能会有相当部分无法及时排出，仅靠便血量评估出血量常存在很大误差。评估的主要指标包括：血压、心率、尿量、血常规、意识状态等。一旦出现上述指标的趋向性的改变应立即采取措施止血，抗休克，恢复血容量等抢救措施。而寻找原发病的检查在此类患者中要结合具体情况确定检查时机，不易操之过急。

分析此患者出血的原因主要有几点：首先患者骨折后在当地医院应用抗凝药物预防血栓。骨折后预防血栓非常重要，但其副作用之一就是出血。其次，患者因肺感染长时间应用抗生素，抗生素的应用常致胃肠功能紊乱、溃疡，菌群失调，影响维生素 C、K 吸收，是消化道出血的常见原因。最后，患者有可能存在痔疮、便秘、血管硬化等，也是致患者出血的常见原因之一。

有关该患者出血的治疗问题：本患者在出血短时间内出现血压降低、心率加快、意识模糊、反应迟钝，提示出血量较大，影响全身血液循环状态，特别是脑灌注状态，存在低血容量甚至失血性休克。综合考虑患者病情危重，一般状态较差，生命指征不稳定，肠镜检查止血或剖腹探查风险极高，急诊止血治疗以内科用药为主。立即给予止血、升压、输血、补液、对症治疗。经过积极努力，患者便血量逐渐减少。生命指征趋于好转，待血压平稳，给患者作肠镜检查。结果发现直肠内痔合并溃疡，溃疡边缘可见红色血栓，放置止血夹四枚。经过上述处理后，患者活动性出血逐渐停止。

三、癫痫发作及治疗

患者入院前既有发作性双眼偏视，肢体抽搐，诊断脑血管病后癫痫，住院过程中再次出现上述症状发作。老年人脑血管病后癫痫多表现为双眼偏视、单侧或一侧肢体抽搐及一过性意识不清、二便失禁等症状，而较少出现全身性抽搐。常导致摔伤、误吸、咬舌等合并症。老年人脑血管病后癫痫的基本病理改变是神经系统瘢痕形成放电，诱发因素包括新发血栓、电解质紊乱、感染等[1]。

此患者头颅 CT 示多发脑软化灶，是多次脑梗死的结果。梗死后瘢痕组织放电是导致癫痫发作的主要原因。诱因方面上述几个常见诱因均存在。其中新生血栓的可能性更大。因为患者长期卧床，便血后应用止血药物，此类患者癫痫治疗在原发病治疗方面虽然考虑有新生脑梗死，但考虑到患者直肠出血尚未稳定，不易搬动，加之 CT 提示梗死面积不大，在神经科指导下仅给予营养神经治疗，并逐渐减少止血药物的应用。抗癫痫药物未特殊应用，主要是考虑到患者一侧肢体瘫痪，抽搐范围较小，营养神经及全身感染等因素控制后治疗效果较好，未再出现抽搐。

老年脑血管病后癫痫治疗原则：

缺血性脑卒中后癫痫的早期发生率为 2%~33%，晚期发生率为 3%~67%。目前缺乏脑卒中后是否需预防性使用抗癫痫药或治疗脑卒中后癫痫的证据。推荐意见：①不推荐预防性应用抗癫痫药物（Ⅳ级推荐，D 级证据）。②孤立发作 1 次或急性期癫痫性发作控制后，不建议长期使用抗癫痫药物（Ⅳ级推荐，D 级证据）。③脑卒中后 2~3 个月再发的癫痫，建议按癫痫常规治疗，即进行长期药物治疗（Ⅰ级推荐）。④脑卒中后癫痫持续状态，建议按癫痫持续状态治疗原则处理（Ⅰ级推荐）[2]。

脑卒中后癫痫的治疗要个体化，缓解原发疾病也是治疗环节中重要的一项。由于老年患者独特的生理性，其所具有的基础疾病、合并症等，因此在选择用药方面，应尽量选择胃肠道副作用较少、肝肾负担较轻且更易吸收的药物，而用药时更应遵循较低的起始剂量[3]。在抗癫痫治疗的同时，还要进行其他相关疾病的治疗与预防。

四、心房颤动合并心力衰竭的治疗

此患者入院时心脏检查发现快速房颤伴有呼吸困难等，既往曾诊断冠心病，经治疗后房颤逐渐转为阵发性，最后转为窦性心律，心率控制在 70~80 次/分（平静状态下）。

快速性房颤是老年人最常见的心律失常，其主要病理生理基础是冠心病、心力衰竭。主要诱发因素包括感染、电解质紊乱、疼痛、贫血、失血等。快速性心房颤动的治疗策略主要包括如下几个方面：①原发病治疗；②去除各种常见诱因；③控制心室率；④复律；⑤抗凝，减少并发症。

老年人快速房颤的实际临床治疗过程中，上述几方面问题均涉及，但原发病常无法根治，如冠心病、糖尿病等。寻找和去除房颤发生的诱因至关重要。及时、有效的采取措施控制感染，特别是肺感染可以有效地减轻心脏负荷和炎症毒素吸收导致的心肌损伤，对房颤及房颤合并心衰的有效控制可能发挥决定作用。其他诱因如电解质紊乱、贫血等因素的控制对快速性房颤的控制也很重要。房颤控制心室率和复律的问题，国内外观念不尽相同，但总体差异不大。对年轻人，原发病治疗有效，心功能代偿情况理想。房颤持续时间较短者可以采用药物，电消融术等方法复律根治房颤，进而改善患者心功能及预后状态，减少房颤并发症。但对于老年房颤患者，特别是高龄患者，常常因原发病无法根治，房颤存在时间较长，心脏已发生电生理重构，诱因很难去除，无法耐受有关药物和手术等原因致老年房颤患者无法复律或复律后很难维持。在这样的情况下，控制心室率，维持心功能的治疗，显然更加贴近实际，治疗目标也更加容易完成[4]。从另外的角度讲，国内外众多指南和相关荟萃分析结果提示有效的控制心室率的慢性房颤患者远期生存率、致残率等指标与复律者无明显差异。而单纯强调复律却可能因抗心律失常药物应用剂量过大的问题影响患者预期寿命[5]。最后抗凝问题是慢性房颤治疗过程中必须要考虑的问题。抗凝国内外常用华法林、利伐沙班、阿哌沙班等药物[6]，但每个患者具体的应用受到医师经验、患者自身条件、医保政策等方面因素的影响，需具体病例具体分析和实施。本病例入院时房颤为快速型，持续时间较长，其原发病为冠心病，合并Ⅱ～Ⅲ度心衰。影响房颤、心衰治疗的主要诱因包括肺感染，电解质紊乱，低蛋白血症，贫血等诸多因素。这些危险因素的有效治疗和纠正对控制房颤和心衰至关重要。住院过程中随着上述问题的纠正和减轻，患者心室率逐渐下降，并出现部分时段阵发性房颤，部分时段为窦性心律的情况，且窦律维持时间不断延长。在琥珀酸美托洛尔逐渐增量到一定水平后房颤消失，心率控制在 70～80 次/分的较理想状态，但此患者抗凝治疗因为住院过程直肠出血的问题未继续，原则应在活动性出血停止 2~4 周重新评估后重新开始。

【专家点评】

李杰（吉林大学第一医院老年干部科　副教授）

老年人群中骨折是最常见的外伤，特别是在合并骨质疏松和脑血管后遗症的人群中。此病例为骨折后出现多种合并症的患者，主要包括肺感染、直肠溃疡、脑梗死等，其中肺感染、脑梗死是骨折后常见的合并症，直肠溃疡及出血的部分原因是抗凝药物的使用问题，结合这一病例有几点需要指出：

1. **骨质疏松的治疗**　骨质疏松是一种退行性疾病，随着年龄增长，患病风险增加。骨质疏松性骨折危害很大，导致致残率和致死率增加，如发生髋部骨折后 1 年内，死于各种并发症者达 20%，而存活者中致残率 50%。而且制动后发生急性骨丢失，患者每周骨丢失约占骨总量的 1%，相当于正常情况下一个人一年的"生理性骨丢失量"，进一步加重骨质疏松。但骨质疏松是可防、可治的。根据我国原发性骨质疏松症诊治指南（2011）建议，骨质疏松的治疗内容包括：基础措施，药物干预和康复治疗。基础措施是：进食低盐、适量蛋白质及富含钙的均衡膳食，适量户外活动和日照；补充钙剂，绝经后妇女和老年人每天钙摄入量推荐剂量为 1000mg；补充维生素 D，老年人推荐剂量为 400~800IU/d。药物干预可选择双膦酸盐类和降钙素类[7]。

该患者为老年女性出现骨折，可在治疗上予以干预，补充钙质和维生素 D，并选用双膦酸盐类药物或降钙素类药物治疗，将会有益于骨折的治疗及减少再次骨折的发生，改善生活质量。

2. **老年患者骨折后常见合并症的综合治疗**　老年患者骨折后临床表现特点：①长期

卧床患者比例高，因老年人常患有心、脑血管疾病、肺部疾病、肾脏疾病等以及因衰老导致的心、肺、肾功能减退，不能耐受手术需长期卧床治疗，即使耐受手术，术后卧床时间也会较长。②骨折后并发症多，且治疗矛盾。常合并肺感染，压疮，脑梗死，肺静脉栓塞，消化道出血等。该患者骨折后出现肺感染治疗效果不好与卧床和咳嗽、咳痰困难有关，加之合并院内感染等因素。为预防长期卧床深静脉血栓形成的发生，予以抗血小板聚集及抗凝治疗，这些又成为之后消化道出现的原因之一。而消化道出血和脑梗死的治疗是矛盾的，因此临床上需在全面分析病情的基础上，全面评估，采取兼顾各种疾病的综合治疗及个体化治疗的方案。

王赞（吉林大学第一医院神经科　副教授）

血管病后癫痫是老年人临床较常见的疾病，为继发性症状性癫痫。急性诱发因素主要为脑梗死，脑出血和蛛网膜下腔出血，也可继发于陈旧性脑血管病。为明确诊断应进行脑电图检查，必要时行 24 小时长程脑电图监测，明确异常放电部位及类型。若脑电图提示有异常放电存在，必须给予抗癫痫治疗。对各种急性脑血管病导致的癫痫发作，原发疾病及相关治疗很重要。如脑电发现存在异常放电现象，可给予拉莫三嗪、左乙拉西坦、托吡酯等。需注意副作用，小剂量开始，逐渐加量，定期复查脑电图，调整抗癫痫药物剂量，直至症状得到有效控制，但同时应警惕抗癫痫药物潜在的对神经系统抑制作用，如影响吞咽及肢体功能康复等。

◼ 参考文献 ◼

1. Nakken KO, Saetre E, Markhus R, et al. Epilepsy in the elderly. Tidsskr Nor Laegeforen, 2013, 133 (5)：528-531.

2. 中华医学会神经病学分会脑血管病学组急性缺血性脑卒中诊治指南撰写组. 中国急性缺血性脑卒中诊治指南 2010. 中华神经科杂志, 2010, 43 (2)：146-153.

3. 陆钦池, 高枚春. 抗癫痫药物应用指南 I ——新型抗癫痫药物的药力和耐受性：新发癫痫的治疗（美国神经病学学会治疗学和技术评定分委会和质量标准分委会及美国癫痫协会报告）. 国际神经病学神经外科学杂志, 2008, 35 (3)：203-207.

4. 马长生. 2012 年欧洲心脏病学会心房颤动治疗指南更新解读. 中国循环杂志, 2012, 27 (s1)：6-11.

5. 高植明. 胺碘酮与索他洛尔治疗心房颤动的荟萃分析. 中国医药指南, 2010, 29-31.

6. 蒋小波. Xa 因子抑制剂对心房颤动抗凝治疗疗效及安全性的荟萃分析. 中华心律失常学杂志, 2013, 17 (1)：53-59.

7. 中华医学会骨质疏松和骨矿盐疾病分会. 原发性骨质疏松症诊治指南（2011）. 中华骨质疏松和骨矿盐疾病杂志, 2011, 4 (1)：2-16.

高龄散发性无痛性甲状腺炎一例

刘承云　肖昌亮

【病例介绍】

患者男性，87岁，主因"咳嗽、喘息半月，食欲不振、乏力10天"入院。患者于半个月前开始出现咳嗽，伴胸闷、喘息，活动轻度受限。10天前感厌食、恶心、欲吐、味觉异常和间断腹泻等消化道不适，且症状日趋明显。无胸痛、心悸、头晕、头痛及肢体活动障碍。

既往史：有"冠心病、慢性阻塞性肺疾病、慢性肾功能不全、高血压病、骨质疏松症"病史多年，有人工心脏起搏器植入史。

入院查体：T 36.5℃，P 80次/分，R 17次/分，BP 106/66mmHg。神志清，颈软，双侧甲状腺Ⅰ度肿大，质地较坚实，无触痛和压痛，听诊无血管杂音。双瞳孔等大，对光反射正常存在，无突眼。双肺呼吸音低，双下肺闻及少量中细湿啰音。叩诊心界向左下扩大，心率84次/分，房颤律，各瓣膜听诊区未闻及杂音。腹软，无压痛及反跳痛，肝脾肋下未及。双下肢轻度水肿。

入院辅助检查：

血常规：红细胞 $4.76×10^{12}/L$，白细胞 $8.5×10^9/L$，血红蛋白 87g/L↓，血小板 $215×10^9/L$，中性粒细胞比率60%。

尿常规正常。

血沉：15mm/h。

血生化：总胆红素 29.7μmol/L↑，白蛋白 29.6g/L↓，HDL-C 0.75mmol/L↓，尿素氮 9.26mmol/L↑，肌酐 200μmol/L↑，BNP 300pg/ml↑，TnI 正常。

凝血功能：PT 39.8秒↑，INR 4.33↑，APTT 69.3秒↑。

血肿瘤标志物：CA125 128.9U/ml↑，铁蛋白 763μg/L↑。

甲状腺功能：总 T_3、T_4 水平正常，FT_3 20.2pmol/L↑，FT_4 >77.2pmol/L↑，TSH 0.0207μIU/ml↓，TPOAb（+），TRAb（－）。

心电图：心律失常　房颤，左室高电压。

甲状腺^{131}I摄取率：吸碘率均下降。2小时吸碘率2.1%~3.2%，6小时吸碘率5.3%~

7.5%，24 小时在 0.1%～10%。

诊断：1. 老年散发性无痛性甲状腺炎；2. 冠心病 持续性心房颤动 人工心脏起搏器植入术后 心功能Ⅲ级；3. 原发性高血压 2 级（极高危）；4. 慢性阻塞性肺疾病 稳定期；5. 慢性肾功能不全 氮质血症期；6. 原发性骨质疏松症。

治疗：经过 β-受体阻滞剂控制心室率（酒石酸美托洛尔）、保护胃黏膜（泮托拉唑、莫沙必利）、抗血小板聚集（阿司匹林）、抗凝（华法林，入院前已用，入院时 INR 偏高，遂停用华法林，一周后 INR 降至 2.0，遂逐渐恢复华法林每日 1.5mg 逐渐调整至 3mg）、调脂稳定斑块（瑞舒伐他汀）、降压（培哚普利、氨氯地平）、利尿（呋塞米、螺内酯）等治疗后，症状逐渐消失，FT_3、FT_4 恢复正常（表 62-1）。甲状腺 ECT（2012 年 7 月 20日）：双叶甲状腺摄取 ^{99m}Tc 功能明显减低，可见甲状腺轮廓，体积增大，边界欠清晰，放射性分布稀疏。治疗后上述情况明显改善（见文末彩图 62-1）。

表 62-1 甲状腺功能一览表

	日期	FT_3（pmol/L）	FT_4（pmol/L）	TSH（μIU/ml）
治疗前	2012 年 7 月 10 日	20.2↑	>77.2↑	0.0207↓
治疗后	2012 年 7 月 19 日	>50↑	>100↑	0.018↓
	2012 年 7 月 27 日	7.2↑	425.2↑	0.0171↓
	2012 年 7 月 29 日	5.9↑	417.1	0.01↓
	2012 年 8 月 3 日	3.8	11.6	0.1159↓

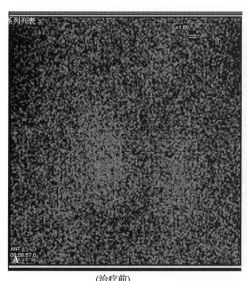 

（治疗前）　　　　　　　　　　　　　　　（治疗后）

图 62-1 甲状腺 ECT

A. 治疗前：双叶甲状腺摄取 ^{99m}Tc 功能明显减低，可见甲状腺轮廓，
体积增大，边界欠清晰，放射性分布稀疏；B. 治疗后：明显改善

【病例讨论】

甲状腺炎是一种常见的甲状腺疾病，临床表现多种多样，同一种类型的甲状腺炎在病程的不同时期不仅可以表现为甲状腺功能亢进，还可表现为甲状腺功能减退，可以表现为弥漫性甲状腺病变，还可以表现为甲状腺结节，有时不同类型的甲状腺炎可以互相转换。

无痛性甲状腺炎是亚急性淋巴细胞性甲状腺炎的一种，于 1975 年被确认，其发病与自身免疫、高碘负荷、病毒感染及内外源肾上腺糖皮质激素水平减低有关[1]。发病年龄较轻（30~50 岁），男女比例为 1∶2~1∶5，其发病率在以甲亢症状初诊的患者中占 5%~20%[2,3]。典型的无痛性甲状腺炎的甲状腺功能变化类似于亚急性甲状腺炎，但全身症状不明显。疾病分为三个阶段，甲状腺毒症期（早期）、甲状腺功能减退期（甲减）和恢复期，约 40% 患者进入为期 2~9 个月的甲减期，其严重程度与 TPOAb 滴度直接相关。若甲减期持续 6 个月以上，成为永久性甲减可能性较大。10 年后约 20% 患者存在持续性甲减，10%~15% 复发[2]。

无痛性甲状腺炎临床上病程短，为一过性的甲状腺毒症，可表现为轻中度高代谢症状，以怕热、多汗、心悸、消瘦为主，临床也可以没有高代谢症状。甲状腺表现为轻中度肿大，质软，无明显结节，无压痛及血管杂音，无突眼及胫前黏液性水肿。甲状腺 ^{131}I 摄取率降低，甲状腺超声彩色血流不丰富，甲状腺的淋巴细胞浸润为特征，可伴有一过性甲减，但绝大部分可完全恢复。极少数患者发展成慢性淋巴细胞性甲状腺炎，呈永久性甲减[3,4]。

无痛性甲状腺炎典型临床表现分 3 期[2,5]：

（1）甲状腺毒症期：由于甲状腺腺泡破坏，甲状腺激素逸出，一般全身症状与其他原因所致甲状腺毒症无异，但多为轻中度，也可伴白细胞减少、肝转氨酶升高和心房纤颤，症状持续数周至数月，可达 2~5 个月。50% 的患者甲状腺不大，50% 患者甲状腺轻度肿大。血清 TT_3、TT_4、FT_3 大多升高，也可有正常。FT_4 多升高，血清 TSH 均减低。甲状腺放射性核素扫描为摄碘或摄锝延迟，像呈弥漫或部分稀疏。大多数患者甲状腺摄碘率低于正常。

（2）低甲状腺素血症期：持续 1~6 个月，此两期临床症状分别呈相应甲状腺功能表现。血清 TSH 于初期为低值，然后逐步升至正常或高值。甲状腺放射性核素扫描也表现为摄碘或摄锝延迟。

（3）恢复期：临床症状消失，血清甲状腺激素水平及放射性核素检查恢复正常，部分患者不经低甲状腺素血症期直接恢复，部分患者遗留永久甲减。

无痛性甲状腺炎的诊断主要依据甲状腺激素水平检测、甲状腺 B 超彩色血流测定和放射性核素检查，特别是甲状腺 ^{131}I 摄取率对诊断有非常重要的意义。对病程短、甲状腺不太大或轻度肿大、不痛、无突眼的甲状腺毒症患者均应考虑散发性无痛性甲状腺炎可能，否则易误诊为 Graves 病，必要时做甲状腺活检以明确诊断[6]。

此病例为高龄男性患者，以消化道症状为突出表现。早期化验指标提示甲状腺功能亢进，但缺乏高代谢症候群，合并有心、肾功能障碍，容易误诊。该患者通过及时的甲状腺 ECT 检查，为疾病诊断及治疗提供了正确的方向，该患者经过 β-受体阻滞剂对症治疗和质子泵抑制剂治疗消化道症状后病情缓解，FT_3、FT_4 恢复正常。

　　无痛性甲状腺炎是桥本甲状腺炎的变异型，是自身免疫性甲状腺炎的一个类型，与亚急性甲状腺炎相似，应与无突眼、甲状腺肿大不显著的 Graves 病相鉴别：后者病程较长，甲状腺毒症症状更明显，T_3/T_4 比值往往>20，甲状腺摄碘率增高伴高峰前移。必要时可行 FANC 检查加以鉴别。

　　（1）本病甲状腺 ^{131}I 摄取率降低，一般为 5% 左右，很少超过 10%。甲状腺 B 超彩色血流不丰富。有别于 Graves 病，对鉴别诊断十分有意义。

　　（2）本病与亚急性肉芽肿性甲状腺炎亦有许多相似之处，如起病初期都有甲状腺激素水平暂时增高，而甲状腺摄碘率降低，但主要区别是本病无甲状腺疼痛，无发热，血沉不快，白细胞数不高，组织细胞学与后者也明显不同。

　　（3）本病的临床经过与桥本甲状腺炎不同，甲状腺无肿大或轻度肿大，质地偏软，无结节感，组织细胞征象有相似之处，即都有大量淋巴细胞浸润，但本病无桥本甲状腺炎的特征性生发中心和淋巴滤泡形成征象，纤维化少见。

　　对无痛性甲状腺炎的甲状腺毒症期的治疗，多数学者认为在甲状腺毒血症期只用 β-受体阻滞剂即可改善症状，不必用抗甲状腺药物，无须糖皮质激素治疗，禁忌手术和 ^{131}I 治疗[4]。同时，指南也指出糖皮质激素虽可缩短甲状腺毒症病程但并不能预防甲减的发生[2]。对于甲状腺毒血症期患者的治疗，对症处理为最佳选择，而对于症状明显者需短期内控制甲亢者也可加用糖皮质激素治疗。有报道 50 例散发性甲状腺炎用泼尼松治疗的患者，40 例在半月内 FT_3、FT_4 恢复正常，这一点亦可作为治疗性诊断措施[7]；对于一些近期内因食含碘食物或药物而不能做甲状腺摄碘率的患者或对于诊断不能肯定的患者，短期应用抗甲状腺药物治疗也是一种可采用的治疗方法，但长期应用抗甲状腺药物，有可能增加甲减发生率，或增加患者药物相关的副作用[8]。若甲状腺毒症能在短期内（<2 个月）恢复，散发性无痛性甲状腺炎的可能较大。此类患者应限制长期或突然大剂量摄碘，防治碘甲亢发生。

　　无痛性甲状腺炎的甲状腺功能最终恢复正常，但本病数月或数年可复发，甚至数次复发，另外由于本病有潜在甲减可能，因此需密切随访[7]。

【专家点评】

刘承云（华中科技大学同济医学院附属协和医院老年病科　教授）

　　这是一例不典型的高龄散发性甲状腺炎，其代谢改变症候群如怕热、多汗、心悸、消瘦等不明显，而表现为消化道症状，容易漏诊和误诊。

　　老年甲状腺疾病并不少见，但临床表现常不典型。一般认为老年人随着年龄增长，身体各种器官也随着衰老，甲状腺与其他器官一样，体积缩小，重量减轻，同时甲状腺功能可能有轻度下降，但在临床上表现并不明显。老年人甲状腺一般是缩小的，所以遇到甲状腺增大的老年人，要高度警惕甲状腺疾病和甲状腺肿瘤的可能。

　　老年人甲状腺疾病主要包括甲状腺代谢相关疾病，如单纯性和结节性甲状腺肿，甲状腺疾病常见的有慢性淋巴细胞性甲状腺炎、亚急性甲状腺炎等，以及甲状腺良性和恶性肿瘤等。其中甲状腺炎性疾病导致的甲状腺功能的变化对老年人的危害较大，由于其发病隐匿，往往不能得到及时诊治，因此增强对老年人甲状腺炎性疾病的重视程度，对于提高老年人甲状腺炎性疾病的诊治水平至关重要。

■ 参考文献 ■

1. Liel Y，Alkan M. Traverlers thyrotoxicosis：transitory thyrotoxicosis induced by iodinated preponation for water purification. Arch Intern Med，1996，156（7）：807-810.

2. 中华医学会内分泌学分会《中国甲状腺疾病诊治指南》编写组. 中国甲状腺疾病诊治指南-甲状腺炎. 中华内科杂志，2008，47（9）：784-788.

3. 卢纹凯，李秀娟，陈颖丽，等. 散发型无痛性甲状腺炎的探讨. 北京医学，2001，23（2）：119.

4. 伊娜. 散发性无痛性甲状腺炎 30 例临床分析. 实用医学杂志，2006，22（19）：2278-2279.

5. 邓爱民，林延德，王国华. 甲亢散发型无痛性甲状腺炎的诊断与治疗. 中国医师杂志，2002，4（6）：612-614.

6. 陈安芳，高芸，李玲. 散发无痛性甲状腺炎 87 例临床分析. 临床荟萃，2003，18（12）：706.

7. 李玲，包建东，陈安芳等. 散发型无痛性甲状腺炎 183 例临床分析. 中国交通医学杂志，2004，18（6）：644-645.

8. 王竹兰，王杨天，王坚. 散发型无痛性甲状腺炎. 医学研究生学报，2001，14（2）：176-177.

病例 63

老年原发性甲状旁腺功能亢进并多发性周围神经病一例

胡 琦 朱遂强 张存泰

【病例介绍】

患者男性，76 岁，因"进行性四肢麻木无力 2 周"于 2012 年 1 月 8 日入院。患者无明显诱因起病，主要表现为四肢末端持续麻木，并伴有发作性刺痛，每次疼痛持续约数分钟，可自行缓解，每日发作 10 余次。患者同时感四肢无力进行性加重，持物困难，行走不能。患者家属代诉其睡眠明显增多，睡眠时难以唤醒。患者自发病以来无大小便失禁，无吞咽困难、饮水呛咳，无发热，无头痛及恶心呕吐，无失语，无抽搐，在外院按"周围神经病变"治疗无好转。

既往史：高血压；两次泌尿系结石手术史，术后结石仍复发。

入院查体：神清，皮肤巩膜无黄染，浅表淋巴结未及肿大。双侧瞳孔等大等圆，对光反射灵敏。颈软，右侧甲状腺处可扪及大小约 1cm×2cm×2cm 包块，无触痛，未闻及血管杂音，左侧甲状腺未见异常。双肺呼吸音清，未闻及啰音，HR 65 次/分，律齐，各瓣膜听诊区未闻及杂音，腹平软，无压痛及反跳痛，肠鸣音活跃，肝脾肋下未触及，墨菲征（−），双肾区无叩击痛，移动性浊音（−）。

神经科查体：嗜睡，眼球活动可，无面舌瘫，四肢远端袜套样浅感觉减退，四肢近端肌力Ⅳ级，远端肌力Ⅱ级，四肢腱反射减弱，双侧病理征阴性，脑膜刺激征阴性，神经根牵引痛阳性。

辅助检查：

血常规：血红蛋白 105g/L↓，余正常。

血生化：钾 4.66mmol/L，钠 143.10mmol/L，氯 111.3mmol/L↑，钙 3.05mmol/L↑，磷 0.51mmol/L↓，肌酐 105μmol/L↑，尿素 7.90mmol/L，尿酸 454.4μmol/L↑，eGFR 59.6ml/（min·1.73m^2）↓，碱性磷酸酶 209U/L↑，余正常。

尿常规：尿蛋白（+）。

肿瘤全套：鳞状细胞相关抗原为 23.7ng/ml↑，余正常。

风湿/类风湿全套、肌酶谱、空腹血糖、糖化血红蛋白、血沉、凝血常规、甲状腺功能全套、乙肝全套、输血全套、心梗三项、骨髓瘤全套均正常。

心电图：窦性心律，大致正常心电图。

心脏彩超：主动脉瓣退行性改变。

头颅CT：左侧基底节和左侧额叶腔隙性梗死，脑萎缩，脑白质病。

胸部CT：肺气肿，右肺钙化增殖灶，双侧胸膜增厚。

腹部彩超：双肾多发结石，右肾萎缩。

骨密度测定：骨量减少。

诊疗经过：考虑患者症状以周围神经损害为主，但原因不明，遂行腰穿，结果提示脑脊液颜色清亮，蛋白定性（−），有核细胞计数 1×10^6/L，葡萄糖 3.52mmol/L，氯 129.7mmol/L，脑脊液总蛋白 416.4mg/L（正常范围 150~450mg/L），脑脊液白蛋白 275mg/L（正常范围 0~350mg/L），未见细胞蛋白分离现象。查肌电图也仅提示多发性周围神经损害，F波和H反射未见异常，上述检查均不支持急性吉兰-巴雷综合征。

结合该老年患者有多次泌尿系结石病史，且血钙出现明显升高，分析患者周围神经损害病因可能为原发性甲状旁腺功能亢进，为此，我们进一步完善相关检查，结果提示：甲状旁腺素 1095.00pg/ml↑（正常范围为 15~65pg/ml）。

甲状腺及甲状旁腺彩超（图63-1）：甲状腺左、右侧叶大小分别为 1.7cm×2.1cm×4.5cm、1.7cm×2.1cm×4.6cm，峡部厚0.3cm，甲状腺双侧叶内可见多个低回声区，边界尚清，内回声尚均，甲状腺右侧叶右后方可见一范围 3.7cm×1.2cm 的低回声区，边界尚清，内回声不均，考虑为肿大的甲状旁腺，双侧颈部未见明显肿大淋巴结。

^{99m}Tc-MIBI SPECT 显像：甲状腺右叶下部显影较浓，考虑甲状旁腺右叶中下部腺瘤或增生。

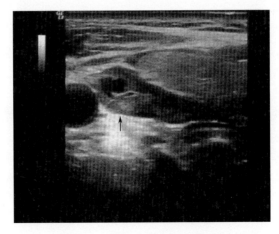

图63-1 甲状腺及甲状旁腺彩超

甲状腺左、右侧叶大小分别为 1.7cm×2.1cm×4.5cm、1.7cm×2.1cm×4.6cm，峡部厚0.3cm，甲状腺双侧叶内可见多个低回声区，边界尚清，内回声尚均，甲状腺右侧叶右后方可见一范围 3.7cm×1.2cm 的低回声区，边界尚清，内回声不均，考虑为肿大的甲状旁腺，双侧颈部未见明显肿大淋巴结

诊断：1. 原发性甲状旁腺功能亢进并多发性周围神经病；2. 泌尿系结石。

治疗：遂给予镇痛（乐瑞卡）、降钙（密盖息）、控制血压（波依定）、护肾（析清）、补液排钙等治疗，后于 2013 年 2 月 8 日全麻下行右侧甲状旁腺肿瘤切除术，术中在右甲状腺叶后下方分离出肿块，质软，表面有包膜，完整切除右侧甲状腺下极后方肿块，肿块大小约 1.2cm×3.2cm×4.8cm，术后病理提示甲状旁腺增生（见文末彩图 63-2）。

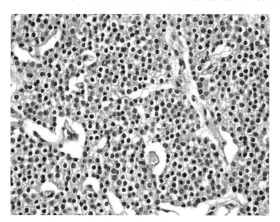

图 63-2　术后病理提示甲状旁腺增生

术后 15 分钟：甲状旁腺素 762.80pg/ml↑。

术后 2 周（2013 年 2 月 21 日）：血钙 2.31mmol/L，甲状旁腺素 41.50pg/ml，均恢复正常，同时患者清醒，四肢麻木好转，肌力尚无变化。

随访：术后 1 年，患者麻木完全缓解，肌力恢复至Ⅳ⁺级，生活基本自理，复查血钙和甲状旁腺素仍在正常范围。

【病例讨论】

甲状旁腺功能亢进症（hyperparathyroidism，以下简称甲旁亢）可分为原发性、继发性和三发性。原发性甲旁亢是由于甲状旁腺本身病变引起的甲状旁腺素（parathyroid hormone，PTH）合成、分泌过多。继发性甲旁亢是由于各种原因所致的低钙血症，刺激甲状旁腺，使之增生肥大，分泌过多的 PTH，见于慢性肾功能不全、骨软化症和小肠吸收不良等。三发性甲旁亢是在继发性甲旁亢的基础上，由于腺体受到持久和强烈的刺激，部分增生组织转变为腺瘤，自主地分泌过多的 PTH，主要见于慢性肾衰竭和长期补充中性磷酸盐后。

原发性甲旁亢是甲状旁腺分泌过多的 PTH 引起的钙、磷和骨代谢紊乱的一种全身性疾病。临床主要表现为高血钙、骨骼病变和泌尿系结石等 3 组症状，可单独或同时出现，一般进展缓慢，常数月或数年才引起患者注意而就诊[1]。

（一）高钙血症引起的症状

血钙水平增高所引起的症状可影响多个系统：①中枢神经系统：淡漠、消沉、性格改变、智力迟钝、记忆力减退、烦躁、过敏、多疑多虑、失眠、情绪不稳定和突然衰老等。②周围神经和肌肉系统：易疲劳、四肢肌肉软弱，重者发生肌肉萎缩。可伴有肌电图异常。这种肌肉软弱和萎缩在甲旁亢手术治疗后可获纠正[2,3]。③消化系统：高血钙致神经肌肉激惹性降低，胃肠道平滑肌张力降低，胃肠蠕动缓慢，引起食欲不振、腹胀、便秘，严重高钙血症可有恶心呕吐、反酸、上腹痛。高血钙可刺激胃泌素分泌，胃酸增多，溃疡病较多见。此外，钙离子易沉着于有碱性胰液的胰管和胰腺内，激活胰蛋白酶原和胰蛋白酶，少数患者有急性或慢性胰腺炎发作。

（二）骨骼病变

典型病变是广泛骨丢失、纤维性囊性骨炎、囊肿棕色瘤形成、病理性骨折和骨畸形。主要表现为广泛的骨关节疼痛，伴明显压痛。多由下肢和腰部开始，逐渐发展至全身，以致活动受限，卧床不起，翻身亦困难。重者有骨畸形，如胸廓塌陷变窄、椎体变形、骨盆畸形、四肢弯曲、身材变矮、自发性病理性骨折等。骨髓被纤维结缔组织填充而出现继发性贫血和白细胞减少等。

（三）泌尿系症状

PTH 的生理作用为增加肾远曲小管中钙的重吸收率，并抑制肾近及远曲小管中磷的重吸收。在 PTH 过多时，尿磷排出量增多，为血磷偏低的原因。PTH 的主要全身性作用为提高血钙浓度，在 PTH 过量时，高血钙使肾小球滤过的钙量大为增加，超过了 PTH 增加肾远曲小管重吸收钙的效果，故尿钙排量增多，患者也因此常有烦渴、多饮和多尿。可发生反复的肾脏或输尿管结石，容易并发泌尿感染，晚期则发生肾功能不全。

甲旁亢时血清总钙值呈现持续性增高或波动性增高，少数患者血清总钙持续正常，因此需多测几次较为可靠。血游离钙测定结果较血总钙测定对诊断更为敏感和正确。血清磷常出现明显降低。血清碱性磷酸酶反映骨组织成骨细胞活跃程度，而成骨细胞活动与破骨细胞活动常相偶联。因此原发性甲旁亢时，排除了肝胆系统的疾病存在，则血碱性磷酸酶增高反映骨病变的存在，骨病变愈严重，血清碱性磷酸酶值愈高，而儿童的骨骼生长活跃，其正常值较成人高 2~3 倍。而测定血 PTH 水平则可直接了解甲状旁腺功能，血 PTH 水平增高，需结合血钙值一起分析有利于鉴别原发性和继发性甲旁亢，前者血钙浓度增高或正常高限，后者血钙降低或正常低限。因肿瘤或维生素 D 过量等非甲旁亢引起的高钙血症，由于 PTH 分泌受抑制，血 PTH 低于正常或测不到。

X 线表现和病变的严重程度相关，典型的表现为普遍性骨质稀疏，常为全身性，表现为密度减低，骨小梁稀少，皮质变薄呈不均匀板层状，或骨小梁粗糙呈网状结构，这是由于骨小梁被吸收后，为纤维组织代替，并有不规则新骨形成所致。纤维性囊性骨炎在骨局部形成大小不等的透亮区，长骨骨干多见，也可见于骨盆、肋骨、锁骨和掌骨等部位。骨破坏区内有大量的破骨细胞，纤维组织和继发的黏液变性与出血形成囊肿，可融合膨大，内含棕色液体，即棕色瘤。囊肿部位或承重部位好发病理性骨折，常为多发性。骨密度测定显示骨量丢失和骨强度减低。

原发性甲旁亢的诊断分为两个步骤：首先进行定性诊断，即确定为原发性甲旁亢还是继发性甲旁亢，然后再进行定位诊断，即确定甲状旁腺激素的来源。

凡具有高钙血症、骨骼病变、泌尿系结石等临床表现，而血钙、碱性磷酸酶和 PTH 增高、血磷值降低、尿钙排量增多则支持甲旁亢的诊断，因此典型的甲旁亢临床上不难诊断。行甲状旁腺激素的定位诊断可颈部超声检查，诊断符合率约 70%。锝 99m-甲氧基异丁基异腈（^{99m}Tc-MIBI）扫描显像、碘 125（^{125}I）和硒 75（^{75}Se）蛋氨酸计算机减影技术、锝（^{99m}Tc）和铊（^{201}Tl）双重同位素减影扫描等放射性核素检查，诊断符合率约

82%~92%，且可明确甲状旁腺激素的来源。该患者出现明显的血钙和 PTH 增高，符合典型的原发性甲旁亢，而 ^{99m}Tc-MIBI SPECT 显像也提示甲状腺右叶下部显影浓聚，未见异位的甲状腺腺瘤，因此可明确该患者诊断为原发性甲状旁腺功能亢进。

与此同时，还需与恶性肿瘤、结节病、维生素 A 或 D 过量、甲状腺功能亢进、骨质疏松症、骨质软化症、肾性骨营养不良等相鉴别。

无症状而仅有轻度高钙血症的甲旁亢病例可随访观察，如有以下情况则需手术治疗：①骨吸收病变的 X 线表现；②肾功能减退；③活动性尿路结石；④血钙水平≥3mmol/L；⑤血完整甲状旁腺激素（iPTH）较正常增高 2 倍以上；⑥骨密度降低，低于同性别、同年龄平均值的 2 个标准差，或低于同性别青年人平均值的 2.5 个标准差（腰椎、髋部和腕部）；⑦严重的神经精神症状、溃疡病、胰腺炎和高血压等。

手术切除病变的甲状旁腺组织后 1~2 周，骨痛开始减轻，6~12 个月症状明显改善。骨结构修复需 2~4 年或更久。如术前活动受限者，大多术后 1~2 年可以正常活动。手术切除后高钙血症和高 PTH 血症被纠正，不再形成新的泌尿系结石，但已形成的泌尿系结石不会消失，已造成的肾功能损害和高血压也不易恢复，但术后神经精神症状多有好转[2,3]。

【专家点评】

朱遂强（华中科技大学同济医学院附属同济医院　教授）

原发性甲状旁腺功能亢进是一种并不少见的老年性内分泌疾病，其发病年龄高峰约为70 岁[4]。目前随着开展对血钙和甲状旁腺激素的常规性检测，原发性甲状旁腺功能亢进的病例已日益增多。然而，临床上对泌尿系结石、血钙升高等原发性甲状旁腺功能亢进常见临床表现仍未足够重视，这也是导致该患者外院漏诊的主要原因。

原发性甲状旁腺功能亢进可对中枢神经系统产生抑制作用，表现为嗜睡，抑郁或记忆力减退等症，也可引起肌肉损害，导致肌酶谱升高，肌肉无力。然而原发性甲状旁腺功能亢进导致多发周围神经病尚少见，这是一个很好的示范病例。

总体而言，我们需注意以下几点：

1. 该病例提示要重视原发性甲状旁腺功能亢进对周围神经的损害。

2. 手术治疗对原发性甲状旁腺功能亢进导致的周围神经和中枢神经损害是有效的。

3. 国外流行病学资料显示原发性甲状旁腺功能亢进为常见的内分泌疾病，而我国目前发现病例尚不多见，提示我们应加强对老年患者甲状旁腺功能的常规性筛查，特别是伴有高钙血症、泌尿系结石、病理性骨折、神经肌肉损害等症的老年患者。

参考文献

1. Marcocci C，Cetani F. Clinical practice. Primary hyperparathyroidism. N Engl J Med，2011，365（25）：2389-2397.

2. Gentric A，Jezequel J，Pennec YL. Severe neuropathy related to primary hyperparathyroidism cured by parathyroidectomy. J Am Geriatr Soc，1993，41（7）：759.

3. Logullo F，Babbini MT，Di Bella P，et al. Reversible combined cognitive impairment and severe polyneuropathy resulting from primary hyperparathyroidism. Ital J Neurol Sci，1998，19（2）：86-89.

4. Conroy S，Moulias S，Wassif WS. Primary hyperparathyroidism in the older person. Age and ageing，2003，32（6）：571-578.

老年希恩综合征合并
慢性心力衰竭一例

杨斯童　孔　俭

【病例介绍】

患者女性，84 岁，因"乏力伴怕冷 30 余年，间断幻视、行为异常 2 个月"于 2012 年 3 月 7 日入院。患者曾多次到当地医院按"高血压、冠心病、心衰"住院治疗，但乏力、食欲不振、怕冷等症状始终未完全缓解，近期出现幻视、精神行为异常。

既往史：否认糖尿病、肝炎、结核病史。足月顺产 6 胎，40 余年前最后一次分娩时出现产后大出血，出血量约 1500ml。

入院查体：体温 36.5℃，呼吸 18 次/分，脉搏 60 次/分，血压 145/70mmHg，慢性病容，贫血貌，表情淡漠，语速迟缓，头发稀疏，眉毛部分脱落，双肺呼吸音清，心界叩之略向左扩大，心率 60 次/分，律整，心音低钝，腹软，全腹无压痛，肝脾未触及，双下肢及腰骶部非指凹性水肿。

入院辅助检查：

血常规：红细胞 $2.48×10^{12}/L↓$，血红蛋白 41g/L↓，平均红细胞体积 69fl↓。

生化：白蛋白 32.7g/L↓，血钾 3.37/L↓，血钙 1.95mmol/L↓。其他肝功能、肾功能、离子均正常。

尿常规：正常。

心电图：ST-T 改变，肢导低电压。

头颅 CT 平扫：脑萎缩、多发性腔梗及部分形成脑软化灶。

心脏超声：LVEF 63%。室间隔基底部增厚，左室前壁运动不协调。

入院诊断：1. 高血压病 3 级（极高危）；2. 冠状动脉粥样硬化性心脏病　心功能 NYHA Ⅱ级；3. 腔隙性脑梗死；4. 重度贫血；5. 低蛋白血症；6. 希恩综合征？

治疗：入院后给予降低心脏负荷改善心功能、纠正贫血、降压、降脂治疗 5 天，患者症状改善不明显。甲状腺功能结果：TSH 5.12μIU/ml↑（0.27～4.2μIU/ml），FT$_3$ 1.87pmol/L↓（3.1～6.8pmol/L），FT$_4$ 5.03pmol/L↓（12～22pmol/L）。不除外垂体所致

甲状腺功能减退，进一步检查垂体核磁、血 ACTH、垂体五项等检查，并补充追问病史、详细查体如下：

患者 40 余年前生育最后一胎时出现产后大出血，产后无奶，并停经，体毛开始脱落。查体：腋毛、阴毛脱落。辅助检查：ACTH 13.26pmol/L（1.6~13.9pmol/L），血清皮质醇（8：00）238.74nmol/L（240~619nmol/L），促卵泡刺激素（FSH）10.740μIU/ml（绝经期 16.74~113.6μIU/ml），生长激素（GH）0.221ng/ml（0.01~3.607ng/ml），促黄体激素（LH）4.91mIU/ml（绝经期 10.87~58.64mIU/ml）。血清铁蛋白 7.2μg/L（20~200μg/L）。垂体核磁：部分空蝶鞍（图 64-1）。

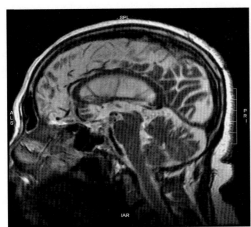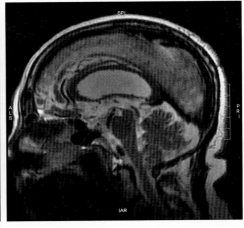

图 64-1　垂体核磁：部分空蝶鞍

临床诊断：1. 希恩（Sheehan）综合征（甲状腺、肾上腺、性腺受累）；2. 高血压病 3 级（极高危）；3. 冠状动脉粥样硬化性心脏病 心功能 NYHA Ⅱ级；4. 腔隙性脑梗死；5. 重度缺铁性贫血；6. 低蛋白血症。

明确诊断后开始激素替代治疗，补充泼尼松及左甲状腺素钠片治疗，并补充铁剂，改善饮食，继续给予纠正心力衰竭、降压、降脂、纠正电解质紊乱等治疗措施。1 周后倦怠、表情淡漠、语言迟缓等症状开始缓解，食欲及体力改善，呼吸困难及全身水肿、皮肤黏膜苍白等症状和体征逐渐消失，并开始下床活动，病情好转后出院。

1 年随访：患者生活已基本自理，日常活动无受限，语言功能如常，无呼吸困难及全身水肿，食欲和进食量正常，倦怠、食欲不振、淡漠等症状消失，坚持应用激素替代治疗和维持慢性心功能不全的用药方案，但拒绝到医院复查。

【病例讨论】

1. **慢性心力衰竭的治疗原则和方法**　慢性心力衰竭在老年人群中多发，是老年患者常见临床问题[1]。如何治疗老年人的慢性心力衰竭需遵循慢性心力衰竭治疗指南，对原发病、主要诱因仔细加以研究、分析，并根据治疗情况适时调整和完善诊断及治疗措施。慢性心力衰竭的治疗如能有效地针对原发病，理论上是最好的，但实际工作中常常很难。冠状动脉粥样硬化性心脏病、高血压、糖尿病等是老年人心力衰竭的主要原因[3]，这些疾病本身治疗无有效根治方案，如未能早期、有效、持续的控制有关病情，慢性心力衰竭的预防和治疗很难彻底。另外在老年人群中的心力衰竭常可发现 2 种或 2 种以上原发病，如高血压性心脏病与糖尿病性心脏病、冠状动脉粥样硬化性心脏病合并甲状腺功能亢进型心脏病或甲状腺功能减退等，使心功能不全的控制及治疗更加复杂和困难，需全面洞悉患者的原发病，采取有针对性的治疗，才能取得较好疗效。

本患者导致心力衰竭的原发病主要包括：

（1）冠状动脉粥样硬化性心脏病：患者高龄，心电图检查示：$V_1 \sim V_6$ T 波低平，倒置，肢导低电压，支持冠心病诊断。

（2）甲状腺功能减退症：无论是原发性甲状腺功能减退症还是各种继发性甲状腺功能减退症，其结果导致的基本病理改变之一是甲状腺素和肾上腺素兴奋性下降，心动过缓，心肌收缩力下降。心肌细胞可以存在典型的黏多糖沉积，使心肌收缩力进一步下降。导致心力衰竭的发生和发展，甲状腺功能减退导致心力衰竭如果发现及时，治疗得当可以治愈。此外因希恩综合征导致的肾上腺皮质功能低下亦可以通过下调交感神经系统功能状态，影响钾离子、钠离子代谢等影响心脏功能。

（3）贫血：贫血是甲状腺功能减退症常见的伴随症状，加之患者长期食欲差，可能存在造血物质缺乏。贫血可导致贫血性心脏病，是老年人心力衰竭的常见诱因，但是可以纠正的心衰原因之一，此患者的贫血与甲减关系密切，如果甲减得到控制，贫血也可以纠正。

本病例在诊断明确之后开始激素替代治疗，补充泼尼松、左甲状腺素钠等药物，辅以铁剂的补充，并适度给予利尿，改善心肌代谢[2]等治疗，患者贫血状态、甲状腺功能逐渐改善，心力衰竭得当纠正，呼吸困难及水肿等症状减轻或消失。

从另一角度来讲，患者的呼吸困难和水肿并非是心力衰竭单一病因所致，甲状腺功能减退症的肺组织及皮下组织黏多糖聚集以及贫血，与上述 2 个主要症状有因果关系，普通心衰是指凹性水肿，甲减是非指凹性，但临床上因利尿剂的使用以及合并低蛋白血症的因素使两种水肿的鉴别困难。本患者经纠正及改善上述基本病理改变后，水肿及呼吸困难得到纠正及改善。

总之，本病例导致心力衰竭的原发病至少部分是可纠正或治愈的，如贫血、甲状腺功能减退症，而冠心病虽不能治愈，但通过治疗可以得到控制，经过有针对性的原发病治疗，患者心功能治疗得到改善和提高是一种必然的结果。

2. 有关希恩综合征的诊断和治疗　希恩综合征（Sheehan）是脑垂体功能低下的一种特殊型，指在围产期各种原因致产后大出血，导致腺垂体缺血坏死和纤维化，造成腺垂体功能低下[1]，一般讲腺垂体坏死 75% 才有明显症状，坏死 95% 时可有严重垂体功能减退。

本病例 40 余年前生育最后一胎时发生产后大出血，随后发生产后无奶、停经，并逐渐开始出现倦怠、乏力、食欲减退、水肿等一系列症状。希恩综合征导致的腺垂体功能障碍，主要涉及性腺轴、甲状腺轴和肾上腺轴。患者产后即无奶，停经的病史，提示性腺轴受到明显影响，呈现相关性腺功能急转直下的临床表现。长期的倦怠、乏力、食欲减退、水肿、幻视等临床表现符合甲状腺功能低下和肾上腺皮质功能低下的临床表现。相关化验检查结果支持希恩综合征的诊断，包括性腺激素、甲状腺激素和肾上腺皮质激素水平均低于正常水平，而相应的垂体激素如 ACTH、TSH、FSH、LH 呈现或降低或轻度升高的水平。靶腺功能水平低下而腺垂体相关激素水平正常或仅轻度增高本身，即说明腺垂体功能反应低下或代偿功能不足。激素补充替代治疗后患者的相关临床症状逐渐缓解、甚至消失[5]，同样说明希恩综合征诊断的正确性和治疗的有效性。

希恩综合征在人群中的发病率原本就不高，随着医疗条件的改善其发病率应呈进一步下降之势[4]。相比较来说，原发性甲状腺功能减退症发病率却有增多的趋势。两者的鉴别诊断至关重要。在临床日常工作中，心衰合并原发性甲状腺功能减退症更为常见，只有在纠正心衰的过程中，通过激素补充治疗才能有效地缓解由于甲状腺功能低下，黏多糖在心脏、皮肤等组织中的沉积造成的水肿及心衰的状态。而希恩综合征的患者，治疗方面在老年阶段有其特点。老年人已无须补充外源性激素维持其性腺功能的生理需要，只需补给甲状腺素和糖皮质激素。临床工作中需要特别注意补充激素的顺序。应先补充糖皮质激素，再补充甲状腺激素，因为在希恩综合征患者中单纯补充甲状腺素而不补糖皮质激素常诱发肾上腺危象，甚至危及生命。在老年人群，特别是合并冠心病、病史较长者，甲状腺激素的补充宜从小剂量（如左甲状腺素25μg）开始，缓慢增加剂量。

希恩综合征的发生率呈下降之势，现存的一部分患者多数应在老年群体中，老年科医师应对此有所警惕，通过仔细追问病史、查体等方法发现临床线索，可疑患者即可通过检查垂体功能以及垂体核磁以明确诊断[6]。

本病例进行了垂体核磁检查，辅以垂体激素、甲状腺激素、肾上腺激素测定确定临床诊断，经甲状腺激素及糖皮质激素补充替代治疗后取得较好疗效。

最后一点需要指出，有一部分人垂体核磁检查可发现空蝶鞍，但无内分泌和视野的改变，称为空蝶鞍综合征，其垂体内分泌功能正常，故多数无须治疗。鉴别空蝶鞍综合征和希恩综合征的主要指标就是垂体激素水平以及甲状腺、肾上腺皮质功能状态的评估。

【专家点评】

孔俭（吉林大学第一医院老年干部科 教授）

这是一例多次在当地诊断为冠心病、心衰的患者，此次住院经相关医师结合治疗过程中的变化情况发现经常规纠正心衰治疗，疗效欠佳。进一步追问病史、查体、甲状腺功能、垂体功能、肾上腺皮质功能测定以及垂体核磁检查，确诊希恩综合征。经甲状腺素、糖皮质激素的补充，替代治疗，辅以纠正心衰等治疗措施。治疗效果较好，是一个很好的病例，有以下经验：

1. 心衰 是一类老年病领域常见的心脏疾病，导致心衰的原因很多，部分原发病是可以纠正或消除的。如贫血、甲状腺功能异常、肾上腺功能异常等。只有仔细、全面的作出诊断，才能使导致心衰的原因得到有效控制，改善患者的临床症状及预后。

2. 心衰合并甲状腺功能异常 此种情况在临床病例中较常见，部分病例为甲状腺功能亢进合并心衰，其余部分为甲状腺功能低下合并心衰。在涉及具体病例时，必须结合甲状腺功能状态，开展治疗。否则单纯心衰常无法取得满意疗效。甚至干扰相互治疗。在心衰合并甲状腺功能低下时，两种疾病的治疗在原则和主要用药方面存在矛盾，按心衰治疗指南。β-受体阻滞剂是基本用药之一，但在甲状腺功能低下症的患者使用β-受体阻滞剂是禁忌或相对禁忌的。因为，β-受体阻滞剂可以干扰甲状腺素代谢过程中T_4向T_3转化。其中以普萘洛尔影响最为显著。因此，在心衰合并甲状腺功能低下症时，β-受体阻滞剂的应用要慎重。

3. 希恩综合征 是一种较少见病例，其诊断和治疗需要密切询问病史、体格检查，特别是垂体功能、甲状腺功能、肾上腺皮质功能的检测。并且结合垂体影像检查才能确定。鉴别诊断方面需与单纯甲状腺功能低下症患者相鉴别。因为两者在治疗原则存在很大不同。希恩综合征患者仅补充甲状腺素治疗，很容易诱发肾上腺皮质危象。临床工作中，遇到女性甲状腺功能低下的患者，应检查垂体功能以除外希恩综合征。

■ 参考文献 ■

1. 葛均波，徐永健，等. 内科学. 第 8 版. 北京：人民卫生出版社，2013：3.
2. 杨宝峰. 药理学. 第 8 版. 北京：人民卫生出版社，2013：3.
3. 中华医学会心血管病学分会，中华心血管病杂志编辑委员会. 中国心力衰竭诊断和治疗指南 2014. 中华心血管病杂志，2014，42：98-122.
4. 杜学文，李玉凤. Sheehan 综合征 9 例的临床分析. 求医问药，2013，11：160-164.
5. 崔会芬. Sheehan 综合征误诊 30 年一例报告. 临床误诊误治，2012，25：18-19.
6. 李俊，秦桂军，等. 腺垂体功能减退症患者 260 例临床分析. 中华全科医师杂志，2012，11：665-668.

老年患者应用预混胰岛素后反复低血糖伴胰岛素自身抗体（IAA）阳性一例

卜 石 邢小燕

【病例介绍】

患者男性，68 岁，因"发现血糖升高 10 年，反复饥饿感、心悸、多汗 1 个月"于 2014 年 12 月就诊。10 年前患者在治疗胃炎过程中输注含糖溶液后出现口干，查随机血糖 16mmol/L，诊断为糖尿病，口服二甲双胍及"保健品"8 年。2013 年 3 月因血糖控制不佳在他院将降糖方案改为门冬胰岛素 30 注射液 10~12U 早晚餐前皮下注射，未规律监测血糖和调整胰岛素剂量。近 1 个月自测血糖波动大：空腹血糖 7~9mmol/L，餐后 2h 血糖 11~13mmol/L，且在活动后及午餐前出现饥饿感、心悸、多汗等症状，进甜食后可缓解，自测午餐前血糖最低 4.2mmol/L。否认糖尿病酮症病史。

既往史： 慢性浅表性胃炎病史 10 年，无上腹痛、黑便等；冠心病、高脂血症病史 1 年余，1 年前行冠状动脉支架植入术，口服阿托伐他汀 20mg qn，阿司匹林 100mg qd，病情稳定。否认高血压病史。否认含巯基药物应用史和胃肠手术史。

家族史： 其父、兄均患糖尿病。

查体： 血压 140/80mmHg，身高 172cm，体重 75kg，腰围 86cm，BMI 25.4kg/m^2，心、肺、腹无阳性体征。

辅助检查：

肝、肾功正常；糖化血红蛋白（HbA1c）8.1%↑；总胆固醇 3.85mmol/L，LDL-C 2.01mmol/L，TG 1.97mmol/L，HDL-C 0.9mmol/L。

胰岛素自身抗体（IAA）>100IU/L↑（正常值<10IU/L）。

胰岛素释放试验（2014 年 12 月 15 日）见表 65-1。

诊断： 1. 2 型糖尿病 血糖控制不佳伴反复低血糖；2. 低血糖原因待查 胰岛素自身免疫综合征（外源胰岛素所致）？3. 冠状动脉粥样硬化性心脏病 冠状动脉支架植入术

后；4. 高脂血症；5. 慢性浅表性胃炎。

表 65-1　胰岛素释放试验结果

	0 小时	1 小时	2 小时
血糖（mmol/L）	9.09	16.64	22.54
胰岛素（μIU/mL）	70.9	98.76	195.4
C 肽（ng/mL）	1.61	2.37	4.64

注：采用 100g 标准面粉制作的馒头，试验前停用外源胰岛素注射 24 小时

【病例讨论】

1. 患者控糖目标及血糖特点分析　患者为 67 岁老年男性，有明确糖尿病家族史，中年发病，糖尿病病程 10 年，无自发酮症倾向，符合 2 型糖尿病诊断。目前合并冠心病，冠状动脉支架植入并坚持服用他汀类药物和阿司匹林，病情稳定。不合并其他严重、复杂疾病。对于任何年龄的患者，良好的血糖控制对降低慢性并发症，特别是微血管并发症，风险都是有益处的。老年患者的身体健康状况、脏器功能、认知功能以及预期寿命差异较大，我们不能因为一个人年龄大于 65 岁，就"简单粗暴"地放宽血糖管理目标，对老年糖尿病患者的血糖控制目标也应该遵循个体化原则。中国成人 2 型糖尿病 HbA1c 控制目标的专家共识指出：患者脏器功能和认知能力良好、预期生存期>15 年，应严格控制 HbA1c <7%。综合此患者的情况，我们认为他的预期寿命可能超过 15 年，如能避免低血糖，尽量严格控制血糖，HbA1c 的控制目标可以设定为<7%。患者于 2014 年 12 月就诊时 HbA1c 8.1%，显然没有达标。更为重要的是自诉在活动后及午餐前出现饥饿感、心悸、多汗等症状，进甜食后缓解（可惜当时未测血糖），说明此患者在整体血糖控制未达标的同时，又面临着低血糖的威胁，这对于有冠心病病史的老年人来说甚至比高血糖还要危险，需要予以纠正。

2. 患者高血糖-低血糖病因分析　患者胰岛素释放试验呈现两个特点：①胰岛素水平明显升高，但同步测定的 C 肽水平并没有显著升高，即胰岛素和 C 肽呈分离状态（见表 65-1）；②胰岛素水平升高的同时，血糖水平也明显升高，提示胰岛素没有很好发挥降糖作用，即机体存在着胰岛素抵抗。综上特点，结合患者高血糖-低血糖的临床表现，IAA 强阳性，我们考虑患者存在胰岛素自身免疫综合征。同时需要排除：①外源胰岛素过量所致低血糖；②胰岛 β 细胞肿瘤（或增生）；③其他病因，例如升高血糖的激素缺乏或不足（如原发或继发肾上腺皮质功能不全、生长激素缺乏）等、重症疾病等（如心、肝、肾功能衰竭、脓毒血症、营养不良症）。

糖尿病患者出现时低血糖时，首先应考虑降糖药物过量应用造成。患者在就诊前应用预混胰岛素日剂量仅 22U［0.3U/(kg·day)］，HbA1c 8.1%，提示血糖控制并不理想，患者不瘦（BMI 25.4kg/m²），考虑存在胰岛素抵抗。此胰岛素剂量及血糖水平引起低血糖的风险较小。结合病史，升高血糖的激素缺乏或不足等（如原发或继发肾上腺皮质功能不全、生长激素缺乏）、重症疾病（如心、肝、肾功能衰竭、脓毒血症、营养不良症等）导致的低血糖基本可以排除。为患者低血糖病因提供重要支持证据的是胰岛素释放试验（见

表 65-1）和 IAA 的结果，患者在测定前一天停止了外源性胰岛素注射，可以排除外源性胰岛素注射对胰岛素测定的干扰，2014 年 12 月 15 日测定的胰岛素水平偏高，但同步测定的 C 肽并没有显著升高，即馒头餐试验中胰岛素、C 肽测定极不平行。高胰岛素血症伴随低血糖，常见的需要重点鉴别的就是胰岛 β 细胞肿瘤（或增生）和胰岛素自身免疫综合征（insulin autoimmune syndrome，IAS）。此患者是门诊患者，限于条件，我们没有进行饥饿试验、腹部 CT、超声内镜等胰岛细胞瘤的定性和定位检查。IAA 测定阳性的结果使我们初步判断患者发生低血糖的病因为胰岛素自身免疫综合征。经典的 IAS 的概念是指在没有注射胰岛素的患者中因产生了针对内源胰岛素的自身抗体出现的自发性的低血糖。最早报道见于应用含巯基的药物（如甲巯咪唑、肼苯哒嗪、巯甲丙脯酸等）2~6 周后，其机制可能是药物中的巯基与胰岛素分子中的二硫键相互作用，使胰岛素分子的空间构象发生改变，触发机体的自身免疫反应，产生胰岛素自身抗体。当胰岛素与抗体结合时，不能发挥降糖作用出现高血糖。当胰岛素与抗体解离时，大量的胰岛素与胰岛素受体结合可导致低血糖。在临床实践中发现，胰岛素治疗的糖尿病患者中存在高血糖-低血糖交替伴随 IAA 阳性的情况，这些患者在停用外源胰岛素后，不仅胰岛素抗体逐渐转阴，高血糖-低血糖交替的现象也逐渐消失。因此，我们认为现代 IAS 的概念应扩展到无含巯基药物应用史的患者，应用胰岛素的患者也不应被武断地排除。

3. 患者治疗转归　确定了外源胰岛素应用导致 IAS 是影响此患者血糖波动的病因后，下一步最重要的治疗措施就是停用外源胰岛素。此患者虽然糖尿病病程偏长，但 C 肽测定提示仍有部分内生胰岛功能，对胰岛素促泌剂应该有反应。为防止应用磺脲类药物或非磺脲类促泌剂可能出现的低血糖。我们制订方案停用胰岛素，改用二甲双胍（0.5g tid）联合 DPP-4 抑制剂西格列汀（100mg qd），这一方案的好处是同时兼顾了改善胰岛素抵抗、刺激胰岛素分泌和抑制胰升糖素分泌的作用。机制互补，疗效安全持久，非常适合于有一定胰岛功能且肾功能尚好的老年糖尿病患者。对患者在改变治疗方案后 2 周内和后续 1 年多的随访可以看到（表 65-2~表 65-4），HbA1c 已小于 6.5%，且没有低血糖，体重无增加。

表 65-2　调整方案后血糖（mmol/L）监测结果

随访节点	空腹血糖	早餐后血糖	午餐后血糖	晚餐后血糖
第 7 天	6.7	9.2	6.2	10.3
第 9 天	7.6	9.8	12.7	9.8
第 11 天	7.5	10.8	7.2	9.0
4 个月	7.8	10.1		
5 个月	7.7	8.7	9.1	

表 65-3　胰岛素释放试验随访结果

	试验时间	0h	1h	2h
血糖（mmol/L）	停胰岛素前	9.09	16.64	22.54
	停胰岛素 5 个月	7.87	13.64	15.13
	停胰岛素 12 个月	7.59	12.26	15.16

续表

	试验时间	0h	1h	2h
胰岛素（μIU/mL）	停胰岛素前	70.9	98.76	195.4
	停胰岛素 5 个月	17.79	45.82	68.18
	停胰岛素 12 个月	5.85	11.34	41.44
C 肽（ng/mL）	停胰岛素前	1.61	2.37	4.64
	停胰岛素 5 个月	1.60	3.18	5.69
	停胰岛素 12 个月	1.79	2.49	6.59

表 65-4　HbA1c、IAA、低血糖、体重等随访情况

随访时间	HbA1c（%）	IAA（IU/L）	低血糖	体重（kg）
停胰岛素前	8.1	>100	有	75
停胰岛素 5 个月	7.0	28.95	无	72
停胰岛素 7 个月	6.5	12.82	无	73
停胰岛素 12 个月	6.1	4.42	无	73

【专家点评】

邢小燕（中日友好医院内分泌科　主任医师）

这是一个在应用胰岛素治疗的患者中低血糖病因分析上很有意义的病例，需要重申以下两个问题：

1. 关于此病例低血糖的确认　对非糖尿病患者来说，低血糖症的诊断标准为血糖<2.8mmol/L。而接受药物治疗的糖尿病患者只要血糖水平≤3.9mmol/L，就属于低血糖。本例自诉在就诊前有心悸、饥饿感发作的症状，且进餐后有缓解，测到的最低血糖是4.2mmol/L。虽然低血糖证据不够充分，但低血糖可以解释患者的症状。并且患者在停用外源胰岛素后低血糖样症状消失，也反证了我们的判断。

2. 对 IAS 定义的理解　IAS 的诊断必须更新，应用含巯基药物不应作为 IAS 诊断的必要条件，同时应用胰岛素治疗也不能作为排除 IAS 诊断的条件。国内外已有多个应用外源胰岛素治疗后产生胰岛素自身抗体导致血糖波动的病例报道[1-5]。目前多数实验室采用化学发光法测定胰岛素的前提下，应用外源胰岛素产生胰岛素抗体后会造成血清胰岛素测定的假性升高，我科所见的此类病例中测定的血清胰岛素水平可以在 70~600μIU/mL 左右，诊断的难点关键是在血清胰岛素水平升高并不明显时，能将低血糖-胰岛素应用-高胰岛素血症三者联系起来，敏锐想到 IAS 的诊断，通过定量测定 IAA 来进一步验证，并通过果断停用胰岛素后和对血糖、IAA、血清胰岛素水平的随访来进一步证实。对本病例长达 1 年的随访有力证明了首诊医生最初的判断。

■ 参考文献 ■

1. 帅瑛，卜石，邢小燕，等. 外源性人胰岛素所致自身免疫性低血糖三例. 中华糖尿病杂志，2013，5（4）：249-251.

2. 卜石，谢玲玎，顾焕，等.（疑难病例解析）高血糖、低血糖交替—"高胰岛素血症"—胰岛素自身抗体阳性. 中华医学杂志，2010，90（34）：2436-2438.

3. 卜石，杨文英. 自身免疫性低血糖症. 中国糖尿病杂志，2007，15（1）：60-61.

4. 卜石，杨文英，等. 变态反应性高胰岛素血症低血糖 1 例报告. 中华糖尿病杂志，2005，13（6）：469-470.

5. Koyama R，Nakanishi K，Kato M，et al. Hypoglycemia and hyperglycemia due to insulin antibodies against therapeutic human insulin：treatment with double filtration plasmapheresis and prednisolone. Am J Med sci，2005，329：259-264.

以低钠血症为主要表现的腺垂体功能减退症并继发性肾上腺皮质功能减退症一例

肖 幸 张存泰

【病例介绍】

患者男性，68岁，因"食欲不振、进行性消瘦10个月"于2012年5月2日入院。患者起病无明显诱因，不伴其他症状。2011年9月外院胃镜示"糜烂性胃炎"，腹部超声"胆汁淤积，前列腺增生"，血常规、肿瘤标志物、甲状腺功能基本正常，诊断"抑郁症"，给予氟哌噻吨美利曲辛、盐酸氟西汀、奥氮平等药物治疗近半年，症状无明显好转。2012年2月行全身PET提示无肿瘤征象，调整抗抑郁药物，但消瘦仍持续加重。患者自发病以来精神、饮食、睡眠不佳，大小便正常，体重共下降约20kg，体力明显下降。

既往史：前列腺增生症6年。否认高血压、糖尿病、冠心病史，否认肝炎、结核病史，无手术史。

体格检查：T 36.3℃，P 72次/分，R 20次/分，BP 109/67mmHg；神志清，精神可，轻度贫血貌，全身皮肤无黄染及色素沉着，浅表淋巴结无肿大；双肺呼吸音清，未闻及干湿啰音；心率72次/分，律齐，各瓣膜听诊区未闻及杂音；腹软，未触及包块，无压痛及反跳痛，肝脾肋下未及，肠鸣音正常；双下肢轻度指凹性水肿，四肢肌力正常，病理征阴性。

入院辅助检查：

血常规：白细胞 $5.22×10^9/L$，中性粒细胞 31.2%↓，淋巴细胞 59.0%↑，红细胞 $3.47×10^{12}/L$↓，血红蛋白 97.8g/L↓，血小板 $150×10^9/L$。

电解质：血钠 121.5mmol/L↓，血钾 4.68mmol/L。

骨髓细胞学：淋巴细胞增多，幼稚淋巴细胞6.5%。

小肠结肠双期CT：直肠壁稍增厚，肝脏小囊肿。

肝肾功能、血脂、空腹血糖、糖化血红蛋白、甲状腺功能、肿瘤标志物、尿常规、便隐血、乙肝全套、丙肝抗体、梅毒螺旋体抗体、HIV抗体、骨髓瘤全套均正常。

心电图、胸部 X 线片、心脏彩超、腹部彩超、颈部及甲状腺彩超、肾上腺 MRI、垂体 MRI 平扫未见异常。

诊疗经过：入院后给予营养支持、口服及静脉补钠、改善食欲、调节神经功能（米氮平、谷维素）等治疗，患者食欲不振无明显改善，少量进食即感恶心，低钠血症难以纠正且持续加重，入院后一周复查血钠 113.1mmol/L↓，血钾 4.82mmol/L。2014 年 5 月 10 日下午行骨髓穿刺后，晚 6 时出现意识模糊、嗜睡，小便失禁。当时查体：BP 92/60mmHg、心率 80 次/分，反应淡漠，定时定向力尚准确，双侧瞳孔等大等圆，对光反射存在，伸舌居中，四肢肌力对称、病理征阴性。给予升压、补液后血压逐渐稳定在 100/60mmHg 左右，意识逐渐转清。当日夜间出现发热，体温最高 38.7℃。加抗生素治疗后体温逐渐正常。进一步完善相关检查：风湿全套、免疫全套、铁蛋白、ANCA、PTH、性激素全套、Coombs 试验、PPD、骨髓活检及流式免疫分型均正常。

请内分泌科会诊建议查血 ACTH 和皮质醇，结果均明显低于正常（表 66-1）。查垂体增强 MRI，提示"垂体低矮，部分空蝶鞍（图 66-1）；垂体左侧微腺瘤（图 66-2）"。

表 66-1　血 ACTH、皮质醇水平

	检验值	正常参考值
8 时血 ACTH（μmol/L）	≤0.22↓	1.6~13.9
8 时血皮质醇（μg/L）	1.26↓	62~194
16 时血皮质醇（μg/L）	1.18↓	23~123

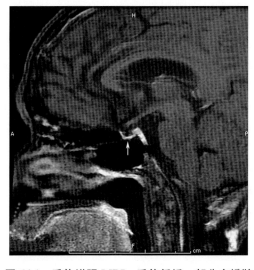

图 66-1　垂体增强 MRI：垂体低矮，部分空蝶鞍

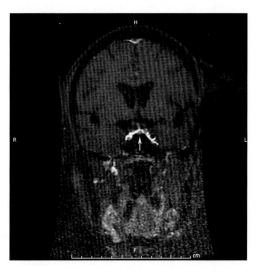

图 66-2　垂体增强 MRI：垂体左侧微腺瘤

诊断：腺垂体功能减退症，继发性肾上腺皮质减退症，肾上腺危象。

治疗和转归：给予泼尼松（早 15mg，下午 5mg）口服，患者精神、食欲迅速好转，低钠血症很快纠正，复查血皮质醇逐渐升高，体重逐渐增加。病情好转后将泼尼松减量，目前 5mg/d 维持，患者一般情况稳定，数次复诊未诉不适，血钠、血钾、皮质醇水平均正常。

【病例讨论】

腺垂体功能减退症指腺垂体激素分泌减少，可以是单种激素减少或多种促激素同时缺乏，表现为肾上腺、甲状腺、性腺等靶腺功能减退和（或）鞍区占位性病变[1]。

腺垂体功能减退的病因包括垂体瘤、先天遗传性基因缺陷、下丘脑病变、垂体缺血坏死、感染、垂体卒中等。其中垂体腺瘤为成人最常见的原因，腺瘤可分为功能性和无功能性，腺瘤增大可压迫正常垂体组织，导致其功能减退[1]。

临床主要表现为各靶腺（肾上腺、性腺、甲状腺）的功能减退，可单个或合并出现。其中肾上腺皮质功能减退表现与原发性慢性肾上腺皮质功能减退症相似，包括：①神经、精神系统：乏力、淡漠、疲劳，重者嗜睡、意识模糊、可出现精神失常；②胃肠道：食欲减退，嗜咸食，胃酸过少，消化不良；③心血管系统：血压降低，心脏缩小，心音低钝；④代谢障碍：可发生低血糖和低钠血症；⑤生殖系统：女性阴毛、腋毛减少或脱落、稀疏，月经失调或闭经；男性常有性功能减退。所不同的是继发性者因缺乏黑素细胞刺激素，故有皮肤色素减退，面色苍白，乳晕色素浅淡，而原发性慢性肾上腺功能减退症皮肤色素加深。

在肾上腺皮质功能减退的基础上，感染、创伤、手术、过劳、大量出汗、呕吐、腹泻、失水等应激情况下可发生肾上腺危象[2]，表现为恶心、呕吐、腹痛或腹泻、严重脱水、血压降低、心率快、脉细弱、精神失常，常有高热、低血糖症、低钠血症，如不及时抢救可发展至休克、昏迷甚至死亡。

辅助检查：血生化常提示低钠血症[3]，但血钾一般不低甚至偏高；血常规提示正细胞正色素性贫血，白细胞分类显示中性粒细胞减少，淋巴细胞相对增多，嗜酸性粒细胞明显增多；血浆 ACTH 和皮质醇浓度降低，24 小时尿 17-羟皮质类固醇及游离皮质醇减少；垂体 MRI 对具体病因的判断具有重要价值，必要时需增强扫描。

治疗：①糖皮质激素替代治疗：宜模仿激素分泌昼夜节律[3]，在上午 8 时服全日量的2/3，下午 4 时前服余下 1/3，一般每日剂量开始时约氢化可的松 20~30mg 或可的松 25~37.5mg，以后可逐渐减量；②补充盐分：摄入量应充分，每日至少 8~10g，在充分的糖皮质激素替代治疗后可逐渐减量；③肾上腺危象的处理：积极补液，立即静注糖皮质激素，积极控制感染等诱因。

腺垂体功能减退症临床表现多样，患者主诉多、缺乏特异性，给早期诊断带来困难；有时即使某一系统（如消化系统）的表现比较突出，但针对该系统的深入检查亦往往难以揭示病因，因此可能长期延误诊断。本病例患者辗转多家大型医院近 1 年，因具备"老年男性""食欲不振""消瘦"等诸多肿瘤性疾病可疑点，一直在重点排查有无肿瘤，但反复行多项检查乃至全身 PET 亦未找到病因，甚至被诊断为"抑郁症"，充分说明该病临床表现的多样性和隐蔽性。

本病例我们最终能找到病因，还是基于理性分析的结果。首先，我们未轻易给患者戴上"抑郁症"的帽子，而是坚持"排除器质性疾病时应慎重"的原则，继续深入追查；其次，通过对病情资料的综合分析，判断患者罹患的应该是一种"可以影响全身多个系统的疾病"，因所有检查并未发现有实体肿瘤存在的依据，所以将搜查方向集中于内分泌疾病、血液系统肿瘤和风湿免疫疾病，考虑范围未出现遗漏；再次，多次血液检查均提示低钠血症，而血钾却一直不低，显然不能单纯以"食欲不振"解释，能影响钠钾代谢的重要因素——皮质激素此刻开始成为重点怀疑对象；最后通过血浆 ACTH、皮质醇水平和增强垂体 MRI 揭示病因。

准确认识原发性和继发性肾上腺皮质功能减退临床表现的异同，也是医师能早期做出正确诊断的关键。本病例稍显遗憾之处是，我们未在患者入院后第一时间进行激素水平的测定，其中的原因就是体检时未发现患者有皮肤色素沉着，且之后的肾上腺 MRI、垂体 MRI 平扫均无异常，因此一度排除了皮质功能减退的诊断。其实，皮肤色素沉着只是原发性肾上腺皮质功能减退的典型表现，而继发性肾上腺皮质功能减退时患者反而表现为色素减退、皮肤苍白，因此临床表现更具隐蔽性。

【专家点评】

陆再英（华中科技大学同济医学院附属同济医院　教授）

以器官功能退化为主要表现的疾病，是老年人群常见的一类疾病，在各个系统均有代表病种，如退行性心脏病、痴呆等，还有本例的激素功能减退。与此同时，增生性疾病（尤其是肿瘤疾病）也是老年人群的高发疾病。这就要求老年科临床医师除了储备老年医学的专业知识，还必须具备更加全面的多学科知识以及清晰的诊疗思路，才能从患者的诸多临床表现中梳理出关键点，尽早诊断。以本病例而言，有以下几点值得提炼指出：

1. 不要轻易做出单纯功能性疾病的诊断。本例患者在多家医院数次被诊断为"抑郁症"，诊断前的确也进行了大量反复的检查，似乎无可厚非，但这个诊断没有给患者带来有利影响，在一定程度上延误了病情。这再一次提醒我们，医师应坚持"把器质性疾病诊断放在首位"。

2. 老年人群以器官功能退化为表现的疾病，常被认为仅仅是一种"老化"，因此在考虑诊断时会有意无意被医师忽略，医师更为关注的反而是有无肿瘤、感染等增生性疾病（异常细胞，微生物）。以本例为鉴，今后再面对以"食欲不振、消瘦"为主诉的老年患者，医师在排除肿瘤后，且不能就此停止，而应该扩展思路、继续追查有无内分泌等其他系统疾病。

3. 应重视临床资料里的"细微之处"。低钠血症在老年人群相对多见，多由摄入不足引起，但这种情况常会合并其他电解质的异常比如低钾。低钠而钾不低时，往往提示内分泌代谢系统的异常，在本例中它是指明诊断方向的唯一路牌。临床工作中，类似的这种路牌常会出现，但有时会被我们"视"而"不见"。

■ 参考文献 ■

1. 陆再英. 内科学. 第 7 版. 北京：人民卫生出版社，2007：698-670.

2. 郭树彬. 肾上腺危象的诊治. 中国临床医师，2011，39（2）：86-88.

3. 王先令，王颖倩. 老年腺垂体功能减退症诊治特点. 中国实用内科杂志，2011，31（8）：575-577.

以腰腿痛及右下肢麻木为表现的甲旁亢一例

智喜梅　吴　文

【病例介绍】

患者男性，68岁，因"腰腿痛1个月余"入院。患者1个月余前无明显诱因出现腰腿痛，疼痛呈持续性，以右侧明显，伴有右下肢麻木，夜间明显加重，影响睡眠，无明显活动受限，无乏力，无食欲不振、恶心、呕吐、反酸，无腹痛、腹泻、便秘，无口干、多饮、多尿等症状。X线检查：腰椎退行性变，$L_{4/5}$椎间盘病变；腰骶椎MR：L_3椎体及附件破坏，考虑恶性肿瘤。给予止痛治疗，效果欠佳。发病以来，精神、饮食可、睡眠差，小便有尿频、尿急，间有尿痛，大便正常，自发病来体重下降约5kg。

既往史："高血压"史10年，服用"非洛地平缓释片"降压，血压控制可；有"左肾结石、肾功能不全"史2年，无内分泌疾病家族史。

入院查体：T 36.5℃，P 76次/分，R 20次/分，BP 150/69mmHg，发育正常，营养良好，头发无脱落，眉毛无稀疏，眼睑无水肿，未见龋齿，甲状腺无肿大，肋骨无压痛，双肺呼吸音清，未闻及干湿啰音。心率76次/分，律齐，未闻及病理性杂音。腹软，无压痛，肝脾肋下未触及，双肾区无叩痛，双下肢无水肿。脊柱无畸形，L_3椎体棘突轻压痛，生理反射存在，病理反射未引出。

入院后辅助检查：

血常规：血红蛋白104g/L↓，红细胞$4.15×10^{12}$↓，血小板、白细胞正常。

尿常规：白细胞37.8/μl↑，红细胞13.2/μl↑，比重1.010。

血生化：尿素氮6.56mmol/L，肌酐198μmol/L↑，钙2.62~2.81mmol/L↑，磷0.55~0.63mmol/L↓，氯111~115mmol/L↑，血钠、血钾、血镁正常。

24小时尿：钙3.33mmol/24h（参考值2.5~7.5mmol/24h），磷29.88mmol/24h（参考值36~55mmol/24h）。

血甲状旁腺素（PTH）586.9~721.6pg/ml↑；N-骨钙素170ng/ml；β-胶原分解片段0.23ng/ml；血沉19mm/h。

口服葡萄糖耐量试验：空腹血糖 5.06mmol/L，空腹胰岛素 60.04pmol/L（参考值 17.8～173pmol/L），服糖后 2 小时血糖 8.53mmol/L↑，服糖后 2 小时胰岛素 839.6pmol/L，糖化血红蛋白 5.9%。

肝功能、血碱性磷酸酶、肿瘤指标、甲状腺功能正常，血清促肾上腺皮质激素、皮质醇、催乳素、生长激素、降钙素水平正常，24 小时尿香草扁桃酸水平正常，大便常规正常。

甲状腺超声：甲状腺左叶后下方混合性肿块，右叶未见异常。

甲状旁腺显像（ECT）：甲状腺左叶下半部分及下极下方部位软组织局限性示踪剂增高，考虑甲状旁腺组织功能亢进或甲状旁腺瘤（见文末彩图 67-1）。

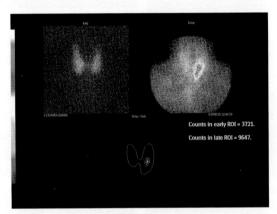

图 67-1　甲状旁腺显像（ECT）
甲状腺左叶下半部分及下极下方部位软组织局限性示踪剂增高，
考虑甲状旁腺组织功能亢进或甲状旁腺瘤

全身正电子扫描（PET/CT）（见文末彩图 67-2）：①甲状腺左叶后部肿块，大小约为 2.2cm×1.9cm×4.9cm，局部葡萄糖代谢呈等代谢病灶，结合临床，考虑高功能甲状旁腺瘤可能性大。②L_3 椎体及其右侧椎弓根溶骨性骨质破坏，局部葡萄糖代谢明显增高，考虑 L_3 椎体棕色瘤病变。③^{18}F-FDG-PET/CT 体部扫描未见恶性肿瘤代谢影像。④双肾多发囊肿；左肾结石。

初步诊断：1. 原发性甲状旁腺功能亢进症，左甲状旁腺腺瘤；2. 高血压；3. 良性肾小动脉硬化症　慢性肾脏病（K/DOQI 3 期）；4. 糖耐量减低；5. 左肾结石；6. 双肾多发囊肿。

治疗：本病例经外科会诊后在全麻下行左侧甲状旁腺瘤切除术，病理诊断：甲状旁腺腺瘤，免疫组化：SYN（+），CGA（+++），S100（-），CAM 5.2（+++），TTF1（-），TG（-），Ki-67（<2%+）（见文末彩图 67-3）。术后第 1 天血钙下降至 1.71mmol/L，予补充碳酸钙维生素 D_3（钙尔奇-D）、骨化三醇后复查血钙 2.16mmol/L，血磷 0.98mmol/L、血 PTH 32.68pg/ml，腰腿疼痛明显好转出院。

随访：出院后随访血钙、血磷、血 PTH 均正常。

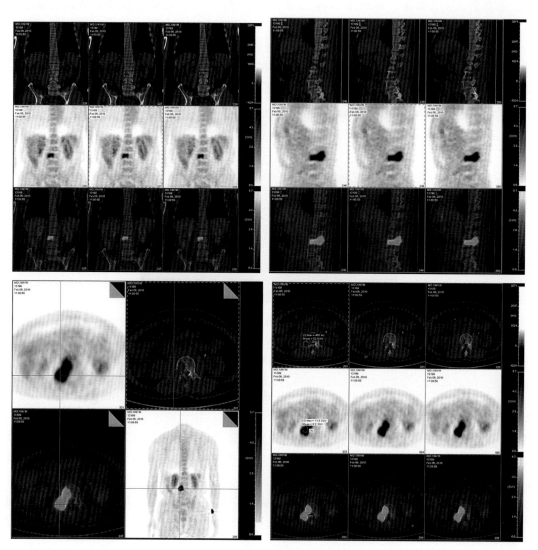

图 67-2　全身正电子扫描（PET/CT）

L$_3$ 椎体及其右侧椎弓根溶骨性骨质破坏，局部葡萄糖代谢明显增高

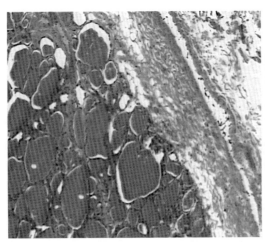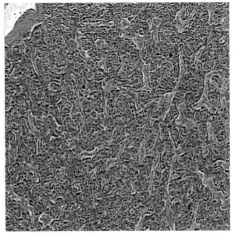

图 67-3 甲状旁腺腺瘤病理

【病例讨论】

病例特点：①老年男性，以腰腿痛为主诉；②既往有高血压、左肾结石、肾功能不全病史，尿常规：白细胞 37.8/μl，红细胞 13.2/μl，肌酐 198μmol/L，提示泌尿系统结石，慢性肾脏病（K/DOQI 3 期）；③腰椎 MR 示 L_3 椎体及附件破坏；④血 PTH 明显升高，血磷降低，血钙轻度升高，碱性磷酸酶正常高值，24 小时尿钙正常；⑤甲状腺 B 超结果：甲状腺左叶后下方混合性肿块；⑥甲状旁腺显像：甲状腺左叶下半部分及下极下方部位软组织局限性示踪剂增高，考虑甲状旁腺组织功能亢进或甲状旁腺瘤；⑦全身 PET/CT：甲状腺左叶后部肿块，局部葡萄糖代谢呈等代谢病灶，考虑高功能甲状旁腺瘤可能性大，L_3 椎体及其右侧椎弓根溶骨性骨质破坏，考虑 L_3 椎体棕色瘤病变，未见恶性肿瘤代谢影像；⑧其他内分泌腺体检查：除糖耐量减退和高胰岛素血症外，未发现其他内分泌腺体功能的明显异常。

患者血钙和 PTH 升高，血磷降低，结合甲状旁腺 B 超、ECT 等结果提示甲状旁腺功能亢进症（简称"甲旁亢"）。由于血钙轻度升高，因此无典型消化系统和中枢神经系统表现，仅有骨骼系统和泌尿系统表现。PTH 分泌增多，骨钙溶解释放，引起高血钙，高尿钙，但由于 PTH 降低钙的清除率，当血清钙<2.87mmol/L 时，尿钙增加可不明显。甲旁亢时骨骼改变以骨吸收增加为主，X 线表现可见骨质疏松、弥漫性脱钙和骨膜下骨吸收，后期可出现纤维囊性骨炎。泌尿系统可表现为反复发作的泌尿系结石或肾钙盐沉积症，严重时可出现肾功能下降甚至肾衰竭，甲旁亢所致的肾结石特点为多发性、反复发作性、双侧性，结石常具有逐渐增多，增大等活动性现象，该患者仅有左肾结石，表现不典型，因此肾功能不全原因尚需考虑与高血压、动脉硬化性肾病有关。诊断上需要进行原发性甲旁亢、继发性甲旁亢、三发性甲旁亢和肿瘤相关性高钙血症的鉴别。原发性甲旁亢是由于甲状旁腺本身病变引起的 PTH 合成和分泌过多，一般血 PTH 升高达正常值的 5 倍以上时，基本可以肯定是原发性甲旁亢。继发性甲旁亢是由于各种原因所致的低钙血症刺激甲状旁腺增生，肥大分泌过多 PTH 所致，常见于慢性肾病、骨质软化症、小肠吸收不良症和维生素 D 缺乏等疾病，血钙水平可降低或正常，血磷水平升高或正常。肿瘤相关性高钙血症

特点是血钙显著升高，PTH 降低或检测不到，肿瘤细胞分泌 PTH 相关肽（PTHrP）明显升高，往往有原发性恶性肿瘤的临床表现。三发性甲旁亢是在继发性甲旁亢的基础上，由于腺体受到持久刺激，部分增生组织转变为腺瘤伴功能亢进，自主分泌过多 PTH，常见于慢性肾病和肾脏移植后，患者有明确的长期继发性甲旁亢病史和临床表现，在长期高磷血症和高 PTH 血症的基础上发生高钙血症，但血磷往往仍然升高或接近正常，骨代谢生化物（如 β-胶原分解片段等）明显升高。本病例中患者虽有肾功能不全史，但血 PTH 明显升高达正常值的 8 倍以上，血钙升高，血磷降低，PET/CT 检查已排除恶性肿瘤，因此考虑诊断原发性甲状旁腺功能亢进症，甲状旁腺瘤。1 型多发性内分泌肿瘤综合征（MEN-1）可同时或先后发生甲状旁腺腺瘤或增生、垂体瘤、肾上腺腺瘤，MEN-2A 可引起甲状腺髓样癌、嗜铬细胞瘤和甲状旁腺腺瘤，本病例中患者无内分泌疾病家族史，其他内分泌腺体功能检查无明显异常，因此可排除多发性内分泌腺瘤伴甲旁亢。原发性甲旁亢以手术治疗为主。

【专家点评】

吴文（广东省人民医院　广东省老年医学研究所　主任医师）

这是一例以骨骼系统表现为主的原发性甲状旁腺功能亢进症，临床医师通过血钙、血磷和 PTH 的测定、甲状旁腺 B 超、甲状旁腺 ECT、PET/CT 等检查明确了病因学诊断，并经术后病理证实了甲状旁腺瘤的诊断。

有以下几点需要提出：

1. 原发性甲旁亢的自然发病率为每年 2.5~3.0/10 万，约为就诊人数的 0.1%，多见于 20~50 岁的成年人，女性 2 倍于男性[1]，老年人因腰腿痛就诊时往往就诊于骨科、神经科等科室，惯性思维多认为由腰椎病变或骨质疏松引起，如果单行腰椎 X 线、腰椎 MR 检查往往漏诊，本病例中 MR 检查结果虽然发现腰椎骨质破坏，但由于当时门诊未予血钙磷测定和指骨、颅骨 X 线检查，考虑为老年患者，放射科医师很可能发出恶性肿瘤的报告。因此老年人腰腿痛患者一定要进行血钙磷、尿钙磷和血 PTH 的检测排除甲状旁腺功能亢进症。

2. 诊断上需全面考虑　原发性甲旁亢中少部分患者为 MEN-1 和 MEN-2A 型的一部分，该病为常染色体显性遗传，有明显的家族发病倾向，95% 以上的 MEN-1 患者最终发生甲状旁腺腺瘤或增生，MEN-2A 中有 40%~80% 患者甲状旁腺腺瘤或增生[2]，因此需行相关的内分泌检查排除 MEN-1 和 MEN-2A。

3. 甲旁亢术后注意事项　原发性甲旁亢患者术后均可出现不同程度的低钙血症发作，可开始于术后 24 小时内，血钙最低值出现在手术后 2~3 天，可持续 1~2 天甚至 3~4 个月，其原因如下：甲旁亢患者由于过量的 PTH 的分泌，使得骨转化活跃而导致骨钙溶解入血，骨饥饿明显，病变甲状旁腺组织被切除后，血 PTH 水平骤降，大量钙和磷迅速沉积于骨骼，致血钙降低。另由于长期高钙血症的抑制，机体正常的甲状旁腺组织处于甲状旁腺功能减退的状态中，当切除功能亢进的甲状旁腺组织后，正常甲状旁腺组织的功能并不能马上恢复正常，可出现暂时性甲状旁腺功能减退症而出现低钙血症[1,3]。因此术后一定要注意血钙磷的变化，及时补充维生素 D 和钙剂。

■ 参考文献 ■

1. 廖二元，曹旭. 湘雅代谢性骨病学. 北京：科学出版社，2013：660-693.

2. Nagamura Y，Yamazaki M，Shimazu S，et al. A novel splice site mutation of the MEN1 gene identified in patient with primary hyperparathyroidism. Endocr J，2012，59（6）：523-530.

3. Adams J，Andersen P，Everts E，et al. Early postoperative calcium levels as predictors of hypocalcemia. Laryngoscope，1998，108（12）：1829-1831.

以昏迷为首发的老年抗利尿激素
分泌失调综合征一例

李　华　李天艺

【病例介绍】

患者男性，80 岁，因"入睡困难 1 个月，四肢不自主抽动 15 天，昏迷 15 小时"入院。患者于 1 个月前精神受刺激后出现入睡困难、早醒、情绪波动大、乏力，至郑州市黄河医院诊断为"睡眠障碍"，给予"安定、阿普唑仑、氟哌噻吨美利曲辛（黛力新）"等药物（具体用法用量不详）治疗，效果欠佳。15 天前情绪激动后出现四肢不自主抽动、双下肢无力、言语不利、吐字不清，后症状逐渐加重，并出现淡漠、反应迟钝、表情呆滞，未在意。15 小时前患者无明显诱因出现神志不清，呼之不应，刺激无反应，颅脑 CT 示未见异常，以"昏迷原因待查"收入院。自发病以来，饮食睡眠可，二便正常，体重较前无明显变化。

既往史： 发现血压升高 5 年余，最高血压 178/80mmHg，现服用替米沙坦片 80mg 1 次/日，血压控制在 140~150/60~80mmHg。否认糖尿病、心脏病、脑血管疾病病史。

入院查体： T 36.8℃，P 72 次/分，R 22 次/分，BP 128/72mmHg。发育正常，营养中等，深昏迷，压眶无反应，被动体位，查体不能合作。皮肤黏膜色泽正常，无皮疹，无皮下出血，无水肿，全身浅表淋巴结未触及肿大。双侧瞳孔不等大，左侧瞳孔直径约 3mm，右眼白内障术后，右侧瞳孔直径约 3.5mm，双侧瞳孔对光反射灵敏，角膜反射存在，颈强直，颌下三横指。双肺听诊呼吸音清，未闻及干湿啰音。心率 72 次/分，律齐，各瓣膜听诊区未闻及杂音。浅感觉、深感觉、运动觉、位置觉、复合感觉均不能配合，双侧巴氏征阴性。

辅助检查：

血钠：124.3mmol/L↓；血浆渗透压：270mmol/L↓。

血液炎症指标：CRP，ESR 正常。

肾小管酸化试验：可滴定酸 3mmol/L，氨 20mmol/L，尿渗透量 348mOsm/L。

肾上腺各项激素：ACTH-COR 节律正常，肾素血管紧张素醛固酮卧立位测定正常，血浆 3-甲氧基肾上腺素，3-甲氧基去甲肾上腺素正常，24 小时尿游离皮质醇、醛固酮、儿茶酚胺、VMA 均正常。

甲状腺功能：正常。

心电图：窦性心律，大致正常。

胸部 CT：肺部炎症，左上肺陈旧性病变，右上肺局限性肺气肿。

肾上腺 CT：双侧肾上腺局部略增粗（增生？）。

颅脑 MRI：双侧基底节腔隙性脑梗死，双侧额顶叶、右侧颞叶脑白质脱髓鞘，脑萎缩，右侧晶状体形态及信号异常。

入院诊断：1. 昏迷原因待查；2. 低钠血症 抗利尿激素分泌失调综合征？3. 高血压病 2 级（极高危）；4. 腔隙性脑梗死。

治疗：入院后给予心电监护、吸氧、留置导尿、静脉补钠，患者于当天下午 2 点清醒后开始给予口服补充钠盐治疗，后监测血钠浓度持续偏低，波动于 120～128mmol/L，24 小时尿钠 395.53mmol，尿氯 358.53mmol，尿钙 18.54mmol，期间行 PET-CT 检查排除肿瘤，根据患者血钠、尿钠、血浆渗透压情况，考虑患者为抗利尿激素分泌失调综合征（syndrome of inappropriate antidiuretic hormone secretion，SIADH）导致的低钠血症，患者肺部 CT 示：肺部炎症，但患者体温不高，血液炎症指标正常，查体听诊肺部未闻及明显干湿啰音，但不能完全确定是由于肺部炎症引起的 SIADH，但治疗上仍应严格限水，每天入水量控制在 1000ml 内，停止口服补充钠盐，复查患者电解质情况，血钠水平上升，波动在 130～135mmol/L，治疗过程中患者出现躁狂、胡言乱语、答非所问，请精神心理科专家会诊后考虑长期低钠引起脑细胞功能受损，给"奥拉西坦针、喹硫平"治疗 1 个月后患者精神症状消失，血钠 135.9mmol/L，病情好转出院。

出院诊断：1. 抗利尿激素分泌失调综合征（SIADH）；2. 高血压病 2 级（极高危）；3. 腔隙性脑梗死。

随访：

1. 2012 年 1 月 未再出现昏迷，偶有双下肢乏力，血钠 134mmol/L，嘱继续限水。

2. 2012 年 4 月 未再出现昏迷，无恶心呕吐，一般情况可，血钠 135mmol/L，肺部 CT 较前无明显变化。

3. 2012 年 10 月 血钠 132mmol/L，精神较差，偶有恶心，无呕吐、乏力等，因其近期未注意限水，嘱其加强限水，每天 1000ml 以内。

4. 2013 年 4 月 血钠 135mmol/L，肺部 CT 较前无明显变化，精神可，未诉明显不适。

【病例讨论】

（一）昏迷

昏迷是脑功能受到极度抑制而意识丧失、随意运动消失、对刺激无反应或出现异常反射活动的严重意识障碍，是临床最常见、最危急的一组症状或综合征。

本患者为慢性起病，逐渐加重，伴随双下肢无力，发生在冬季，无过量服用安眠药病史，颅脑 MRI 检查排除颅内病变，血液学检查示血钠降低，血浆渗透压降低，尿钠升高，考虑患者昏迷原因为低钠血症引起。

（二）低钠血症[1]

低钠血症（hyponatremia）是临床上常见的电解质紊乱。水与钠的正常代谢及平衡是维持人体内环境稳定的一个重要方面，水与钠两者相互依赖，彼此影响。血浆钠浓度是血浆渗透压的主要决定因素，所以低钠血症通常就是低渗透压的反映，故又称低渗状态或低钠性低渗综合征。血浆渗透压降低将导致水向细胞内转移，使细胞内水量过多，这是低钠血症产生症状和威胁患者生命的主要原因。血钠正常值为 142mmol/L（135～145mmol/L）。低于 135mmol/L 为低钠血症。如果血钠低于 120mmol/L，而且发展快，是危险信号。

本例患者为老年患者，基础体质较差，容易合并胃肠道疾病，临床上较容易出现低钠血症，加之老年人耐受力差，出现低钠血症后其临床表现较为复杂，一般患者易疲乏、表情淡漠、食欲不振、头痛、视力模糊，并有肌肉痛性痉挛、肌阵挛、运动失调、腱反射减退或亢进。在老年患者，可发展为谵妄、惊厥、昏迷以至死亡，因此应引起重视。

本例患者根据患者病史等信息，考虑患者 SIADH。

（三）抗利尿激素分泌失调综合征（SIADH）[2]

SIADH 是由于抗利尿激素（ADH，即 AVP）过量分泌，导致体内水分潴留、稀释性低钠血症、尿钠与尿渗透压升高的临床综合征。SIADH 起病隐匿，多继发于呼吸系统疾病、肿瘤、炎症、药物应用或外科手术，近年已逐步引起临床重视。

病因与发病机制：

1. 恶性肿瘤　多种肿瘤可异源性分泌 AVP，引起 SIADH。以原发性脑肿瘤、血液系统恶性肿瘤、胸腔内非肺部癌肿及各种肉瘤相对多见。

2. 中枢神经系统疾病　中枢神经系统损害直接刺激或破坏下丘脑-神经垂体轴兴奋，引起 AVP 过度释放，导致 SIADH。

3. 肺部疾病　肺部疾病中引起 SIADH 最主要的疾病是肺癌，感染性肺部疾患也可引起 SIADH，如肺结核、病毒或细菌性（尤其是葡萄球菌）肺炎等。

4. 药物　氯磺丙脲、卡马西平、氯贝丁酯（安妥明）、选择性 5 羟色胺抑制剂如帕罗西汀和氟西汀、舍曲林（瑟特灵）、α-干扰素、长春碱、长春新碱、左旋苯丙酸氮芥、环磷酰胺、高剂量的塞替哌、全身麻醉药、巴比妥类、噻嗪类利尿剂、三环类抗抑郁剂如氯米帕明（氯丙米嗪）、抗精神病药物、非甾体类抗炎药物、胺碘酮（乙胺碘肤酮）等都可引起 SIADH。

诊断标准：

经典的诊断标准包括：①低钠血症，血钠<135mmol/L；②血浆渗透压降低伴尿渗透压升高，血浆渗透压<280mOsm/L，尿渗透压大于血浆渗透压；③尿钠>20mmol/24h；④临床上无脱水、水肿；⑤心脏、肝脏、肾脏、肾上腺、甲状腺功能正常。本患者符合以上诊断标准，但临床未查找到肿瘤证据，考虑与衰老、或肺部炎症、或应用抗精神类药物有关。

治疗方法：

1. 一般治疗　部分病例由于长期卧床，肢体运动减少，可帮助肢体按摩、抬高肢体等处理，促进静脉回流，增加左心房充盈，反馈抑制 AVP 释放。

2. 病因治疗　有恶性肿瘤者应早诊断早切除，或放疗、化疗。SIADH 的病情常可随着肿瘤的缓解而缓解。有感染者，应积极采用适当抗菌药物控制感染，对于肺部原发病，经抗感染、改善通气换气功能、纠正缺氧、酸中毒后，AVP 的分泌减少，肾排水增多，循环扩张，低钠血症会自行消退。

药源性 SIADH 应立即停止可疑的药物。有报告证实预防卡马西平（酰胺咪嗪）引起的低钠血症时可加用多西环素（强力霉素），但一般情况下当引起 SIADH 的药物必须继续使用时，可同时合并使用地美环素（去甲金霉素）以减少低钠血症的发生率。

3. 纠正水过多和低钠血症

（1）限制水分的摄入：轻型患者可以限制水分的摄入，每天限水约 800～1000ml 已可见效，入水量的多少主要根据体重的变化进行调整，有效的限水应使体重减少 1～1.5kg。一般经过 7～10 天可使血浆渗透压及血清钠浓度逐步恢复至正常水平。

（2）利尿剂：仅在严重水中毒症状（如抽搐、昏迷等）出现时使用。只可选用呋塞米（速尿）等快效利尿排水。袢利尿剂可以抑制肾小管袢升支对钠的重吸收，阻碍肾髓质高渗状态的形成，使肾小管腔内水的重吸收受阻，从而抑制了 AVP 的作用。呋塞米（速尿）40mg 或依他尼酸（利尿酸钠）50mg 一次给药，如在用药后 8 小时内尿量小于全日尿量的 60%，则可将剂量加倍。在应用利尿剂的同时，适量加服口服钠盐可使效果更佳。利尿剂治疗可产生低钾血症，可同时补钾，或并用保钾利尿剂氨苯蝶啶或螺内酯（安体舒通）。大剂量尿素（60mg/d）可产生渗透性利尿，不会产生低钾血症，但因其胃肠道反应而限制其应用。噻嗪类利尿剂如氢氯噻嗪（双氢克脲噻）往往无效，有时可加重 SIADH。当血钠浓度和渗透压已初步恢复后，如需补液时，可用等渗盐水，但不可用 5% 葡萄糖水。此后应限制水分摄入，以防 SIADH 复发。

（3）高渗盐水：轻型患者仅需限水，不需补钠。较重者可在限水利尿的同时口服补钠。当患者病情严重，如出现意识模糊、抽搐、昏迷症状，或血钠低于 115mmol/L 时应静脉输给 3%～5% 氯化钠 200～300ml，以便迅速提高血钠浓度至 120mmol/L，最后应使血钠回升至 130mmol/L。此时应注意预防肺水肿，可同时予呋塞米（速尿）静滴，效果更佳，切不可迅速纠正血钠浓度及血浆渗透压至正常水平。

（4）盐皮质激素：盐皮质激素治疗 SIADH 导致的低钠血症时，用量多较大。如纠正 Addison 病低钠血症时去氧皮质酮只需用 5mg/d，而治疗 SIADH 时应加大至 20mg/d。醛固酮用量为 1mg/d，9α-氟氢可的松用量为 2～8mg/d。潴钠激素氟氢可的松可减少尿钠排出，辅以口服补钠效果更好，其用法为 0.1～0.3mg/次，每日 2 次，可提高血钠 4～8mmol/L，因其增加尿钾排泄，应酌情补钾。应用激素时仍应限水，否则效果欠佳。

4. 抑制 AVP 分泌及拮抗 AVP 作用

（1）精氨酸加压素拮抗剂 OPC-31260：静脉应用时的作用持续约 4 小时，0.5mg/kg 可使血钠浓度提高约 3mmol/L；单剂量 0.25～0.5mg/kg OPC-31260 可增加 4 小时累积尿量，减少尿渗透压至 225mOsm/(kg·H_2O) 以下，这种利尿作用不依赖于尿的溶质排泄。提示 OPC-31260 是 SIADH 低钠血症有效的治疗药物。

（2）地美环素（去甲金霉素）：可拮抗 AVP 对肾小管上皮细胞受体中腺苷酸环化酶的作用，可抑制其重吸收水分，因而可用于对症治疗，因其影响骨骼发育，故不宜应用于小于 8 岁的儿童；可诱发氮质血症，应定期复查肾功能，酌情处理。

（3）锂盐：可拮抗 AVP 对肾小管的作用而引起多尿，因其副作用大，故临床少用。苯妥英钠虽可抑制神经垂体分泌 AVP，但作用短暂，少用。麻醉药拮抗剂如环丙吗喃醇（oxilorphan）也有抑制神经垂体分泌 AVP 的作用，试用后曾见尿量进行性增加和对水负荷排出能力的改善。

【专家点评】

李华（郑州大学第一附属医院　主任医师）

这是一例较为典型的病情进展缓慢，逐渐发生昏迷的老年病例，临床医师通过电解质监测、颅脑磁共振成像等从而获得诊断，患者昏迷原因为颅外原因，主要由于代谢性原因低钠血症引起，从而开始寻找其诱因，追问患者病史，已排除因摄入不足等引起的低钠血症，患者血浆渗透压降低伴尿渗透压升高，尿钠增多，且临床上无脱水、查体无水肿，心脏、肾脏、肝脏、肾上腺、甲状腺功能正常。因此根据患者病史及相关检查结果考虑昏迷原因为抗利尿激素分泌失调综合征引起的低钠血症。

有以下几点需要提出：

1. 老年人的昏迷尤其要引起重视，不仅要考虑到颅脑疾病有关的昏迷，更要考虑到颅外疾病（全身性疾病）引起的昏迷。

2. 电解质异常在老年人中是很常见的机体稳态失衡，因老年人容易合并营养状况异常、各项器官功能异常，这些均易引起电解质异常，因此当发现老年人电解质异常时应积极查找原因，主要从摄入减少及排出增多两方面考虑，此患者无食欲不振、营养不良及胃肠道疾病等，因此考虑排出增多性因素引起，患者检查已排除肾性失钠、甲减、肾上腺皮质功能减退、充血性心力衰竭、糖尿病酮症、脑性失盐综合征等疾病引起的低钠血症，因此考虑抗利尿激素分泌失调综合征。

3. 诊断 SIADH，患者符合其诊断条件，可诊断，但临床 SIADH 多由于继发性因素引起，本例患者肺部 CT 示有肺部炎症，但临床未见明显感染证据，随访未见肺部 CT 明显变化，考虑患者不能完全确定为肺部感染引的 SIADH，因此在以后的随访中应注意观察患者肺部炎症情况。

4. 本例患者诊断 SIADH 明确，虽然暂时排除肿瘤引起，但患者年龄较大，不能因此完全不考虑肿瘤性疾病，应注意密切随访，密切观察，及早发现疾病。

■ **参考文献** ■

1. 魏先森，屈籍，张小平，等. 高龄低钠血症患者 82 例临床分析. 中国临床保健杂志，2012，15（6）：628-629.

2. 朱远丰. 抗利尿激素分泌失调综合征临床分析. 中国医师进修杂志，32（13）：55-57.

高龄骨质疏松症诊疗思路一例

程　梅　李保应

【病例介绍】

患者女性，94 岁，因"间断腰背疼痛 3 年"于 2012 年 5 月入院。国际骨质疏松症基金会（IOF）骨质疏松症风险一分钟测试题问卷结果为阳性，亚洲人骨质疏松自我筛查工具（OSTA）指数为-5.4，患者 2 年前右腕部脆性骨折，以老年骨质疏松症收入院。

既往史： 冠心病史 35 年；2 型糖尿病史 33 年；高血压史 30 年，腰椎间盘突出症病史 20 年；否认消化道疾病史；无糖皮质激素应用史。既往最高身高 159cm。

个人史：无吸烟、饮酒嗜好。无长期饮咖啡史等。

月经婚育史：14（4~6）/28~30（56）。

家族史：家族中无类似病史，否认家族性遗传病史。

入院查体： P 67 次/分，BP 122/58mmHg，身高 155cm，体重 67kg，BMI 27.79kg/m^2，神志清，精神好，双侧甲状腺未触及肿大。双肺呼吸音清，未闻及干湿啰音。心率 67 次/分，律规整，心音低钝，各瓣膜听诊区未闻及病理性杂音。腹软，腹部无压痛、反跳痛。脊柱无畸形，脊柱及旁无压痛。双下肢无水肿。

辅助检查：

血、尿常规、肝功能、甲状腺功能、血皮质醇（8：00、16：00）、抗核抗体谱和类风湿因子、肿瘤系列均未见异常。

肾功能：尿素氮 6.5mmol/L，肌酐 67μmol/L，肌酐清除率 48.04ml/min。

性激素：泌乳素未见异常，促卵泡生成激素、促黄体生成素、黄体酮、雌二醇提示处于绝经期。

血碱性磷酸酶（AKP）80U/L，血钙 2.19mmol/L，血磷 1.20mmol/L，

骨标志物：25 羟维生素 D（25OHD）8.58ng/ml↓，β 胶原降解产物 1.08ng/ml，N-端骨钙素未见异常。

双能 X 线骨密度检查：腰椎和髋部骨密度检查提示骨质疏松（表 69-1，表 69-2）。

甲状旁腺超声、PET-CT 全身检查显像均未见异常。

腰椎 MRI（图 69-1）：L$_2$~L$_3$、L$_3$~L$_4$、L$_4$~L$_5$、L$_5$~S$_1$ 椎间盘突出，L$_4$、L$_5$ 退行性改

变，无压缩性骨折。

入院诊断：1. 老年骨质疏松症；2. 2 型糖尿病 糖尿病周围神经病变 糖尿病视网膜病变 糖尿病肾病（Ⅲ 期）；3. 冠状动脉粥样硬化性心脏病 稳定型心绞痛 心功能 Ⅱ 级（NYHA 分级）；4. 高血压（3 级，极高危）；5. 腰椎间盘突出症。

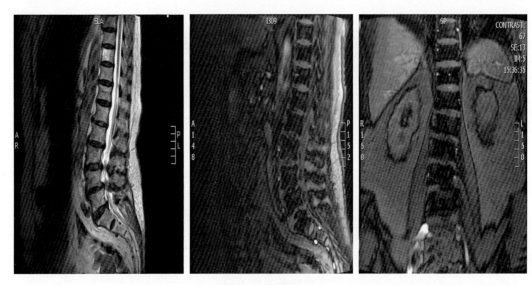

图 69-1　腰椎 MRI

$L_2 \sim L_3$、$L_3 \sim L_4$、$L_4 \sim L_5$、$L_5 \sim S_1$ 椎间盘突出，L_4、L_5 退行性改变，无压缩性骨折

表 69-1　骨质疏松症治疗前后腰椎骨密度变化

腰椎	BMD（g/cm^2）		T 值		BMD 年增长率（%）
	2012 年 5 月 29 日	2013 年 6 月 26 日	2012 年 5 月 29 日	2013 年 6 月 26 日	
L_1	0.866	0.878	−1.6	−1.5	1.39
L_2	0.801	0.898	−2.7	−1.9	12.11
L_3	0.894	0.950	−1.9	−1.4	6.26
L_4	1.039	1.216	−0.7	0.8	17.04
$L_1 \sim L_2$	0.836	0.887	−2.1	−1.7	6.10
$L_1 \sim L_3$	0.857	0.910	−2.0	−1.6	6.18
$L_1 \sim L_4$	0.911	0.999	−1.7	−0.9	9.66
$L_2 \sim L_3$	0.852	0.926	−2.2	−1.6	8.69
$L_2 \sim L_4$	0.925	1.037	−1.6	−0.7	12.11
$L_3 \sim L_4$	0.973	1.092	−1.2	−0.2	12.23

表 69-2　骨质疏松症治疗前后髋部骨密度变化

髋部	BMD（g/cm^2）		T 值		BMD 年增长率（%）
	2012 年 5 月 29 日	2013 年 6 月 26 日	2012 年 5 月 29 日	2013 年 6 月 26 日	
股骨颈	0.588	0.593	-2.6	-2.6	0.85
Wards 三角	0.332	0.353	-4.2	-4.1	6.33
大粗隆	0.630	0.636	-1.1	-1.0	0.95
股骨干	0.871	0.906	-	-	4.02
全身	0.716	0.731	-1.8	-1.7	2.09

诊疗经过：结合患者病史和辅助检查并分别与其他继发性骨质疏松症的病因鉴别后按老年骨质疏松症治疗，给予调整生活方式，进食富含钙的均衡膳食，适当户外活动和日照，慎用影响骨代谢的药物，防止跌倒、加强自身保护措施；给予补充钙剂（口服碳酸钙维生素 D$_3$ 片 600mg 每日 1 次）和活性维生素 D（口服骨化三醇胶丸 0.25μg 每日 1 次），加用口服阿仑膦酸钠 70mg 每周 1 次。经上述治疗后，腰背部疼痛缓解，骨代谢指标改善，骨密度增加（见表 69-1，表 69-2）。2012 年 5 月 29 日和 2013 年 6 月 26 日双能 X 线骨密度仪的变异系数 CV 分别为 0.42%，0.44%）。1 年后复查：AKP 53U/L，血钙 2.44mmol/L，血磷 0.87mmol/L，肌酐清除率为 55.20ml/min，25OHD 28.83ng/ml，β 胶原降解产物 0.19ng/ml。糖化血红蛋白 7.4%。

【病例讨论】

本例患者的临床特点：①94 岁高龄女性，间断腰背疼痛 3 年。②有腕部脆性骨折史。③身高缩短 4cm。胸廓、脊柱无畸形。④实验室检查：血常规、尿常规、肝功能、肾功能、电解质、甲状腺功能、皮质醇（8：00、16：00）、抗核抗体谱和类风湿因子、肿瘤系列均未见异常，性激素提示处于绝经期状态。肌酐清除率为 48.04ml/min。骨代谢标志物系列：25 羟维生素 D（25OHD）减低，N-端骨钙素、β 胶原降解产物未见明显异常。⑤骨密度检查：L$_2$ 椎体（T=-2.7）和股骨颈（T=-2.6）。⑥影像检查：甲状旁腺超声未见明显异常；L$_4$、L$_5$ 退行性改变，无压缩性骨折；PET-CT 检查显像未见异常。结合患者病史、脆性骨折史、既往史及辅助检查，排除继发性骨质疏松症，患者绝经 38 年，排除绝经后骨质疏松症，考虑为老年骨质疏松症。

骨质疏松症的诊断流程[1] 见图 69-2。

阿仑膦酸钠是目前治疗骨质疏松症的常用药物，其可以抑制破骨细胞的活性并促进其凋亡，从而有效地抑制骨吸收。阿仑膦酸钠的临床应用最为广泛，用其进行治疗的患者，监测的治疗时间长达 10 年，大型随机安慰剂对照临床试验显示阿仑膦酸钠能够降低髋骨和其他部位的骨折[2,3]。截至目前，应用阿仑膦酸钠的临床资料显示：最大年龄为 87 岁，其中骨折干预试验（FIT）平均年龄为（70.7±5.6）岁。阿仑膦酸钠在老年骨质疏松症患者尤其是长寿老年患者中应用的临床资料相对缺乏。

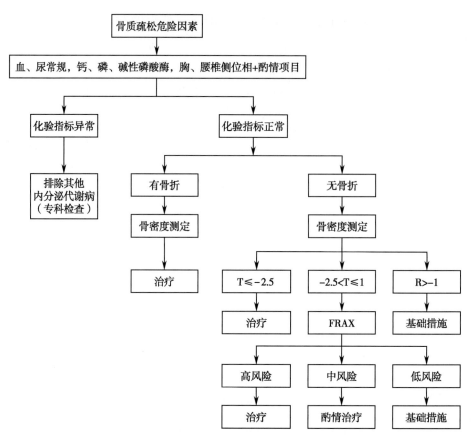

图 69-2 骨质疏松症的诊断流程

【专家点评】

程梅（山东大学齐鲁医院 教授）

骨质疏松症分为原发性和继发性两大类。原发性骨质疏松症分为绝经后骨质疏松症（Ⅰ型）、老年骨质疏松症（Ⅱ型）和特发性骨质疏松 3 类。老年骨质疏松症一般指 70 岁以后发生的骨质疏松[1]。由于老年人随着年龄的不断增长各器官功能逐渐衰退，对药物的吸收、分布、代谢、排泄及其作用与青壮年有很大差异，尤其老年患者多病共存，用药种类较多[4]。因此，老年人的用药有效性和安全性具有更重要的临床意义。

抗骨质疏松药物有多种，其主要作用机制也有所不同。或以抑制骨吸收为主、或以促进骨形成为主，也有一些多重作用机制的药物。双膦酸盐类药物用于防治骨质疏松症，其中阿仑膦酸盐可明显降低髋部及椎体等部位骨折发生的危险性[5-8]。少数患者可引起食管溃疡，故有活动性胃及十二指肠溃疡、反流性食管炎者慎用。静脉输注双膦酸盐可引起一过性发热、肌痛、骨痛等。

本例高龄老年骨质疏松症患者，应用口服阿仑膦酸钠、补充钙剂及活性维生素 D 治疗 1 年后，腰背部疼痛较前明显改善，250HD 较治疗前升高，β 胶原降解产物较前降低。腰椎椎体及股骨颈骨密度较前明显增加。上消化道不良反应：仅在开始时出现反酸、上腹部不适，规范服用后，未再出现。服药后监测肝功能、肾功能均正常。

骨质疏松症最严重的并发症是骨质疏松性骨折，老年人更易发生。一旦发生骨折，应尽早骨科就诊，如无手术禁忌证，可行手术治疗。其中最常见的骨折部位为脊柱、髋部和桡骨远端。脊柱椎体骨折多发生在腰椎及胸腰段部位的椎体，可行椎体成形术治疗；老年人髋部骨折易发生股骨粗隆或股骨颈骨折，股骨粗隆骨折多采用内固定术，股骨颈骨折首选人工股骨头置换或全髋关节置换手术；桡骨远端骨折可采用手法牵引复位加外固定等治疗。

本例高龄患者多病共存，具有多种危险因素，应尽早进行骨密度及骨标志物系列等检查，并排除继发性骨质疏松，明确诊断，及时进行规范治疗。治疗方面：加强基础措施：增加户外活动和光照，预防跌倒，补充钙剂和活性维生素 D；抗骨质疏松药物：该例长寿老年患者，经阿仑膦酸钠治疗后，腰背部疼痛缓解，骨标志物指标改善，骨密度增加，应用疗效确切；安全性评价：服药期间未发现其对肝、肾功能的影响；掌握正确的服用方法后，未出现上消化道不良反应，安全性好。

参考文献

1. 中华医学会骨质疏松和骨矿盐疾病分会. 原发性骨质疏松症诊治指南（2011 年）. 中华骨质疏松和骨矿盐疾病杂志，2011，4（1）：2-17.
2. 马远征. 重视老年性骨质疏松症，提高其诊断与治疗水平. 中华老年多器官疾病杂志，2011，10（5）：385-387.
3. Komatsu K, Shimada A, Shibata T, et al. Alendronate promotes bone formation by inhibiting protein prenylation in osteoblasts in rat tooth replantation model. J Endocrinol, 2013, 219（2）：145-158.
4. 王益平. 老年人药代动力学特点与安全用药探讨. 现代中西医结合杂志，2008，17（26）：4158.
5. Bone HG, Hosking D, Devogelaer JP, et al. Ten years' experience with alendronate for osteoporosis in postmenopausal women. N Engl J Med, 2004, 350（12）：1189-1199.
6. Donaldson MG, Palermo L, Ensrud KE, et al. Effect of alendronate for reducing fracture by FRAX score and femoral neck bone mineral density: the Fracture Intervention Trial. J Bone Miner Res, 2012, 27（8）：1804-1810.
7. McNabb BL, Vittinghoff E, Schwartz AV, et al. BMD changes and predictors of increased bone loss in postmenopausal women after a 5-year course of alendronate. J Bone Miner Res, 2013, 28（6）：1319-1327.
8. Bednar T, Heyde CE, Bednar G, et al. Kyphoplasty for vertebral augmentation in the elderly with osteoporotic vertebral compression fractures: scenarios and review of recent studies. Clin Ther, 2013, 35（11）：1721-1727.

急性肠系膜动脉栓塞一例

曹久妹　吴　方

【病例介绍】

患者男性，70岁，因"持续上腹痛5小时"于2010年5月16日入院。患者5月15日于晚餐后出现持续性上腹部疼痛，不向他处放射，逐渐加剧至疼痛难忍，伴恶心，呕吐数次，为胃内容物。当日进食后曾有上腹胀，服用枸橼酸莫沙必利（加斯清）及胰酶肠溶胶囊（得每通），症状无明显好转。患者入院前排黄色成形便1次。无发热，无血尿，无黑便、血便，无胸闷、胸痛，无晕厥。急查腹部CT提示中上腹部小肠壁水肿，腹水，绞窄性肠梗阻待排除（图70-1）；血淀粉酶122U/L；血白细胞$6.7×10^9$/L，中性粒细胞41.1%。患者腹痛剧烈，肌内注射哌替啶2支后腹痛略缓解。拟"腹痛，肠梗阻可能"收入院。

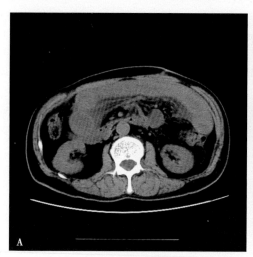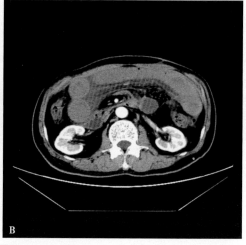

图70-1　上腹部CT平扫（A）增强（B）

A. 平扫：中上腹部空肠小肠壁水肿，肠壁内积气、腹水，肠系膜密度显著增高，肠系膜动静脉密度增高；B. 增强：Treitz韧带以远，第一段空肠肠腔显著扩张，其位置似进入小网膜囊，空肠及部分回肠肠壁显著水肿，肠壁内可见气体影，其对应肠系膜密度增高，呈脂肪条束征（fat stranding），增强后肠壁强化显著减弱，呈缺血状，且未见延迟期的强化。拟内疝性绞窄性肠梗阻致肠壁缺血坏死

既往史：有高血压、2 型糖尿病病史。两月前（3 月 9 日）腹腔镜下行左半结肠癌根治术，术后 XELOX 方案化疗：4 月 4 日及 28 日各用奥沙利铂（乐沙定）200mg，4 月 4 日起口服希罗达 3 片 2 次/日，4 月 21~27 日停服卡培他滨（希罗达）。

入院查体：体温 36.3℃，BP 140/90mmHg。神清，急性面容，对答切题，皮肤巩膜无黄染，无出血点，双肺呼吸音清，心率 106 次/分，律齐，腹平软，未见肠型、胃型，中上腹明显压痛，反跳痛（-），墨菲征（-），未触及肿块，移动性浊音（-），肠鸣音减弱。双下肢无水肿，双侧足背动脉搏动存在对称。

诊治经过：患者入院后生命体征监护，抗炎、解痉治疗后，腹痛无缓解，并逐渐出现血压下降，联系外科会诊后，行急诊手术探查。术中见自屈氏韧带下 8cm 空肠至距回盲部 50cm 处回肠间小肠呈暗紫色，无血管搏动，诊断为急性肠系膜动脉栓塞，小肠坏死，并行坏死小肠段切除（小肠次全切除术）+空肠、末段回肠造瘘术。术后呼吸机辅助通气，转入外科 ICU 后顺利脱机拔管。

术后反复调整肠内营养与空肠液回输并辅以肠外营养支持，患者恢复情况良好。8 月 18 日会诊讨论后决定行小肠吻合消化道重建术。于 9 月 9 日行肠粘连松解+小肠造口回纳吻合术。术后患者一般情况良好，无发热、腹痛等不适，逐渐能恢复饮食。术后予以胸腺素提高机体免疫力，维持水、电解质平衡，人体白蛋白间断静滴。予以低分子肝素抗凝，后改为利伐沙班（拜瑞妥）1 片/日口服抗凝，多次复查凝血因子均在正常范围。

诊断：1. 急性肠系膜动脉栓塞　部分小肠坏死；2. 左半结肠癌根治术后；3. 高血压；4. 2 型糖尿病。

【病例讨论】

急性肠系膜动脉栓塞是一种少见外科急腹症，发病率约 8.6/10 万，包括急性肠系膜上动脉栓塞和慢性闭塞基础上急性血栓形成两大类型。具有起病急骤、发展迅速、病情凶险的特点，加之临床医师对该病认识不足，易延误诊治，病死率高达 50%~80%。本病的高危因素包括年龄>50 岁、瓣膜性心脏病、心律失常、近期心肌梗死。

急性肠系膜动脉栓塞的栓子来源为：①心内膜炎患者左心瓣膜上的赘生物脱落或心房纤颤患者左心房内的血栓形成；②肺脓肿或脓毒血症患者的带菌的栓子；③动脉硬化，动脉粥样病变等患者的动脉栓子脱落；④在手术中来自内脏或其他部位血管的栓子。栓子进入肠系膜动脉发生栓塞，导致肠壁肌肉功能障碍、肠缺血、坏死，临床上酷似绞窄性肠梗阻。在肠系膜动脉栓塞中以肠系膜上动脉及其分支的可能性最大，这与其解剖结构有关。肠系膜上动脉从腹主动脉分出较早，其分出角度很小，分出后的走行几乎与腹主动脉平行，与血流的主流方向一致，加之管腔较粗，脱落的栓子易于进入，且缺少侧支循环，所以发生栓塞及肠坏死的概率明显高于肠系膜下动脉。

临床表现及诊断突发剧烈的脐周或上腹部阵发性绞痛，部分患者可向背部或肋腹部放射，常伴恶心、呕吐、腹泻等胃肠道排空症状；此时腹部仍软，或仅有轻触痛，肠鸣音稍亢进。体征与剧烈腹痛症状不相称，易误诊为其他疾病，有报道误诊率达 85.1%。病变进一步发展，可出现呕吐血性水样物或排出暗红色血便，临床表现为明显的腹胀及典型的腹膜刺激征，肠鸣音弱转至消失。腹腔穿刺可抽出血性渗出液，此时提示肠管已发生梗死，致绞窄性肠梗阻。

肠缺血耐受时间短，临床表现缺乏特异性，医师经验不足等诸多因素导致其具备发病急骤、进展迅速、病情凶险、误诊率及病死率（60%～100%）较高的临床特点。除腹痛表现外，易出现恶心、呕吐、腹膜炎、腹腔积液、休克等表现。发病过程中腹平片多可提示肠梗阻。

实验室检查：①外周血白细胞计数明显升高。外周血白细胞数在一定程度上可能会反映病情的严重程度。血清酶学检查可见 AKP、CK、LDH 升高。②肌酸激酶（CK）的动态测定对反映急性肠缺血的状态有一定的敏感性和特异性，可用于监测和早期诊断各类肠缺血疾病。③心电图对肠系膜上动脉栓塞诊断有特殊价值，80%患者心电图异常，59%患者有房颤。④腹部 X 线平片检查难以明确有肠缺血的现象，但发生梗阻时可见气液平面、肠腔积气、肠管扩张等征象。⑤多普勒彩色超声检查，可根据血流方向及速度，判断有无栓塞及栓塞的部位，但肠梗阻时，肠管扩张可干扰诊断正确性。⑥普通 CT 检查对肠系膜动脉栓塞诊断无特异性。近年来，两阶段 CT 血管造影对肠系膜血管栓塞诊断的特异性和敏感性达到 100%和 73%，不仅可以观察到肠系膜血管情况，还可反映肠管、腹腔内脏器、周围组织的变化[1]。⑦选择性肠系膜上动脉造影被认为是诊断肠系膜上动脉栓塞的金标准[2]。主要影像学表现为肠系膜上动脉或分支突然中断、半月征、充盈缺损、肠壁强化减弱，诊断敏感性为 96%。

总之，急性肠系膜动脉栓塞很难早期诊断。因为其早期虽有急性腹痛病史，但不具特异性，腹痛的性质、发展过程和其他急腹症有许多相似之处；另外，许多临床医师对本病认识不足，直到晚期出现腹膜刺激征时，才考虑本病的诊断，此时治疗常已为期过晚，而丧失良机。因此，Bergan 等提出诊断急性肠系膜上动脉栓塞的三联征（即剧烈而无相应体征的上腹或脐周疼痛，器质性和并发房颤的心脏病，强烈的胃肠道排空症状），作为早期诊断的主要依据[3]。认为遇有下列表现者应想到本病的可能：①对有风湿性心脏瓣膜病、冠心病等器质性心脏病病史，特别是有心房纤颤者，在此基础上发生剧烈腹痛时应考虑到本病的可能；②急腹症患者出现腹部体征与腹痛的剧烈程度不成比例，尤其是既往有其他部位梗死史者，更应提高警惕；尽早行血管造影检查，以明确诊断。无条件血管造影检查，及时行手术探查。早期剖腹探查既是可靠的诊断方法，又是治疗手段。

正如上所述，该患者起病急，主要表现为持续性加重的上腹部疼痛，伴恶心、呕吐，腹部 CT 提示中上腹部小肠壁水肿，腹水。起初怀疑其"绞窄性肠梗阻"可能，但经抗炎、解痉等药物治疗后病情未得到控制，并出现血压下降，提示休克可能。后行紧急手术中发现缺血坏死的小肠，诊断为急性肠系膜动脉栓塞。

对于急性肠系膜动脉栓塞的诊断，血管造影虽然是有创检查方法，却是早期诊断的金标准，同时能为介入溶栓提供条件。而考虑无创、省时及 X 线暴露少等因素，更倾向于首选 CTA 检查。但是考虑到此患者病情进展快，当时情况尽早剖腹探查发现问题为治疗提供依据更合适。

如经 CTA、血管造影等检查证实为肠系膜动脉栓塞，治疗应包括：①全身治疗：包括调整水电酸碱平衡，吸氧及有效的胃肠减压、预防性应用抗生素以及肝素全身抗凝。停止任何可能加重本病的药物，如血管加压素、利尿剂、洋地黄等。因伴有血管痉挛，及时使用助于扩张肠系膜血管及解除肠痉挛的药物。②溶栓治疗：介入溶栓治疗，包括经导管灌注扩张剂，经导管溶栓，以及机械取血栓技术，应在血管造影诊断该病当时即行治疗。

③手术治疗：发生肠缺血耐受时间为 12 小时。急诊重建肠系膜血运同时切除坏死肠管及有栓塞的肠系膜是肠系膜血管闭塞的标准疗法，但效果往往不佳。对于未坏死而生机有疑问的肠管不应切除，必要时行二次探查。亦可将可疑肠管及吻合口外置，二期吻合还纳，可部分避免二次探查打击，是一种减小创伤的有效方法。该患者术中发现部分小肠呈暗紫色，无血管搏动，考虑小肠坏死，予以切除坏死肠段，末段回肠造瘘术。并行二期手术，肠粘连松解+小肠造口回纳吻合术，完成消化道重建，手术顺利，治疗成功。

【专家点评】

吴方（上海交通大学医学院附属瑞金医院　教授）

该患者发病是在左半结肠癌根治术后 XELOX 方案静脉化疗治疗期间。分析其出现栓塞的可能原因，是否与肿瘤相关。恶性肿瘤患者本身存在着明显的凝血功能紊乱，肿瘤细胞可以诱发血小板聚集，肿瘤细胞释放的促凝因子导致血液凝固性增强，使肿瘤患者处于高凝状态，易并发血栓。如能早期发现癌症患者的高凝状态或易栓状态，不仅可以避免或减少血栓形成或 DIC，还可影响肿瘤的生长和转移，最终延长患者生存期。

目前已有不少方法可检测出凝血功能的各方面改变，例如检测凝血因子被激活后在血浆中出现的标志物，包括凝血因子活性形式（如凝血因子Ⅶa）、凝血酶原裂解产物（如凝血酶原转变成凝血酶时裂解的多肽片段 F1+2）、纤维蛋白原水解产物（如纤维蛋白肽 A）。此外，肿瘤细胞可释放两种主要促凝物质组织因子（TF）和半胱氨酸蛋白酶（CP），对此进行测定能提供重要信息。

对高凝状态一般有下列治疗方法：①激活纤溶系统：恶性肿瘤细胞被纤维蛋白包绕，纤溶可使肿瘤细胞由瘤体脱落而失去活力，从而减少肿瘤促凝物产生，抑制肿瘤生长；②应用抗凝药物：华法林或肝素可治疗 TF 引起的高凝状态，低分子量肝素（LMWH）作用更明显，肝素通过抑制肿瘤细胞-血小板联合还能抑制肿瘤转移；③应用抗血小板药物：如阿昔单抗不仅抑制血小板聚集，而且还抑制肿瘤生长和血行转移；④应用抗血管生成药物：如血管内皮抑制素（endostatin）、血管生成抑制素（angiostatin）和抗血管内皮生长因子（VEGF）抗体，有利于抑制肿瘤生长和转移。该患者术后使用了低分子肝素，之后改为长期口服新型的抗凝药物"利伐沙班（拜瑞妥）"治疗，对于防止其再次栓塞具有重要的作用。

治疗肠系膜动脉栓塞的治疗原则包括：①在发生肠坏死之前恢复正常血供；②限制坏死范围扩大；③及时切除坏死组织。急性肠系膜动脉栓塞早期可选择介入溶栓治疗，但必须控制在腹痛 8 小时以内无腹膜刺激者。溶栓后要密切观察腹部情况，一旦出现腹膜炎立即进行剖腹探查术。术式有：①肠系膜动脉取栓术，可改善缺血肠管血液供应，缩小肠切除范围，避免短肠综合征。Fogarty 球囊导管取栓是主要的手术方法。②血管旁路术：取栓后小肠血供不尽理想时，可行动脉旁路，防止肠供血不足或血管腔内压力过低再次血栓形成。常用术式有肠系膜上动脉-右髂动脉侧侧吻合、肠系膜上动脉-腹主动脉侧侧吻合以及肠系膜上动脉.腹主动脉架桥术。③肠切除术：如肠袢已有坏死，肠切除是唯一有效的治疗方法。在切除时，至少应该包括坏死肠袢上、下段各 15~30cm，同时将已有栓塞的系膜一并切除。

总之，临床医师应该对本病保持高度警惕，对可疑患者选用特异性检查手段，早期诊断，及时剖腹探查，是治愈本病的成功关键。

---■ 参考文献 ■---

1. Kirkpatrick ID, Kroeker MA, Greenberg HM. Biphasic computed tomography with mesenteric evaluation of acute ischemia. Radiology, 2003, 229（1）：91-98.

2. Lock G. Acute mesenteric ischemia：classification, evaluation and therapy. Acta Gastroenterol Belg, 2002, 65（4）：220-225.

3. Bergan JJ, Dean RH, Conn JJR, et al. Revascularization in treatment of mesenteric infarction. Ann Surg, 1975, 182（4）：430.

老年缺血性肠病一例

涂芊茜　张文俊

【病例介绍】

患者男性，94 岁，因"血便 1 天"于 2013 年 1 月 8 日入院。入院前 1 天家属为患者翻身拍背时，发现其解出少量暗红色血便，量约 200ml，两小时后翻身时再次解暗红色血便 200ml，伴较多黏液，测患者心率增快，面色苍白，急查大便常规示隐血（+），血常规无明显异常，为进一步诊治收入院。

既往史： 有糖尿病、冠心病、慢性支气管炎、帕金森综合征、阿尔茨海默病病史，且患者长期卧床。

入院查体： 生命体征平稳，心脏未见异常，双肺呼吸音粗，可闻及少量湿啰音。腹平软，全腹有轻压痛，无反跳痛，肠鸣音 6 次/分。肛门指诊未触及异物。

诊疗经过： 初步诊断"消化道出血原因待查"，予禁食水、奥美拉唑抑酸、葡萄糖生理盐水补液、双歧杆菌调节肠道菌群及思密达止泻等治疗。

辅助检查：

血常规：白细胞 $12.49×10^9/L\uparrow$，中性粒细胞 $83.31\%\uparrow$，红细胞 $4.66×10^{12}/L$，血红蛋白 140g/L，血小板 $164×10^9/L$。

肝功能：白蛋白 25g/L↓，总蛋白 56g/L，总胆红素 $9.8\mu mol/L$，丙氨酸氨基转移酶 13U/L。

大便常规：黄色稀便，未见白细胞，潜血（++）。

肾功能、电解质、肌钙蛋白、凝血功能及 D-二聚体等均在正常范围。

因白细胞偏高，考虑同时伴有肠道感染，加用环丙沙星口服抗感染治疗。患者仍有便血，无明显腹痛，肿瘤标志物及肛门指诊未见明显异常，为明确病因，行肠镜检查提示：缺血性肠病（见文末彩图 71-1）。继续给予禁食、补液等治疗，数天后，患者停解血便，便常规隐血（-）。

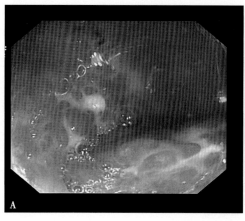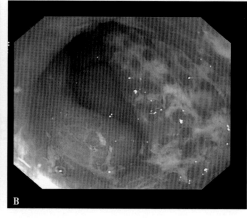

图 71-1 电子结肠镜镜下所见

横结肠处黏膜充血、水肿、粗糙、血管纹理不清及有息肉，
有浅表溃疡，表面有脓性分泌物附着，诊断为缺血性肠病

【病例讨论】

缺血性肠病（ischemic bowel disease）是指结肠和（或）小肠因供血不足发生的缺血性肠道黏膜损害，主要分为急性肠系膜缺血（acute mesenteric ischemia，AMI）、慢性肠系膜缺血（chronic mesenteric ischemia，CMI）和缺血性结肠炎（ischemic colitis，IC）。其中缺血性结肠炎多见于患动脉硬化、心功能不全的老年患者。我国 90%IC 患者为老年患者（≥60 岁）[1]。

造成结肠缺血的主要病理基础是局部血管病变、血流量不足或血液的高凝状态。血管病变中最常见的原因是动脉粥样硬化。缺血性肠病常见的危险因素主要有：心力衰竭、心律失常、心房颤动、各种原因所致的休克、动脉血栓形成和机械性肠梗阻等；医源性因素有动脉瘤切除术、主动脉手术、冠状动脉搭桥术、肠切除术、肠镜、钡灌肠及妇科手术等；药物因素有可卡因、达那唑、地高辛、雌激素、苯异丙胺、利尿剂及非甾体抗炎药等。均可导致老年人缺血性肠病发生[2,3]。本例患者既往有糖尿病、冠心病及阿尔茨海默病病史，又有高龄及高凝的危险因素，这些因素易增加缺血性肠病发生的概率。

（一）临床表现

缺血性肠病各类型临床表现类似，虽然症状和体征无特殊性，但仍有其特点，对诊断有一定的价值。

1. AMI 临床较典型的是 AMI 三联征　剧烈上腹痛或脐周痛而无相应的体征，器质性心脏病合并心房颤动，胃肠道排空障碍。

2. CMI 典型症状为餐后腹痛、畏食和体重减轻。腹痛反复发生，与进食相关，可为持续性钝痛，程度不一，定位不明确，以脐周或左下腹多见（与缺血的肠段有关），多发生于餐后 15~30 分钟，1~2 小时达高峰，随后腹痛逐渐减轻。

3. IC 典型症状为腹痛，多位于左下腹，为突发性绞痛，轻重不一，进食后加重，腹痛时多伴有便意，部分患者可在 24 小时内排出与粪便相混合的鲜红色或暗红色血便。由于肠道缺血导致肠功能紊乱，可出现恶心、呕吐、嗳气、腹胀、腹泻等症状。

（二）辅助检查

缺血性肠病的相关检查主要包括以下几方面：

1. 实验室检查 外周血白细胞增高，常>$10×10^9$/L；大便潜血常阳性；血清肌酸激酶（CK）、乳酸脱氢酶（LDH）、碱性磷酸酶（ALP）也可增高。

2. 腹部 X 线检查 是 AMI 最基本的检查。最典型征象是"指压痕"征，为增厚的肠壁黏膜下水肿所致。部分患者因肠痉挛致肠腔内气体减少，亦有部分患者因肠梗阻范围较广致肠腔内充满气体。

3. 超声检查 为无创性影像学检查，操作简便、迅速而有效。B 型超声能显示腹腔动脉、肠系膜上动脉、肠系膜下动脉和肠系膜上静脉的狭窄和闭塞；脉冲多普勒超声能测定血流速度，对血管狭窄有较高的诊断价值。超声检查其他征象有：肠壁增厚、腹水、膈下积气、门静脉-肠系膜静脉内积气。

4. 计算机体层摄影术（CT）检查 CT 增强扫描和 CT 血管成像（CTA）可观察肠系膜动脉主干及其二级分支的解剖情况，但对观察三级以下分支不可靠[4]。AMI 直接征象为肠系膜上动脉不显影、腔内充盈缺损、平扫可为高密度（亚急性血栓）；间接征象有肠系膜上动脉钙化、肠腔扩张、积气、积液；门静脉-肠系膜静脉内积气、肠系膜水肿、肠壁增厚，肠壁积气、腹水等则提示肠管坏死。CMI 直接征象为动脉狭窄、动脉不显影、腔内充盈缺损等；间接征象有血管壁钙化、侧支形成、肠腔扩张、肠系膜水肿、肠壁增厚。

5. 结肠镜检查 具有确诊意义，特别是在便血期的急诊内镜检查，是早期诊断的关键。能确定缺血性肠病病变的范围及病变的阶段，同时能获取组织学检查，有助于与其他炎性肠病、结肠癌的鉴别诊断。根据结肠病变缺血持续时间及缺血严重程度，一般将 IC 分为两型，为非坏疽性和坏疽性。其中，非坏疽性又分为一过型和慢性型。一过型病变为一过性短暂缺血，病变涉及黏膜及黏膜下层，表现为黏膜充血、水肿、瘀斑，黏膜下出血，黏膜呈暗红色，血管网消失，可有部分黏膜坏死，继之黏膜脱落、溃疡形成，呈环形、纵形、蛇形及散在溃疡糜烂。溃疡在亚急性期边界清楚，可长达 3~4cm，宽 1~2cm，周边黏膜水肿、充血，需动态观察。

6. 选择性动脉造影 有助于发现病变部位和范围，为诊断本病的另一个重要检查手段，并可在诊断的同时直接进行血管内药物灌注治疗和介入治疗。但对于选择性血管造影正常者，不能除外非闭塞性血管缺血。

（三）鉴别诊断

在老年人中最常见的是缺血性肠病的第三类型缺血性肠炎即 IC，如有老年人出现不明原因的腹痛、血便、腹泻、或急腹症表现者应警惕结肠缺血的可能。但在确诊前需鉴别以下疾病：

1. 溃疡性结肠炎 腹泻多伴脓血便。内镜检查溃疡浅，充血出血明显，可有假息肉，病变分布连续，绝大多数直肠受累。

2. 克罗恩病 多表现为腹痛、腹泻、肠梗阻，伴有发热、营养障碍等肠外表现，多无脓血便。内镜检查下见线形或沟槽样溃疡；肠壁普遍增厚感，呈卵石样或炎性息肉表现，病灶之间黏膜正常或轻度充血（节段性或跳跃性分布）。

3. 肠结核 常有上腹或脐周疼痛、腹泻，不伴有里急后重。粪便呈糊样，一般不含黏液或脓血，增生者表现为便秘。病变主要在回盲部，内镜下见病变肠黏膜充血、水肿，溃疡形成，大小及形态各异的炎症息肉，肠腔变窄等。活检找到干酪样坏死性肉芽肿或结核分枝杆菌具确诊意义。

4. 结肠癌　好发于直肠与乙状结肠交界处，以 40~50 岁年龄组发病率最高，早期表现为腹胀、消化不良，而后出现排便习惯改变，便前腹痛，稍后出现黏液便或黏液脓性血便。镜检可发现癌肿，观察其大小、性状、位置及局部浸润范围，活检可鉴别。

5. 胰腺癌　临床表现为上腹痛、进行性消瘦和黄疸。上腹扪及肿块，影像学检查可见胰腺占位性病变[5]。

排除以上可能疾病后，根据实验室检查、肠镜检查，或血管造影检查结果明确诊断。

本例患者多次不明原因解出暗红色血便，血常规提示白细胞偏高，便常规可见隐血（++），未见血红蛋白及红细胞明显减低，依据结肠镜检结果明确诊断，镜下可见横结肠处黏膜充血、水肿、粗糙、血管纹理不清及息肉，有浅表溃疡，表面有脓性分泌物附着，符合缺血性结肠炎的诊断。依据老年人缺血性肠病诊治治疗建议[5]，在患者入院后，我们积极予以禁食、静脉高营养的治疗，使肠道充分休息；并给予广谱抗生素环丙沙星抗感染治疗；予前列地尔改善微循环、蒙脱石散剂对症止泻、云南白药口服止血等治疗。本例患者便血症状较轻，经积极治疗后血便消失。对于症状较重的患者，特别是出现严重的肠功能紊乱，强力止泻不仅不利于缺血病变的恢复，而且可以加重缺血，甚至引起水电解质紊乱、蛋白缺失性结肠病、结肠穿孔等并发症。同时必须积极治疗心血管系统原发病，停用血管收缩药（肾上腺素、多巴胺等）。其他治疗如结肠胀气者给予肠管排气减压和经鼻饲管抽气减压；恶心、呕吐者给予止吐药物和胃肠动力药物；腹泻者给予肠道黏膜保护剂如思密达、次碳酸铋剂；应用血管扩张药物：如罂粟碱 30mg，肌内注射，1 次/8h，必要时可静脉滴注；或丹参 30~60ml 加入 250~500ml 葡萄糖注射液，静脉滴注，1~2 次/天，疗程 3~7 天，少数患者需 2 周；治疗期间需注意持续进行血常规和血生化监测，直到病情稳定；若患者腹部触痛加重，出现肌紧张、反跳痛、体温升高及肠麻痹，表明有肠梗死，需立即行手术治疗。

所以，当我们对一个缺血性肠病患者进行了系统的分析之后，根据不同类型及严重程度的缺血性肠病，制订治疗方案，就能更清晰地知道应该采取怎样的治疗是最合适的，做到应用每一种药物时都有理有据，心中有数，使每一位患者都能得到在循证医学指导下的个体化治疗，力求达到最佳的治疗效果。

【专家点评】

张文俊（第二军医大学附属长海医院　教授）

缺血性肠病是危害老年人健康的常见病，其发生往往有多重疾病的基础，如高血压、糖尿病。本例患者就是有多种疾病共存、长期卧床。急性起病的患者容易引起重视，慢性起病的患者往往容易漏诊，尤其是临床症状不典型的患者更容易被忽视。诊断主要依靠内镜检查和肠系膜血管 CTA。需要和肠道感染、炎症性肠病、肠结核等疾病加以鉴别。一旦确立诊断，在治疗原发病的基础上，主要治疗是改善微循环，对于病情较重的患者要禁食、适当使用抗生素，即使是出血的患者也避免静脉使用止血药。内科保守治疗无效的患者需要手术治疗。

参考文献

1. 吴本俨. 关注老年急性缺血性肠病诊断. 中华老年医学杂志，2009，28：286-288.

2. Pescatori M，Milito G，Fiorino M，et al. Complications and reinterventions after surgery for obstructed defecation. Int J Colorectal Dis，2009，24：951-959.

3. Assar AN，Zarins CK. Acute mesenteric ischaemia：facts and perspectives. Br J Hosp Med（Lond），2008，69：686-691.

4. Resch T，Lindh M，Dias N，et al. Endovascular recanalisation in occlusive mesenteric ischemia-feasibility and early results. Eur J Vasc Endovasc，2005，29：199-203.

5. 缺血性肠病诊治中国专家建议（2011）写作组，中华医学会老年医学分会，《中华老年医学杂志》编辑委员会. 老年人缺血性肠病诊治中国专家建议（2011）. 中华老年医学杂志，2011，30：1-25.

以 DIC 为首发表现的老年胃印戒细胞癌一例

南会兰　杜卫京　邵宗鸿　王邦茂　高　硕

【病例介绍】

患者男性，62 岁，因"上腹部烧灼感四天"于 2006 年 7 月 12 日入院。患者起病无诱因，伴轻度腰疼，无恶心、呕吐及黑便。

既往史：十二指肠球部溃疡病史 20 年，乙肝病毒携带者 10 年。个人史、婚育史、家族史无特殊情况。

入院后查体：T 36.8℃，BP 130/65mmHg，上腹部轻度压痛，腰骶部轻度叩痛，余无明显阳性体征。

辅助检查：血白细胞 $8.8×10^9/L$，血红蛋白 143g/L，血小板 $66×10^9/L↓$；凝血功能：PT 19.3 秒，APTT 36 秒，D-dimer>800μg/L，纤维蛋白原 43.4mg/dl；总胆红素 49.5μmol/L↑，结合胆红素 12.9μmol/L；癌胚抗原（CEA）1500ng/ml↑，前列腺特异抗原（PSA）正常。

入院诊断：1. 上消化道出血？2. 弥散性血管内凝血？3. 肝功能损害。

治疗：入院后呕吐咖啡样物约 200ml，予奥美拉唑、止血、补液等治疗。次日胃镜检查：胃窦小弯后壁见一黑色血栓，周边可见新鲜血渗出，胃底黏液湖黑色，考虑上消化道出血，Dieulafoy 病？因出血未行活检。

很快患者出现肉眼血尿、皮肤尤其针刺部位出血明显，伴随巩膜黄染，同时复查血常规：血红蛋白 95g/L，血小板 $41×10^9/L$；凝血功能：PT 18.3 秒，APTT 44.1 秒，D-dimer 4300μg/L，考虑并发 DIC，予胃肠减压、6-氨基己酸、输注血浆控制 DIC 等治疗。患者烦躁明显，镇静治疗效果差，出现低热，体温 37.7℃左右，腹胀明显伴少许黑便，查腹部叩鼓音、肠鸣音较低。

胸部 CT 平扫提示双肺纹理增多，慢性炎症，双侧胸腔少量积液，双腋窝及纵隔内见小淋巴结。

腹部 CT 平扫+CTA 示：肝胆胰脾双肾未见异常，腹腔及腹膜后未见确切结节及肿块，未见增大淋巴结，肠管扩张积气；肠系膜血管未见异常，发现胸椎多个椎体局限性骨质密度增高（图72-1），建议 FDG PET/CT。

FDG PET/CT 结果：全身多发骨髓代谢异常增高（图72-2）；全身显像未见实体性肿瘤征象；双腋窝、颏下、腹股沟见小淋巴结，无异常浓集。

骨穿：骨髓红系增生，见有 7～9 个核仁的成团异常细胞（见文末彩图72-3），性质待定，血涂片红细胞碎片易见，因血小板明显减低及严重凝血异常，当时未行骨活检。

7月17日复查血常规：血小板计数 $35 \times 10^9/L$，血红蛋白 66g/L；凝血功能：APTT 27.2 秒，D-dimer > 800μg/L；纤维蛋白原 32.4mg/dl；血生化：总胆红素 154.3μmol/L，

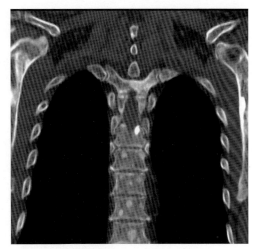

图 72-1　CT 三维重建显示胸椎多发高密度结节

结合胆红素 57μmol/L；尿素氮 10.3mmol/L，肌酐 70μmol/L。

期间予间断输注血小板、甲泼尼龙、小剂量低分子肝素抗凝，先后行血浆置换 8 次，治疗后患者一般情况明显改善，病情逐渐好转，上消化道及泌尿系出血停止，停胃肠减压，拔除胃管，黄疸明显消退。8月8日复查血常规：血红蛋白 119g/L，血小板计数 $115 \times 10^9/L$，凝血功能及体温恢复正常。DIC 控制后针对骨髓异常代谢查腰椎 MRI 考虑恶性肿瘤（图72-4），转移瘤可能性大，骨髓逆转换。查血免疫球蛋白定量、血清免疫电泳、固定电泳均正常，尿本-周蛋白为阴性。查抗核抗体、循环免疫复合物及补体 C_3、C_4 等未见明显异常。

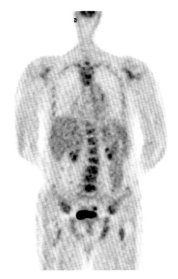

图 72-2　PET/CT 显示全身多发骨髓代谢异常增高

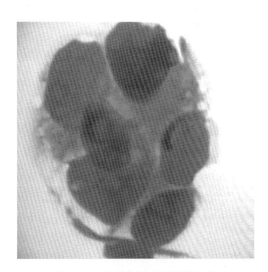

图 72-3　骨髓象见成团恶性细胞

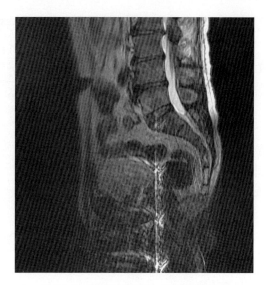

图 72-4　腰椎核磁显示多发异常信号

【病例讨论】

邵宗鸿（天津医科大学总医院血液科　教授）

患者的临床特点如下：①老年男性，急性起病。②胃镜见上消化道出血。③入院后表现为血小板减少、溶血性贫血、低热、BUN 高及烦躁，符合血栓性血小板减少性紫癜（TTP）五联征，然后病情迅速进展至 DIC 期。④既往有十二指肠球溃疡病史，乙肝病毒携带者。⑤辅助检查：癌胚抗原（CEA）1500ng/ml；全身 FDG PET/CT 提示：全身多发骨髓代谢异常增高；全身显像未见实体性肿瘤征象；前列腺增大，密度未见异常；双肺门、纵隔、腹膜后未见增大淋巴结，双腋窝、颏下、腹股沟见小淋巴结，无异常浓集。⑥予激素、血浆置换、抗凝、抗纤溶、补充血浆及钙等抢救治疗，症状好转，体温正常，出血停止，进食可，黄疸消退。经上述治疗后化验示贫血改善，血小板回升。诊断为：1. 上消化道出血；2. TTP 原因待查。

血浆置换[1]是目前救治患者的可行方法，但只能治标，只有尽快地寻找原发病才能解决血液系统问题。下一步应积极寻找 TTP 病因，常见为感染、肿瘤[2]、免疫性因素。该患者无明确感染证据，不支持感染致 TTP；查抗核抗体、免疫球蛋白 A、E、G、循环免疫复合物及补体 C_3、C_4 等未见明显异常，自身免疫性疾病也不支持；FDG PET/CT 提示全身多发异常骨髓代谢增高，支持恶性肿瘤，CEA 明显增高，骨髓象符合 TTP 表现，溶血、红系代偿性增生，其中见成团大细胞，为恶性细胞，不似原发于骨髓，高度可疑该细胞源于髓外，目前考虑为髓外肿瘤转移致 TTP。

白人驹（天津医科大学总医院影像科　教授）

患者椎体 MRI 提示诸椎体及附件信号于 T_1WI 及 T_2WI 上弥漫性减低，考虑骨髓逆转换，部分椎体可见片状稍长 T_1 稍长 T_2 信号，压脂像上呈高信号，以 T_4、T_{10}、T_{12} 椎体为著，T_4、T_{10} 椎体轮廓不规则，考虑转移瘤可能性大。骨转移瘤需与多发性骨髓瘤相鉴别，后者弥漫性浸润类型在 MRI 也可有类似表现，但多发性骨髓瘤一般无骨外形变化，较少破坏骨皮质，该病例有皮质破坏表现，不支持多发性骨髓瘤，骨穿及实验室检查有定性诊断意义。恶性肿瘤骨转移，男性常见于前列腺癌、甲状腺癌、肺癌等，建议进一步查前列腺 MRI。

高硕（天津医科大学总医院影像科　教授）

FDG PET/CT 提示全身多发骨髓代谢异常增高，支持恶性肿瘤，但未见确切实体肿瘤。双肺门、纵隔、腹膜后未见增大淋巴结；前列腺增大，密度无异常。FDG PET/CT 对实体肿瘤敏感度较高，对一些特殊病理类型肿瘤敏感性相对较差。患者 CEA 明显增高，首先考虑肿瘤来源于消化道，但 FDG PET/CT 又没发现，有三种可能：①低度恶性，与该患临床不符；②细胞小，超出 FDG PET/CT 分辨率，结合病情此种可能性不大；③细胞类型特殊，如黏液腺癌，恶性度高，FDG PET/CT 不敏感，该病例符合此类型可能性大。

刘文天（天津医科大学总医院消化内科　教授）

患者既往球溃疡病史，查体黄染，皮肤瘀斑，上腹部轻度压痛，$T_{3,4}$椎体棘突压痛，出血倾向，结合血小板低，D-dimer 明显升高，DIC 诊断成立。DIC 原因：从骨髓象、影像及各项化验来看，不是血液系统疾患，更支持转移癌，至于原发灶可能：①患者有上腹部不适，上消化道出血，CEA 明显升高，首先考虑消化系统肿瘤，肠道肿瘤不能除外，但以骨转移为首发症状的大肠癌比较少见，单纯大肠癌用 DIC 不能解释。曾有报道早期胃癌并发急性 DIC 病例[3]，病情十分凶险，建议复查胃镜。②前列腺癌、甲状腺癌、肺癌等易发生骨转移肿瘤[4]，结合胸部 CT、FDG PET/CT 基本除外。

王建宇（天津医科大学总医院泌尿外科　主任）

临床前列腺癌常有早期骨转移，但该患者：①无排尿困难、血尿等相关症状，指诊前列腺 I 度增生，质中等，未及结节；②查血 PSA 不高；③FDG PET/CT 未见异常代谢，不支持前列腺癌诊断。前列腺癌一般无 CEA 升高，条件允许可查前列腺 MRI 进一步除外。

杜卫京（天津医科大学总医院老年科　主任）

通过临床表现及化验、影像等辅助检查，考虑为骨转移癌。CEA 明显增高，伴有消化道症状，首先考虑消化道来源，但是消化道肿瘤转移途径常为血行转移，多先累及肝脏，该病例无其他部位转移而直接发生骨转移，实属少见，建议复查胃镜。男性常发生骨转移肿瘤有前列腺癌，应进一步排除。

孙宝存（天津医科大学总医院病理科　教授）

以血液系统疾患为首发表现的肿瘤，若 CEA 高，多来源于胃、结肠等。从骨髓细胞学分析，其中见成团体积较大细胞，核仁明显，部分有 7~9 个核仁，有黏附性，胞质可见空泡，为恶性细胞，来自髓外，可除外血液系统肿瘤。形态似黏液腺癌细胞，早期可有转移，FDG PET/CT 不易发现，约 1/5 患者找不到原发灶，本病例符合这些特点。

马力（天津医科大学总医院肿瘤化疗科　主任）

根据目前检查结果，考虑多发骨转移的肿瘤来源，消化道可能性大。实体癌发生 DIC 少见，一旦出现很难纠正，病死率极高，预后极差。治疗方面，实体瘤血浆置换治标不治本，应予化疗；否则难以控制 TTP、DIC。目前化疗进展很快，针对肿瘤的方法很多，采用细胞毒药物确实存在危险，实体瘤累及骨髓的化疗准备条件不同于血液科的化疗，一般情况下，实体瘤的化疗要求血象基本正常，该患者血象多项指标低是肿瘤所致，但不化疗很难改善[5]。上消化道出血应尽快复查胃镜取得病理支持。

治疗结果：复查胃镜示：胃窦处黏膜轻度凹凸不平，可见多个浅溃疡、糜烂，于溃疡边缘取材活检。病理回报：印戒细胞癌。骨活检提示骨转移癌。诊断明确为胃印戒细胞癌伴多发骨髓转移，分期为Ⅳ期。患者印戒细胞癌诊断明确后停用血浆置换，应用紫杉醇、氟尿嘧啶、顺铂及亚叶酸钙进行化疗，同时给予对症支持治疗，患者 DIC 控制，病情逐渐稳定。病情好转于 9 月 10 日出院。出院后继续按疗程来院进行化疗。

【专家点评】

王邦茂（天津医科大学总医院　教授）

该病例是以上消化道出血、弥散性血管内凝血、肝功能损害为首发症状的较少见的胃印戒细胞癌伴多发骨髓转移。病情危重发展迅速，是采用血浆置换及多专科共同抢救成功的示范病例。经两次胃镜检查确立诊断，整个诊治过程值得经验总结。

有以下几点需要提出：

1. 消化道肿瘤常见邻近器官、淋巴结及血行转移，本病例一个突出特点为肝脏、淋巴结均未受累而先出现远处骨髓转移并发 DIC，为临床确诊造成了一定难度。原发病症状不明显，CEA 异常升高，此点高度提示为恶性肿瘤。男性常见骨转移的肿瘤病变多为前列腺癌、肺癌、甲状腺癌等，胃癌少见，确切排除常见疾病后，要充分考虑骨转移并发 DIC 少见可能的肿瘤类别，尽早确立诊疗方向[6]。

2. 肿瘤并发 DIC 患者病情十分凶险，血浆置换不失为一个治疗 DIC 积极有效的救治方法。

3. 本病例也同时给我们提供一些教训：在内镜检查时看见出血灶，应该在有内镜止血的技术、器材和内科治疗等条件的保驾下，用缩血管药物冲洗出血病灶周围，在观察清楚病灶后给予内镜止血，这个过程有助于观察到"黏膜凹凸不平"等表现，否定"Dieulafoy"的错误的第一印象，为取活检提供充分的理由，随后的结果当然也有利于及时、正确地诊断。

参考文献

1. Trung C. Nguyen, Joseph E, et al. The role of plasmapheresis in critical illness. Crit Care Clin, 2012, 28（3）：453-468.

2. Levi M. Disseminated intravascular coagulation in cancer patients. Best Pract Res Clin Haematol, 2009, 22：129-136.

3. Rhee J, Han SW, Oh DY, et al. Clinicopathologic features and clinical outcomes of gastric cancer that initially presents with disseminated intravascular coagulation：a retrospective study. J Gastroenterol Hepatol, 2010, 25：1537-1542.

4. N Sethi, Y Kang. Notch signalling in cancer progression and bone metastasis. Br J Cancer, 2011, 105（12）：1805-1810.

5. DF Quail, JA Joyce. Microenvironmental regulation of tumor progression and metastasis. Nat Med, 2013, 19（11）：1423-1437.

6. Larry J. Suva, Charity Washam, Richard W. Nicholas, Robert J. Bone metastasis：mechanisms and therapeutic opportunities. Nat Rev Endocrinol, 2011, 7（4）：208-218.

老年胃泌素瘤肝转移、肝性脑病一例

曹久妹　赵咏桔

【病例介绍】

患者女性，68岁，因"发现胃泌素瘤肝多发转移7年，四肢不自主抽搐5年加重1周"于2010年8月20日收入院。

患者2003年4月因"黑便及中上腹隐痛不适2个月"行胃镜检查提示"十二指肠球部霜斑样溃疡，降部较大溃疡形成"。当时血清白蛋白：26g/L（正常值35~50g/L）；血电解质正常。因与常见十二指肠球部溃疡明显不同，考虑患者非单纯的消化系统疾病。进一步查腹部B超：肝内多发性实质性占位（性质待定）。上腹部CT增强结果提示胰尾肿块，肝脏多发病灶。拟诊为胰尾恶性胰岛细胞瘤伴肝内多发转移灶，腹膜后未见异常增大的淋巴结。肝脏穿刺病理结果：见肝脏组织及异常组织，后者细胞质丰富，嗜酸，核圆形，大小较一致，部分呈索状或梁状排列，细胞核轻度异型，未见核分裂象，间质血管丰富。异常组织为少量神经内分泌肿瘤组织；考虑肝内有内分泌细胞，不排除胰腺恶性肿瘤转移。血清胃泌素（RIA法）：95pg/ml（正常值<100pg/ml）。胃泌素促发试验阳性：血清胃泌素升高达138pg/ml。明确诊断为"胃泌素瘤肝多发转移"。予以抑酸［奥美拉唑（奥克、洛赛克）、雷尼替丁］治疗，患者黑便消失。复测胃泌素降至60pg/ml。出院后予醋酸奥曲肽50μg皮下注射，每日2次，多次复查胃泌素基本正常，波动于60~100pg/ml之间。期间未经常查血电解质，患者未再出现黑便。约1年后胃泌素值逐渐升高，患者常觉乏力伴肝区不适，明显消瘦，患者一度加用中药保肝治疗，至2006年5月（3年后）因乏力、恶心、呕吐症状加重及胃泌素升高达240pg/ml，遂换用长效生长抑素醋酸奥曲肽微球（善龙，每支20mg）每4周皮下注射一支，患者腹部症状缓解，胃泌素也下降至60pg/ml以下，此后一直随访胃泌素值，在刚注射醋酸奥曲肽微球后几日测血清胃泌素多可降至100pg/ml以下，接近下一次注射周期时测胃泌素则往往升高至150pg/ml左右。患者于2008年7月因胃泌素再次升高达300pg/ml，遂加用奥克1片治疗，多次测胃泌素波动于60~150pg/ml左右。当时患者经常有双腿不自主抽搐，未予进一步检查，期间有低血钾：血

钾 3.0~3.5mmoL/L，口服氯化钾低血钾容易被纠正，血钙正常在 2.20~2.45mmoL/L 左右，但是当时考虑患者长期卧床静养，遂给予补碳酸钙维生素 D_3 0.6g/d 治疗。患者双腿不自主抽搐（扑翼样震颤）症状并无改善，持续存在并逐渐加重。

2009 年 8 月患者胃泌素测值已达 700pg/ml 以上，肝功能提示白蛋白偏低，肝脏酶学指标基本正常，除继续用醋酸奥曲肽微球外，奥美拉唑由 1 片 每日 1 次，加量为 1 片，每日 2 次，并定期输注人血白蛋白，监测血清胃泌素波动于 90~300pg/ml。2010 年初再次因乏力、腹胀及双腿不自主抽搐入院，查胃泌素 345pg/ml；垂体磁共振增强提示：垂体强化欠均匀，微腺瘤待排除；未见脑部有异常病变（推测应该排除脑转移）。同时患者一直存在低蛋白血症、腹水及盆腔积液。

于 2010 年 6 月患者出现胡言乱语，日夜颠倒。考虑合并肝性脑病，查血氨 127mol/L，予乙酰谷酰胺，门冬氨酸鸟氨酸降血氨治疗，症状缓解出院。7 月中旬因行动迟缓、乏力明显及四肢不自主抽搐加重再次收住院，当时查体：肝区膨隆，肝肋下平脐，质硬，有触痛，脾肋下 2cm，移动性浊音阳性，扑翼样震颤阳性。予降氨保肝治疗，症状改善，出院后每日使用门冬氨酸鸟氨酸降血氨。

于 2010 年 8 月下旬患者出现四肢不自主抽搐加重，予降氨、保肝、利尿、升白蛋白治疗，但患者病情逐渐恶化，于 2010 年 9 月 4 日出现昏迷，呼之不应，经积极救治无效，于 9 月 12 日呼吸心跳停止，宣告临床死亡。

死亡原因： 1. 肝性脑病；2. 胃泌素瘤肝多发转移。

该患者病程中的主要临床症状、主要治疗及血清胃泌素水平归纳见表 73-1。

表 73-1　患者的临床症状、血清胃泌素及主要治疗及疾病转变

病程时间 （年、月）	主要临床症状	血清胃泌素 （pg/ml）	主要治疗	治疗后胃泌素水平 （pg/ml）
2003.04	黑便、中上腹隐痛	95	奥美拉唑、雷尼替丁	60
2003.05	乏力、消瘦	120	醋酸奥曲肽 50μg 每日 2 次	60~100
2006.05	恶心、呕吐	240	醋酸奥曲肽微球 20mg 每 4 周 1 次	60
2008.07	扑翼样震颤	300	醋酸奥曲肽微球+奥美拉唑 1# 每日 1 次	60~150
2009.08	扑翼样震颤、腹水、肝性脑病	700	醋酸奥曲肽微球+奥美拉唑 1#每日 2 次	90~300
2010.09	肝性脑病、死亡			

【病例讨论】

胃泌素瘤主要临床表现为上腹部不适、腹痛、消化道出血、腹泻、呕吐及反酸等。该病系内分泌科较为罕见的病种，从症状出现到确诊时间不等，短者数月，长者数年。约 50%~60% 的胃泌素瘤诊断时已为恶性（局部浸润性生长及发生转移）。这些均提示胃泌素瘤诊断困难，易漏诊和误诊。胃泌素瘤分为散发型和多发性内分泌肿瘤（MEN）-Ⅰ型。两者均有恶性潜能。散发型多见胰腺内孤立性肿瘤，多与基因丢失有关，常伴有肝脏转移；而 MEN-Ⅰ型胃泌素瘤约占 10%～25%，可合并甲状旁腺、垂体、胰岛及肾上腺皮质等的病变，而且接近半数为恶性，这与散发型恶性程度基本相同。有肝脏转移的患者预期寿命明显缩短，平均约为 8 年，常常因肿瘤渐进性生长而导致肝功能衰竭。肝性脑病的发生与肝功能衰竭密切相关，主要表现为上腹部肿块、肝区疼痛、消瘦、食欲减退等肝病常见症状的基础，并进一步出现神志恍惚，定向力和计算力减退，嗜睡，昏迷及扑翼样震颤等，同时伴有血氨增高>59μmol/L。其中扑翼样震颤是肝性脑病的特征性表现。胃泌素瘤对生命的最大威胁不是并发的溃疡而是恶性肿瘤的侵袭．资料显示超过 50%未经手术切除的胃泌素瘤患者，都死于肿瘤的直接侵袭。Werher 等对 185 例胃泌素瘤患者的随访结果显示：无肝脏转移的 15 年生存率可达 83%，有肝脏转移的 10 年生存率为 30%。近年来对确定肿瘤的部位十分强调，赵刚等认为，对于有肝脏转移的胰腺内分泌肿瘤，新型磁共振成像技术在胃泌素瘤定位中有较大的价值。如生长抑素受体显像术（SRS）是一种非侵袭性检查，具有定性和定位诊断的作用，还可以同时显示原发灶、转移灶，且有助于鉴别小的肝内转移灶和肝内血管病变。胃泌素瘤患者的治疗目标是控制溃疡，防止并发症及控制肿瘤进展。对于局限的肝脏转移灶，可以行肝叶切除术；如为多灶转移性，多采用内科治疗。常用药为抑酸药和短效或长效生长抑素及其类似物，生长抑素类似物可用于肝脏转移者及 MEN-Ⅰ型胃泌素瘤患者。美国国家卫生组织报告单用药物治疗者，在诊断后 1～17.2 年发生肝脏转移者达 23%，而原发肿瘤切除后转移率仅为 3%。因此有效切除原发肿瘤在胃泌素瘤治疗中的地位得以确立。奥曲肽和干扰素对胃泌素瘤肝转移的应用价值还需进一步探讨。肝动脉栓塞的远期效果则尚不确切。对 MEN-Ⅰ型胃泌素瘤的治疗应具备整体化治疗的概念，而不要单纯局限于胃泌素瘤。国内朱预报道的 3 例 MEN-Ⅰ型的手术治疗主要是对其他的内分泌肿瘤如甲状旁腺切除、胸腺类癌切除、垂体瘤摘除等，胃泌素瘤症状不重，通过服药得到了控制。随访时除测量胃泌素及胃液分析外还需进行必要的影像学检查，重点集中在"胃泌素瘤三角"和肝脏，及时发现和治疗转移灶，提高远期生存率。

　　本例患者从确诊胃泌素瘤后一直用生长抑素治疗，后加用质子泵抑制剂治疗，从确诊到死亡共历时 7 年余。随访过程中垂体磁共振提示垂体微腺瘤，结合其发病初即有多发肝脏转移灶，故胃泌素瘤 MEN-Ⅰ型恶性不能除外。该患者确诊 5 年后即有扑翼样震颤症状发作，血氨也明显升高，且扑翼样震颤症状一直伴随患者至生命终结，说明患者当时已经有轻度肝性脑病。该患者最终死于肝性脑病、肝衰竭。从该患者的病程进展及演变过程，可以得到一些启示，胃泌素瘤伴肝脏多发转移者，如出现肢体不自主抽搐，应高度怀疑并发肝性脑病及存在慢性肝衰竭，可进一步查血氨等。及早行保肝、降血氨等治疗，尚有可能改善患者生活质量并延长其生命。

【专家点评】

赵咏桔（上海交通大学医学院附属瑞金医院　教授）

　　胃泌素瘤为一少见的胃肠胰腺神经内分泌肿瘤，是一类恶性度低、进展缓慢的肿瘤。在临床上以难治、多发、反复发作的消化性溃疡和高胃酸分泌为特征，临床诊断困难，易误诊和漏诊。胃泌素瘤也可分泌其他肽类激素如生长抑素、胰岛素、胰多肽等，可能是导致其临床特点不突出的原因。

有的患者虽有明确消化性溃疡证据，但再行胃镜复查未发现消化性溃疡，提示经过抑酸治疗后溃疡可以完全消失，导致胃泌素瘤症状不典型，造成诊断困难和延误。因此，应用抑酸剂者胃镜检查未见溃疡并不能排除胃泌素瘤，应注意询问病史，尤其是停药后很快复发者。

胃泌素瘤患者腹泻发生率为30%~73%，提示腹泻是胃泌素瘤不可忽视的症状。胃泌素瘤的腹泻为分泌性，兼具以下特点：①腹泻程度轻重不等，以水泻为主；②抑酸治疗可缓解腹泻，如应用抑酸剂或经鼻胃管抽吸胃液；③粪便肉眼无黏液、脓血，镜下无白细胞和红细胞；④停用抑酸剂后可迅速复发。胃泌素瘤患者的分泌性腹泻系由胃酸高分泌，大量进入肠道，同时胃酸又刺激胰液过量分泌、超出肠道吸收能力等原因所致。临床需重视抑酸剂治疗有效且合并消化性溃疡的腹泻。

胃液分析可作为胃泌素瘤的筛查实验，空腹血清胃泌素为100~1000pg/ml者可行促胰液素刺激试验，有助于诊断和鉴别诊断。DSA、PTPC、SASI的诊断敏感性与胃液分析和胃泌素测定相比无显著差异，且操作复杂、具有创伤性和危险性。因此胃液分析和胃泌素测定是胃泌素瘤的诊断基础。

由于胰腺位置较深，十二指肠胃泌素瘤通常较小，故定位诊断存在一定困难。十二指肠的此肿瘤71%位于第一段，21%位于第二段，8%位于第三段。B超和CT诊断胃泌素瘤的敏感性在50%左右，SRI为60%~90%。SRI的诊断阳性率与EUS、DSA、PTPC、SASI相比差异无统计学意义。然而，SRI是一种非侵袭性检查，同时具有定性和定位诊断的作用，可以发现其他影像学检查未能发现的小病灶和转移灶。SRI还可以同时显示原发灶和转移灶，且有助于鉴别小的肝内转移灶和肝内血管病变。由于胃液分析或胃泌素测定需停用H2RA或PPI一周，部分患者会再次出现腹痛或腹泻等症状，严重者不得不再次服用抑酸剂，从而影响胃泌素瘤的诊断。因此临床高度怀疑胃泌素瘤时，如有条件可优先行SRI。

十二指肠胃泌素瘤的另一特点为多发性，手术时应纵行切开十二指肠第二段，可以手指探查第三段，亦可用十二指肠镜探查第三段，注意勿遗漏小的病变，由于本病多发，手术中易遗漏。

和其他胰腺内分泌肿瘤一样，胃泌素瘤在形态上包括肉眼下，显微镜下，良恶性无明显区别，只有肝转移了，才能肯定是恶性的。

为什么胰腺的原发病变大而恶性程度高，十二指肠的原发病变数目多而病灶小，多为良性，文献认为正常情况下胰腺内无G细胞，产生胃泌素瘤的原因和一种异质的、有潜力的内分泌干细胞不完全分化有关，容易发生恶变。而十二指肠的胃泌素瘤是从G细胞来的[1]。至于十二指肠淋巴结胃泌素瘤的来源，有的是从十二指肠微小的原发灶转移而来，有的是原发于淋巴结。根据梅奥诊所的研究，十二指肠弯的正常淋巴结做免疫组化和胃泌素检查，发现淋巴结中有胃泌素阳性细胞[2]，这种细胞有的可能发展为胃泌素瘤。

研究发现，由于胃泌素瘤中的表皮生长因子受体和肝细胞生长因子受体的过度表达，导致胃泌素瘤肝脏转移以及肿瘤治愈率下降[3]。表皮生长因子过度表达在直径较大的胃泌素瘤中高于直径较小的，表明该因子和胃泌素瘤的生长和大小有一定的关系。NIH研究还发现癌基因HER2/neu的mRNA/A在胃泌素瘤中过度表达和该瘤发生肝脏转移显著相关[4,5]。Chen研究的结果发现，胃泌素瘤的染色体的杂合缺失（loss of heterozygosity,

LOH）和预后有关[6]。胃泌素瘤有两个 LOH 频发区，一为 Iq31-32 区和胃泌素瘤进行性生长显著有关，与肿瘤切除后肝脏转移也显著相关。另一个区为 Iq21-23，也和胃泌素瘤进行性生长和肝脏转移显著相关。故切除原发胰胃泌素瘤后检测上述两个因子，有助于判断预后。

总之，胃泌素瘤是罕见疾病，除最常见的腹痛外，腹泻症状亦不可忽视，特别是抑酸剂治疗有效且合并消化性溃疡的腹泻。胃液分析和胃泌素测定可使多数患者得到确诊，是胃泌素瘤诊断的基础。临床高度怀疑胃泌素瘤时，如有条件可以行 SRI。

参考文献

1. Bishop AE，Polak JM. Gastrointestinal endocrine tumours. Pathology. Bailliere's clinical gastroenterology. 1996，10（4）：555-569.

2. Norton JA，Alexander HR，Fraker DL，et al. Possible primary lymph node gastrinoma：occurrence，natural history，and predictive factors：a prospective study. Ann Surg，2003，237（5）：650-659.

3. Viola KV，Sosa JA. Current advances in the diagnosis and treatment of pancreatic endocrine tumors. Curr Opin Oncol，2005，17（1）：24-27.

4. Evers BM，Rady PL，Sandoval K，et al. Gastrinomas demonstrate amplification of the HER-2/neu proto-onco-gene. Ann Surg，1994，219（6）：596-601.

5. Goebel SU，Iwamoto M，Raffeld M，et al. Her-2/neu expression and gene amplification in gastrinomas：correlations with tumor biology，growth，and aggressiveness. Cancer Res，2002，62（13）：3702-3710.

6. Chen YJ，Vortmeyer A，Zhuang Z，et al. Loss of heterozygosity of chromosome 1q in gastrinomas：occurrence and prognostic significance. Cancer Res，2003，63（4）：817-823.

老年患者胆管-支气管瘘一例

龚燕锋　刘焕兵

【病例介绍】

患者男性，71 岁，因"咳嗽、咳痰半年"于 2012 年 10 月 23 日入院。入院前半年患者受凉后出现咳嗽、咳痰，痰多呈白色，有时呈金黄色，量较多，以晚上为甚，入睡时咳嗽、咳痰更甚，无痰中带血或咯血，无特殊气味，无发热，无胸闷、气喘。发病后使用阿莫西林克拉维酸钾抗感染治疗后病情有所好转，但数日后无明显诱因咳嗽、咳痰又增多。2012 年 9 月行肺部 CT 检查后考虑双下肺、左上肺上舌段感染性病变、部分机化，右下肺内侧段节段性膨胀不全；结核菌素试验（PPD）：（++）；支气管镜提示右支气管新生物。予以莫西沙星抗感染治疗，效果不佳，遂转至上海中山医院就诊，行肺部 CT 检查后考虑双肺炎性病变，复查气管镜并取病理均未见癌组织，诊断为肺炎，先后予以头孢吡肟+帕珠沙星、美罗培南（倍能）+左氧氟沙星（可乐必妥）、左氧氟沙星（可乐必妥）+头孢哌酮舒巴坦钠（舒普深）等抗感染治疗，患者症状仍时有反复，末次用药为亚胺培南西司他汀（泰能）、左氧氟沙星，治疗 20 天病情稍好转，入院前 10 天停用抗生素后咳嗽、咳痰又增多。

既往史：2010 年 8 月体检发现右肾占位，右肾切除术后病理提示为肾透明细胞癌；同年 12 月发现双肺较多小结节，考虑为转移灶，行伽马刀治疗；2011 年 11 月发现肝脏有转移灶，行肝脏肿瘤射频消融术；2012 年 8 月胸腹 CT 检查未见新发转移灶。

入院查体：体温 37.2℃，心率 78 次/分，呼吸 20 次/分，血压 90/60mmHg，神志清，双肺底可闻及中等量细湿啰音，未闻及干啰音，心律齐，无病理性杂音，腹平坦，右中腹部可见长约 5cm 的手术瘢痕，腹肌软，无压痛、反跳痛，肝脾未及，移动性浊音阴性，双下肢无水肿。

入院诊断：1. 右肾恶性肿瘤术后；2. 肺继发恶性肿瘤；3. 转移性肝细胞癌；4. 胆管-支气管瘘？

鉴别诊断：

（1）肺部感染：患者因咳嗽、咳痰入院，且入院时肺部可闻及湿啰音，但患者曾在外院使用多种抗生素治疗，效果均不佳，且患者有时痰呈金黄色，进一步行痰培养、痰液常规检查及 CT、MRI 等检查可资鉴别。

（2）肺结核：患者因咳嗽、咳痰入院，入院时肺部可闻及干啰音，患者曾在外院使用多种抗生素治疗，效果均不佳，但患者无发热、盗汗、消瘦等结核毒血症状，且痰呈金黄色，进一步行痰结核菌涂片、痰液常规检查及 CT、MRI 等检查可资鉴别。

（3）转移性肺癌：患者因咳嗽、咳痰入院，入院时肺部可闻及干啰音，患者曾在外院使用多种抗生素治疗，效果均不佳，既往有肾癌病史，已在 2010 年 12 月即发现有肺部转移，但患者近半年才出现咳嗽、咳痰，且痰呈金黄色，进一步行痰液常规检查及 CT、MRI 等检查可资鉴别。

入院辅助检查：

血常规：白细胞 $9.53\times10^9/L\uparrow$，中性粒细胞比例 $73.1\%\uparrow$。

降钙素原 0.14ng/ml，CRP 147mg/L↑。

生化检查：γ-GT 110U/L↑，余正常。肾功能、空腹血糖、血脂、电解质正常。痰培养一次为肺炎克雷伯杆菌，一次为无名假丝酵母菌，一次为光滑念珠菌。

肺部 CT 平扫+增强（2012 年 10 月 24 日）检查：双肺多发结节影，考虑转移；并可见双肺条索状及斑片状高密度影，考虑感染性病变。予莫西沙星（拜复乐）+氟康唑（大扶康）抗感染治疗，患者自诉咳痰明显减少，且肺部痰鸣音消失。

2012 年 11 月 5 日晚患者受凉后再次出现咳嗽、咳痰增多，并伴有胸闷、气喘，为观察痰的性状，嘱患者将 24 小时痰液留存在透明的瓶子中，次日观察到痰呈胆汁样，静置后呈分层状，下层为胆汁样色液体，上层为泡沫。反复追问患者，患者诉站立及行走时咳嗽、咳痰较少，且痰多呈白色；平卧时咳嗽、咳痰多，且痰呈胆汁样色。进一步行痰液常

规检查，发现胆红素（++），上腹部 MRI 平扫+MRCP（2012 年 11 月 9 日）检查示肝顶部片状混杂信号影，病灶向上通过心膈角向上延续，与右下肺相连续，考虑胆管支气管瘘可能（图 74-1）。

修正诊断： 1. 右肾恶性肿瘤术后；2. 肺继发恶性肿瘤；3. 转移性肝细胞癌；4. 胆管-支气管瘘。

治疗： 胸外科及普外科会诊，建议行胆管支气管瘘修补术。于 2012 年 11 月 27 日在全麻下行剖腹探查术+肝左外叶切除术+胆管支气管瘘修补术+胆道探查术+T 管引流术，术后病理检查示：（肝脏）门静脉分支扩张，并胆管周围及汇管区纤维化，送检组织内未见明确恶性瘤组织；（肿瘤组织）送检组织为大片坏死组织，组织坏死彻底。经抗感染等对症治疗后，未再咳胆汁色痰。

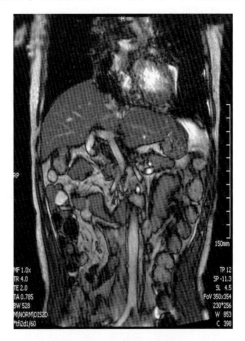

图 74-1　MRCP 检查图

【病例讨论】

胆管-支气管瘘是胆道系统疾病的罕见并发症，其病因很多，包括先天性因素及获得性因素，其中获得性因素包括阿米巴肝脓肿、肝或膈下脓肿引起的局部感染因素，肝内、外胆道结石或肿瘤导致的梗阻因素，近膈处肝脏、胆道的肿瘤侵袭因素，胸腹创伤、医源性损伤、蛔虫病、梅毒、霍奇金病、结核病、肝脏子宫内膜异位症等[1,2]。Liao 等[3]曾报道肝包虫病是获得性胆管支气管瘘的主要病因。本病例也是以反复咳嗽、咳痰，痰呈胆汁样为特点，而且是肝脏转移灶消融手术治疗后出现的，为医源性损伤并发的可能性大。王继涛等[4]在对我国近 25 年的胆管支气管瘘文献进行分析后指出，近些年外科手术尤其是多次手术、内镜逆行胰胆管造影、射频消融、经皮肝穿刺胆道造影、肝动脉化疗栓塞术等各种手术操作后并发胆管支气管瘘的个案越来越多，这可能预示在进行各种有创操作时，尤其在处理肝顶部病灶时，应尽量减少损伤胆道。

胆管-支气管瘘的典型症状是咳胆汁样痰，常为黄绿色或浅黄色，味苦，一般 100～200ml/d，还常表现出原发病及继发支气管肺炎的症状和体征。而痰中检测出胆红素可明确诊断[4]。本病例也是以反复咳嗽、咳痰，痰呈胆汁样，静置后呈分层状，下层为胆汁样色液体，上层为泡沫。化验痰液胆红素阳性，再加上 MRCP 检查结果，该患者可确诊为"胆管-支气管瘘"。造成早期漏诊的原因考虑主要包括：①该病临床上较少见，医师对其认识不深；②未将患者痰液收集静置后观察，误以为是细菌感染所致肺部感染。

治疗：目前临床上对胆管-支气管瘘治疗的趋势正在从传统的开放手术向内镜治疗转变，已有越来越多的报道证实微创治疗的有效性及安全性，对于合并肿瘤、复杂的胆道梗阻等情况仍首选开放手术[4]。因而本病例也选择了开放手术，并放置 T 管引流，术后未再咳胆汁样痰，治疗有效。

【专家点评】

刘焕兵（南昌大学第一附属医院　教授）

该病例属于罕见病例，在诊断上易漏诊，对于反复咳嗽、咳痰的患者，如有肝胆方面病史，且诉痰液呈黄色或黄绿色，应让患者将痰留置在瓶中后观察是否有分层，并送检痰液常规检查，如痰液中检出胆红素，则可确诊为胆管-支气管瘘。

━━━━━━━━━━━━ ■ 参考文献 ■ ━━━━━━━━━━━━

1. Schuld J, Justinger C, Wagner M, et al. Bronchobiliary fistul a：a rare complication of hepatic endometriosis. Fertil Steril, 2011, 95 (2)：804. e15-e18.

2. Yoon DH, Shim JH, Lee WJ, et al. Percutaneous management of a bronchobiliary fistula after radiofrequency ablation in a patient with hepatocellular carcinoma. Korean J Radiol, 2009, 10 (4)：411-415.

3. Liao GQ, Wang H, Zhu GY, et al. Management of acquired bronchobiliary fistula：A system atic literature review of 68 cases published in 30 years. World J Gastroenterol, 2011, 17 (33)：3842-3849.

4. 王继涛、朱震宇、张绍庚，等. 近 25 年我国胆管支气管瘘文献分析：附 213 例报告. 中国普通外科杂志, 2014, 23 (2)：14.

以腹痛为首发症状的急性
髓细胞白血病一例

赵 宁 张文俊

【病例介绍】

患者男性，60岁，因"反复腹痛、发热伴体重下降2个月"于2011年9月1日就诊。患者于2011年7月出现进食后腹痛，伴间歇性发热，于当地医院发现肛周脓肿，行切开排脓并使用抗生素治疗后发热次数减少，但腹痛进行性加重，以进食后症状更明显，不能忍受，近2个月体重下降约10kg。

既往史：否认结核、肝炎等传染病病史，否认有毒化学物品、放射性物质接触史。

入院查体：痛苦面容，神志清楚，皮肤无黄染、出血点，浅表淋巴结未及，胸骨无压痛，心肺查体无殊，腹平坦，无胃肠型及蠕动波，无腹壁静脉曲张，肠鸣音正常（约4次/分），脐周压痛明显，无反跳痛及肌紧张，未触及包块，墨菲征阴性，肝、脾肋下未及，双下肢无水肿。

辅助检查：

血常规：白细胞 $19.31×10^{12}/L$↑，中性粒细胞比例34%，中幼粒比例4%，异常细胞9%，红细胞 $1.98×10^9/L$↓，血红蛋白63g/L↓，血小板 $91×10^9/L$↓，网织红细胞0.82%。血沉13mm/h。C反应蛋白269mg/L↑。$β_2$ 微球蛋白3.8mg/L。

X线胸片检查：双肺纹理清晰，心脏大小、形态位置未见明显异常。

PET/CT检查：全身骨骼不均匀代谢增高，肝内多发囊肿，胃窦部壁厚，考虑炎症可能。

肠系膜动脉MRA检查：腹主动脉、腹腔干、双肾动脉、肠系膜上动脉走行正常，主要分支显影正常，管腔未见狭窄及扩张，腔内未见异常信号影，肠壁水肿、增厚，肠腔内积气。

胰胆管水成像（MRCP）检查：胆囊后部小斑块状充盈缺损，胆囊增大，胰管轻度扩张，左侧腹腔少许渗出。

胶囊内镜检查（见文末彩图75-1）：全肠见多发散在的大小不一的凹陷，上覆有白苔，周围黏膜充血水肿，未见活动性出血，肠腔内无血迹，肠腔无扩张，未见息肉样增生。

电子胃镜检查：食管、贲门未见异常，胃底及胃体黏膜光整，胃窦部黏膜呈斑片状充血，幽门圆、开放好，十二指肠球部、降段及空肠上端未见异常。

治疗：入院后一直予营养支持治疗，因腹痛难忍，予布桂嗪注射液止痛治疗，时有发热，间断口服酚麻美敏片，并予谷氨酰胺颗粒保护肠黏膜，胶囊胃镜提示小肠多发溃疡，予美沙拉嗪片口服，效果欠佳，且发热频繁，最高体温 39.3℃，多次血细菌及厌氧菌培养未见异常。9 月 19 日行骨髓穿刺+骨髓活检，细胞形态学结果示（见文末彩图 75-2）：骨髓有核细胞增生活跃，白血病细胞占 36%，此类细胞胞体中等偏大，胞核呈圆形，可见折叠、凹陷，核染色质疏松，少数可见核仁，胞质量中等，粒系增生活跃（占 44%），以中、晚幼粒及成熟阶段粒细胞为主，大部分细胞胞质颗粒增多且可见巨变。红系增生减低，以中、晚幼红阶段细胞为主，形态大致正常，淋巴细胞占 9.5%，形态大致正常，全片见聚合细胞 204 个，血小板成簇可见。提示急性髓细胞白血病（M4）骨髓象，外周血涂片白血病细胞占 16%，细胞免疫组化：POX 阳性，NSE：弥漫颗粒状阳性，NAF：大部分抑制，CE：极少颗粒状阳性。骨髓病理检查结果示：骨髓粒系细胞增生。

最后诊断：急性髓细胞白血病（M4）小肠浸润。

确诊后患者转至专科医院治疗，因对化疗药物不敏感，于 10 月 17 日死亡。

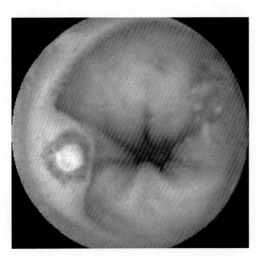

图 75-1 胶囊内镜检查

全肠见多发散在的大小不一的凹陷，
上覆有白苔，周围黏膜充血水肿

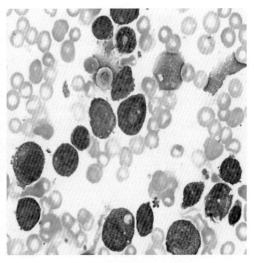

图 75-2 骨髓涂片

瑞氏-姬姆萨复合染色（×1000）

【病例讨论】

（一）急性髓细胞白血病的临床症状

1. 该患者经骨髓穿刺后诊断为急性髓细胞白血病，该病是多能干细胞或已轻度分化的前体细胞核型发生突变所形成的一类疾病，是造血系统的克隆性恶性疾病，包括所有非淋巴细胞来源的急性白血病。人群接受大剂量放射线或长期接触苯可增加此类疾病的发病率。流行病学调查显示，环境、职业及遗传因素与急性髓细胞白血病的发病关系密切。发达国家的发病率高于发展中国家，西方国家高于东方国家。世界各地年发病率为 2.25/10 万，发病率随增龄而增高，30 岁以下为 1/10 万，75 岁以上则高达 17/10 万。因此，急性髓细胞白血病实际上是一种中、老年病，占成人急性白血病的 80%~90%，但仅占儿童急性白血病的 15%~20%，男性发病高于女性。

2. 急性髓细胞白血病的临床表现主要有贫血、发热、感染、出血及白细胞浸润。本患者以腹痛、发热为主要临床表现，尤其是腹痛明显，胶囊内镜提示小肠多发溃疡，不能排除白血病细胞浸润肠道所致。急性白血病可导致消化道各段均受浸润，以胃及小肠较为显著，胃肠道可形成结节、溃疡、坏死及出血，以黏膜及黏膜下层为主，有时可发生黏膜剥脱和假膜形成，病变肠段充血、水肿甚至出现坏死、穿孔。因本例患者无法耐受小肠镜等检查，未取得病理结果证实。国内亦有因"急腹症"行手术治疗后发生感染、出血无法控制导致患者死亡，经病理证实系白血病浸润肠道的报道。

（二）腹痛原因诊断过程中的注意点

1. 急性腹痛

（1）腹痛多由腹腔内脏器异常所引起，也会由腹腔外脏器牵涉导致，对于老年腹痛患者，应在最短时间内排除心血管疾病引起的腹痛，对于病情的初步评估具有重要意义。

（2）问诊过程中需注意患者的年龄、性别、职业、婚姻等情况，其中急性阑尾炎、急性胰腺炎、胃十二指肠溃疡急性穿孔以青壮年为主，胆囊炎、胆石症、消化系癌以中老年人多见。同时应注意腹痛的部位及性质：最先出现腹痛的部位大多不是病变所在。如急性阑尾炎初始疼痛在中上腹或脐周，以后再转移至右下腹，网膜、回肠下段等器官同受第十对胸神经节支配，这些器官在出现炎症时，疼痛开始在中上腹，以后才局限于炎症器官所在部位。腹痛的性质及程度对于诊断上也有重要意义，胃十二指肠溃疡穿孔是突发的剧烈刀割样、烧灼样、持续性中上腹疼，胆绞痛、肾绞痛、肠绞痛是逐渐加重，迅速达到高峰，疼痛极其猛烈，患者辗转不安、呻吟、冷汗淋漓，而持续性急性腹痛多为腹内炎症性疾病。临床上有时并非仅有腹痛症状，可能同时伴有多种症状，如腹痛伴血尿常是泌尿系疾病，伴有便血时应注意肠套叠、绞窄性肠梗阻、急性出血性坏死肠炎、缺血性肠病，伴有恶心、呕吐、腹胀、肛门停止排便提示为肠梗阻，急性腹痛伴有寒战、高热应考虑急性梗阻性化脓性胆管炎、腹腔脏器脓肿。

（3）对于老年患者，自行判定腹痛的性质、部位、程度有一定难度，在诊断过程中应详细询问病史、仔细行体格检查以及临床常规辅助检查（包括心电图、血糖的快速测定）。尿比重增高常提示失水，是补液的指征；血清淀粉酶高度的增高对于诊断急性胰腺炎有决定性意义。腹部超声检查常作为例行常规检查，有助于腹腔内积液、肿块、结石的诊断。

2. 慢性腹痛　慢性腹痛是指起病缓慢、病程长，或急性发病后时发时愈的腹痛，发病原因相当复杂，而慢性与急性腹痛的病因往往又相互交叉，故在诊断时应相互参考，仍应注意患者的既往史、腹痛的部位及性质，腹痛与体位的关系，是否伴有其他症状，如发热、呕吐、腹泻、血便、包块等。

（三）腹痛的鉴别诊断

患者腹痛症状持续时间较长，属于慢性腹痛。慢性腹痛是临床上常见到的一种症状，其发病原因复杂，涉及很多系统疾病，尤其是对于高龄患者，因不能明确指出疼痛部位及不能详细描述疼痛性质，有时临床上很难找到诊断突破口。对于本例患者，根据相关检查，心血管系统疾病、胆道系统疾病、急慢性胰腺炎、肠梗阻、泌尿系结石及炎症暂可排除，在诊断过程中我们也有考虑并不断验证排除以下诊断：

1. 原发胃肠恶性淋巴瘤（PGIML）　是指原发于胃肠，起源于胃肠黏膜下层淋巴组织的恶性肿瘤，是恶性淋巴瘤的一种特殊类型，占结外恶性淋巴瘤的 30%～45%[1]。临床症状主要有腹痛、恶心、食欲不振、腹部包块等，临床表现缺乏特异性，该病的主要诊断依据是组织病理结果。目前，内镜检查是胃淋巴瘤和大肠淋巴瘤的主要诊断手段，但常规活检组织小、浅或由于挤压变形等影响，导致活检阳性率低，往往需要多部位活检才能发现。

2. 缺血性肠病　随着心血管疾病发病率及自身免疫性疾病发病率的增加，缺血性肠病的发病率有增高趋势，缺血性肠病的患病率为住院患者数的 0.1%[2]，死亡率为 60%～100%[3]。该病在临床表现上可有间歇性腹痛、便血、发热等，无特有的临床表现。因 D-二聚体是血栓及栓塞的重要提示指标，诊断中可以作为一项评定指标。Block 等[4]对2001—2003 年瑞典某市医院收住院的>50 岁且以腹痛为主要症状的患者进行研究，认为非缺血性肠病患者的 D-二聚体水平往往正常，且对病情的进展有提示作用。选择性腹腔动脉造影（DSA）有助于发现病变部位和范围，是诊断本病的金标准，并且可行血管内药物灌注治疗。但该方法属于有创性检查，目前 CT 血管造影（CTA）和 MR 血管成像（MRA）被越来越多的应用于临床。文献报道，CTA 对于闭塞性肠系膜缺血诊断的敏感性可达96%、特异性可达 94%[5]；MRA 对于主动脉、肾动脉、髂动脉的诊断价值高于 DSA，对于慢性肠系膜缺血及门静脉疾病的敏感性及特异性等同于 DSA[6]。

3. 腹膜炎　早期临床表现有腹痛、腹肌紧张和反跳痛等腹膜刺激症状，后期由于感染和毒素吸收，主要表现为全身中毒症状。该病分为原发性及继发性两种。原发性腹膜炎较少见，指腹腔内无原发病灶，病原菌是经由循环、淋巴途径或女性生殖系统等而感染腹腔所引起的腹膜炎，多见于体质衰弱者。临床上最多见的还是继发性腹膜炎，多继发于腹腔内的脏器穿孔，脏器的损伤破裂，炎症和手术污染，绞窄性肠梗阻和肠系膜血管血栓形成引起肠坏死，细菌通过坏死肠壁进入腹腔亦导致腹膜炎。在辅助检查方面，血常规可见白细胞总数及中性粒细胞比例升高，或有毒素颗粒出现，腹部 X 线片检查可见肠腔普遍胀气并有多个小气液面等肠麻痹征象，当腹腔内积液增多时查体移动性浊音可呈阳性。

4. 溃疡性结肠炎　该病虽好发于青壮年，但患者胶囊内镜可见肠道多发的大小不一的凹陷，上覆有白苔，周围黏膜充血水肿，故应考虑在内。该病属于慢性非特异性结肠炎症，主要累及结肠黏膜及黏膜下层，在欧洲及北美发病率较高，近年我国对该病的报道也明显增多。临床表现主要有持续或反复发作的腹泻、黏液脓血便及里急后重、腹痛和不同程度的全身症状，病程多在 4～6 周以上，可有关节、皮肤、眼、口等肠外表现，结肠镜检查可见病变多从直肠开始出现，呈连续性、弥漫性分布，具体表现有黏膜的血管纹理模糊、紊乱或消失、充血、水肿，易脆、脓性分泌物附着，亦常见黏膜粗糙呈细颗粒状，病变明显处可见多发性、弥漫性溃疡，缓解期可见结肠袋囊变浅、变钝或消失，假息肉和桥性黏膜等，钡剂灌肠可见黏膜粗乱或颗粒样改变，肠管边缘呈锯齿状或毛刺状改变，肠壁有多发性小充盈缺损，肠管短缩，袋囊消失呈铅管样。该病的诊断主要依靠于临床症状及结肠镜检查。

【专家点评】

张文俊（第二军医大学附属长海医院老年病科　教授）

本例患者既往体健，腹痛部位、性质不确定，与体位无关，伴随反复发热，行骨髓穿刺检查诊断为急性髓细胞白血病（M4），因疾病发展迅猛，临床症状不典型，诊断较晚，后期因肝功能受损，对化疗药物不敏感，很快死亡。建议临床上若出现原因不明的反复发热及不能用常见疾病解释的症状时，应及时行骨髓穿刺检查，早诊断、早治疗。

［本文引自：赵宁，张文俊. 以腹痛为首发症状的急性髓细胞白血病一例. 中华消化杂志，2013，33（12）：875-876.］

参考文献

1. Velickovic D, Sabijak P, Ebrahimi K, et al. Upper gastrointestinal bleeding as surgical complicationg of primary gastric lymphoma. Acta Chir Lugosl, 2007, 54 (1): 131-134.

2. Sramatakos M, Stefanaki C, Mastrokalos D, et al. Mesentric ischemia: still a deedly puzzle for the medial community. Tohoko J Exp Med, 2008, 216: 197-204.

3. Chang RW, Chang JB, Longo WE. Updated in management of mesenteric ischemia. World J Gastroenterol, 2006, 20: 3243-3247.

4. Block T. Diagnostic accuracy of plasma biomarkers for intestinal ischemia. Scand J clin Lab Invest, 2008, 3: 429-433.

5. Kirkpatrick IDC, Kroeker Ma, Greenberg HM. Biphasic CT with mesenteric CT angiography in the evaluation of acute mesenteric ischemia. initial experience. Radiology, 2003, 229: 91-98.

6. Laissy JP, trillaud H, Douek P. MR angiography: non-invasive vascular imaging of the abdomen. Abdon Imaging, 2002, 27: 488-506.

老年急性胰腺炎致心肾综合征一例

张红梅　杨丽敏

【病例介绍】

患者男性，66 岁，因"间断恶心、呕吐、上腹痛 18 天，少尿 3 天"入院。发病当天患者血淀粉酶 2665U/L，脂肪酶 40745U/L，谷丙转氨酶及谷草转氨酶均升高 11 倍以上，腹部 CT 提示急性胰腺炎，给禁食水、抑酸、抑制胰酶分泌、哌拉西林钠抗感染以及保肝、肠外营养支持等治疗，腹痛逐渐缓解，血淀粉酶降至正常，治疗 11 天后开始进食流质。病程第 14 天患者再次出现恶心及喷射性呕吐，呕吐物为咖啡样，伴有一过性右侧偏身运动障碍，颅脑 CT 提示双侧基底节、半卵圆中心脑梗死及软化灶，皮层下动脉硬化性脑病，脑萎缩。血尿淀粉酶均再次升高，血尿素氮 20mmol/L，肌酐 404μmol/L。病程第 15 天出现尿量减少，尿素氮 26mmol/L，肌酐 514μmol/L，考虑急性胰腺炎、急性肾损伤、上消化道出血、急性脑梗死，给予血液透析治疗 1 次，抗感染、抑酸、抑制胰酶、硝普钠降压等治疗，病情无明显好转，为求进一步治疗转入我院。

既往史：高血压史 20 年，口服拜新同维持血压 140～150/90～100mmHg；胆结石病史 15 年，稳定；陈旧脑梗死病史 12 年共 3 次，遗留进食呛咳、语言表达不流利；糖尿病史 8 年，间断服拜糖平及二甲双胍，空腹血糖 4.5～5.6mmol/L；1 年前查体发现血肌酐 120μmol/L。

入院查体：T 36.4℃，P 102 次/分，RR 24 次/分，BP 200/90mmHg，神志清，精神差，高枕卧位，双肺呼吸音粗，双肺可闻及散在痰鸣音，双肺底可闻及少量细湿啰音，HR 102 次/分，律不齐，可及期前收缩三联律，各瓣膜听诊区未闻及杂音，腹软，无压痛、反跳痛，墨菲征阴性，双下肢不肿。

入院辅助检查：

血常规：白细胞 $15.3×10^9$/L↑，中性粒细胞 88.6%↑，血红蛋白 127g/L。

血生化：尿素氮 16.4mmol/L↑，肌酐 501.6μmol/L↑，钠 133mmol/L，钾 4.8mmol/L，二氧化碳结合力 20.3mmol/L↓；NT-proBNP 5500ng/ml↑，肌钙蛋白 I 0.01ng/ml；谷丙转氨酶 73.7U/L↑，谷草转氨酶 25.1U/L，总胆红素 46.9μmol/L↑，结合胆红素 41.9μmol/L↑。

血尿淀粉酶均正常。

凝血功能：D-二聚体 2.1mg/L↑，PT 20.6 秒↑，APTT 51.2 秒↑，纤维蛋白原 3.876g/L。

总胆固醇 3.40mmol/L，甘油三酯 1.64mmol/L，高密度脂蛋白胆固醇 0.46mmol/L↓，低密度脂蛋白胆固醇 2.28mmol/L。

糖化血红蛋白 6.8%↑。

便潜血（++++）。

尿常规：比重 1.015，尿蛋白（+），24 小时尿蛋白：0.912g（0~30mg/d）。

心电图：窦性心律，室性期前收缩三联律。

心脏彩超：左房内径 36mm，左室舒张末内径 51mm，左室收缩末内径 28.3mm，射血分数 51%，心包积液（少量）。

诊断：1. 重症急性胰腺炎；2. 急性肾损伤；3. V 型心肾综合征；4. 代谢性酸中毒；5. 上消化道出血；6. 急性脑梗死；7. 陈旧性脑梗死；8. 高血压 3 级（极高危）；9. 2 型糖尿病　糖尿病肾病；10. 胆囊结石。

治疗：给予禁食水、抑酸、抗感染以及肠外营养支持治疗。2 天后开始进流食，逐渐过渡到半流食、肠内营养剂鼻饲。

入院血压高，给硝普钠持续静脉泵入降压，恢复进食后加用硝苯地平 30mg 每日 1 次口服降压并逐渐将硝普钠减量停用。

监测 PT 和 APTT 进行性延长，PT 最长 64.1 秒，APTT 最长 77 秒（入院第 9 天），考虑与肝功能异常及禁食导致的维生素 K 缺乏有关，给维生素 K_1 10mg/d 肌内注射后 PT 和 APTT 逐渐正常。

入院后患者肾功能急剧恶化、尿量最少时 270ml/d，伴有呼吸急促、不能平卧，给血液透析治疗 3 次以及间断静脉注射速尿（40~60mg/d）利尿，尿量仍少且血肌酐进行性升高，调整利尿方案为速尿 20~30mg/h 持续静脉注射，并间断给 100~200mg 静脉注射（每日使用速尿 560~1420mg），联合多巴胺 1μg/（kg·min）持续静脉点滴，患者每日尿量逐渐增多至>1000ml，利尿剂逐渐减量停用。因血肌酐逐渐升高至 1085.2μmol/L，行血液透析 3 次（2 小时/次）后血肌酐逐渐下降，呼吸困难症状逐渐缓解。住院期间患者二氧化碳结合力最低 16.7mmol/L，间断给予碳酸氢钠 100~150ml 共 4 次静脉滴注，伴随着尿量的增加血二氧化碳结合力恢复正常（利尿治疗、肾功能、内环境情况详见图 76-1 及表 76-1），可能与解决了肾小管酸中毒有一定关系。

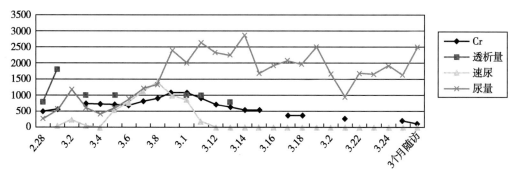

图 76-1　肌酐、透析、速尿使用及尿量

表 76-1 肾功能、电解质、二氧化碳结合力、透析、速尿使用及尿量情况

日期	BUN (mmol/L)	Cr (μmol/L)	钠 (mmol/L)	钾 (mmol/L)	二氧化碳结合力 (mmol/L)	NT-proBNP (ng/ml)	透析	透析量 (ml/d)	速尿 (mg/d)	鼻饲量 (ml/d)	入液量 (ml/d)	尿量 (ml/d)
2月28日	16.4	501.6	133.0	4.8	20.3	5500	是	800		325	1462	270
3月1日	22.9	569.0	143.3	4.7	21.4		是	1800	40	765	2012	570
3月2日							无		240	1160	1900	1200
3月3日	29.5	743.4	140.9	4.6	18.2		是	1000	60	540	1370	625
3月4日	26.7	731.5	137.2	4.4	18.5		无		0	900	1345	425
3月5日	24.1	725.0	139.2	4.3	16.7		是	1000	560	1340	1998	575
3月6日	19.4	700.7	135.5	3.5	23.4		无		780	690	2186	870
3月7日	22.5	818.3	135.4	3.9	19.6		无		1120	1195	1179	1215
3月8日	24.4	918.0	135.9	3.9	20.8		无		1420	1220	1100	1335
3月9日	28.1	1073.3	137.9	3.8	22.5		无		1000	1400	1258	2400
3月10日	30.7	1085.2	138.5	3.5	27.2		是	1000	860	1340	1894	2000
3月11日	26.4	930.4	136.0	3.7	23.5		是	1000	200	940	1160	2620
3月12日	21.0	716.1	135.9	3.7	22.4		无		0	1890	1560	2330
3月13日	17.6	643.7	132.5	3.6	23.3		是	800	0	1910	1318	2240
3月14日	16.2	551.3	139.9	3.9	24.6		无		0	1780	1405	2870

续表

日期	BUN (mmol/L)	Cr (μmol/L)	钠 (mmol/L)	钾 (mmol/L)	二氧化碳结合力 (mmol/L)	NT-proBNP (ng/ml)	透析	透析量 (ml/d)	速尿 (mg/d)	鼻饲量 (ml/d)	入液量 (ml/d)	尿量 (ml/d)
3月15日	18.3	542.7	133.0	3.9	24.0		无		0	1520	1202	1680
3月16日							无		0	1820	1290	1920
3月17日	18.8	390.1	137.6	4.2	21.6		无		0	1520	1301	2065
3月18日	20.2	382.9	135.2	4.2	23.0		无		0	2350	1000	1960
3月19日							无		0	2230	550	2500
3月20日							无		0	1750	550	1670
3月21日	22.7	284.3	138.9	4.2	22.7		无		0	2700	0	945
3月22日							无		0	2105	0	1690
3月23日							无		0	2455	0	1650
3月24日							无		0	1615	0	1920
3月25日	15.1	203.2	137.2	3.8	23.1		无		0	2280	0	1635
3月随访	6.2	88.5	141.4	3.6	27.6	151	无					2000~2500

住院第 26 天时全天尿量 1600~2800ml，血肌酐降至 203.2μmol/L，内环境稳定，酸中毒纠正，转氨酶及胆红素均降至正常，出院。

3 个月随访： 出院后一直服用拜新同 30mg/d 控制血压在理想范围。复查心肾功能正常，内环境稳定。

【病例讨论】

患者有高血压、糖尿病、脑梗死病史多年，入院前 1 年查体发现血清肌酐偏高，入院期间查 24 小时尿蛋白 0.912g，考虑患者可能已存在糖尿病肾病或动脉粥样硬化导致的缺血性肾病引起的慢性肾功能不全。受急性胰腺炎的打击后，出现肾功能的急剧恶化，根据其肌酐和尿量已符合急性肾损伤的 AKIN 诊断标准[2]，即 48 小时内血清肌酐上升值大于或等于 26.4μmol/L，或增高超过基础水平的 1.5~2 倍，或尿量<0.5ml/kg 超过 6 小时。

此外，患者存在高血压、糖尿病等心血管病危险因素，入院后患者不能平卧，需高枕卧位，双肺底可闻及少量细湿啰音，心电监护提示频发室性期前收缩、化验血清 NT-proBNP 明显升高，且随访 3 个月的 NT-proBNP、心脏彩超（左房内径、左室内径、射血分数）等指标较发病期间均有明显改善，这些均提示发病期间患者存在心功能不全。因此心肾综合征（cardiorenal syndrome，CRS）诊断明确。

CRS 是心脏和肾脏其中一个器官的急性或慢性功能障碍可能导致另一器官的急性或慢性功能损害的临床综合征[3]。CRS 分为 5 个类型，Ⅰ 型 CRS 为心脏功能的急剧恶化导致急性的肾损伤；Ⅱ 型 CRS 为慢性心功能不全导致慢性肾功能不全；Ⅲ 型 CRS 为突然肾功能恶化导致急性心功能不全；Ⅳ 型 CRS 为慢性肾脏疾病导致慢性心功能不全；Ⅴ 型 CRS 是全身疾病（如败血症、糖尿病、系统性红斑狼疮、淀粉样变性、血管炎等）引起的心肾综合征。该病例为急性胰腺炎导致的急性肾损伤合并急性心功能不全，故为 Ⅴ 型心肾综合征。

目前，CRS 的治疗尚缺乏充分的循证医学证据，仍以经验性用药为主，是临床治疗的难题。CRS 的治疗包括血管紧张素转换酶抑制剂（ACEI）和血管紧张素受体拮抗剂（ARB）、脑利钠肽、血透透析、利尿剂等。其中前 3 种治疗手段是公认有效的治疗措施，而利尿剂的使用仍有争议。

血液透析治疗具有清除水分、克服利尿剂抵抗、不激活管球反馈机制、不引起肾素-血管紧张素-醛固酮系统及交感神经系统的过度激活，对于临床上存在利尿剂抵抗和原有肾功能不全、低蛋白血症等并发症患者可有较好的疗效。研究显示，血液透析能在 CRS 常规治疗失败时起到重要的支持及治疗作用，更早地应用在心肾衰竭患者早期，能有效减少常规药物的剂量，改善患者心肾功能，降低患者的再住院率，所以目前血液透析治疗在 CRS 中越来越受到重视。

利尿剂的使用在 CRS 中多有争议。CRS 常伴有利尿剂抵抗。有试验发现强力的利尿治疗可伴随肾功能恶化[4]，大剂量利尿剂与死亡率增加有关[5]。然而更可能的解释是利尿剂抵抗伴随持续肾功能下降需要更大剂量的利尿剂，它成为了预后不良的标志而并非机制。目前有学者认为对于 CRS 患者，大剂量利尿剂的有效利尿可以改善肾功能（如静脉持续应用袢利尿剂或袢利尿剂与噻嗪类利尿剂合用），并建议为增加利尿作用以保护或改善肾功能可合用正性肌力药物如多巴胺、磷酸二酯酶抑制剂等[6]。

该病例中我们使用大剂量利尿剂联合多巴胺治疗在急性 CRS 中能够起到增加利尿作用，但肾功能的恢复较慢，通过间断给予血液透析治疗能够缩短病程，减低费用，促进肾功能的更快恢复。

此外，ACEI 和 ARB 可逆转左室肥厚、改善心脏功能，改善心衰患者的预后，对于慢性肾脏疾病患者可减少尿蛋白，从而在一定程度上阻断或延缓心力衰竭和肾功能不全的进展。但该患者肾功能进行性恶化，因此在急性期不适宜使用该类药物。脑利钠肽具有扩张血管，降低肺毛细血管楔压、肺动脉压力、右心房压力和体循环阻力，增加心排血量的作用，还有排钠、利尿、抑制肾素-血管紧张素-醛固酮和交感神经系统激活、改善肾小球滤过滤的作用。然而，由于脑利钠肽药物如新活素费用较高，故限制了其在临床上的应用。

【专家点评】

李新（天津医科大学第二医院　教授）

这是一例典型的重症急性胰腺炎病例，急性胰腺炎诱发了急性肾损伤和心功能不全，符合 V 型心肾综合征的诊断。目前对 CRS 的认识有限，缺乏有效的治疗措施，是临床面临的难题。该病例通过大剂量利尿剂联合多巴胺利尿治疗并间断给予血液透析清除代谢废物治疗，成功救治了该患者，为 CRS 的治疗提供了一个很好的范例，尤其是对于缺乏血液透析的医院。

需要提出的是，患者有高血压、糖尿病多年，两次尿白蛋白排泄率均已超过 30mg/24h，已符合 2012 年改善全球肾脏病预后组织（Kidney Disease：Improve Global Outcomes，KDIGO）的慢性肾脏病评估及管理临床实践指南中关于慢性肾脏病的诊断标准。患者在慢性肾脏病基础上出现急性肾损伤。在急性肾损伤恢复后需要关注的是如何延缓慢性肾脏病的进展，防止进展至终末期肾病。这就需要包括严格血压、血糖控制、运用 ACEI 或 ARB、避免和消除肾功能急剧恶化的危险因素等综合防治。KDIGO 指南指出无低血糖风险的糖尿病患者糖化血红蛋白目标值为 7%，尿白蛋白排泄率>30mg/24h 的糖尿病患者，应维持血压<130/80mmHg，且建议优先使用 ACEI 或 ARB。因为 ACEI 和 ARB 具有独立于降压的肾脏保护作用（如降低肾小球囊内压及减少蛋白尿）。针对该患者，可以考虑将降压药物换为 ACEI 或 ARB，并监测肾功能。

■ 参考文献 ■

1. 中华医学会消化病学分会胰腺疾病学组，《中华胰腺病杂志》编辑委员会，《中华消化杂志》编辑委员会. 中国急性胰腺炎诊治指南. 中国实用内科杂志，2013，33：530-535.

2. Bellomo R，Ronco C，Kellum JA，et al. Acute renal failure-definition, outcome measures, animal models, fluid therapy and information technology needs：the second international consensus conference of the acute dialysis quality initiative（ADQI）group. Crit Care，2004，8：R204-R212.

3. Madden KP，Karanjia PN，Adams HP Jr，et al. Accuracy of initial stroke subtype diagnosis in the TOAST study. Trial of ORG 10172 in Acute Stroke Treatment. Neurology，1995，45：1975-1979.

4. Amarenco P，Bogousslavsky J，Caplan LR，et al. New approach to stroke subtyping：the A-S-CO（phenotypic）classification of stroke. Cerebrovasc Dis，2009，27：502-528.

5. Josephson SA, Sidney S, Pham TN, et al. ABCD2 scores and prediction of noncerebrovascular diagnoses in an outpatient population: a case-control study. Stroke, 2009, 40: 749-753.

6. Weimar C, Diener HC, Alberts MJ, et al. The essen stroke risk score predicts recurrent cardiovascular events: A validation within the reduction of atherothrombosis for continued health (reach) registry. Stroke, 2009, 40: 350-354.

高龄患者腹痛、不全肠梗阻伴贫血一例

刘 砺 杨继红 施 红 林 琴 肖 刚 贾 娜 汪 耀 奚 桓

【病例介绍】

患者男性，85 岁，因 "乏力 2 个月余，间断腹痛、呕吐 20 余天，加重半天" 于 2013 年 7 月 17 日入院。患者无明显诱因出现乏力、食欲下降，血红蛋白 88g/L，血清铁 5.34μmol/L，铁蛋白 11.2ng/ml，转铁蛋白 263mg/dl，血清叶酸、维生素 B_{12} 升高；便 OB（-）×3 次；胃肠镜检查示：胃多发息肉（钳除）、慢性胃炎、食管裂孔疝、结肠息肉。口服琥珀酸亚铁（速立菲）治疗 1 周后因胃部不适停用。20 余天前无明显诱因出现间断脐周隐痛，伴恶心、曾呕吐 2 次胃内容物，仍有排便排气，症状可自行缓解。入院当天中午无明显诱因再次出现腹痛，较剧烈，伴恶心，呕吐一次胃内容物后腹痛明显缓解，无腹泻、发热、胸闷、胸痛，血 WBC $7.4×10^9$/L，GR 66.8%，Hb 76g/L，网织红细胞 2.17%，MCV、MCHC 正常；血淀粉酶正常，TNT（-）；腹 B 超：胆囊稍小，未见结石，胆管无扩张，胰腺显示不清。为进一步诊治入院。患者起病以来体力下降，食欲不佳，食量少，大便 1 次/日，量少、颜色偏黑，小便正常，体重下降约 4kg。

既往史：有高血压、冠心病 PCI 术后、老年退行性心瓣膜病（重度主动脉瓣钙化及狭窄）、陈旧性肺结核、糖耐量减低、血脂异常、脂肪肝、肝囊肿、食管裂孔疝、慢性浅表性胃炎、胃底息肉钳除术、结肠息肉钳除术、十二指肠憩室、甲状腺双叶实性结节、双肾囊肿、颈椎病、胸腰椎骨关节病、腰椎间盘膨出、椎基底动脉供血不足史，曾行双眼白内障摘除及人工晶体植入术。近 2~3 个月全身散在皮疹伴水疱，拟诊 "大疱性类天疱疮" 予 "派瑞松" 外用后好转。有青霉素过敏史。平时不偏食，不嗜饮浓茶。

入院查体：T 36.5℃，P 68 次/分，R 20 次/分，BP 137/61mmHg，神志清，精神差，贫血貌，皮肤见散在皮疹，巩膜无黄染，浅表淋巴结未及肿大。双肺未闻干湿啰音，心界不大，心率 68 次/分，律齐，主动脉瓣及二尖瓣听诊区可闻及 3/6 级收缩期杂音。腹软，脐周、下腹部有压痛，无反跳痛，肝脾未及，未及包块，墨菲征（-），肠鸣音活跃，移动性浊音（-），双下肢不肿。

入院诊断：1. 腹痛待查；2. 缺铁性贫血；3. 既往疾病。

辅助检查：

血常规：白细胞 $5.94×10^9/L$，中性粒细胞 69.6%，血红蛋白 75g/L↓，网织红细胞 2.56%，MCV、MCHC 正常。

尿常规正常。

多次查便潜血（-）。

血沉 23mm/第一小时。

血生化：ALT 13U/L，AST 13U/L，TBIL 4.77μmol/L，白蛋白 37.02g/L，肌酐 66.7μmol/L，尿素氮 6.3mmol/L，尿酸 298.7μmol/L，CK 54U/L，LDH 103U/L，钙 2.13mmol/L，磷 1.25mmol/L，钠 124~134mmol/L，氯 85~97mmol/L，钾 4.32mmol/L，淀粉酶（-），总胆固醇 3.7mmol/L，甘油三酯 1.27mmol/L。

凝血功能、甲状腺功能正常。

贫血相关检查：血清铁 2.82μmol/L↓，铁蛋白 11.0ng/ml↓，转铁蛋白 238mg/dl，血清叶酸、维生素 B_{12} 均高于正常值。

肿瘤标志物：CEA、AFP、CA125、CA199、CA72-4、CYFRA、SCC、NSE 均正常，PSA 稍增高。

免疫相关检查：血 IgA、IgG 正常，IgM30.4mg/dl↓，补体 C_3、C_4、类风湿因子、ASO、CRP 均正常，血清 $β_2$-MG 2.68 mg/L↑。

乙肝五项：HBsAg（-），HBsAb（+），HBeAg（-），HBeAb（-），HBcAb（+）。

丙肝抗体、HIV 抗体及梅毒抗体均阴性；TB-SPOT（-）。

自身抗体：ANA 1∶40（+）胞浆型，ANCA（-），桥粒芯蛋白 1 抗体（+），桥粒芯蛋白 3 抗体（-），BP180 抗体（-）。

血清蛋白电泳及免疫固定电泳中均未检出 M 成分。

超声心动图：重度主动脉瓣钙化，中度主动脉瓣狭窄。

骨髓涂片：缺铁性贫血。骨髓活检：未见肿瘤。

诊疗经过：入院后恶心、呕吐、腹胀加重，应用通便药每天大便 1~2 次，血清白蛋白略有下降最低 32.1g/L，血钠最低降至 120mmol/L，血氯 85mmol/L，予半流质饮食、补液、通便、输血、纠正电解质紊乱等对症支持治疗，每天补充氯化钠总量（口服和静脉）最多达 21g/d，血钠可升至 131mmol/L，输血后血红蛋白升至 108g/L。

2013 年 7 月 16 日腹部 CT 示右中下腹部小肠聚集，管壁增厚，管腔扩张，伴相应肠系膜增厚模糊及肠系膜右侧结肠旁沟多发淋巴结。

2013 年 7 月 19 日 PET-CT 示左侧中腹部小肠肠壁明显增厚，代谢活性显著增高，考虑恶性，淋巴瘤可能大；小肠病变周围小淋巴结，代谢活性未见明显异常，不除外淋巴瘤累及；腹腔右侧及盆腔右侧各一肿大淋巴结，代谢活性增高，淋巴瘤累及可能。

2013 年 8 月 1 日消化道造影：右上腹部空肠上段见长约 6.4cm 充盈缺损区，局部肠管僵直，蠕动消失，黏膜皱襞破坏，肠壁边缘不整、毛糙，可见不规则龛影。钡剂通过尚顺利，未见有明确梗阻征象，考虑恶性肿瘤（小肠淋巴瘤或小肠癌）。

2013 年 8 月 13 日行剖腹探查，术中见腹腔内少量腹水，未见种植结节，见多个小肠憩室，距屈氏韧带 50cm 发现小肠病变，约 3cm×3cm×5cm，包膜完整，无破溃，系膜有肿大淋巴结，肿瘤近端小肠轻度扩张，肠壁水肿增厚，决定行小肠部分切除术，切除病变小肠一段长 30cm，病变处见一缩窄型肿物，大小 7cm×3cm×3cm，环绕肠壁一周，肿物处黏膜糜烂，切面灰白灰黄，质韧，可见出血，侵及肠壁全层，达外周脂肪。肠周找到淋巴结 20 枚，长径 0.1～1.5cm。

病理诊断： 小肠非霍奇金弥漫大 B 细胞淋巴瘤，生发中心来源，高度侵袭性。肿瘤组织侵及肠壁全层达外周脂肪组织，双侧切缘未见肿瘤，淋巴结未见肿瘤累及（0/20）。免疫组化：CD117（－），CD34（血管+），Ki-67（90%+），AE1/AE3（－），Vimentin（++），SMA（－），Desmin（－），CD3（小淋巴细胞+），CD20（+++），CDX-2（－），Villin（－），MUM1（－），CD10（++），Bcl-6（+++）。

患者术后恢复良好，低钠低氯缓解，拟择期化疗。

2013 年 10 月出现梗阻性黄疸并进行性加重，总胆红素最高 77.3μmol/L，结合胆红素 72.3μmol/L。墨菲征（+）。腹部 B 超提示胆囊增大，胆总管增宽。PET-CT 提示盆腔、腹腔、胸壁、双肺、双肾均有高代谢结节影。考虑梗阻性黄疸与肿瘤组织压迫胆道及胆总管下段结石梗阻均有关，鉴于淋巴瘤病情进展迅速，于 2013 年 10 月 19 日、2013 年 11 月 11 日、2013 年 12 月 2 日、2013 年 12 月 23 日行 4 程 RCHOP（利妥昔单抗、环磷酰胺、长春地辛、表柔比星、泼尼松）方案化疗。化疗期间曾出现骨髓抑制，粒细胞缺乏并发热，予积极抗感染、升白细胞、纠正贫血等治疗。化疗 4 程后全面评估：化验检查正常。全身多发代谢活性增高灶大部分消失或代谢活性减低，提示病情明显缓解。

2014 年 2 月至 2014 年 5 月行第 5～8 个疗程 RCHOP 方案化疗。

目前患者淋巴瘤病情稳定，一般情况较好。门诊给予白介素-Ⅱ增强免疫、抗肿瘤维持治疗。

【病例讨论】

本患者以腹痛、不全肠梗阻伴贫血为表现起病，腹部影像学检查提示小肠占位性病变，需考虑如下疾病可能：①小肠肿瘤：详见后述。②克罗恩病：病变常呈跳跃式分布，伴肠系膜周围淋巴结增大，PET-CT 病变周围组织代谢活性常增高。而该患者为单纯一段小肠病变且系膜周围淋巴结未见明显增大，PET-CT 病变周围组织代谢活性无增高，加之部位不典型，考虑本病可能性较小，但不能除外，待病理检查协助明确诊断。③肠结核：好发于回盲部，患者病变非好发部位且 TB-SPOT（－），不支持本病。④嗜酸性肉芽肿肠炎：血嗜酸性粒细胞升高，与患者情况不符，不考虑本病。鉴别诊断的重点集中在小肠肿瘤上：影像学表现考虑恶性肿瘤，且无身体其他部位恶性肿瘤证据，不考虑转移癌，故考虑为小肠原发恶性肿瘤。小肠原发恶性肿瘤的发病率低，小于消化道全部恶性肿瘤的 2%，按原发小肠恶性肿瘤类型的发病率排序，由多到少依次为：腺癌、淋巴瘤、平滑肌肉瘤（间质瘤）、类癌等。因间质瘤多表现为实性肿块，与患者不符，故考虑间质瘤可能性小。结合影像学表现的鉴别诊断焦点也集中在腺癌和淋巴瘤上：①淋巴瘤：支持点：a. 小肠淋巴瘤的 SUV 值常高于小肠腺癌的 SUV 值，前者可达 20～30，而后者常小于 10，该患者 SUV 值最高 26，支持小肠淋巴瘤。b. 患者"天疱疮"诊断明确，很可能是淋巴瘤继发天疱疮。不支持点：该患者病变周围淋巴结无明显肿大，淋巴瘤往往受累肠段较长，而本患者受累肠段相对较短。②腺癌：支持点：是好发部位，有肠壁增厚表现。不支持点：SUV

值较高。两者鉴别较困难，最终明确依赖病理。因小肠镜取活检对淋巴瘤的诊断作用有限，加之患者已有不全肠梗阻表现，故手术探查指征较强。因单纯腹腔镜不易找到病变淋巴结，故开腹探查为最佳选择。腹部 CT 提示的病变部位是右中下腹部小肠，而 PET-CT 提示的病变部位是左侧中腹部小肠，考虑小肠活动性较大，为剖腹探查手术切口的选择带来一定困难，我们评估患者病情，虽高龄，但无明显呛咳危险因素，可耐受口服钡剂消化道造影检查，此项检查为明确病变部位及方便剖腹探查发挥了很好的作用。另外，结合铁代谢检查及骨髓涂片的结果，本例患者贫血的原因考虑为缺铁性贫血，而空肠上段恰恰是体内铁的主要吸收部位之一，患者的病变位于此部位，推测缺铁性贫血可能与此相关；患者入院后出现进展性及难以纠正的低钠低氯血症，术后缓解，与肿瘤有关，但是未见其他类似文献报道，不排除存在肠道钠吸收障碍或肠道失钠过多以及肿瘤继发性 ADH 不适当分泌综合征可能。

术后病理证实为小肠弥漫大 B 细胞淋巴瘤（DLBCL）。弥漫大 B 细胞淋巴瘤（DLBCL）属于侵袭性淋巴瘤，约 30% 左右的 DLBCL 发生于淋巴结外，而结外最常见的原发部位为胃肠道，小肠是仅次于胃的原发胃肠道 DLBCL 的第二常见发病部位，回肠比空肠多见[1,2]；同时，DLBCL 又是胃肠恶性淋巴瘤中最常见病理类型[1,2]。目前多倾向于采用以化疗为主的综合治疗来处理胃肠道 DLBCL，手术已并不作为首选治疗方法，但其在明确诊断、处理急性消化道并发症等方面仍有一定地位，本例即可见手术在确诊中发挥的重要作用。随着靶向药物利妥昔单抗的问世，其在治疗 CD20 阳性恶性淋巴瘤的疗效逐渐得到公认，对原发胃肠道的 DLBCL，虽然目前尚缺乏大样本的循证数据，但已有一些临床研究的结果提示联合利妥昔单抗化疗较单纯化疗可显著改善患者总体预后[1,2]，本例使用联合利妥昔单抗的 RCHOP 方案化疗，从随访结果看，疗效还是比较显著的。

高龄老年患者存在机体各重要脏器功能减退或已出现功能障碍，易共患多种疾病及出现各种并发症，在对患者进行诊疗措施干预前必须对患者进行相应的评估，权衡利弊后再决定是否施行某项诊疗，诊疗施行后还要密切注意患者的反应及诊疗本身可能带来的不良反应并密切关注患者各主要脏器的功能状况，必要时及时调整诊疗方案。本例患者从能否进行口服钡剂消化道造影、剖腹探查术前的评估、术前积极纠正贫血及其他对症治疗改善患者一般状况为实施手术创造条件到术后决定能否化疗的评估，再到化疗后粒细胞缺乏的积极处理及贯彻始终的维护各重要脏器功能稳定的积极支持治疗等过程无不体现着这一原则，保证了患者通过治疗获益，改善了患者的预后。

【专家点评】

施红（北京医院　教授）

这是一例老年患者，以腹痛、不全肠梗阻伴贫血为主要表现，影像学检查发现小肠占位性病变，然而，通过影像学确定病变性质却较困难。最终，在影像学辅助定位的条件下果断采取剖腹探查切除病变组织明确了原发肠道 DLBCL 的诊断，术后采用 RCHOP 方案化疗获得了较满意的治疗效果。

本例有以下几点诊治经验分享：

1. 在现代医学科技愈发先进的今天，不应忽视传统检查手段、方法，应该根据患者的病情选用最有效的检查方法：因小肠活动性较大，在 CT 与 PET-CT 提示的病变部位不一致时，传统的口服钡剂消化道造影显示出定位优势，为剖腹探查创造了有利条件。

2. 患者高龄，有较严重的心脏基础疾病。冠心病 PCI 术后、老年退行性心脏瓣膜病（主动脉瓣重度钙化及狭窄），剖腹探查术为确诊所必需，但手术中、围术期并发症及死亡风险较高，麻醉风险高。我们综合评估患者病情，对患者采取多学科（心内科、呼吸科、麻醉科、普外科、肿瘤血液科）协作管理，为患者保驾，保证患者手术顺利并平安度过围术期，最终获得确诊。

3. 化疗中粒细胞缺乏所致感染的有效防控及各重要脏器功能的维护及支持治疗使化疗顺利进行，肿瘤控制，病情稳定。可见，老年综合评估及多学科协作管理在老年医学临床实践中起到了至关重要的作用。

■ 参考文献 ■

1. 冯佳，万伟，万文丽，等. 92 例原发胃肠道弥漫大 B 细胞淋巴瘤患者临床病理学特征及预后分析. 中华血液学杂志，2014，35（4）：288-294.

2. Kim SJ, Choi CW, Mun YC, et al. Multicenter retrospective analysis of 581 patients with primary intestinal non-hodgkin lymphoma from the Consortium for Improving Survival of Lymphoma（CISL）. BMC Cancer, 2011, 11: 321.

老年路易体痴呆患者合并
不全肠梗阻一例

朱鸣雷　刘晓红

【病例介绍】

患者男性，78岁，因"厌食、乏力4周，发热、腹胀、嗜睡2周"于2009年7月17日由急诊入院。患者4周前出现来食欲下降、乏力，间断咳嗽。2周前发热38.3℃，有谵语。7月1日至急诊，查血常规 WBC $7.72×10^9/L$，Neu 75.4%；考虑肺部感染，先后予头孢他啶、阿奇霉素、莫西沙星（拜复乐）、头孢吡肟、亚胺培南/西司他汀（泰能）、甲硝唑、替考拉宁（他格适）等多种抗生素和退热药，仍持续发热39℃以上，并出现嗜睡和腹胀。查头部 CT（-），立位腹平片提示中下腹部多个液气平面。为进一步诊治收入老年病房。

既往有陈旧性脑梗死，无明显后遗症；2008年诊断轻度认知功能减退（mild cognitive impairment）、抑郁症，因药物反应大未持续治疗。

入院查体：T 39℃，P 84次/分，R 21次/分，BP 100/70mmHg，嗜睡，无遵嘱活动，颈部查体不配合。双肺呼吸音低，未闻啰音，心脏（-）。全腹稍膨隆，肠鸣音弱，偶闻高调肠鸣音。双侧下肢巴氏征（+），无可凹性水肿。

入院后检查：血 WBC $7.92×10^9/L$，Neu% 81.4%，Hb、PLT正常；肝肾功正常，Na^+ 130mmol/L。尿常规：PRO 0.3g/L，尿沉渣：RBC 2724.9/μl，正常形态100%。粪便 RT+OB（-）。血沉、C反应蛋白和补体均正常，蛋白电泳正常。骨穿：大致正常骨髓象。感染方面：多次血培养均阴性，血军团菌抗原、肥达外斐反应、血清降钙素原（PCT）、各项病毒指标均阴性（CMV、EBV、HBV、HCV、HIV）。痰培养见多种菌，痰抗酸染色（-）。便培养（-），骨髓培养（-）；尿培养无特殊。肿瘤方面、免疫方面、内分泌方面各项检查均正常。影像方面：头颅 MRI：多发斑片状慢性缺血灶；老年性脑改变。增强 CT：双肺纹理增厚，左下肺胸膜下淡薄结节影；左肺舌叶钙化灶；双侧胸膜增厚；腹腔内肠管扩张、积气。超声心动图：各瓣膜未见赘生物，余无特殊。腰穿：脑脊液清亮，压力75cmH_2O，压腹（+），脑脊液常规：细胞总数26，白细胞数0；生化：PRO 0.38g/L（正常），Glu 4.2mmol/L（正常值 2.3～4.1mmol/L），Cl⁻ 109mmol/L（120～132mmol/L），细菌及病毒学检查回报均阴性。

患者入院后仍持续发热，Tmax 39～40℃，曾用哌拉西林/他唑巴坦（特治星）及氟康唑（大扶康），体温无好转，遂停用抗生素，观察体温在 38～39℃左右；给予部分肠内营养（EN）+静脉营养（PN）支持，仍有腹胀，间断加重，需胃肠减压或灌肠通便治疗。

因肺部感染，出现呼吸困难，上呼吸机辅助呼吸，8 月 24 日～11 月 19 日转入 MICU 病房治疗。曾外周血及导管血培养回报为 MRSE、肺炎克雷伯杆菌、大肠埃希菌、屎肠球菌；间断使用多种抗生素（头孢哌酮/舒巴坦、万古霉素、亚胺培南、哌拉西林等），患者体温波动在 37.5～38℃，间断高热。仍有腹胀。

患者脱机后转回老年病房后，监测体温在 37～38℃，间断高热，使用抗生素（亚胺培南西司他汀、哌拉西林他唑巴坦、替考拉宁等）后体温可下降。仍神志不清，对外界反应差，腹胀，发热时明显，可见巨大肠型，闻及高调肠鸣音，灌肠后减轻。EN+PN 营养治疗，肠内营养制剂为无渣的肠内营养混悬液（百普力）。至今病程 10 个月。

目前诊断： 1. 发热原因未明；2. 肺部感染 Ⅱ型呼吸衰竭 气切术后；3. 不全肠梗阻；4. 高血压；5. 陈旧脑梗；6. 帕金森病可能性大；7. 老年痴呆可能性大。

【病例讨论】

葛郁平（中国医学科学院北京协和医院　住院医师）

总结病例特点，老年男性，病程 10 个月，可归结为发热、不全肠梗阻以及神志改变三个方面，且不易从症状上区分时间先后。①患者病初为持续高热，相关病原学、免疫、肿瘤方面检查均无异常，高热心率无增快，对多种抗生素和退热药物效果不佳，高热持续约 2 个月后变为持续低热，间断高热，期间曾血培养阳性，与体温高峰上升相符合，可能为导管相关性感染或肺部感染，使用敏感抗生素后体温高峰可下降，但无法降至正常。②患者存在不全肠梗阻，但 CT 未见到肿物；灌肠后仍可排便；梗阻无加重。按照能用多少用多少的原则以 EN 为主，肠梗阻严重时采用 TPN。③患者发病以来，神志情况介于嗜睡与木僵之间，Glasgow 评分 E3VtM5。四肢肌张力高，双下肢巴氏征（+）；脑脊液检查（-），头部影像学无特异改变。

朱鸣雷（中国医学科学院北京协和医院　主治医师）

从发热角度看，病初患者曾使用多种抗生素治疗体温无下降，没有明确病原学证据，不符合一般细菌感染；其他感染（病毒、真菌及结核等）也未找到证据支持。患者持续高热，但心率不快，对退热药效果不佳，结合其神志的改变，应考虑有无中枢系统病变引起的发热；但中枢性发热多见于脑出血，患者头部影像学检查不支持；腰穿阴性，没有颅内感染的证据。患者后期的发热为持续低热，间断高热，体温高峰期血培养先后有 MRSE、肺炎克雷伯杆菌、大肠埃希菌、屎肠球菌等多种细菌，抗生素治疗有效；细菌种类以肠道菌多见，结合患者肠梗阻的情况，不除外肠源性感染。

患者有不全肠梗阻，难以判断是否在发热前已经存在。肠梗阻可分为机械性肠梗阻，表现为肠鸣音亢进，以及麻痹性肠梗阻，表现为肠鸣音低下。查体肠鸣音大部分时间低下、腹部出现巨大肠型时可闻及高调肠鸣音及气过水声，不除外上述两种因素均参与了肠梗阻；但梗阻部位不明确，应寻找合适的检查手段来明确梗阻部位；长期广谱抗生素治疗可导致肠道菌群失调（如难辨梭状芽孢杆菌感染），也可引起腹胀或麻痹性肠梗阻；此外，低钾血症也可引起肠麻痹，应注意监测患者电解质情况；某些中枢神经系统病变，尤以退行性病变，也可引起麻痹性肠梗阻；追问病史，患者发病前半年出现"慌张步态"，有帕金森病的可能，且部分帕金森患者也可有发热，应进一步明确神经系统情况。

患者病情较为复杂，病变涉及多个方面，需要多科支持，协助诊断。

从老年病科的角度看：①患者持续卧床、神志障碍，不适用于一般的功能及风险评估。②患者营养状况评估已属营养不足，应加强营养支持，首选肠内营养，对于维持肠道功能、缓解肠道菌群失调、减少 TPN 所致的并发症（如肝功能损害、静脉炎、营养不均衡、血糖波动等）均有益处；虽然目前仍有不全梗阻，只要肠道情况许可，仍可考虑间断管饲少量 EN 制剂。③患者长期卧床，护理方面非常重要，加强翻身、拍背、吸痰，定期被动活动肢体，防止长期卧床的并发症（如肺部感染、压疮、下肢深静脉血栓等），医护人员应勤洗手，减少交叉感染。④患者神志情况一直无改善，病程长，应注重和患者家属的交流，使得家属能理解目前病情和预后，帮助家属缓解沮丧、焦虑等负面情绪。

戴毅（中国医学科学院北京协和医院神经科　主治医师）

患者既往 MRI 示脑萎缩、缺血灶，查体双侧病理征阳性，肌张力高，有不自主动作，外界刺激稍有反应，考虑存在神经系统变性和退化，但确诊需病理证据。颅内未见特殊病变，难以解释其高热。治疗上建议用巴氯芬控制肌张力。

葛瑛（中国医学科学院北京协和医院感染科　副主任医师）

患者病初发热不符合普通细菌感染，结核无证据支持，但颅内的病毒感染或结核感染仍不能除外，需动态观察。目前体温基线较前下降，间断体温升高，但使用抗生素有效，考虑目前体温升高，有感染因素参与；近期体温升高时腹胀明显，且曾经有血培养见 MRSE、大肠埃希菌、屎肠球菌等多种肠道细菌；结合其不全肠梗阻和使用抗生素体温可以下降的情况，应警惕有无肠道来源的感染，但是患者长期的低热没有感染证据，仍需寻找感染以外的病因。

王强（中国医学科学院北京协和医院消化科　主治医师）

患者不全肠梗阻明确。患者前期病情不稳定，无法进一步检查肠梗阻的部位，但从其早期 CT 看（图 78-1），推测其梗阻部位偏低。老年人低位肠梗阻的原因主要为肿瘤、便秘、肠扭转、肠套叠等。患者目前意识不清、难以配合，无法完成立位腹平片、钡灌肠、结肠镜等检查，肠梗阻情况不明，也不能行消化道造影。可考虑复查腹部 CT，寻找病因。

患者 2010 年 3 月复查腹部 CT 见肠管扩张明显，未见明确占位或肠壁增厚等情况（图 78-2）。与放射科沟通后行钡灌肠，见直肠乙状结肠交界处肠腔狭窄，黏膜皱襞光滑，未见中断，考虑肠扭转（图 78-3）。

消化科、外科、放射科多科医师会诊

考虑患者高龄、身患多种疾病，一般情况差，手术风险高且手术解除扭转后有再次扭转可能，不建议手术治疗。患者无法有效地行肠道准备，肠镜下或 X 线下结肠造瘘有困难，因此透视下留置肠内减压管（带气囊）是简单易行的办法。

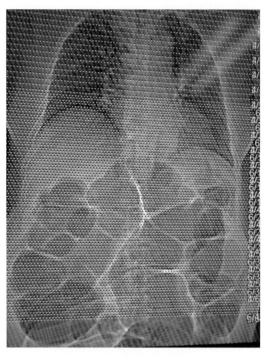

图 78-1 腹部 CT（2009 年 7
月 25 日）：肠管充气扩张

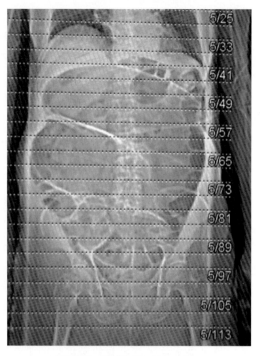

图 78-2 腹部 CT（2010 年 3
月 4 日）：结肠管腔高度扩张

患者在 X 线下留置结肠梗阻减压管（图 78-4）。经管和肛门排出大量稀糊便，腹胀明显好转，体温高峰降至 37℃以下。渐停用 PN，全部使用 EN。2 天后减压管脱出，以后采用少量盐水灌肠和肛管帮助排气排便，腹胀明显减轻。

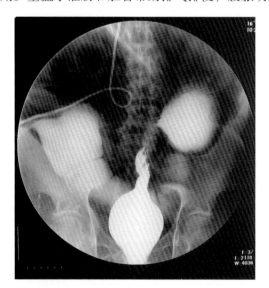

图 78-3 钡灌肠（2010 年 3 月 16 日）
直肠乙状结肠交界处狭窄，黏膜皱襞光整

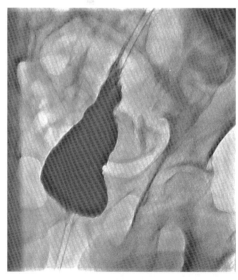

图 78-4 腹部 X 线透视（2010 年 3 月 18 日）
放置结肠减压管，通过梗阻部位

5 月底，患者出现口角肌肉震颤。

袁晶（中国医学科学院北京协和医院神经科痴呆组　主治医师）

患者出现帕金森样震颤，目前认知能力已无法评估，追问患者家属患者以往诊断 MCI 和抑郁的情况，考虑患者当时有早期痴呆，并且当时曾经有过视觉幻觉、睡眠障碍，曾经使用过抗抑郁药物后出现活动障碍，停药后活动障碍缓解，考虑对类似药物敏感性较高。按照 Lewy Body 痴呆的诊断标准（Diagnosis and management of dementia with Lewy Bodies：third report of the DLB consortium），患者诊断路易体（Lewy body）痴呆的可能性较大[1]。

【专家点评】

刘晓红（中国医学科学院北京协和医院　教授）

老年患者，病程较长，表现为发热、不全肠梗阻和神志异常，因病情一直不稳定，很多检查无法进行。经过营养治疗后，患者情况相对稳定，经多科会诊，明确了神经系统的退行性病变——路易体痴呆；肠道蠕动差，粪嵌塞，导致肠扭转和肠梗阻，经过权衡，选择了相对安全，对患者较为合适的治疗方案，使患者的病情进一步稳定。

老年患者的治疗应根据患者的状态、病情和预后等情况进行综合考虑，制订医疗方案；应考虑过于积极的检查或治疗患者是否能够耐受？是否能够从中获益？在检查或治疗中，根据患者情况做适当的妥协和调整是必要的。

■ 参考文献 ■

1. McKeith IG, Dickson DW, Lowe J, et al. Diagnosis and management of dementia with Lewy bodies：third report of the DLB Consortium. Neurology, 2005, 65（12）：1863-1872.

老年升结肠癌并腹膜后脓肿一例

李兆伟　王晶　周芸　严祥

【病例介绍】

患者男性，70 岁，因"乏力、头晕、消瘦 1 年，腰背部肿块 1 周"于 2014 年 3 月 17 日入院。入院前 1 年患者无明显诱因出现头晕、乏力、上腹部不适，症状进行性加重，体重一年之内减轻 20kg。当地医院诊断为"慢性胃炎""贫血"，对症治疗无缓解。入院前一周右侧腰背部出现肿块，当地医院诊断为"蜂窝织炎"并行抗感染治疗。胸部 X 线片、头颅 CT、腹部 CT 平扫未见异常，电子胃镜示"慢性萎缩性胃炎"。

既往史：糖尿病史，冠心病 PCI 术后 3 年，长期服用阿司匹林，有两次输血史。

入院查体：T 37℃，BP 87/32mmHg，营养不良，慢性病容，精神差，贫血貌，睑结膜苍白，全身浅表淋巴结无肿大，口唇苍白。心肺检查无明显异常。舟状腹，腹式呼吸存在，右侧腰背部（肩胛线至腋后线平第一腰椎）10cm×10cm 大小肿块，色红，皮温增高，有压痛，肝脾未触及。

入院辅助检查：

血生化：总蛋白 57.43g/L，葡萄糖 10.26mmol/L↑，超敏 C 反应蛋白 8.60mg/L。

血常规：白细胞 $11.21×10^9$/L↑，中性粒细胞百分比 84.4%↑，血红蛋白 53g/L↓，平均红细胞体积 71.1fl↓，平均血红蛋白浓度 283g/L，血小板 $478×10^9$/L↑。

血沉 70mm/h↑。

尿、便常规、胸部 X 线片、心脏 B 超未见明显异常。

B 超检查：①左侧颈总动脉膨大处斑块；②右侧腰部皮下混合性回声区（考虑脓肿），见图 79-1（2014 年 3 月 17 日）。

诊疗经过：给予抗感染、纠正贫血、保护胃黏膜，抑酸，补充能量，提高免疫力等对症、支持治疗。复查血常规抗感染效果不佳，将青霉素改为头孢唑肟，持续发热 38℃ 以上。复查 B 超（图 79-2，2014 年 3 月 24 日）：右侧腰背部皮下 150mm×120mm×90mm 的大片状不规则异常回声区，内部以低回声为主，并可见不规则中高回声，CDFI：内可见少量血流信号。腹部增强 CT 扫描（图 79-3、图 79-4，2014 年 3 月 26 日）提示：升结肠壁增厚，右侧腹膜后脓肿形成与升结肠关系密切，考虑肿瘤；右侧腰背部软组织、右侧腰大肌、髂腰肌受累。大便潜血试验（++）。患者右侧背部肿块变软，可见三个脓点，留取脓液进行培养。当日患者右腰后肿物突然破溃，流出大量淡黄色浓稠液体，行留置引流术，引流出脓液约 1000ml。再次粪便检查潜血试验阳性（+++）。体温正常后，行电子结肠镜提示（见文末彩图 79-5，2014 年 3 月 25 日）升结肠癌。病理检查见文末彩图 79-6（2014 年 3 月 25 日）。肿瘤内科会诊意见为患者高龄、状况差，无法耐受化疗。故继续给予消炎、抗感染、引流；纠正贫血、止血、抑酸、保护胃黏膜；提高免疫力、中药抗肿瘤等对症、支持治疗。

诊断： 1. 升结肠癌（低分化腺癌）并消化道出血；2. 右腰背部腹膜后脓肿引流术后；3. 缺铁性贫血；4. 2 型糖尿病；5. 冠心病 PCI 术后。

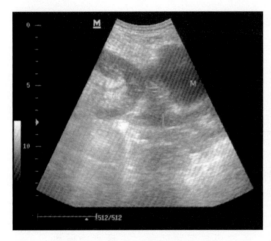

图 79-1　B 超（2014 年 3 月 17 日）
右侧腰部皮下混合性回声区

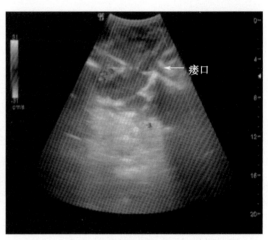

图 79-2　B 超（2014 年 3 月 24 日）
右侧腰背部皮下不规则异常回声区
（150mm×120mm×90mm）

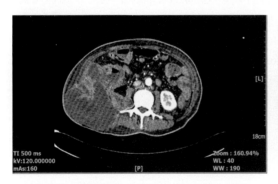

图 79-3　腹部增强 CT（2014 年 3 月 26 日）
升结肠壁增厚，右侧腹膜后脓肿
形成与升结肠关系密切，考虑肿瘤

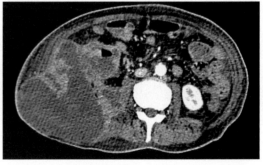

图 79-4　腹部增强 CT（2014 年 3 月 26 日）
右侧腰背部软组织、
右侧腰大肌、髂腰肌受累

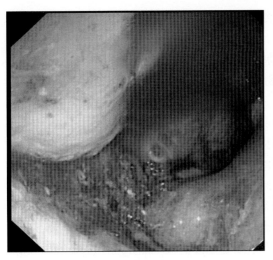

图 79-5　电子结肠镜（2014 年
3 月 25 日）：升结肠肿瘤

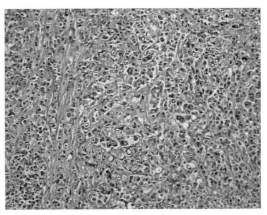

图 79-6　病理（2014 年 3 月 25 日）：
（升结肠）低分化腺癌

【病例讨论】

结肠癌是发生于结肠部位的常见的消化道恶性肿瘤，高发于发达国家和地区，但随着我国经济发展和城市化进程加快，居民饮食结构和生活习惯的改变，近年来我国结直肠癌发病和死亡均呈上升趋势，发病率和死亡率均高于世界平均水平[1,2]。2010 年调查研究显示，结直肠癌位居我国恶性肿瘤发病第 6 位和死亡第 5 位，严重威胁居民健康[3]。

右侧结肠癌常表现为贫血、乏力、疲劳、发热、消化不良、腹部持续隐痛不适等症状；左侧结肠癌则表现为排便习惯改变，间歇性便秘和便频，可有黏液血便或血便，如发生梗阻可出现阵发性腹痛、腹胀、恶心、呕吐等症状。结直肠癌起病较为隐匿，病情发展缓慢，早期无明显的临床表现，出现明显的症状时大多已到中晚期。体格检查所见可因病程不同而异。早期患者可无阳性体征；病程较长者腹部可触及肿块，也可有消瘦、贫血、肠梗阻的体征。如患者间断出现腹部"气串样"肿块，同时伴有绞痛和肠鸣音亢进，应考虑到结肠癌引起成人肠套叠的可能性。结肠癌可经血液、淋巴或浸润、种植等多种方式转移，例如发现左锁骨上淋巴结肿大、肝大、腹水、黄疸或盆腔内肿块多属晚期表现。

现有许多先进的结肠癌诊断方法，包括粪便检测便隐血试验、粪便内脱落蛋白标志物、粪便 DNA 检测、粪便脱落细胞学检测、肿瘤标志物检测、直肠指诊、影像学检查、气钡双重造影检查、CT 仿真内镜、纤维结肠镜等等，对于结肠癌的发现，特别是早期具有重要的确诊价值，大大提高了早期结肠癌的诊断率。

结肠癌治疗方面，最主要的手段是手术，但半数患者在术后会出现复发或转移，仅有 6~9 个月的中位生存期。但对老年性结直肠癌患者，25%的患者确诊时已属中晚期[4]。此外，影响结肠癌的预后主要因素是病理分期，参考美国癌症联合委员会（AJCC）的病理分期标准，Ⅰ 期、Ⅱ 期、Ⅲ 期、Ⅳ 期的患者 5 年生存率分别为 90%以上、60%~85%、25%~60%、5%~7%[5]。由此可见，若能在早期发现并诊断，结肠癌的生存率很高，患者早就诊，早治疗，受益是非常之大。

综上所述，老年人结肠癌近年发病率不断上升，这与老年人结肠癌的特点有关。首先，在半数老年人中结肠癌可以表现为无症状，因此必要的体检对老年患者潜伏的结肠癌具有重要意义。其次，有调查研究显示，结肠癌在老年患者当中具有男性高发的趋势。第三，老年人结肠癌早期症状一般表现不是很明显，其早期症状易与其他肛肠疾病相混淆，确诊时多已晚期，因此易造成误诊或漏诊等。

病例中患者为老年男性，以"贫血及右侧腰背部痈肿"收住老年病房，患者右侧背部痈肿局部红、热、痛，触之有波动感，体温达38℃，查血常规显示存在感染及缺铁性贫血。B超考虑右侧腰部脓肿。在加强抗感染治疗过程中，患者体温、血象有所好转，但脓肿波动感增强最终破溃，流出大量脓液及坏死组织，同时贫血，经各项检查明确诊断为（升结肠）低分化腺癌（见图79-6）所致，在诊治早期我们认为患者腰背部痈肿为患者贫血机体抵抗力下降引起的皮肤软组织化脓性感染病灶，抗感染治疗亦有一定疗效，经过CT扫描后发现，最后确定为升结肠癌组织细胞直接蔓延浸润周围组织合并感染形成脓肿，并造成肠道与外界相通，说明患者病变已属晚期，预后较差。普遍认为，老年结肠癌患者很少选择积极治疗，由于大多数时候，有明显功能障碍、体弱的老年患者很难耐受癌症的积极治疗，ECOG PS评分3到4分时，就应提供姑息措施，旨在维护生命质量[6,7]。该患者就诊过晚，因此错过最佳治疗时期，此则案例也给医师们一份经验教训，鉴于我国结直肠癌发病率和死亡率的不断升高，结肠癌防治工作应加强对人群的宣传教育，呼吁人们重视病情，做好三级预防尤其是城市地区的早诊早治工作，降低其发病率和死亡率，延长患者生存期，提高人群健康水平。

【专家点评】

严祥（兰州大学第一医院　教授）

该患者诊治经过有以下几个阶段：①以头晕、乏力、消瘦为主要症状，在当地医院诊断为"贫血"，但病因未明确。②此次入院前一周腰背部出现肿块，当地医院诊断为"蜂窝织炎"并行抗感染治疗，疗效不佳。③此次入院，B超显示右侧腰背部皮下可探及大片状不规则异常回声区，CT检查提示右侧腹膜后脓肿形成。④结肠镜检查明确为升结肠癌，但已属晚期，该患者疾病本身并不十分复杂，但在整个诊治过程中反映出的问题值得我们深思。

该患者长期贫血史，但无明确的黑便，初期所做的便常规检查无异常发现，仅有上腹部不适等。从诊断思维看，医师在考虑病因时，可能更多注意了"慢性萎缩性胃炎"及长期服用阿司匹林等因素，忽略了下消化道的进一步检查，而恰恰贫血是老年人右半结肠癌最主要的症状之一。另外，此次入院怀疑右侧腰背部的"蜂窝织炎"，由于诊疗时间短，患者病情重，医师在进行控制感染，全身支持及对症治疗的同时，也没有将感染的症状和原因与体内病灶相联系，过多考虑了老年人共病的复杂性，加之早期一些常规检查、特殊检查结果对诊断认识的干扰，没有用临床最基本的"一元论"解释，直到通过全腹部CT增强扫描后才发现右侧腹膜后及腰背部软组织巨大脓肿的形成与病变肠壁相关。正常人由于胃酸、胆汁作用及小肠内流量大，蠕动快的特点，胃、十二指肠、空肠细菌的种类及数量极少。而回肠末端直到结肠，由于肠液流量少，蠕动减慢，细菌数逐渐增加，增加了感染的可能性。老年人由于胃肠道代谢吸收减慢、黏膜修复的机制受损、免疫系统功能衰减，使老年人营养不良、全身性感染的风险增高。影响了肠道动力及结肠屏障的稳定。再加上胃酸分泌减少，肠道细菌增加，细菌在结肠停留时间延长，结肠内物质导致氨、酚类等腐败代谢产物增加，导致 pH 升高，增加了感染的发生率和结直肠癌发生的可能性。该患者升结肠癌的浸润转移及细菌感染的扩散与此处的解剖结构有关，加之血糖升高，也是形成感染的重要因素，由于使用了强有力的抗感染治疗，因而未培养出细菌，在脓肿的病因学诊断上不免有些遗憾。

应该特别注意的是，有些老年人大肠癌呈隐匿性生长，临床上无特殊症状，加之老年人反应较迟钝，一般对腹部不适不予重视，以致延误诊治，对于有不明原因贫血的老年患者，不仅应常规进行上消化道检查，同时还应关注下消化道的病变，这样能早期发现病灶，及时治疗，从而提高结肠癌的治愈及生存率。

参考文献

1. 陈琼，刘志才，程兰平，等. 2003～2007 年中国结直肠癌发病与死亡分析. 中国肿瘤，2012，（03）：179-182.

2. Ferlay J，Shin HR，Bray F，et al. Estimates of worldwide burden of cancer in 2008：GLOBOCAN 2008. Int J Cancer，2010，127（12）：2893-2917.

3. 陈万青，张思维，曾红梅，等. 中国 2010 年恶性肿瘤发病与死亡. 中国肿瘤，2014，（01）：1-10.

4. Weitz J，Koch M，Debus J，et al. Colorectal cancer. Lancet，2005，365（9454）：153-165.

5. 潘亚文. 老年性结直肠癌的临床治疗新进展. 临床和实验医学杂志，2009，（03）：137-138.

6. Egenvall M，Schubert Samuelsson K，Klarin I，et al. Management of colon cancer in the elderly：a population-based study. Colorectal Dis，2014，16（6）：433-441.

7. Kurniali PC，Hrinczenko B，Al-Janadi A. Management of locally advanced and metastatic colon cancer in elderly patients. World J Gastroenterol，2014，20（8）：1910-1922.

老年发热、肝脏占位病变一例

龚燕锋　刘焕兵

【病例介绍】

患者男性，81 岁，因"发热 1 周"于 2014 年 4 月 17 日入院。患者发热无明显诱因，不伴有其他临床症状，自服清开灵颗粒后仍感发热。3 天前急诊科体温最高 38.8℃，血白细胞 $11×10^9$/L，中性粒细胞 91.8%；血沉 36mm/第一小时；降钙素原 59.66ng/ml；CRP 236mg/L；胸部 CT 平扫示左上肺背段小片状高密度影，考虑为感染；腹部 CT 平扫示有肝脏囊腺瘤（图 80-1）。予以头孢曲松钠 2g 每日 1 次抗感染，拟诊"发热待查：肺部感染？"收入院。

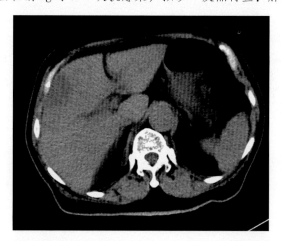

图 80-1　腹部 CT 平扫（2014 年 4 月 14 日）：肝脏囊腺瘤

既往史：否认糖尿病、高血压、心脏病病史。

入院时查体：T 37.7℃，P 78 次/分，R 20 次/分，BP 130/65mmHg，双肺未闻及干湿啰音，心率 78 次/分，律齐，腹软，无压痛、反跳痛，肝脾未触及，墨菲征阴性，无肝区叩击痛，移动性浊音阴性，双下肢无水肿。

辅助检查：

血常规：白细胞 $12×10^9$/L↑，中性粒细胞 74.8%↑。

尿常规及大便常规正常。

甲流病毒 A 型流感及 B 型流感均为阴性。

CRP 123mg/L↑；降钙素原 6.04ng/ml↑。

血生化：总蛋白 54.2g/L，白蛋白 28.6g/L↓，肾功能、心肌酶谱、电解质均正常。

凝血功能：PT 13.5 秒，APTT 38.7 秒，Fbg 5.82g/L↑，D-二聚体 3.6mg/L。

肿瘤标志物正常。

乙肝六项均为阴性。

治疗经过： 予以美罗培南（美平）+莫西沙星（拜复乐）抗感染及对症支持治疗，患者体温升高，最高体温达 38.8℃。

4 月 23 日复查血白细胞 15.24×10^9/L，中性粒细胞 85.3%；CRP：91.70mg/L；降钙素原 0.29ng/ml；尿本-周蛋白阴性；抗核抗体、抗双链 DNA 阴性，ANA 谱 3~14 项全阴性；抗 "O"、类风湿因子正常；免疫球蛋白+补体正常；HIV 抗体阴性；咽拭子真菌涂片检查未检见真菌；咽拭子细菌涂片革兰染色示见真菌孢子；血培养阴性；TORCH：巨细胞病毒 IgG 1.8947↑，单纯疱疹病毒 IgG 3.6854↑，巨细胞病毒 IgM、单纯疱疹病毒 IgM、风疹病毒 IgG 和 IgM、弓形虫 IgG 和 IgM 均正常；抗 EB 病毒：抗 EB 病毒衣壳抗体 IgG 4.73，EB 病毒核抗原抗体 IgG 3.60，抗 EB 病毒衣壳抗体 IgM、抗 EB 病毒衣抗体 IgA、抗 EB 病毒早期抗体 IgG 均为阴性。将抗生素换为替考拉宁+头孢哌酮舒巴坦钠（舒普深），但患者仍有发热，最高体温达 40.4℃，无寒战等其他症状。

4 月 24 日复查胸部+全腹部 CT 平扫示：①左上肺后段小片状高密度影，对比 2014 年 4 月 14 日老片变化不大；②双侧胸腔少许积液，右肺下叶轻度膨胀不全，对比老片积液有所增加；③肝右叶前段包膜下、肝左叶低密度影，对比 2014 年 4 月 14 日老片病灶有所增大（图 80-2）；④肝内多发囊肿；⑤胆囊内多发结石；⑥双肾多发囊肿；⑦十二指肠憩室可能。上腹部彩超示肝内异常回声，性质待定，大小为 7.4cm×5.4cm 高回声团；肝囊肿，胆囊结石，胰腺、脾脏未见异常。因复查 CT 及彩超提示肝脏有一占位，不能排除肝脓肿可能，加用甲硝唑抗感染。

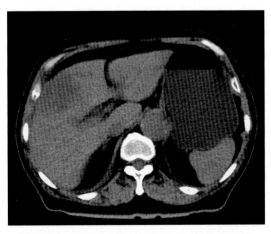

图 80-2 腹部 CT 平扫（2014 年 4 月 24 日）
肝占位性病变（7.4cm×5.4cm），不能排除肝脓肿

4月27日患者体温降至正常,4月30日复查血常规示 WBC $7.32×10^9/L$,N 正常;CRP 23.20mg/L;血沉 48mm/h;上腹部彩超示肝区占位大小为 7.3cm×3.8cm,且为低回声区。继续头孢哌酮钠舒巴坦钠+替考拉宁+甲硝唑抗感染。

5月6日上腹部 MRI 平扫示:①肝右叶前段包膜下异常信号(图 80-3);②肝左外叶多发异常信号;③肝内多发囊肿;④胆囊内多发结石;⑤双肾多发囊肿。复查上腹部彩超示肝区占位大小为 5.7cm×3.5cm,且为低回声区。因患者 1 周未发热,且替考拉宁及甲硝唑使用近半个月,故试停用替考拉宁+甲硝唑抗感染。仅予头孢哌酮钠舒巴坦钠抗感染。

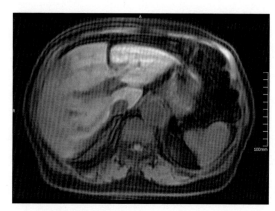

图 80-3 上腹部 MRI 平扫(T_1 加权像)(2014 年 5 月 6 日)
肝右叶前段包膜下异常信号;肝左外叶多发异常信号

为明确患者发热的病因及肝脏占位的性质,5月8日在 B 超室行肝脏穿刺活检术。穿刺液需氧菌培养阴性。肝穿刺活检病理示:(肝右叶穿刺、肝右叶组织)炎症性病变。

5月8日晚上开始又出现低热,后体温渐升高,最高体温达 39.2℃,将抗生素换为头孢呋辛钠(西力欣)+甲硝唑,5月9日晚患者体温降至正常,并未再出现发热。定期复查肝脏彩超提示肝右叶占位逐渐缩小,5月26日开始将静脉用头孢呋辛钠+甲硝唑改为口服头孢呋辛钠片+甲硝唑,6月10日复查肝脏彩超未见低回声光团,血常规及肝、肾功能正常,CRP 及降钙素原正常。

诊断:细菌性肝脓肿。

在整个诊疗过程中需与原发性肝癌、阿米巴性肝脓肿相鉴别。因是老年男性,有发热,乙肝六项均为阴性,肝穿刺病理提示为炎症性病变,既往无阿米巴肠炎、解脓血便等病史,无腹胀、腹痛、腹泻,且经抗感染治疗后患者体温正常,肝脏占位缩小,治疗有效,说明为感染性病灶。可排除原发性肝癌和阿米巴性肝脓肿。

【病例讨论】

细菌性肝脓肿(pyogenic liver abscesses,PLA)是由致病菌侵入肝脏而引发的肝脏继发性感染。细菌性肝脓肿的发病以青年人为主,近几年其发病年龄有升高趋势,20 世纪 50~60 年代平均发病年龄为 41.2 岁[1],20 世纪 80~90 年代其发病年龄为 47.3 岁[2],而 2012 年卜晓芬在对 180 例细菌性肝脓肿进行分析后发现其平均患病年龄在(58.04±

14.78）岁[3]。而本病例的发病年龄为82岁，明显高于平均患病年龄，故高龄患者虽然发病率低，但仍应警惕有患细菌性肝脓肿的可能。

典型的细菌性肝脓肿是以寒战、高热、右上腹痛为主要表现，可伴有黄疸、咳嗽、胸闷、胸痛、乏力、食欲不振等非特异表现，体征上主要有右上腹压痛或叩击痛。卜晓芬[3]等发现以发热为主要表现的占96.1%，而右上腹痛及右上腹压痛或叩击痛者则仅占30%～35%，发生率较低。而在老年患者中，腹痛的症状及右上腹压痛、叩击痛的发生率则更低，其原因可能为患者就诊时常为疾病的早期，其早期脓肿较小或脓肿位于肝叶深部，未触及肝包膜，故症状缺乏特异性；以及现在抗生素的早期广泛应用使病程延缓发展；另患者年老、反应迟钝或合并糖尿病、高血压等多种基础疾病可导致痛觉、不适感等表现不明显。本病例患者的临床表现就非常不典型，仅有发热，而无腹痛等其他不适，且无右上腹压痛及叩击痛等体征。故如高龄患者出现发热，即使无右上腹痛，仍应警惕有细菌性肝脓肿的可能。

细菌性肝脓肿的常见细菌有肺炎克雷伯菌、链球菌、大肠埃希菌、金黄色葡萄球菌、厌氧菌、铜绿假单胞菌等[4]，曹锋等[5]对85例老年细菌性肝脓肿的临床特点进行分析后发现，肺炎克雷伯菌和大肠埃希菌最多见，其次为厌氧菌、铜绿假单胞菌。而且血液、胆汁及脓液细菌培养阳性率低，可能与穿刺前使用抗生素有关，另外可能与未行厌氧菌培养有关。本病例血培养及肝穿刺液培养均为阴性，但因当时条件有限未行厌氧菌培养，不能排除有厌氧菌感染或合并厌氧菌感染的可能，且该患者在治疗过程中，加用甲硝唑治疗有效，也说明有厌氧菌感染或合并厌氧菌感染的可能。

影像学技术主要包括超声、电子计算机体层扫描（computerized tomography，CT）和核磁共振（magnetic resonance imaging，MRI），它们在肝脓肿的诊断和鉴别诊断中各有优劣。超声可以对肝脓肿进行定位和定性诊断，既可以观察脓肿形态、位置、大小、数量、液化和分隔情况以及脓肿周边有无重要血管结构，还可以实时及重复检查。而CT的敏感性比超声更高，可达98%，CT平扫肝内低密度占位，以圆形或椭圆形为主，病灶边缘多不清楚，其中心区域可出现更低密度影，提示脓肿区液化坏死；增强扫描时90%肝脓肿壁明显强化，脓腔及周围水肿无强化，呈不同密度的环形强化带，即呈环征（也称"环靶征"）[6]，另外花瓣征和簇形征以及胆道间接征象有助于诊断不典型肝脓肿。MRI诊断肝脓肿的敏感性不如CT和超声，但可作为辅助分析的一种方法。近年来，不典型临床表现的患者逐渐增多，尤其是老年患者，而且影像学的表现也常不典型，容易造成误诊，经皮肝穿刺有利于明确诊断。本病例的影像学均不典型，考虑可能为病变早期，结合了彩超、CT及MRI，并进一步行肝脏穿刺术病理提示炎症性病变，最终使诊断得以明确。

目前肝脓肿的治疗方法主要包括内科治疗、经皮肝脓肿穿刺引流和手术治疗。内科治疗一般适用于3cm以下的小脓肿或早期肝脓肿尚未完全液化的患者，也可作为肝脓肿穿刺引流和手术治疗的辅助治疗。除一般的全身营养支持治疗外，可根据经验选用抗生素。抗生素的应用应强调早期、联合、足量原则。尽可能选择能同时覆盖革兰阳性和革兰阴性的广谱抗生素，如三代头孢或喹诺酮类，不应由低级到高级，否则一旦感染进展，往往会给下一步治疗带来麻烦，并且耽误病情。因其常常合并厌氧菌感染，故治疗上应常规联合抗厌氧菌药物治疗。对于肝脓肿直径在3～5cm，尤其是单个脓肿者，可在CT或超声引导下做穿刺或置管引流。而其他的则应手术治疗，手术包括有手术脓肿切开引流和肝部分切除术；手术引流的并发症及死亡率均较高。对于反复发作的慢性脓肿，已经形成与脓肿相通的窦道者，肝内胆管结石反复发作引起肝脓肿伴肝组织萎缩，或是较大脓肿位置靠近边缘有随时破溃者可考虑行部分肝切除。而对于老年患者一般选用在积极抗感染的基础上应用超声引导下经皮肝穿刺引流治疗，并注意加强支持治疗。本病例在超声下一直未见明显脓腔形成，可能是属于早期尚未液化者，于是使用内科保守抗感染治疗，而且联合使用广谱抗生素+甲硝唑治疗一个月以上才在肝脏彩超上见肝脏占位逐渐缩小至无，治疗效果明显，患者痊愈出院。

【专家点评】

刘焕兵（南昌大学第一附属医院　教授）

这是一例症状、体征及影像学均不典型的细菌性肝脓肿病例。

我们都知道，细菌性肝脓肿常见于中青年患者，老年患者相对少见，但随着人口老龄化，老年患者越来越多，而老年患者大多数症状不典型，有的老年患者仅以发热为主要症状，就如本病例，这就容易造成诊治的延误，因而在老年高龄患者中仍不能忽略此病的可能。

因其症状、体征均可能不典型，故影像学检查就成为重要的辅助检查，彩超、CT 及MRI 各有优缺，在诊断和治疗过程中疗效的评估上可以相辅相成，大大提高诊断率及评估效果，必要时行肝穿刺，更可以使诊断得以明确。

在治疗上，老年患者更倾向于内科保守治疗，如存在有脓腔，则可在 CT 或超声引导下经皮肝穿刺抽出脓液。而抗生素的选择上应选择有效广谱抗生素，并联合使用甲硝唑抗厌氧菌，并随时复查超声，视脓肿的变化适当调整，直到治愈。

■ 参考文献 ■

1. 杨春明，周俊元. 细菌性肝脓肿 130 例临床分析和诊治探讨. 中华内科杂志，1963，11：872-876.
2. 李景南，钱家鸣. 48 例细菌性肝脓肿临床分析. 中国医学科学院学报，1999，21（1）：71-74.
3. 卜晓芬，刘丽娜. 180 例细菌性肝脓肿临床特点分析. 大连医科大学 2012 硕士毕业论文.
4. Pang TC, Fung T, Samra J, et al. Pyogenic liver abscess：An audit of 10 years' experience. World J Gastroenterol，2011，17（12）：1622-1630.
5. 曹锋，李非，刘强，等. 85 例老年细菌性肝脓肿的临床特点分析. 实用老年医学，2012，26（2）：131-134.
6. 王立章，吴凡，朱文军. 细菌性肝脓肿 38 例的 CT 特殊及其诊断价值. 江苏医药，2014，40（8）：930-933.

老年肝胆管囊腺癌一例

曲 晨 冯美江 鲁 翔

【病例介绍】

患者老年男性,乙肝病史(+),反复腹胀、腹痛、黄疸9年。2004年体检发现肝左叶囊实性包块,2008年复查CT示肝左叶呈多囊性。2010年出现肝功能损害、黄疸及血CA199升高,MR检查提示肝右叶多个分隔囊实性包块,考虑肝囊腺癌复发,压迫胆管。2011年至2012年患者两次出现肝功能损害,黄疸,CA199高于正常值,复查MR(图81-1):肝右叶多个分隔囊实性包块。

诊疗经过及转归:

2004年行穿刺抽液,病理示少量肝细胞,较多吞噬细胞。

2008年行肝囊腺瘤部分切除术,囊液呈黄色清亮,囊腔内见多个菜花样突起。术后病理示肝胆管乳头状囊腺癌,中度分化,有灶性坏死及大片钙化,囊壁内也见大片钙化(图81-2)。

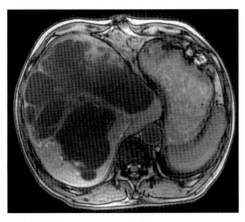

图 81-1 MR
肝右叶多个分隔囊实性包块

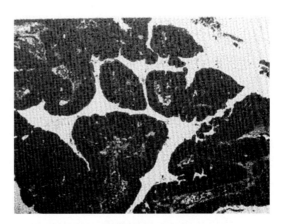

图 81-2 病理
肝胆管乳头状囊腺癌,中度分化,有灶性
坏死及大片钙化,囊壁内也见大片钙化

2010 年予以穿刺抽液，并注入顺铂清洗囊壁，经治疗后患者肝功能恢复正常，黄疸消退。

2011—2012 年 3 次行 DSA 下进行囊液引流，每次均超过 1500ml，引流后使用无水乙醇 500ml 冲洗囊壁（PEIT）。患者肝功能可恢复正常，黄疸消退，CA199 正常。患者 PEIT 耐受性良好，无明显不良反应。一直随访至 2013 年。

【病例讨论】

肝胆管囊腺癌为肝脏少见肿瘤，其临床表现缺乏特异性，目前尚无明确的诊断标准。本例患者在长达 8 年余的临床资料及诊治经验总结如下。

肝胆管囊腺癌是一种极少见的肝内恶性肿瘤，国内外文献报道约 100 余例。囊腺癌高发于 50 岁以上成年女性。本病的组织学起源目前尚不明确，逄利博等[1]将其的可能来源归纳为以下几种：①异位卵巢组织；②由胚胎时期原始前肠在肝内退化后残余异常增生所形成；③异位的形成胆囊的胚胎组织；④胚胎期发育异常所形成的肝内迷走胆管。

1. 病理表现　大体所见病变为囊性或囊实相间，为单发或多发囊壁薄厚不均，内壁可见多个菜花样或结节样突起。囊壁局部可见钙化。囊内充满大量浆液性液体，多呈淡黄色或无色透明液体，当囊内出血时液体呈咖啡色。光镜下癌组织排列呈条索状或腺管状，Wheeler[2]认为囊壁分为三层内衬上皮为单层柱状或立方上皮，上皮下为类似于卵巢样间质的致密梭形细胞，外膜由胶原组织构成。核分裂象多见，可有病理性核分裂象。

2. 临床表现　结合本例患者最初发病无明显症状。往往误诊为肝囊肿或肝脓肿。当肿块较大时患者可出现上腹部或右上腹包块，可伴有腹痛、腹胀。也可出现因肿瘤压迫胆道系统引起寒战、发热、黄疸等症状。

3. 实验室检查　本病患者血生化检查一般均正常。当肝内外胆管受压时肝功能损害，碱性磷酸酶，γ-谷氨酰转肽酶，胆红素升高。

4. 影像学检查　目前本病的影像学表现为诊断本病及手术的主要依据。超声检查多示肝内单发或多发囊性肿物，多腔低回声区，多伴分隔或乳头状内折，外周被高回声壁所包绕。边界清楚，内有条状分隔、条索状强回声及点状强回声[3]。非单纯性囊肿常表现为无分隔但存在不规则的囊壁[4]。也可见近端胆管扩张、低回声或等回声无声影；圆形软组织团块位于扩张的胆管内，胆管壁回声清晰，病灶边界清晰，无浸润征象。桑新亭等[5]认为当出现以下临床表现时应高度警惕为囊腺癌：①女性患者的非特异性腹痛并肝脏囊性占位病变；②随诊过程中发现既往的肝脏囊肿增大并同时出现影像学下囊内分隔或囊壁乳头样突起；③肝脏囊性病变合并肝内胆管结石及黄疸；④肝囊肿穿刺或开窗引流后囊性病变迅速增多及变大；⑤肝囊肿行超声或 CT 引导下穿刺时如果穿刺液为浑浊絮状或黏稠液体，伴有胆汁样液体或暗红色血性液体；⑥体检时超声下肝脏囊性占位及囊内混合回声，合并分隔及囊壁乳头样突起或 CT 下肝脏低密度病变，内见高密度影及结节性高密度影；⑦影像学检查发现囊肿与胆管相通，或囊肿合并肝内（外）胆管扩张。

5. 治疗及预后　肝胆管囊腺癌在确诊后应及时行手术治疗，其治疗原则为完整切除病变组织，切除包括肿瘤在内的部分肝脏，以减少术后复发。还有穿刺抽液或穿刺抽液结合硬化剂治疗、囊肿空肠吻合术及半肝切除[6]等报道，但都有很高的复发率，给后续治疗带来困难，影响疗效和预后。

【专家点评】

冯美江（南京医科大学第二附属医院 副教授）

肝胆管囊腺癌90%为肝内病变，10%发生于肝外胆管[7]。有报道称部分囊腔与肝内胆管相通时，囊内液体呈胆汁样。可分为非侵袭性和侵袭性，非侵袭性的肿瘤生长局限在囊内，而侵袭性的肿瘤突破囊壁向周围肝组织及邻近组织侵犯。当肿块压迫下腔静脉或门静脉，可表现为腹水，脾大等门脉高压综合征，少数病例合并胆道结石或急性胰腺炎[8]。多数文献报道本病血清肿瘤标志物如甲胎蛋白、癌胚抗原、CA199在正常范围内[9]。结合本病例部分囊腺癌患者血清及囊液CA199升高。当肿瘤切除或压迫解除肝功能恢复正常后CA199也可恢复正常。Kim[10]等认为血清CA199水平可作为术后检测肿瘤复发的指标。本例患者术后复发，予以囊内注入药物化疗及无水酒精硬化囊壁治疗，事实证明可延缓囊液生成，改善肝功能。且PEIT具有操作简单，创伤微小，可多次反复使用等优点。

鲁翔（南京医科大学第二附属医院 教授）

肝胆管囊腺癌有文献报道称其与后天性病因有关，如胆管炎性增生及体液潴留囊性扩张所致，而且女性多发提示可能与激素影响有关。也有研究[11]认为本病与乙肝病毒感染引起的炎症损伤有关。在炎症因子的持续刺激下，上皮组织由良性增生逐渐发展为异型增生，最终发生癌变。徐智章[12]认为在病理中如上皮出现灶性的异型，提示病变的潜在恶性；若有明显的浸润，瘤细胞直接沿肝窦、胆管及神经周围浸润等，则意味着病变为恶性。当肿瘤内出血或自发性破裂时囊液流入腹腔，患者有急腹症表现。CT平扫表现为肝内低密度囊性肿块，呈单囊或多囊，部分呈车轮状[13]，囊壁厚薄不均，伴有结节状突起。尤其是有间隔增厚，出现壁上结节或乳头状突起，囊内出血以及伴有囊壁粗大钙化者，多考虑为肝胆管细胞囊腺癌[14]。逢利博[1]等认为CT增强动脉期，门静脉期及延迟期与正常肝组织比较均可出现相对的，不同程度的强化形式，强化持续存在时该病的一个明显特征。磁共振显像检查示病灶有多腔表现，囊性区域的成分为典型的充满液体的结构[12]。该病囊液多为黏液性但也有浆液性，血性或者混合性，而MR的检查在评估肝胆管囊腺癌囊液性质方面能提供更多信息，有助于与其他肝脏囊性病变相鉴别。肝胆管囊腺癌发病率低，对其认识还有一定的不足，需要不断积累诊治经验，提高对该病的诊断和鉴别诊断水平，加强对患者的随访观察，增加对该病的认知。临床上遇到此类患者应尽早积极手术治疗，对提高患者预后有重要的价值。

［本文引自：曲晨，余真，周良，等．肝胆管囊腺癌1例报道．中国肿瘤外科杂志，2013，5（6）：393-394.］

■ **参考文献** ■

1. 逢利博，叶惠义，蔡祖龙，等. 肝内胆管囊腺瘤的MR影像诊断. 中国临床医学影像杂志，2007，18（7）：491-494.

2. Wheeler DA，Edmondson HA. Cystadenoma with mesenchymal stroma（CMS）in the liver and bileducts：A clinicopathologic study of 17 cases，4 with malignant change. Cancer，1985，56：1443-1445.

3. 王桂兰，张林新. 腹部巨大肝内胆管囊腺瘤1例. 肝胆胰外科杂志，2003，15（4）：242.

4. Regev A，Reddy KR，Berho M，et al. Large cystic lesions of the liver in adults：a 15-year experience in a

tertiary center. J Am CollSurg, 2001, 193 (1): 36-45.

5. 桑新亭，吴文铭，毛一雷，等. 肝内胆管囊腺瘤和囊腺癌的诊断与治疗. 中华医学杂志，2007，87 (17): 1266-1268.

6. 孙国锋，赵瑞霞，张秀良. 肝内胆管囊腺瘤 1 例报告. 中国实用外科杂志，2004，24 (11): 687.

7. Erdogan D, Busch OR, Rauws EA, et al. Obstructive jaundice due to hepatobiliary cystadenoma or cystade-nocarcinoma. World J Gastroenterol, 2006, 12 (35): 5735-5738.

8. 梅建民，于聪慧，吕民生，等. 肝巨大胆管囊腺瘤癌变误诊并复习文献. 临床误诊误诊，2008，21 (8): 80-82.

9. Subramony C, Herrera GA, Turbat-Herrera EA. Hepatobiliary cystadenoma: A study of five cases with reference to histogenesis. Arch Pathol Lab Med, 1993, 117 (10): 1036-1042.

10. Kim HG. Bilary cystic neoplasm: biliary cystadenoma and biliary cystadenocarcinoma. Korean J Gastroenterol, 2006, 47 (1): 5-14.

11. 刘燕，晏培松，马福成. 肝内胆管囊腺瘤并癌变 1 例. 肝胆外科杂志，2001，9 (1): 20.

12. 徐智章. 现代腹部超声诊断学. 北京：科学出版社，2001：122-123.

13. 郭子军. 胆管囊腺瘤误诊 1 例. 中国现代医学杂志，2007，17 (5): 640.

14. 姜晓静，范华君. 多排螺旋 CT 及 MRI 结合对肝内胆管囊腺瘤及囊腺癌诊断评估. 牡丹江医学院学报，2007，28 (6): 57-58.

原发性中枢神经系统淋巴瘤一例

周亚芳　许宏伟

【病例介绍】

患者女性，67 岁，因"突起头晕 18 天，右侧肢体运动失调 16 天"于 2013 年 5 月 3 日第一次入院。患者 4 月 15 日上楼梯时突发头晕无力，休息后症状稍好转，可勉强行走；4 月 17 日渐出现行走不稳，右偏，症状渐加重。

查体：血压 118/80mmHg，心率 82 次/分。专科查体：神志清楚，言语流利。双侧瞳孔等大等圆约 3mm，对光反射灵敏。四肢肌力肌张力正常，病理征未引出。共济运动失调，闭目站立往右偏斜。院外头颅 MRI（2013 年 4 月 29 日）示右侧小脑半球急性脑梗死。既往史无特殊。

入院后完善相关检查，复查头颅 MRI（2013 年 5 月 7 日）：右侧小脑半球亚急性脑梗死（图 82-1），多发腔隙性脑梗死灶，轻度脑白质疏松；双侧椎动脉颅内段见轻度阶段性狭窄。

诊断：小脑梗死（亚急性期，右侧小脑半球）。

治疗上予以护脑、抗氧自由基、氯吡格雷片抗血小板聚集、阿托伐他汀片稳定斑块、改善脑循环等对症支持治疗，患者症状较前好转，于 2013 年 5 月 10 日回当地医院继续康复治疗。

出院后患者坚持服用氯吡格雷片、阿托伐他汀片、丁苯酞软胶囊等药物治疗。2013 年 5 月 27 日患者头晕加重，伴有间断头部隐痛；右侧肢体运动失调加重，行走不稳；2013 年 5 月 30 日出现恶心呕吐，非喷射性，于 2013 年 6 月 2 日第二次入院。

入院后查铁蛋白 376ng/ml 稍高（参考值<320ng/ml）。肺部 CT、腹部 B 超：未见明显异常。复查头颅 MRI（2013 年 6 月 3 日，图 82-2）：右侧小脑半球占位：胶质瘤？梗阻性脑积水，间质性脑水肿；双侧额、顶叶深部多发脑梗死。转神经外科于 2013 年 6 月 5 日行病灶切除术，术后病理结果（见文末彩图 82-3）示：颅内弥漫大 B 细胞性淋巴瘤。诊断：右侧小脑半球弥漫大 B 细胞性淋巴瘤。

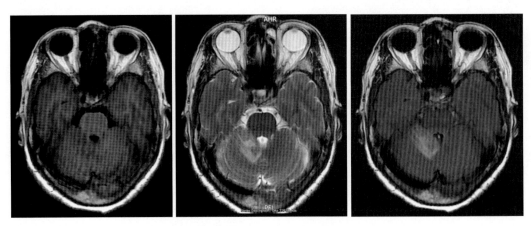

图 82-1 头颅 MRI（2013 年 5 月 7 日）

右侧小脑半球亚急性脑梗死

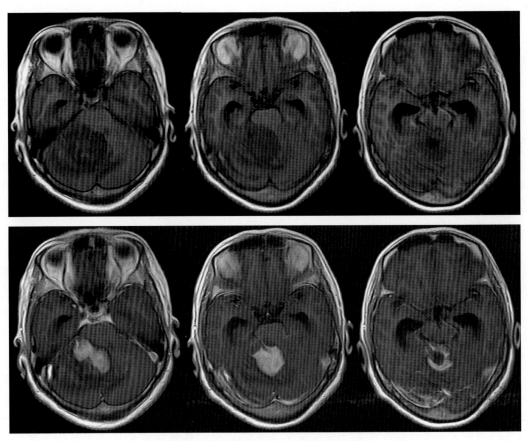

图 82-2 头颅 MRI（2013 年 6 月 3 日）

右侧小脑半球占位：胶质瘤？梗阻性脑积水，间质性脑水肿

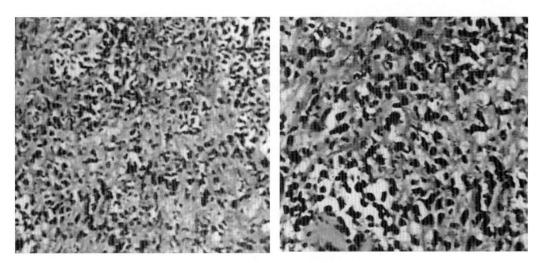

图 82-3　病理结果：颅内弥漫大 B 细胞性淋巴瘤

【病例讨论】

原发性中枢神经系统淋巴瘤（primary central nervous system lymphoma，PCNSL）是仅累及中枢神经系统而全身其他部位未发现的结外非霍奇金淋巴瘤，它是一种较罕见的神经系统恶性肿瘤。该病呈侵袭性生长，病程短，预后差。因临床表现、实验室检查、影像学所见无特异性，易误诊为脑梗死、胶质瘤、转移瘤等。该病病理上为广泛浸润整个脑实质、脊髓及软脑膜等多个部位的弥漫性病变；免疫组化证实绝大多数肿瘤为弥漫性大 B 淋巴细胞，极少来源于 T 淋巴细胞，对放疗、化疗较为敏感[1]。

临床表现及发病机制：

1. 近年来，PCNSL 发病率逐步增加，多见于中老年人，免疫正常人发病高峰为 45~70 岁，好发于男性，男：女约（2~3）∶1。病史短，病程从数日到数月不等，临床表现无特征性。临床表现多为头痛、恶心、呕吐等颅内高压症状，视力障碍、肢体无力、癫痫、失语、眩晕、行走不稳等神经系统症状，智力降低和行为异常等。神经系统查体有颅内高压和脑损害或脊髓受损的临床表现。多数 PCNSL 患者脑脊液蛋白升高，淋巴细胞在（0~400）×10^6/L，脑脊液离心后经免疫细胞学检查可增加阳性检出率。

2. PCNSL 的病因及发病机制目前尚不清楚，中枢神经系统不含淋巴组织，但却是 PCNSL 的原发部位，对于免疫功能正常患者，目前主要有以下几种学说：①中枢神经系统内的原位淋巴细胞恶性克隆增生；②肿瘤细胞来源于全身系统中的淋巴细胞，而此种淋巴细胞有嗜中枢性而在中枢神经系统异常增生；③血脑屏障"庇护所"效应可能为恶性淋巴瘤细胞的浸润提供了"庇护所"；④与先天性或获得性免疫缺陷有关，PCNSL 易发生于三类免疫缺陷患者：艾滋病、接受器官移植及免疫抑制治疗者、有遗传性免疫缺陷及其他获得性免疫缺陷者；⑤在中枢神经系统炎症发生后，淋巴细胞易被捕获，经某些致病原刺激后发生恶性转化[2]。

影像学特点：PCNSL 病灶大多位于幕上脑白质深部、近中线部位，如：胼胝体、基底节区、脑室旁及丘脑；小脑、脑干、脑室、垂体、松果体、软脑膜、室管膜亦可累及。病灶可单发或多发。多发型病灶呈区域性分布，与其病理组织学特点有关，淋巴瘤细胞具有

"趋血管现象"，肿瘤细胞沿血管周围向心性排列呈"袖套"样浸润，经 V-R 间隙播散形成，肿瘤形态多为团块形，有时肿瘤周围可见"尖突征"，累及胼胝体者可成蝶翼形，称为"蝶翼征"，表现具有一定特异性。PCNSL 头颅 MRI 典型表现多数呈与灰质信号相似的肿块，T_1WI 呈稍低至等信号，T_2WI 呈等至稍高信号，FLAIR 呈高信号，增强后多呈均匀明显强化。肿瘤大小与瘤周水肿和占位效应不成比例可能是此类肿瘤最具特征性的影像学改变，即肿瘤体积较大而占位效应和瘤周水肿均较轻，尤其是位于中线及深部靠近脑室周围病例。脑室型病灶几乎全为实性，并可见邻近结构指状、尖角形浸润，增强后更明显。脑室旁病灶易侵犯脑室，引起室管膜下播散，而脑膜转移极少[3]。室管膜下播散多表现为实性、明显均匀强化结节，此点有利于淋巴瘤的诊断。总结 PCNSL 的影像学表现如下：①颅内深部单发或多发结节样病灶如基底节和脑室旁、半球周边一带实性占位性病变，多发的病灶呈区域性分布。②T_1WI 等或略低信号，T_2WI 和 FLAIR 等或稍高信号；DWI 呈高信号，增强呈明显均匀强化，边界清晰；伴有坏死时，其实性部分也具有实性病灶相似信号特点。③脑室内实性占位并伴邻近指状浸润、室管膜下实性结节播散。④肿瘤对类固醇治疗及放疗敏感，疑似病例可行诊断性放、化疗。若病灶迅速明显缩小、甚至消失．应首先考虑 PCNSL 诊断。但需与颅内常见的多发转移瘤、胶质瘤、脑膜瘤等疾病鉴别，也要与神经系统结节病、淋巴瘤样肉芽肿病相鉴别。多发转移瘤多有原发肿瘤史，通过血行播散、转移，其分布较随机并不局限于一定区域，而是呈散在分布，多分布在灰白质交界区。恶性胶质瘤虽血供较丰富，但由于其生长速度快，故多有中心坏死。PCNSL 囊变、坏死明显少于胶质瘤。神经系统结节病、淋巴瘤样肉芽肿病常有全身其他系统受累的症状体征，与淋巴瘤样肉芽肿病有时需要病理鉴别。

组织病理特点：PCNSL 大体标本多为边界不清的肿块，切面质软而嫩，弥漫浸润生长，无包膜，鱼肉状，基本无坏死出血，囊变少见。显微镜下观察，肿瘤细胞大小、形态基本一致，核染色质粗，核膜清楚，核分裂多见，瘤细胞弥漫成片分布，常见瘤细胞围绕血管形成"袖套"结构，部分瘤组织内散在分布吞噬细胞，呈"满天星"图像，其特征为肿瘤细胞包绕血管基底膜增殖。以银盐染色时形成明亮的网状结构，故又称为网状肉瘤，80% 的病例表现为弥漫性血管周围增殖，伴受累血管间的脑实质浸润，90% 的 PCNSL 为弥漫性大 B 细胞淋巴瘤，主要为免疫母细胞型或中心母细胞型[4]。术前皮质类固醇治疗后肿块常明显减小，瘤细胞减少。出现大量泡沫状巨噬细胞浸润，影响诊断。

治疗及预后：PCNSL 具有弥漫性浸润的特点，手术切除疗效不佳，术后很快复发进展。因此，对怀疑此病的患者，采取立体定向穿刺活检，明确诊断后采用放疗和化疗。PCNSL 治疗的一个重要进展是，与传统的单独放射治疗相比，以大剂量甲氨蝶呤（HD-MTX $\geq 1g/m^2$）为基础的化疗联合放疗能显著改善患者生存。先化疗后放疗是目前推荐的 PCNSL 综合治疗方案。与单独 RT 相比，以 HD-MTX 为基础的化疗后接受 WBRT 治疗已在多个 II 期临床试验中证实能够延长患者生存期（中位生存期为 32~60 个月）。由于 HD-MTX 和 WBRT 联合治疗引起迟发性神经毒性的危险性很高，特别是对年龄 60 岁以上的老年患者，更应考虑使用单独化疗[1]。

在关于 PCNSL 预后因素的研究中，研究发现年龄和体能状态对预后判断有意义，并且根据年龄和体能状态分级制定了斯隆—凯特林癌症纪念研究中心（MSKCC）预后评分。目前的研究焦点是如何最大限度地提高生存率并降低延迟神经毒性作用。

【专家点评】

许宏伟（中南大学湘雅医院　教授）

该患者的诊断及治疗较为曲折，第一次入院时根据发病形式、临床表现及头颅 MRI 考虑为小脑梗死，经过相关治疗，患者自觉症状有所好转出院。后症状加重后再次入院治疗，复查头颅 MRI 时考虑为小脑肿瘤，经手术切除后病理是颅内弥漫大 B 细胞淋巴瘤。

有以下两点需要注意：

1. 对于老年 PCNSL 患者，如病灶位于基底节区、丘脑、脑干或小脑，临床表现及影像学检查均较符合脑梗死表现，可能经改善循环、护脑治疗后病情有所好转，极易误诊为脑梗死，故而建议临床医师对患者进行随访，如有病情变化尽早嘱其再次就诊。

2. 对于位于中线结构的颅内病灶，如发现患者病情加重，应及早完善头颅 MRI 增强、MRS 检查明确有无肿瘤可能。

参考文献

1. 林松. 原发性中枢神经系统淋巴瘤分册（2012 年）. 北京：人民卫生出版社. 2012.

2. Phillips EH, Fox CP, Cwynarski K. Primary CNS Lymphoma. Curr Hematol Malig Rep, 2014, 9 (30)：243-253.

3. Wang CC, Carnevale J, Rubenstein JL, et al. Progress in central nervous system lymphomas. British journal of haematology, 2014, 166 (3)：311-325.

4. Giannini C, Dogan A, Salomão DR. CNS lymphoma：a practical diagnostic approach. J Neuropathol Exp Neurol, 2014, 73 (6)：478-494.

老年嗜酸性粒细胞性胃肠炎一例

王丽静　陈　琼

【病例介绍】

患者男性，75岁，因"恶心、呕吐、腹痛、腹泻半个月"于2012年6月25日入院。入院半个月前患者无明显诱因出现上述症状，每日呕吐10余次，呕吐物为胃内容物。腹痛为阵发性剑突下疼痛，出现时间无明显规律，每次持续约半小时可逐渐缓解，每日腹泻数次至十余次，为黄色糊样便。无反酸、烧心，大便无黏液及脓血，无里急后重。起病以来，患者神清，精神差、睡眠差，小便正常，体重无明显减轻。

既往史：有2型糖尿病病史10余年，目前规律使用胰岛素降血糖治疗。个人史、婚育史、家族史无特殊。

入院查体：T 36.8℃，P 98次/分，R 20次/分，BP 100/65mmHg。全身淋巴结未扪及。双侧胸廓对称，双肺语颤正常，双肺叩诊清音，双肺呼吸音清，双肺未闻及明显干湿啰音。心率98次/分，律齐，无杂音。腹部平坦，腹壁柔软，剑突下有轻压痛，无反跳痛，肠鸣音4次/分，余无异常。双下肢无水肿。无杵状指（趾）。

辅助检查：

血常规示：白细胞9.9×10^9/L，中性粒细胞49.0%，嗜酸性粒细胞25.8%↑。

大小便常规无异常。

血沉112mm/h↑。

肝肾功能、电解质、血清蛋白、凝血常规均正常。

心电图示：ST-T改变。

治疗经过：考虑急性胃肠炎，给予奥美拉唑、磷酸铝凝胶制酸、保护胃黏膜治疗；同时给予调节肠道菌群、对症止泻以及补液等治疗。患者症状无改善。3天后复查血常规仍提示嗜酸性粒细胞升高（为23.7%）。完善胃镜检查，胃镜示：慢性非萎缩性胃窦炎（见文末彩图83-1）。病检结果回示：胃黏膜有较多嗜酸性粒细胞浸润，幽门螺杆菌（-）（见文末彩图83-2）。进一步完善骨髓穿刺活检术检查，骨髓片及血片结果示：骨髓象及血象呈嗜酸性粒细胞增多症改变。血FIP_1L_1/$PDGF\alpha$基因阴性，不支持嗜酸性粒细胞白血病。

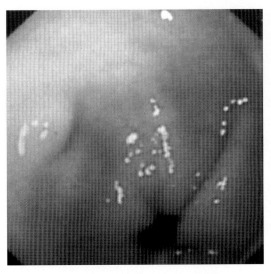

图 83-1　胃镜：慢性非萎缩性胃窦炎

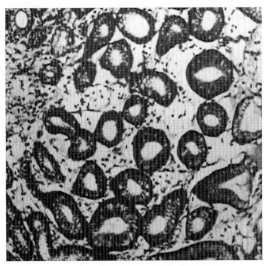

图 83-2　病理：胃黏膜有较多嗜酸性粒细胞浸润

结合病史及辅助检查考虑嗜酸性粒细胞性胃肠炎给予泼尼松片 50mg 治疗，一周后症状明显缓解，将泼尼松片减量为 30mg，复查血白细胞 $11.7×10^9/L$，中性粒细胞 67.8%，嗜酸性粒细胞 3.7%，好转出院。出院后继续服用泼尼松片治疗，每周减量 5mg 至停药）。

【病例讨论】

患者为老年男性，以恶心、呕吐、腹痛、腹泻为主要表现。其主要的实验室检查特点是血中嗜酸性粒细胞增高。按照常规制酸、保护胃黏膜以及对症止泻治疗，患者症状无改善。通过胃镜取标本活检，诊断为嗜酸性粒细胞胃肠炎，且经过泼尼松治疗，症状明显改善。

嗜酸性粒细胞性胃肠炎是一种消化道组织中嗜酸性粒细胞增多性疾病，本病十分少见，1937 年 Kaijser 首次报道，至今文献中不超过 500 例。它的病因学和发病机制仍不十分清楚。有研究显示，近半数的患者有过敏史，如支气管哮喘、过敏性鼻炎、药物过敏和湿疹等，多数患者外周血嗜酸性粒细胞及血清 IgE 增高，几乎所有患者胃肠道组织中有大量嗜酸性粒细胞浸润，且对糖皮质激素治疗非常敏感，这提示该病可能由超敏反应所介导[1,2]。该疾病对胃肠道的损伤主要是由嗜酸性粒细胞浸润和脱颗粒造成的。Misra 等[3]认为，作为宿主防御机制的重要组成部分，嗜酸性粒细胞常常会出现在胃肠道黏膜，但在超敏反应的介导下，肥大细胞脱颗粒，进一步触发炎症反应，炎症介质如 IL-3、IL-5、嗜酸性粒细胞趋化因子、粒细胞巨噬细胞集落刺激因子等释放，使大量嗜酸性粒细胞聚集并使其激活，从而导致了疾病的发生。

各年龄组均可发病，病程长短不一，缺乏特异性临床表现。其诊断可通过胃窦或小肠活检标本中存在大量嗜酸性粒细胞证实。有学者将该病分 3 型：黏膜-黏膜下层型、肌层型、浆膜型，其中以胃和小肠黏膜病变最常见，食管和浆膜病变最少见。黏膜-黏膜下层型主要侵犯胃肠黏膜组织，表现为腹痛、腹泻、恶心、呕吐、消化道出血，用抗酸剂及抗感染治疗不能缓解；肌层型可因胃肠壁增厚导致肠梗阻，部分患者可累及胰腺和胆管；浆膜型病变占整个嗜酸性胃肠炎的 10% 左右，受累可引起腹水及腹膜炎相关症状。本病例表现为恶心、呕吐、腹痛、腹泻，对糖皮质激素治疗有效，病理证实胃黏膜有较多嗜酸性粒细胞浸润，故考虑属于黏膜-黏膜下层型。本病缺乏特异性的临床表现，容易误诊和漏诊，对于有消化道症状患者用抗酸剂及抗感染治疗不能缓解时，应该考虑此病的可能。

内镜下黏膜活检是确诊本病的主要方法。Leihuch 提出诊断标准：①进特殊食物后出现胃肠道症状的体征；②外周血嗜酸性粒细胞增多；③组织学证实胃肠道有嗜酸性粒细胞增多、浸润。国内也提出了诊断标准：①有胃肠道症状；②组织学证实胃肠道有嗜酸性粒细胞浸润（>50/HPF）；③无胃肠道以外器官嗜酸性粒细胞浸润；④无寄生虫感染。

治疗与预后：有明确的食物或药物过敏者，停止食用或服用，多数可自行缓解或症状减轻。糖皮质激素是治疗嗜酸性粒细胞性胃肠炎的最主要药物，但治疗疗程仍无统一规范，病情复发后常常需要长期维持。当出现梗阻、穿孔时，可采取外科手术。该患者经泼尼松片治疗1周后症状即明显缓解，且血中嗜酸性粒细胞下降至正常，提示激素治疗有效。

【专家点评】

陈琼（中南大学湘雅医院　教授）

1. 该病例是一例诊断、治疗成功的嗜酸性粒细胞性胃肠炎病例。患者主要表现为消化道症状，且合并血中嗜酸性粒细胞增高，常规制酸、护胃治疗，效果不佳，由此我们考虑到了该病，经胃镜下取活检病理证实为该病，且排除了嗜酸性粒细胞白血病。

2. 嗜酸性粒细胞性胃肠炎是临床上一种少见的胃肠道疾病，以胃肠道某些部位弥漫或节段性嗜酸性粒细胞浸润为特征。该疾病病因、发病机制目前仍不十分清楚，可能与超敏反应有关。临床表现亦缺乏特异性，根据病变累及胃和肠壁的部位及深度不同，临床表现多种多样，极易造成误诊、漏诊。因此对于有消化道症状且合并血中嗜酸性粒细胞增高的患者，应高度怀疑该病。但是应注意排除其他嗜酸性粒细胞升高的疾病，比如特发性嗜酸性粒细胞增多症以及嗜酸性粒细胞白血病等。内镜下黏膜活检是确诊本病的主要方法。病变以大量嗜酸性粒细胞浸润为特征，呈弥漫或多灶性，≥50/HPF，伴少量或不伴其他炎细胞浸润。嗜酸性粒细胞浸润可累及受累的消化道壁全层，或病变局限于某一层。同时还可出现黏膜水肿、局部黏膜腺体损伤或消失、小肠绒毛萎缩等病理改变。

3. 治疗上除了糖皮质激素外，基于超敏反应的假设，肥大细胞膜稳定剂色甘酸钠、抗组胺药酮替芬、白三烯受体拮抗剂孟鲁司特等也被用于嗜酸性粒细胞的治疗，且被证实有效[4,5]。

■ 参考文献 ■

1. Ingle SB, Patle YG, Murdeshwar HG, et al. A case of early eosinophilic gastroenteritis with dramatic response to steroids. J Crohns Colitis, 2011, 5（1）：71-72.

2. Suzuki S, Homma T, Kurokawa M, et al. Eosinophilic gastroenteritis due to cow's milk allergy presenting with acute pancreatitis. Int Arch Allergy Immunol, 2012, 158（Suppl. 1）：75-82.

3. Mishra A, Hogan SP, Brandt EB, et al. An etiological role for aerollergens and eosinophils in experimental esophagitis. J Clin Invest, 2001, 107（1）：83-90.

4. Barbie DA, Mangi AA, Lauwers GY. Eosinophilic gastroenteritis associated with systemic lupus erythematosus. J Clin Gastroeterol, 2002, 38（10）：883-886.

5. Moots RJ, Prouse P, Gumpel Jm, et al. Near fatal eosinophilic gastroenteritis responding to oral sodium chromoglycate. Gut, 1988, 29（9）：1282-1285.

以发热、肺部肿块、关节酸痛、浅表淋巴结肿大为表现的淋巴瘤样肉芽肿病一例

罗　玲　高兴林　吴　健

【病例介绍】

患者男性，69 岁，因"发热、关节酸痛 3 个月，发现左腋下包块半个月余"于 2010 年 5 月 5 日入院。患者近 3 个月来间断低热，自测体温 37.5～37.8℃，发热无明显时间规律性，发热期间患者出现四肢大关节酸痛，伴体重下降 3kg，无夜间盗汗，无关节肿，无皮疹等症状，间断自服板蓝根冲剂。半个月前洗澡时无意中摸到左腋下一包块，无压痛、红肿，活动度尚可，无头痛、头晕，无胸痛、胸闷、咳嗽、咳血丝痰、心悸、气促、声嘶等症状，外院胸部核磁共振（MR）示肺内结节，考虑肺癌并肺内、双侧腋窝、右侧锁骨上窝淋巴结转移。B 超示左侧皮下软组织内实质性欠均匀性病灶，左侧腋窝可见多个肿大淋巴结（最大 3.1cm×1cm），为进一步诊治收入。

既往史：高血压史 10 余年，吸烟史 40 年，1 包/天，已戒 15 年。否认冠心病、糖尿病、家族肿瘤病史及其他病史。

体格检查：体温 36.7℃，脉搏 84 次/分，呼吸 18 次/分，血压 127/69mmHg。营养稍差，皮肤黏膜无黄染，无皮疹，右侧锁骨上可触及散在多个绿豆至黄豆大淋巴结，左侧腋窝可及 1 个 3cm×1cm 淋巴结，右侧腋窝可及 1 个 1.5cm×1cm 淋巴结，质软，边缘光滑，活动度好，均无压痛、红肿，余浅表淋巴结未触及，颈软，颈静脉无怒张，甲状腺无肿大，未触及结节，胸廓对称，呼吸音正常，双肺未闻及干湿啰音；心界不大，心率 84 次/分，心律齐，各瓣膜听诊区未闻及杂音；腹部平坦，肝脾肋下未及；双肾无叩击痛；双膝关节、踝关节、腕关节压痛明显，局部皮温稍高，无明显红肿，未见杵状指（趾）。

入院诊断：发热、肺部阴影原因待查，考虑风湿性疾病、肺癌、结核病、淋巴瘤可能。

辅助检查：血、尿、便常规、血糖、肾功能正常。

肝功能：丙氨酸转氨酶 147U/L↑，血清总蛋白 60g/L，白蛋白 31g/L，其他正常。

EB 病毒抗体：（＋）。肝炎抗体、抗人类免疫缺陷病毒（HIV）抗体（－）。

红细胞沉降率（ESR）51mm/h↑，C 反应蛋白（CRP）137mg/L↑。

风湿性疾病的实验室检查均阴性。

肿瘤标志物：神经特异性烯醇化酶（NSE）15.45μg/L。

痰结核杆菌（－），结核菌素试验（PPD）5U 皮试（－）。

胸部 CT 考虑左肺下叶周围型肺癌，双肺多发小结节，纵隔、双腋窝淋巴结肿大，考虑转移（图 84-1）。

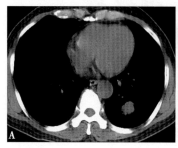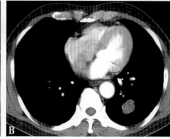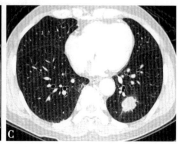

图 84-1　肺部 CT 平扫及增强扫描

左肺下叶后基底段结节灶，大小约为 2.5cm×2.1cm，平扫密度均匀，CT 值约为 35HU；
增强扫描后呈均匀强化，CT 值约为 67HU，病灶边缘毛糙，可见细短毛刺

正电子发射计算机断层显像（PET/CT）示：①左肺下叶软组织肿块伴左肺下叶前段结节灶、左腋窝淋巴结肿大及双肾上腺结节，病变组织葡萄糖代谢摄取增高，考虑左下肺癌并多发转移病变（见文末彩图 84-2）；②纵隔、右侧腋窝多发淋巴结稍肿大伴葡萄糖代谢轻度增高，不排除转移性病变。

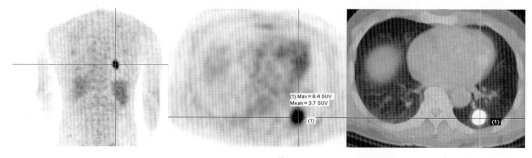

图 84-2　氟代脱氧葡萄糖（^{18}F-FDG）PET/CT 显像

左肺下叶后基底段结节灶局部葡萄糖代谢局部均匀增高，最大标准摄取值（SUV$_{max}$）约为 8.4

纤支镜示左下肺叶基底段支气管轻度炎症，未见肿瘤性改变。骨髓活检示增生活跃，偶见分类不明细胞。

入院后主要予对症及支持治疗，并完善辅助检查，5 月 11 日行左侧腋窝淋巴结活检术，示反应性增生（见文末彩图 84-3）。

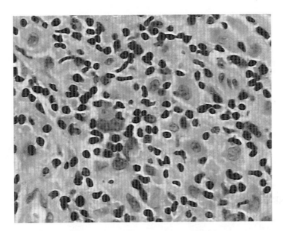

图 84-3 左侧腋窝淋巴结活检病理
灶性的上皮样组织细胞增生并散在 R-S 样大细胞 HE 染色（×400）

5月15日经皮肺穿刺病灶活检病理结果（见文末彩图 84-4、文末彩图 84-5）：肺泡间隔增宽，肺组织内见大量淋巴组织增生并浸润血管壁，可见双核、多核或 R-S 细胞样细胞，诊断考虑淋巴瘤样肉芽肿。免疫组织化学示非典型淋巴细胞为 B 细胞，且原位杂交 EBERs（+），CD20（+），CD30（+），CD15（+）。病变符合淋巴瘤样肉芽肿（LYG），Ⅱ～Ⅲ级。

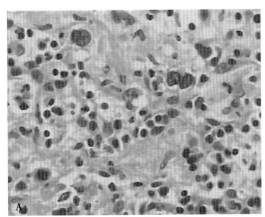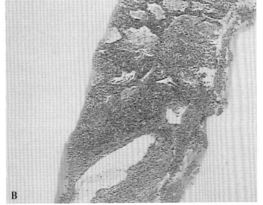

图 84-4 经皮肺穿刺病灶活检病理
肺组织见大量淋巴组织增生并浸润血管壁，伴局灶变性坏死，浸润的淋巴样细胞体积中等至大，
核形态不规则，可见核分裂，并可见组织细胞、浆细胞浸润（HE 染色，A ×400，B ×40）

诊断：淋巴瘤样肉芽肿病。
治疗随访：患者于 2010 年 5 月 27 日开始行利妥昔单抗+环磷酰胺+长春新碱+阿霉素+泼尼松（R-CHOP）方案化疗，共 6 个疗程。2 个疗程化疗后复查 CT 示化疗后改变，病灶较前缩小（大小约 1.1cm×1.0cm），评价为完全缓解（CR）。3 个疗程化疗后曾因Ⅲ度骨髓抑制住院治疗 1 次，余无特殊。

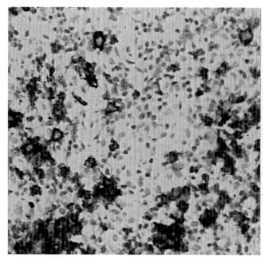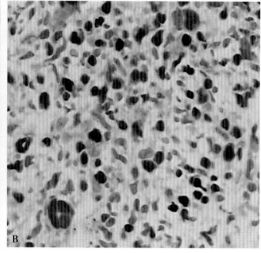

图 84-5　免疫组织化学染色

A. CD20 SP 染色；B. 原位杂交 EBERs 阳性

【病例讨论】

老年患者出现肺部结节、淋巴结肿大及关节痛最容易让医师想到的是肺癌、结核病等，多数病例经过淋巴结活检后应有明确诊断，该病例左侧腋窝淋巴结活检后仍不能作出正确诊断，但根据第一次淋巴结活检结果应可排除，包括：①肺癌：虽然患者症状及影像学检查均支持肺癌的诊断，但该患者有不符合肺癌的临床特征如淋巴结质软、活动好且无融合现象，特别是淋巴结活检未发现肺癌的特征；②结核病：结核可累及多个系统，该患者有发热、关节痛、淋巴结肿大、肺部结节及肝功能异常，支持结核的诊断，但结核病典型的特征如发热的规律不明显，无夜间盗汗，肺部阴影的位置并非结核病的好发部位，病灶内无钙化，病灶周围也无卫星病灶，PPD 5U 皮试（-），结核病淋巴结活检病理应有结核的特征性改变；③风湿性疾病中的结节病：患者病变累及多个系统，且以纵隔及浅表淋巴结肿大为主，PPD 5U 皮试（-），要考虑该病的存在，但有不符合结节病的特征如淋巴结肿大为非对称性，肺门淋巴结未见明显肿大，淋巴结活检不支持结节病。但仍需考虑以下几种疾病：①淋巴瘤：典型的淋巴瘤淋巴结活检病理不难诊断，但对非典型的患者常需行免疫组织化学方能确诊；②风湿性疾病：较多风湿性疾病淋巴结的病理改变为非特异性的病理表现，根据目前的临床表现、实验室检查及病理仍不能排除如血管炎性疾病；③其他少见疾病如韦格纳肉芽肿（WG）、淋巴结反应性增生等。

在淋巴结活检无明确诊断的情况下需行进一步检查如淋巴结活检组织行免疫组织化学，或行经皮肺穿刺肺部病灶活检。本病例经后一种方法得到了确诊结果。

据 WHO 定义，淋巴瘤样肉芽肿（LYG）是一种血管中心性和血管破坏性淋巴网织增生性疾病，由血管中心性淋巴组织增生和血管炎性浸润引起，与 EB 病毒感染大 B 细胞增殖有关[1]。本病可侵犯全身多种脏器，尤其是肺组织；后期多累及淋巴结、脾、骨髓等，也有报道可侵犯子宫颈[2]。国内报道该病文献较少，以个案、综述为主，该病的发病机制尚未明确，可能与免疫反应异常有关，有学者认为该病与 T 细胞功能受损相关[3]。

淋巴瘤样肉芽肿老年人并不常见，该病好发于中、青年男性，男女之比约为 1.7∶1，发病年龄 7~85 岁，平均 48 岁。

LYG 临床症状可有疲劳、肌痛、发烧、关节痛、体重减轻、咳嗽、皮疹、周围神经病变等，67% 有肺部症状[4]，或无任何症状。当累及其他淋巴结外系统时，可有相应症状及体征。本患者发病较隐匿，无易感因素，以发现腋下包块就诊，除体重减轻易与恶性疾病相关联外，无咳嗽、胸闷、呼吸困难、咯血等该病常见的肺部症状，加上反复间断性低热，均为 LYG 非典型症状；体征为双侧腋窝、右侧锁骨上窝淋巴结肿大，质软，边缘光滑，活动度好。LYG 影像学无特异性，CT 表现多样，常见为沿支气管血管周围分布的不规则斑块，成簇小结节、厚壁空腔、薄壁的囊状结构，不典型表现有胸腔积液、气胸、液平等。肺结节可出现于 80% 的患者中[5]，其中直径达 1~8mm 的约占 80%，分布情况为弥漫性 50%、下叶 37.5%、单侧 12.5%、上裂 6%、肺门旁 6%[5]，需与假淋巴瘤、恶性淋巴瘤、淋巴细胞性间质性肺炎、转移灶、肉瘤样病、韦格纳肉芽肿、隐源性机化性肺炎等相鉴别[4]。本患者 CT 及 PET 均考虑左下肺癌并多发转移病变，此结论与临床特征相矛盾，虽有体重减轻、浅表淋巴结肿大、NSE 升高支持恶性肿瘤，但其质软、边缘光滑、活动度好并非恶性肿瘤体征。故当影像学结论与临床诊断不一致时，不可轻易否定其他诊断的可能性，应进一步检查如组织学检查以明确诊断。组织学表现肺和肺外病变基本一致，表现为三联征：多型性淋巴细胞浸润、血管炎、肉芽肿。LYG 浸润细胞主要是小淋巴细胞及大的不典型淋巴细胞，浸润血管腔、内膜下、血管壁及其周围造成血管闭塞及炎症，各级血管可见，尤其是中型肌性静脉和动脉，此为与淋巴瘤的区别所在[6]。根据浸润细胞中不典型性细胞与炎性细胞比例不同，分为Ⅰ、Ⅱ、Ⅲ三级。大部分 LYG 由异型大 B 细胞组成，且 EB 病毒（+），宿主 T 细胞反应生长过多，细胞毒性 T 细胞浸润明显，常称为富于 T 细胞的 B 细胞淋巴瘤样肉芽肿，其临床生物学与其他淋巴肿瘤一样有明显的宿主溶解细胞淋巴细胞反应[3]，少部分 LYG 表现为大量激活的细胞毒性 T 细胞而缺乏 B 细胞的非典型 EB 病毒（-）T 细胞 LYG，此型较多且容易误诊。Morice 等[3]研究显示，14 例 LYG 患者中 9 例在 CD3（-）和 βF1（-）免疫反应性 T 细胞背景中存在大量 CD20（+）大 B 细胞，5 例患者 CD3（+）和 βF1（+）T 细胞明显而缺乏 CD20（+）大细胞。本例患者病理和免疫组织化学均符合典型的与 EB 病毒有关的异型大 B 细胞增殖性 LYG，与非霍奇金淋巴瘤的病理形态和免疫表型相似，LYG 与非霍奇金淋巴瘤的区别是血管中心性表现及 EB 病毒感染。组织学上还需与移植后 LYG 进行鉴别，因两者均与免疫有关，但前者存在大量反应性 T 细胞，后者 T 细胞缺乏[7]。另外，LYG 与 WG 相似，该患者重点应与 WG 相鉴别，WG 常为系统性血管炎，病变涉及上下呼吸道、肾脏，表现为血尿、鼻咽部炎症、小动脉肉芽肿，CT 示结节、浸润、空腔[8]，本例患者无肾脏疾病表现、无上呼吸道症状，组织学上未见真性血管炎伴中性粒细胞浸润、散在的多核巨细胞、呈栅栏状排列的血管内皮细胞。

LYG 无标准治疗方案，尤其是抗生素治疗，临床效果不一。常用的治疗方法有：单用激素、联合化疗（CHOP 方案）、干扰素 a-2b、骨髓移植及 CD20 抗体利妥昔单抗（商品名：美罗华）。Ⅰ、Ⅱ级多用干扰素 a-2b、CD20 抗体治疗，Ⅲ级采用强有力的化疗效果仍较差。CD20 抗体治疗是目前研究的热点，除提高有效率外，对免疫抑制剂引起的 LYG 疗效佳[9]。本例患者出现间断性低热，暂予抗感染以缓解症状，连用 1 周抗生素后，低热症状无明显变化，结合病理报告，予停用抗生素。目前对抗生素治疗效果尚无共识，虽可能影响免疫机制，但长期使用可能掩盖病情、延误时机，因此多不提倡使用。本例患者病理诊断为 LYG Ⅱ～Ⅲ级，R-CHOP 联合化疗后评价为 PR，疗效评估尚待进一步随访。LYG 发展为恶性淋巴瘤的概率约 12%～47%，从诊断时起中位生存期为 14 个月，病死率约 53.0%～63.5%[10]。组织学级数越高，发展为恶性淋巴瘤的危险也越大[1]，Ⅲ级已被认为弥漫性大 B 细胞淋巴瘤的一种不同亚型。

本患者初诊时外院门诊予胸部 MR 检查，从适应证角度来说，行胸部 MR 检查并不恰当，鉴于胸部含气量较多，一开始选择胸部 CT 并增强较为适宜。另外，纤维支气管镜检查的阳性率约为 27%，本例患者仅提示为炎症，因此学者提出开胸肺活检为确诊首选方法，在辅助检查上 LYG 并无特异性血清学标志。

综上所述，该病易漏诊、误诊，临床表现及影像学特征无特异性，肺穿刺或开胸肺活检能有效提高临床诊断的准确性，病理诊断可确诊并区别表型，对进一步治疗具有指导作用。

【专家点评】

高兴林（广东省人民医院广东省老年医学研究所　教授）

淋巴瘤样肉芽肿病（LYG）临床症状可涉及多个系统，多见于中青年人，本来该病少见，老年人更为罕见，其中大部分有肺部症状及体征。LYG 的胸部 CT 表现多样，常见为沿支气管血管周围分布的不规则肿块，成簇小结节，可有胸腔积液等。确诊需组织病理学检查，LYG 表现为多型性淋巴细胞浸润、血管炎、肉芽肿。浸润细胞主要是小淋巴细胞及大的不典型淋巴细胞。根据该患者的诊治过程给临床医师几点启示：

1. 老年人出现发热、肺部肿块、关节酸痛、浅表淋巴结肿大及体重下降的患者除考虑肺癌、结核病及风湿性疾病等常见病外，还需考虑其他少见疾病的可能。

2. 该患者浅表淋巴结肿大，质地软、边界清。而肺癌淋巴结转移淋巴结常常质硬，活动度差。淋巴结结核质地软但边界常不清。这同肺癌淋巴结转移结核病不同。

3. 正电子发射计算机断层显像/计算机断层显像（PET/CT）氟代脱氧葡萄糖（F-FDG）最大标准摄取值（SUV_{max}）明显增高不仅见于肺癌患者，其他疾病也有引起增高的可能性。

4. LYG 易误诊为肺部恶性肿瘤或血液肿瘤，确诊需行病理学检查。一次病理结果不能明确诊断者需行多次多部位的病理活检，经皮肺穿刺和开胸肺活检为主要检查手段。

（本文引自：罗玲，高兴林，吴健. 发热、肺部肿块、关节酸痛、浅表淋巴结肿大. 中华老年医学杂志，2013，32：570-573.）

参考文献

1. Jaffe ES, Wilson HW. Lymphomatoid granulomatosis: pathogenesis, pathology and clinical implications. Cancer Surv, 1997, 30: 233-248.

2. Melegh Z, Sutak J, Whiteway A, et al. Lymphomatoid granulomatosis of the uterine cervix. Pathol Res Pract, 2009, 205: 371-374.

3. Morice WG, Kurtin PJ, Myers JL. Expression of cytolytic lymphocyte-associated antigens in pulmonary lym-

phomatoid granulomatosis. Am J Clin Pathol, 2002, 118: 391-398.

4. Lee JS, Tuder R, Lynch DA. Lymphomatoid granulomatosis: radiographic features and pathologic correlations. Am J Roentgen, 2000, 175: 1335-1339.

5. Sheehy N, Bird B, O'Briain DS, et al. Synchronous regression and progression of pulmonary nodules on chest CT in untreated lymphomatoid granulomatosis. Clin Radiol, 2004, 59: 451-454.

6. Cadranel J, Wislez M, Antoine M. Primary pulmonary lymphoma. Eur Respir J, 2002, 20: 750-762.

7. Saxena A, Dyker KM, Angel S, et al. Posttransplant diffuse large B-cell lymphoma of "lymphomatoid granulomatosis" type. Virchows Arch, 2002, 441: 622-628.

8. Hochberg EP, Gilman MD, Hasserjian RP. Case records of the Massachusetts General Hospital. Case 17-2006--a 34-year-old man with cavitary lung lesions. N Engl J Med, 2006, 354: 2485-2493.

9. Schalk E, Krogel C, Scheinpflug K, et al. Lymphomatoid granulomatosis in a patient with rheumatoid arthritis receiving methotrexate: successful treatment with the anti-CD20 antibody mabthera. Onkologie, 2009, 32: 440-441.

10. Fauci AS, Haynes BF, Costa J, et al. Lymphomatoid Granulomatosis. Prospective clinical and therapeutic experience over 10 years. N Engl J Med, 1982, 306: 68-74.

老年人浆膜型嗜酸性粒细胞性
胃肠炎一例

张晓南　徐丽姝　张瑛华

【病例介绍】

患者男性，72 岁，因"腹胀 20 天"入院（患者于 2011 年 5 月 13 日入院）。患者 20天前无明显诱因出现腹部不适，腹胀，并逐渐加重，进食后腹胀加重，为全腹胀，无明显腹痛，无恶心呕吐，有嗳气反酸，有肛门排气排便，伴厌食，期间曾排黄色烂便 4 次，量中，无腹痛发热，自服中药后大便情况好转，但仍腹胀，无恶心、呕吐，无呕血和便血，无发热、畏寒、黄疸，无咳嗽、咳痰，无胸痛、呼吸困难，无心悸、心慌、活动后气促，无头晕，头痛，无皮疹及关节痛，3 个月内体重下降约 2kg。既往有高血压、高尿酸血症病史，曾行阑尾切除术。起病前曾到台湾旅游，无传染病接触史，无疫水接触史，无进食未煮熟食物，无食物、药物过敏史。

体格检查： T 36.3℃，P 76 次/分，R 20 次/分，BP 180/78mmHg。神志清，精神可，自主体位，对答切题。无皮疹，无皮下结节，全身浅表淋巴结无肿大，口腔无溃疡，扁桃体无肿大，颈无抵抗，甲状腺无肿大，呼吸音清，未闻及干湿啰音，心率 76 次/分，心律齐，未闻病理性杂音，腹稍膨隆，腹肌软，右下腹深压痛，无反跳痛，其余腹部无压痛，无反跳痛，肝脾肋下未及，墨菲征（-），肠鸣音 4 次/分，移动性浊音阳性。双下肢无水肿。四肢关节无红肿压痛。

辅助检查： 血常规：白细胞 $7.61×10^9/L$、血小板 $184×10^9/L$、血红蛋白 120.6g/L、中性粒细胞百分比 61%、嗜酸性粒细胞百分比 20%↑、嗜酸性粒细胞 $1.58×10^9/L$，此后多次复查血常规嗜酸性粒细胞均显著升高（$1.47×10^9/L～1.73×10^9/L$）。大便常规潜血阴性，未见虫卵。小便常规正常。血生化：白蛋白 23.7g/L↓；尿酸 492μmol/L；转氨酶、胆红素、肾功能、电解质均正常，心肌酶正常。肿瘤指标 CA125 升高（168U/ml）。大便寄生虫集卵试验阴性、抗体阴性。C 反应蛋白（CRP）12.3mg/L，血沉正常，体液免疫指标正常，ANA、dsDNA、ENA、ANCA、抗心磷脂抗体阴性。血 FIPL1/PDGFR 阴性。腹水常规检查提示白细胞增多，其中嗜酸性粒细胞占 10%，病理检查见大量间皮细胞未见嗜酸性粒细胞；腹水人工细胞分类嗜酸性细胞 34%。骨髓涂片嗜酸性粒细胞 15%，骨髓活检嗜酸性粒细胞轻度增生。腹部 CT：①腹腔内恶性肿瘤，并腹腔、盆腔大量积液，腹膜、大网膜、系膜增厚，结节性强化，转移瘤与腹膜间皮瘤鉴别，建议活检（图 85-1）；②双肾多发囊肿；③右侧胸腔少量积液。PET-CT：腹膜、大网膜、肠系膜不均匀增厚，右下腹及直肠膀胱陷窝局部腹膜明显增厚，肝门区、腹膜后、肠系膜多发增大淋巴结，以上病灶葡萄糖代谢活性增高，考虑多发转移性病变，原发肿瘤不明确，大量腹水；胃窦部黏膜略增厚，局部葡萄糖代谢稍高，不除外 FDG-PET 不典型胃癌，建议胃镜检查。随后行胃镜检查：胃体黏膜粗糙颗粒样增生，胃窦黏膜粗糙、充血水肿、点状红斑，活检未见嗜酸性粒细胞（见文末彩图 85-2）。肠镜检查见回盲部息肉（见文末彩图 85-3）。

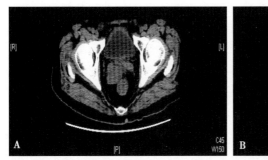
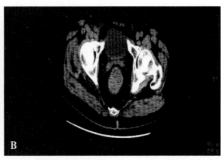

图 85-1　治疗前（A）后（B）腹部病灶对比（CT）

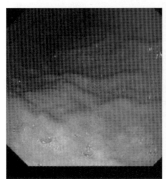
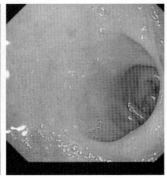
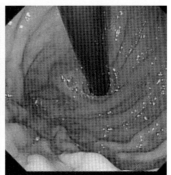

图 85-2　胃镜检查图片

胃体黏膜粗糙颗粒样增生，胃窦黏膜粗糙、充血水肿、点状红斑

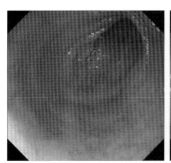
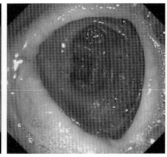
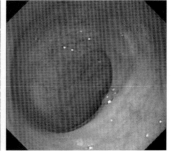

图 85-3　肠镜检查图片

回盲部息肉

入院诊断：腹水查找病因

鉴别诊断：腹水有多种病因，如消化道肿瘤、腹腔炎症（细菌、结核、真菌等感染）、腹膜间皮瘤、心功能不全等，结合该患者存在嗜酸性粒细胞增多情况，还需考虑以下疾病：血管炎性疾病、淋巴瘤、寄生虫感染、嗜酸性粒细胞性胃肠炎、高嗜酸性粒细胞增多综合征（HES），可通过骨髓穿刺排查淋巴瘤、HES，通过大便检查排查寄生虫感染，通过胃肠道活检、腹水病理学检查排查消化道肿瘤、间皮瘤、嗜酸性粒细胞性胃肠炎等疾病。

治疗经过：住院期间曾按腹膜炎予抗感染治疗效果不佳［方案1：甲硝唑+头孢米诺钠针（美士灵）；方案2：甲硝唑+头孢哌酮/他唑巴坦针（新朗欧）；方案3：亚安培南/西司他汀钠（泰能）］，腹痛、腹胀等症状无改善，查体腹围仍进行性增大，血象无明显变化，复查腹部CT提示病灶增大。经患者同意，在全麻下行腹腔镜下腹腔内肿物活检术，入镜探查见盆腔及结肠浆膜面、腹壁、腹膜、多处结节，肠系膜下血管、髂血管、腹主动脉周围多处淋巴结肿大，切取膀胱直肠间隙、盆腔较大的肿块送病理活检，病理结果回报示纤维脂肪组织中见弥漫性浆细胞、嗜酸性粒细胞、组织细胞，少许淋巴细胞浸润。结合上述情况，考虑诊断嗜酸性粒细胞性胃肠炎（见文末彩图85-4）。

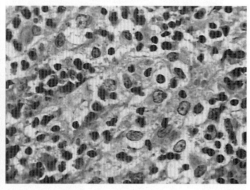

图 85-4　腹腔镜下肿块活检病理
纤维脂肪组织中见弥漫性浆细胞、嗜酸性粒细胞、组织细胞，少许淋巴细胞浸润

2011年8月12日开始予泼尼松10mg每天三次治疗。治疗1周后症状缓解，血嗜酸性粒细胞计数正常，CA125水平较前下降，盆腹腔积液消失。治疗1个月余后复查腹部CT腹腔病灶消失。治疗3个月后停用激素，门诊随访至撰稿时无腹痛、腹胀等不适，腹围、体重稳定，定期复查血常规正常，CA125、腹部B超均正常，未见复发征象。（出院后每月复查血常规，4个月后每3个月复查血常规1次；出院半年后复查腹部B超）。

【病例讨论】

本病例存在以下特点：①老年患者，以大量腹水为主要临床表现；②外周血嗜酸性粒细胞显著升高；③腹水检查未见大量嗜酸性粒细胞，见散在间皮细胞，仅腹水人工细胞分类见嗜酸性粒细胞；④胃肠镜检查均未见相关特异性改变（胃窦、胃体可见黏膜粗糙、充血，但活检未见嗜酸性粒细胞）；⑤多种影像学检查提示腹腔多发结节、肿块，提示恶性肿瘤可能性大；⑥腹腔镜直肠隐窝病灶活检可见嗜酸性粒细胞浸润。

嗜酸性粒细胞性胃肠炎（EG）是一种罕见的良性疾病，它以累及消化道各层的嗜酸性粒细胞浸润为特征，伴或不伴外周血中嗜酸性粒细胞计数增高，常以腹痛发病，临床症状因细胞浸润消化道部位的不同而不同。Klein 等将嗜酸性粒细胞性胃肠炎分为 3 型[1]：黏膜型：可表现为呕吐、腹痛、腹泻、黑便、吸收不良等。肌层型：可表现为幽门梗阻、肠梗阻。浆膜型：外周血嗜酸性粒细胞更高，可表现为渗出性腹水，腹水中含大量的嗜酸性细胞。三型可混合发病。黏膜型最常见，累及浆膜的病例亦不少见，但单纯累及浆膜的病例报告极为少见，一方面可能该型发病率确实低，另一方面可能与病理取材困难有关。本例以浆膜病变为主，临床表现以腹胀、大量腹水为主，腹腔镜检查证实其腹膜、肠壁、肠系膜增厚，腹腔肿块活检见嗜酸性粒细胞浸润。经分析临床表现、评估实验室检查数据和病理检查结果，本病的诊断不难。病理诊断的关键在于能否取到有价值的标本，对黏膜型嗜酸性粒细胞性胃肠炎内镜活检需强调多处多点，而对于浆膜型嗜酸性粒细胞性胃肠炎，内镜检查不一定能取到具有诊断价值的标本，腹腔镜活检成为重要手段，腹腔镜微创手术的开展及患者的配合使得对本型病例的诊断成为可能。老年人中浆膜型嗜酸性粒细胞性胃肠炎的发病率极低，且常易与恶性肿瘤、高嗜酸性粒细胞增多综合征[2]等疾病混淆，因此对于高度怀疑 EG 但胃肠镜检查结果阴性者，需积极创造条件获取病理标本，以免造成漏诊及延误治疗。

【专家点评】

张瑛华（广东省人民医院消化内科　主任医师）

这是一例罕见的浆膜型嗜酸性粒细胞性胃肠炎，临床医师通过症状、体征、实验室检查、影像学检查、内镜检查、细胞学检查、腹腔镜探查最终获得诊断，诊疗方案、疗效评价、跟踪随访等资料详尽，可供参考学习。

该病例有以下几点值得重视和借鉴：①老年患者出现大量腹水、肿瘤指标升高、影像学检查多发占位性病变，容易倾向于诊断恶性肿瘤，若该患者没有行腹腔镜检查，很可能因拟诊晚期恶性肿瘤而放弃治疗，最终错失治疗时机，因此，对于腹腔内病变经影像学、胃肠镜等检查仍不明确者，需果断行腹腔镜探查。②嗜酸性粒细胞性胃肠炎分为黏膜型、肌层型和浆膜型，黏膜型常可通过内镜活检诊断，但肌层型和浆膜型病变部位较深，难以通过内镜获得有价值的病理标本，因此，对于临床高度怀疑的病例，通过外科手段获取病理标本显得极为重要。

［本文引自：张晓南，张瑛华，徐丽姝，等．腹腔镜诊断浆膜型嗜酸细胞性胃肠炎一例．中华消化杂志，2013，33（8）：564．］

■ **参考文献** ■

1. 周细平，李宏．嗜酸性粒细胞性消化道炎．中华临床免疫和变态反应杂志，2011，5（2）：124-131.
2. Roufosse FE, Goldman M, Cogan E. Hypereosinophilic syndromes. Orphanet J Rare Dis, 2007, 2：37.

老年 Erdheim-Chester 病一例

贾　新　王晓明

【病例介绍】

患者女性，60 岁，因"反复发热、消瘦伴下肢水肿 4 个月"于 2012 年 7 月 17 日入院。患者起病无诱因，发热以午后为著，体温最高 38.9℃，伴食欲不振、消瘦、双下肢水肿，偶有腰部及髋骨处疼痛，4 个月来体重减轻约 10kg 左右。无高热、寒战、咳嗽、咯血、盗汗，无胸痛、头痛及四肢骨痛，无恶心、呕吐、腹泻。当地医院诊断中度贫血（最低血红蛋白 67g/L，红细胞计数低，余正常）；慢性浅表性-萎缩性胃炎；双下肺炎；胆囊息肉；双肾盂积水，给予输血、营养支持及抗感染等治疗，症状无改善。2 周左右血红蛋白可再次降至 7g/L 左右，且症状进一步加重，伴腹胀、食欲减退、心慌、气短，双下肢中度水肿。

既往史： 发现前胸、后背粟粒样皮疹 1 年余，未治疗；2012 年 4 月曾于交大二附院行上腹剑突下软组织包块（4cm×10cm）切除术，术后病理结果示：腹壁纤维组织细胞及脂肪组织瘤样增生；高血压史 10 年，因血压偏低停药 1 年。有便秘病史 2 年余，长期服用泻药。2009 年曾因腰椎间盘突出行腰椎椎板减压内固定术。

入院后查体： 体温 36.5~38.0℃，心率 70~88 次/分，血压 110~126/60~70mmHg。贫血貌，前胸后背皮肤可见大量暗红色粟粒样皮疹，瘙痒明显，全身多处可触及大小不一皮下结节（如左侧锁骨上窝、双侧腋窝、右侧乳房外侧、前胸剑突下、肚脐周围，最大为右乳房外侧约 4cm×5cm），质略硬，无压痛。皮下无出血及水肿，睑结膜苍白，眼睑无水肿；双肺呼吸音低，心律齐，各瓣膜听诊区未闻及病理性杂音，腹无压痛，肠鸣音弱 2~3 次/分，双下肢膝部以下中度水肿。

辅助检查：

血常规：白细胞 $5.54×10^9$/L，中性粒细胞 0.753↑，红细胞 $2.93×10^{12}$/L↓，血红蛋白 80g/L↓，余正常。

肝功能：ALT 6IU/L↑，AST 8IU/L↑，总蛋白 46g/L，白蛋白 27.9g/L↓。

肾功能正常；血钾 3.1mmol/L↓，余电解质正常。

血沉 99mm/h↑，C 反应蛋白 50.50mg/L↑。

体温大于 38.5℃时血培养（-）。

结核系列：PPD、T-SPOT 均阴性；血清（PCR）结核杆菌定量<500；风湿系列、自身抗体、ANCA、CCP、免疫球蛋白系列均阴性。

甲状腺功能八项：T_3 0.75ng/ml 稍偏低余各项正常。

心电图提示：窦性心律，心电图大致正常。

心脏超声：高位乳头肌水平以下左室下壁波幅减低，左房左室大，心包积液（少量）。

胸部 CT：下肺少许炎性改变。

骨穿活检提示：骨髓红系增生；骨髓细胞学：红系及巨核细胞系统增生。

腹部 CT：双肾积水，双侧输尿管增厚，主动脉周围软组织增厚，心包积液，腹壁及腰背部皮下多个结节样软组织密度影（图 86-1）。

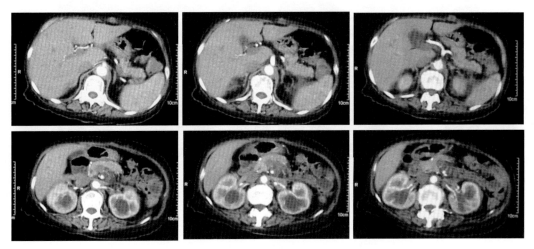

图 86-1　腹部 CT

双肾积水，双侧输尿管增厚，主动脉周围软组织增厚，腹壁及腰背部皮下多个结节样软组织密度影

头颅 CT：双侧大脑半球脑外间隙及大脑镰旁散在结节状强化灶，待除外转移（图 86-2）？

全身骨扫描：下颌骨、四肢长骨骨代谢活跃，代谢性骨病（见文末彩图 86-3）。

全身 PET-CT 检查：双侧腋窝、双侧乳腺、前胸、腹壁等部位多个疏松片状软组织病变，双侧下颌骨、锁骨胸骨、脊柱多个椎体及其附件、骨盆、双侧股骨头等多部位弥漫性成骨性病变，均呈葡萄糖代谢异常增高，右心房、升、腹主动脉周围软组织病变，均呈葡萄糖代谢增高，均考虑良性病变可能（见文末彩图 86-4）。（剑突下腹壁包块）病理结果：（肌纤维）组织细胞伴脂肪组织瘤样增生；

免疫组织化学结果示：CD163（+）、CD68（+）、DES（-）SMA（+）、CD1a（-）、CD34（+）、S-100（-）、CD123（±）、Lys（+）、Ki-67 增殖指数<5%，结合临床资料及形态和免疫组织化学结果，支持 Erdheim-Chester 病诊断（见文末彩图 86-5）；基因突变检测：B-raf V600E 突变。

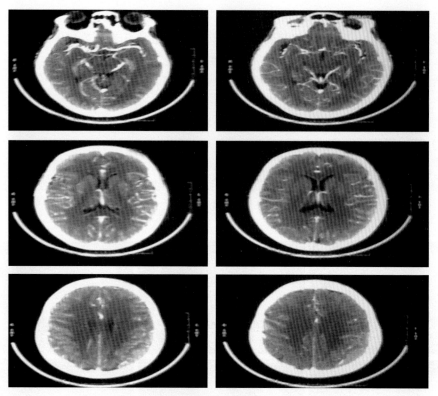

图 86-2　头颅 CT

双侧大脑半球脑外间隙及大脑镰旁散在结节状强化灶

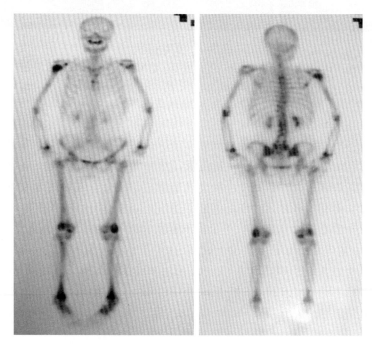

图 86-3　骨扫描

下颌骨、四肢长骨骨代谢活跃

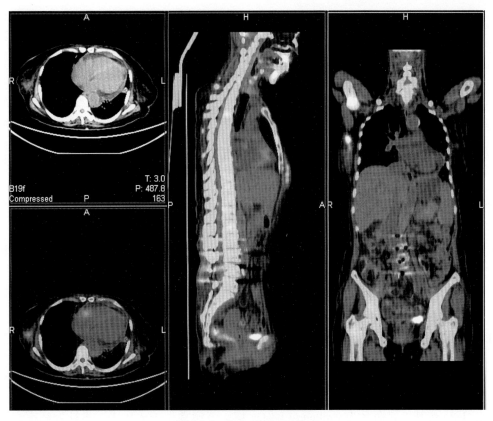

图 86-4 全身 PET-CT 检查

双侧腋窝、双侧乳腺、前胸、腹壁等部位多个疏松片状软组织病变，双侧下颌骨、锁骨胸骨、脊柱多个椎体及其附件、骨盆、双侧股骨头等多部位弥漫性成骨性病变，双侧腋窝、双侧乳腺、前胸、腹壁、右心房、升、腹主动脉周围软组织均呈葡萄糖代谢增高

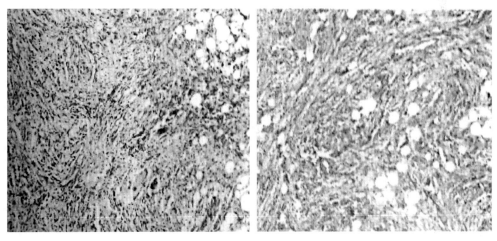

图 86-5 （剑突下腹壁包块）病理结果

（肌纤维）组织细胞伴脂肪组织瘤样增生；免疫组织化学结果示：CD163（+）、CD68（+）、DES（-）SMA（+）、CD1a（-）、CD34（+）、S-100（-）、CD123（+）、Lys（+）、Ki-67 增殖指数<5%

诊断：非朗格汉斯组织细胞增生症（Erdheim-Chester disease，ECD）。分型：组织细胞病分型中的Ⅱ型。

治疗：结合临床症状、体征及相关检查，制订治疗方案：环磷酰胺 0.4g 静滴，1 次/周，甲泼尼龙 40mg 静滴，1 次/日，1 周后改为口服 32mg，1 次/日；用药第 3 日，患者发热停止，食欲增加，连用 1 个月后，调整方案：环磷酰胺 0.6g、1 次/2 周，甲泼尼龙 32mg 口服，1 次/日，并逐渐减少激素用量至维持量；2012 年 12 月来院复查：患者皮疹较前减轻，偶有发热，体温最高 37.8℃。复查 PET-CT 结果发现原有骨骼、软组织等病变缩小，脑组织、心脏、血管病变进展且出现新发病变；给予调整方案，选择生物制剂阿达木单抗皮下注射，1 次/2 周，继续甲口服泼尼龙 12mg/d。2013 年 5 月再次就诊：患者仍反复发热、胃部不适等停药 1 个月；复查胃镜未见非朗格汉斯细胞浸润，给予加用干扰素，使用 1 周后因副作用较大停用，仍间断使用阿达木及口服甲泼尼龙片治疗。2014 年 5 月我院复查：查体见皮疹消失、皮下软组织包块缩小，无发热，仍食欲不振，胃部不适较前加重，进食后出现胃痛、胃胀，消瘦明显。复查 PET-CT 提示全身多系统、多器官受累，脑部病变进一步加重；根据本次复查结果，院内再次会诊后，给予甲泼尼龙 8mg 1 次/日口服，阿达木间断使用。目前正在随访。

【病例讨论】

Erdheim-Chester 病（ECD）是一种罕见的非朗格汉斯组织细胞增生症。1930 年由威尼斯病理学家 Chester 和 Erdheim 首先描述两例长骨对称性硬化伴骨髓脂质肉芽肿的患者，1972 年 Jaffe 将其正式命名为 Erdheim-Chester 病。该病常见于成年人，男性发病率高于女性，平均年龄 53 岁（7~84 岁）[1]。目前世界范围内约有 440 多例见诸报端。迄今 ECD 病因及发病机制尚不明确，其组织形态学上表现为大量泡沫样组织细胞呈黄色肉芽肿样巢状浸润，常伴不同程度纤维化和不同数量炎性细胞，如淋巴细胞、浆细胞和 Touton 多核巨细胞；和（或）表现为骨髓中泡沫样的载脂巨噬细胞、多核巨细胞以及淋巴细胞、组织细胞的炎性浸润、长骨的广泛硬化和骨骺的相对疏松。其区别于郎格汉斯组织细胞的病理特点之一为特有的免疫组化表现：ⅩⅢa、CD68 及 CD163 阳性，而 CD1a 和 S-100 蛋白则为阴性，胞质内无 Birbeck 颗粒[2]。

ECD 的临床表现从无症状到致死性的系统疾病，可涉及几乎所有脏器。其骨骼系统病变以长骨干骺端及骨干对称性、弥漫性骨硬化为主要特点，多表现为骨痛、关节痛，随着疾病进展，颅骨、肋骨也可累及；全身症状如发热、消瘦、进行性衰弱等也是常见临床表现，可出现于骨痛前几年；此外病变可波及皮肤、心血管、肺、肾、腹膜后腔等，消化系统、中枢神经系统及眼球侵犯也很常见，肝、脾、淋巴结很少涉及，但也有报道[3-5]。一般认为，ECD 病变涉及心脏、肺脏时大多数患者发病率及病死率明显增加。

本例患者为 60 岁女性，临床上以皮疹瘙痒及皮下软组织包块形成为首发表现，继而出现持续发热、食欲减退、消瘦、贫血、双下肢水肿，骨骼疼痛表现不明显，影像学上可见到骨骼多部位弥漫性成骨性病变，同时伴有心、肺、肾、大脑镰及内分泌等多器官系统损害，但相关化验如风湿系列、结核相关指标均阴性，血免疫球蛋白正常，骨髓涂片未见特异性病变，基本排除多发性骨髓瘤、骨转移癌及内分泌、免疫系统疾病可能。患者病理结果及免疫组织化学结果示 CD163（+）、CD68（+）、CD1a（-）、CD34（+）、S-100

（－），电镜下胞质无 Birbeek 颗粒，是本病的主要诊断依据。

迄今为止，ECD 尚无明确的治疗方案及有效的治疗手段。老年人发病国内更属罕见。尤其对于多器官系统同时发病的晚期老年 ECD，更无有效的治疗方案；相关文献报道大多以激素类、干扰素治疗多见，其他如长春碱、环磷酰胺、免疫抑制及手术、化疗等也有报道[6,7]，但疗效各异，总体生存率低。近来有研究发现[8]，ECD 损害特征性表现为一个复杂的细胞因子、细胞趋化因子网络，通过自分泌环调控组织细胞的活化和聚集，且发现 TNF-α 在其中起着关键作用，同时由 TNF-α 所诱导的其他 4 种因子如 IL-6，IL-1β，CCL2，CCL5 在 ECD 患者中水平明显升高。TNF-α 是由单核巨噬细胞产生的一种具有多种生物学效应的炎症介质，在自身免疫性疾病发病机制中起重要作用。有研究发现 TNF-α 拮抗剂英夫利昔单抗可以通过拮抗肿瘤坏死因子有效的控制 ECD 病情进展，尤其对心血管、脑部病变一定程度上控制病情进展，为 ECD 的治疗提供了一个新选择[9]。

阿达木单抗是一种全人源抗 TNF-α 单克隆抗体，在治疗类风湿关节炎、克罗恩病、银屑病等免疫性疾病方面发挥了较好疗效，其可以特异性、高亲和力与 TNF-α 结合，拮抗 TNF-α 的生物活性，考虑到这一点，结合该患者临床特点及病理检测结果，我们认为阿达木单抗治疗 ECD 较英夫利昔单抗有更强的适应证。治疗上我们首先采用甲泼尼龙＋环磷酰胺治疗方案，治疗 4 周后复查 PET-CT 示绝大部分病变治疗有效，但右心房、右心室交界区病变未见明显变化，且升主动脉、腹主动脉周围软组织病变范围较前略增大，葡萄糖代谢程度较前增高，提示部分病变较前进展，这一结论与先前文献所报道（使用激素治疗）的基本一致。调整甲泼尼龙片及环磷酰胺剂量，在治疗 3 个月后再次复查 PET-CT，结果示部分病变进展及心血管、颅脑出现大量新发病变，针对这一现象，我们改用阿达木单抗＋甲泼尼龙联合治疗该患者，2013 年 5 月复查，患者皮疹较前减少，仍间断发热，食欲不振；给予对症治疗后间断使用阿达木治疗；2014 年 5 月再次来院复查，患者全身皮疹明显消退，仍食欲不振、进食后胃痛、胃胀明显，便秘缓解不明显。给予对症治疗后症状稍缓解，继续阿达木治疗。

ECD 作为一种罕见的、预后差的非朗格罕组织细胞增生症，及时正确的诊断和治疗十分重要。该病例自确诊时已有全身多组织系统受累，追溯明显发病至今已 4 年余，故治疗至今该病患总体生存时间已长于文献报道。我们将继续追踪该病患转归以进一步加深对该病的治疗疗效及预后的认识。

【专家点评】

王晓明（第四军医大学西京医院　教授）

患者老年女性，以反复发热、消瘦伴下肢水肿 4 个月，伴皮肤广泛粟粒样皮疹 1 年余为主要表现。其诊断上主要系慢性发热性疾病的鉴别诊断。从发热的主要病因进行鉴别，包括感染性疾病、恶性肿瘤、免疫系统及代谢性疾病。首先排除感染疾病的可能：查血象升高不明显，中度贫血，尿常规正常，肝肾功能正常，总蛋白及白蛋白偏低，血沉及 C 反应蛋白稍高于正常，多次血培养阴性；PPD、T-SPOT 均阴性，胸部 CT 亦无明显感染指征，诊断性治疗给予乳酸环丙沙星治疗，但发热症状无改善，故排除了炎性感染及结核可能。其次结缔组织疾病：风湿系列、自身抗体、ANCA、CCP、免疫球蛋白系列均阴性，排除了结缔组织病可能；全身 PET-CT 检查进一步排除恶性肿瘤病变可能；骨髓活检病理结果亦排除了常见的血液系统疾病如多发性骨髓瘤等疾病可能；最终通过活组织病理检测及免疫组化结果，并结合临床特点及影像结果，确诊了 Erdheim-Chester 病（ECD）诊断。其主要的病理特点为特有的免疫组化表现：CD163（+）、CD68（+）、CD1a（-）、CD34（+）、S-100（-），胞质内无 Birbeek 颗粒，这也是与朗格汉斯组织细胞增多症的主要鉴别点之一。

ECD 是一种非常罕见的非郎格汉斯组织细胞增多症，从 1972 年报道命名以来，全球仅报道有 440 余例，尤其老年人发病更属罕见，因 ECD 发病率低，临床表现形式多样：如骨骼系统受累表现为骨痛，神经系统受累可表现为突眼、尿崩等多系统表现，心血管受累可表现为胸闷、心慌气短等，由于对此类疾病的认识有限，或者医疗技术手段受限，一般该病诊治较为困难，易被误诊，这可能也是国内相关文献报道较少的原因之一。故临床上当我们发现一般常见疾病不能解释的疾病时，要拓展思路，必要时可进行多学科协作诊疗。

由于 ECD 发病率及确诊率低，同时疗效的观察数据、时间不够完善，对于 ECD 尚无明确的最佳治疗方案。以往文献报道，皮质激素、干扰素、细胞毒素药物、干细胞移植、放疗等方法都被用于该病治疗，但疗效各异，总体生存率低，最新发现的生物制剂 TNF-α 拮抗剂、BRAF 拮抗剂威罗非尼等亦有运用，但由于均属个案报道，疗效尚待进一步追踪观察。本例患者选用阿达木单抗（全人源抗 TNF-α 单克隆抗体），虽在一定程度上改善了患者症状，但对于晚期严重的老年 ECD 患者，预后及疗效尚待进一步观察随访。总之，ECD 的预后较 LCH 差，主要由于多数 ECD 发现时已处于晚期，患者病变已累及多个器官。故而 ECD 的早期发现、早期诊断、早期干预也是改善该病预后的关键所在。

［本文引自：贾新、薛明涛、金凤钟，等．老年人 Erdheim-Chester 病一例．中华老年医学杂志，2013，32（11）：1259-1260．］

参考文献

1. Veyssier-Belot C, Cacoub P, Caparros-Lefebvre D, et al. Erdheim-Chester disease. Clinical and radiologic characteristics of 59 cases. Medicine（Baltimore），1996，75：157-169.

2. Kenn W, Eck M, Allolio B, et al. Erdheim-Chester disease：evidence for a disease entity differrent from langerhans cell histiocytosis? Three cases with detailed radiological and immunohistochemical analysis. Human pathology，2000，31：734-739.

3. Dion E, Graef C, Miquel A, et al. Bone involvement in Erdheim-Chester disease：imaging findings including periostitis and partial epiphyseal involvement. Radiology，2006，238：632-639.

4. Brodkin CL, Wszolek ZK. Neurologic presentation of Erdheim-Chester disease. Neurol Neurochir Pol，2006，40：397-403.

5. Allen CT, Chevez-Barrios P, Shetlar DJ, et al. Pulmonary and ophthalmic involvement with Erdheim-Chester disease：a case report and review of the literature. Arch Pathol Lab Med，2004，128：1428-1431.

6. Hervier B, Arnaud L, Charlotte F, et al. Treatment of Erdheim-Chester disease with long-term high-dose interferon-α. Semin Arthritis Rheum，2012，41：907-913.

7. Aouba A, Georgin-Lavialle S, Pagnoux C, et al. Rationale and efficacy of interleukin-1 targeting in Erdheim-Chester disease. Blood，2010，116：4070-4076.

8. Andrysek K. Erdheim-Chester disease：a case study and literature review. Dimens Crit Care Nurs，2011，30（4）：184-189.

9. Dagna L, Corti A, Langheim S, et al. Tumor necrosis factor α as a master regulator of Inflammation in Erdheim-Chester disease：rationale for the treatment of patients with Infliximab. J Clin Oncol，2012，30：286-290.

老年滤泡性淋巴瘤诊治及复发治疗一例

于晓宁 李 杰

【病例介绍】

患者男性，64 岁。2008 年 11 月初发现双侧颌下淋巴结肿大，后出现腹部不适伴腹胀，感疲劳，下肢皮肤瘙痒，盗汗，无发热，无明显体重下降。当地彩超示左上腹腔内约 14cm×12cm×7.2cm 实性低回声团。CT 示胰腺后下方一最大截面为 14cm×9cm 的不规则软组织密度肿块，边界清楚，密度均匀，肠系膜上动静脉被肿瘤包绕。转来我院。

既往史：冠心病史 5 年，糖尿病史 8 年余，高脂血症、脂肪肝病史多年。

查体：双颌下可触及肿大淋巴结，约 2cm×2cm 大小，右锁骨上淋巴结肿大，约 1cm×1cm，右侧腋窝淋巴结肿大，约 5cm×6cm，均质韧，无触痛。心肺查体未见明显异常。腹软，左侧腹部触及 14cm×12cm 实性包块，质韧，边界清楚，无触痛，全腹无压痛、反跳痛，肝脾肋下未及，腹水征（-），双下肢轻度凹陷性水肿。

入院后行 CT 引导下腹腔肿块穿刺，病理报告：（腹腔穿刺物）滤泡性淋巴瘤，滤泡为主，Ⅱ 级。免疫组化：CD20、CD10、Bcl-2、Bcl-6 滤泡阳性，MUM-1 小于 10%，CD3 散在阳性。骨髓细胞学及骨髓活检未见明显异常。血液化验：LDH：183U/L，ESR：12mm/h，β_2-MG：1.46mg/L。血常规及肝肾功能正常。

诊断：滤泡性淋巴瘤（Ⅱ 级、分期 ⅢB，FLIPI 预后评分 2 分，大包块，高肿瘤负荷）。

治疗：2008 年 12 月～2009 年 3 月给予 R-CHOP 方案化疗 6 周期（3W 方案）

疗效：4 周期化疗后，PET/CT 示腹腔肿瘤大小约 7.4cm×5.5cm×4.0cm，弥漫性 FDG 摄取轻度增高，内部放射性分布欠均匀，SUV 最大值 2.2～3.5，平均值介于 1.6～1.9 之间。右侧腋窝见 2 个肿大淋巴结，大者直径约 2.1cm，轻微摄取 FDG，SUV 最大值 1.2，平均值 0.7。2009 年 4 月完成 6 周期化疗后：PET/CT 腹腔肿瘤大小约 7.2cm×5.2cm×3.5cm，SUV 最大值 1.8～2.2，平均值介于 1.2～1.5 之间。右侧腋窝 2 个肿大淋巴结，大者直径约 1.8cm，SUV 最大值 1.3，平均值 0.7，小者直径约 1.1cm。

病理报告（外院 A）：（腹部肿物穿刺物）非霍奇金淋巴瘤，WHO：滤泡性淋巴瘤，

Ⅰ级。2009年4月底（外院B）腹盆腔强化CT：中上腹不规则肿物，约6.1cm×5.0cm，包绕肠系膜上动静脉生长，推挤邻近肠管，边缘略模糊，上缘至胰腺钩突水平。腹膜后腹主动脉旁散在淋巴结，大者短径约1.5cm。余腹腔内、腹膜后、盆腔内髂血管周围、腹股沟未见肿大淋巴结。2009年5月~2009年6月于外院B行腹部包块放疗，共放疗22次（总剂量44Gy）。2009年6月放疗后行腹部超声示左上腹可见7.3cm×3.0cm低回声肿物。之后每年复查1次PET-CT，未见疾病进展。

复发：2013年8月患者感乏力，发现右侧腹股沟淋巴结肿大，开始直径约1.5cm，未在意。此后3~4个月内淋巴结逐渐增大至直径约3cm，无皮肤瘙痒，无盗汗，无发热，无明显体重下降。随后出现颈部及左侧上臂淋巴结肿大。2013年11月住院诊治：B超示双侧腹股沟多发肿大淋巴结，右侧最大者直径约4cm，左侧最大者约2cm，左颈部肿大淋巴结约2cm，左上臂低回声结节，大小约2cm，腹膜后偏强回声区，肝胆胰脾肾无异常。化验：LDH 142U/L，ESR 9mm/h，TORCH（－），铁蛋白70.33ng/ml，β_2-MG 1.61mg/L。骨髓细胞学大致正常骨髓象。PET-CT示腹腔偏左侧不规则软组织块大小约6.6cm×4.7cm×3.3cm，SUV最大值1.7~2.4，平均值1.0~1.2，结肠脾区肠壁不均匀性增厚并高度摄取FDG，SUV最大值3.4，平均2.1，右侧腹股沟见一枚高度摄取FDG的肿大淋巴结，大小约2.7cm×2.0cm，SUV最大值3.5，平均值2.1，另于颈部左侧、左侧腹股沟及左侧上臂下段偏内侧见多枚轻微摄取FDG的淋巴结影，大者约1.3cm×1.0cm。意见：淋巴瘤治疗后，与我院2011年2月16日PET-CT比较，提示原有腹腔内病灶稳定，右侧腹股沟淋巴结和结肠脾区为活动性淋巴瘤病灶可能性大，颈部左侧、左侧腹股沟及左上臂淋巴结为良性改变可能性大。

再活检：于2013年11月取左上臂处淋巴结活检，病理结果：（上臂）滤泡性淋巴瘤，Ⅰ~Ⅱ级。免疫组化：CD20（＋），Bcl-2（＋），Mum-1阳性率小于5%。CD10（＋），Bcl-6（＋），Ki-67阳性率20%~30%。

再治疗：2013年11月~2014年4月给予R-CDOP方案化疗8周期（3W方案）（D1：美罗华700mg，D2：环磷酰胺1.4g，长春新碱2mg，多柔比星脂质体40mg，D2~D6：泼尼松80mg）。

二次缓解：2014年1月PET-CT（4周期化疗后）：腹腔偏左侧不规则软组织肿块FDG摄取程度有所减低，大小约6.4cm×4.4cm×3.1cm，SUV最大值1.7~2.4，平均值1.0~1.2。结肠脾区肠壁未见明显异常，FDG摄取水平及分布与邻近肠断相仿。右侧腹股沟淋巴结体积缩小，FDG摄取水平明显降低，大小约1.7cm×1.0cm，SUV最大值1.0，平均值0.6。颈部左侧、左侧腹股沟及左侧上臂下段偏内侧淋巴结大小均未见明显变化，仍不摄取或轻微摄取FDG。意见：淋巴瘤治疗后，与2013年11月PET-CT比较，原有腹腔内病灶略缩小，FDG代谢水平有所降低，右侧腹股沟淋巴结缩小且FDG代谢水平明显降低，结肠脾区可疑淋巴瘤病灶消失，提示治疗效果好。

缓解后维持治疗：美罗华375mg/m²，每3个月1次。

【病例讨论】

1. 关于精确诊断及预后评估　首先，淋巴瘤的确定诊断必须依靠病理及免疫组化，滤泡性淋巴瘤（FL）是非霍奇金淋巴瘤中较常见的类型，肿瘤细胞来源于生发中心B细胞，因而形态学上保留了一定程度滤泡生长模式，可以合并有弥漫性的成分，根据滤泡成分和弥漫成分所占的比例不同可以将 FL 分为：①滤泡为主型（滤泡比例>75%）；②滤泡和弥漫混合型（滤泡比例 25%~75%）；③少滤泡型（滤泡比例<25%）。FL 典型的免疫组化标记为 CD20（+）、CD10（+）、Bcl-2（+）、Bcl-6（+）、CD23（+/−）、CD43（−）、CD5（−）、CCND1（−）。分子遗传学检测存在 Bcl-2 重排，或细胞遗传学检测存在 t（14；18）或 t（8；14）染色体易位，进一步协助诊断。本例患者病变穿刺活检形态学符合滤泡性淋巴瘤，免疫组化细胞表达滤泡生发中心 B 细胞标志 CD20、CD10、Bcl-2 和 Bcl-6，不表达 CD43、CD5 或 CCND1，可以排除其他惰性淋巴瘤如小 B 细胞淋巴瘤、边缘带细胞淋巴瘤和套细胞淋巴瘤，尽管没有进一步行染色体和分子生物学检测，该患者仍然可以确定诊断为滤泡性淋巴瘤。临床上患者起病隐匿，就诊时已存在横膈上下多部位累及，且腹腔肿瘤巨大，伴有皮肤瘙痒和盗汗（为淋巴瘤 B 症状）。根据 WHO 淋巴瘤分类方法，FL 依据每个高倍镜视野内中心母细胞出现频率进一步分为 1~3 级：0~5 个为 1 级，6~15 个为 2 级，>15 个为 3 级，其中，仍保留少数中心细胞者为 3a 级，成片中心母细胞浸润而不见中心细胞者为 3b 级。1、2 和 3a 级一般表现为惰性，而 3b 级患者常常短期内转化为弥漫大 B 细胞淋巴瘤（DLBCL），表现为侵袭性，预后较差。本例患者齐鲁医院分级为 2 级，北京肿瘤医院分级为 1 级，略有分歧。总的说来，该患者为低级别惰性类型，没有弥漫大 B 转化证据。

FL 确定诊断后应做必要的检查，进行分期和预后评估，该患者初诊及复发时基本完善了淋巴瘤相关化验检查、影像学检查、骨髓活检+涂片检查，初诊时病变累及横膈上下多个淋巴结区，合并有 B 症状，按 Ann Arbor 分期标准为ⅢB。研究显示，Ⅲ期以上 FL 患者 50% 以上有骨髓累及，鉴定骨髓是否累及推荐两个部位以上骨髓穿刺+活检。FL 属于惰性淋巴瘤，细胞增殖指数一般不高，PET/CT 临床价值不如在 DLBCL 和霍奇金淋巴瘤重要，但有助于检查出一些隐匿性病灶，还可能协助诊断是否有侵袭性类型转化，用于疗效评价也有一定价值[1]。

对于 FL 患者的预后评估，通常采用 FL 国际预后指数（follicular lymphoma international prognosis index，FLIPI），预后不良指标包括年龄≥60 岁、Ann Arbor 分期Ⅲ~Ⅳ期、血红蛋白水平<120g/L、血清 LDH>正常值范围上限、受累淋巴结≥4 个，每个预后指标得 1 分，总分 0~1 分为低危，2 分中危、3~5 分为高危。研究显示，FLIPI 能够较好地预估长期生存，低危患者 5 年和 10 生存率分别为 91% 和 71%，中危患者分别为 78% 和 51%，高危患者分别 53% 和 36%。本例患者年龄>60 岁，分期为Ⅲ期，FLIPI 评分属中危（2 分）。另外，患者初诊时存在腹腔巨大肿块，肿瘤负荷大。

2. 关于一线治疗　对于滤泡性淋巴瘤的一线治疗[2-4]，目前认为 1 级或 2 级Ⅰ~Ⅱ期滤泡性淋巴瘤存在治愈可能，不宜延迟治疗。治疗手段推荐单纯放疗或免疫治疗，放疗建议采用低剂量（30~36Gy）累及野或扩大野照射，放疗基础上加用化疗并不能显著提高生存率，放疗联合美罗华免疫治疗能否提高生存率目前尚缺乏有力的循证医学证据。对于高肿瘤负荷或 IPI 评分为中危或高危患者，一线标准治疗推荐免疫化疗。

晚期滤泡性淋巴瘤现普遍认为是不能治愈的疾病，在制订治疗计划时必须回答以下几个问题：第一，有必要立即开始治疗吗？在美罗华时代之前，多项研究显示积极化疗并不能带来显著的生存获益，因此应严格掌握治疗指征，特别是年老或体弱的患者[2-5]。治疗指征包括：B 症状或肿瘤导致的其他症状、巨大肿块、血指标减低、重要器官功能障碍、肿瘤持续进展、出现脾大或胸腹水、患者有治疗意愿或同意加入临床试验。如果没有上述治疗指征，可以让患者观察等待。研究显示，观察等待不会增加向侵袭性类型转化的风险。第二，当患者存在治疗指征的情况下，一线治疗应该怎样选择？晚期滤泡性淋巴瘤绝大多数进展缓慢，即使治疗也将多次复发进展，因此任何治疗选择均应充分考虑患者的耐受能力，保护骨髓功能，保障后续治疗的可行性。至于化疗方案，目前推荐 R-CHOP、R-苯达莫司汀（BR）、R-COP，联合美罗华明显优于单纯化疗。对于年老体弱患者或不愿接受化疗的患者，单用美罗华诱导治疗可以获得近 70% 的反应率。新近一项前瞻性研究比较了 R-CHOP、R-CVP 和 R-FM 方案，结果发现，R-CHOP 方案疗效（PFS）最好，R-FM 方案虽然疗效与 R-CHOP 无明显差异，但毒性更大，且继发第二肿瘤明显增加，R-COP 方案副作用小，但疗效不如 R-CHOP 方案和 R-FM 方案[6]。另一项研究也发现 R-CHOP 与 R-FCM 方案疗效（PFS）相当，均优于 R-COP 方案，但 R-FCM 方案血液学毒性和第二肿瘤发生率明显增多[7]。比较 R-CHOP 与 R-CVP 方案，前者 PFS 更优，但最终 OS 似乎并无明显优势。有初步研究显示，BR 方案疗效至少不逊于 R-CHOP 方案，毒副作用可能更小[8]。

本例患者为年轻老年患者，化疗耐受能力好，有明确治疗指征，确诊后一线采用了 R-CHOP 方案化疗，4 疗程后锁骨上和腋窝淋巴瘤显著缩小，FDG 代谢基本无活性，腹腔包块由 14cm×9cm 缩小到 10cm×7.5cm，仍然有轻度 FDG 摄取。6 周期化疗后腹腔包块进一步缩小到 6.1cm×5.0cm，FDG 摄取最大值 1.8~2.2，锁骨上淋巴结消失，右腋窝淋巴结缩小到 1.8cm，FDG 无代谢活性。按照 2007 国际淋巴瘤研究组疗效标准评定，腹腔包块缩小>75%，但因为仍然有 FDG 代谢活性，尚未达到完全缓解标准。之后针对腹腔包块进行了 44G 放疗，使包块进一步缩小到 7.3cm×3.0cm。之后进入随访观察。总的说来，该患者从治疗指征的掌握及一线治疗的选择到放疗的辅助都很好地遵循了滤泡性淋巴瘤的治疗指南。

3. 关于复发与二线治疗　滤泡性淋巴瘤绝大多数难以治愈，无论采用何种诱导治疗，患者经过一段缓解期后均可能复发，据统计，Ⅲ~Ⅳ期患者经一线免疫化疗后 3 年复发风险达 40% 以上，5 年内复发风险高达 60% 以上。近年研究表明，缓解后应用利妥昔单抗维持治疗能够显著延长无复发生存[7,9]。本例患者一线治疗缓解后未接受美罗华维持治疗，经历 4 年多缓解期后病情出现复发进展，其复发非预期之外，属于晚期复发。复发时原有腹腔包块大小及 FDG 摄取较前无明显进展表现，全身肿瘤负荷不高，但存在结外（结肠）累及。复发后 LDH、β_2-MG 水平仍然在正常范围。

滤泡性淋巴瘤复发进展时应该考虑到类型转化的可能，据报道，在整个临床过程中 20%~70% 患者可以转化为更具侵袭性的类型，其中以弥漫大 B 细胞淋巴瘤最为常见，年转化率 2%~3%，持续大约 15 年。组织学分级为 3 级者易于发生转化。转化者预后差，中位生存时间 10~18 个月。临床上肿瘤进展迅速或 PET/CT 显示 FDG 高摄取活性提示可能发生了类型转化，但确定转化需要依靠再次活检。该患者复发后进行了再次活检，所幸分型仍然为低级别滤泡性淋巴瘤，没有转化为更具侵袭性的类型。

复发患者的标准治疗目前尚未统一，利妥昔单抗治疗复发滤泡性淋巴瘤有效率可达 45% 左右，与挽救化疗方案联合能够提高有效率。长缓解期后复发且没有类型转化者可以重复既往方案或选用其他一线方案，对于早期（<12 个月）复发的患者，应选用与前期诱

导治疗无交叉耐药的化疗方案，也可以选用其他二线方案或新药。近年研究显示含氟达拉滨的化疗方案对滤泡性淋巴瘤有较好疗效，但有报道氟达拉滨可能存在骨髓干细胞毒性，且可能与继发肿瘤相关，因此应避免过早使用，特别是将来拟接受自体造血干细胞移植的患者。

本例患者应用 R-CHOP 方案一线治疗效果良好，属于晚期复发，遵指南可以再次选用 R-CHOP 样方案，但患者复发时已 69 岁，前期应用表柔比星总量已达到 720mg，如果再反复应用原方案需特别注意潜在心脏毒性。近年研究表明，脂质体阿霉素较阿霉素有诸多优势：疗效更高、肿瘤靶向性更强、体内半衰期更长、副作用特别是心脏毒性更低。该患者复发后挽救治疗选用了 R-CDOP 方案（脂质体阿霉素替代表柔比星），由于年龄尚属于年轻老年患者，一般状况较好，药物剂量选用了标准剂量，4 周期后疗效评价达到了再次缓解，取得了较好效果。

4. 关于缓解后治疗　滤泡性淋巴瘤难以根治，缓解后容易再复发，干细胞移植或美罗华维持治疗可能减少复发率。据最近一份 Meta 分析报告，对于难治或复发患者，如果再缓解（CR2）后应用美罗华维持，不论诱导治疗阶段所选用的方案（含或不含美罗华）如何，维持治疗不仅能够提高无进展生存（PFS），还能提高总生存（OS），而初治缓解（CR1）后美罗华维持治疗仅能带来 PFS 获益，OS 提高不明显[9]。维持治疗推荐标准剂量每 8~12 周 1 次，持续 2 年。维持治疗可能带来副作用特别是增加感染风险，但不影响生活质量。

滤泡性淋巴瘤初治缓解后行造血干细胞移植并不带来生存获益，因此国际国内指南均不推荐[10]。复发再缓解后给予大剂量化疗和自体造血干细胞移植可以获得较高的 PFS 和 OS，化疗敏感、FLIPI 低评分、前期非多重治疗（仅接受了 3 种以下方案）的患者预示移植效果更好[10]。美罗华加入化疗动员自体干细胞，可以减少肿瘤细胞污染或残留，起到净化作用，移植后复发率更低，移植后再给予美罗华维持治疗能够进一步清除残留肿瘤细胞，提高 PFS，但维持治疗是否提高 OS 目前尚缺乏随访数据。传统的清髓性异基因移植虽然可以带来更高的治愈机会，但移植相关死亡率高达 30% 以上。采用非清髓移植可以大大降低移植相关并发症和死亡率，MD Anderson 应用 FCM 方案+大剂量美罗华预处理后行非清髓移植治疗 47 例复发滤泡性淋巴瘤，11 年 OS 达 78%，仅观察到 3 例再复发，推测美罗华可能不仅增强了移植物抗淋巴瘤效果，还减少了移植物抗宿主病反应[11]。有初步研究显示，如果预处理方案采用放射免疫治疗（含同位素标记的单克隆抗体）可能更有效地清除残留肿瘤细胞，提高治愈率，尤其适合化疗不敏感的患者。此外，部分患者可能从序贯自体移植和异基因移植中获益。总的说来，自体干细胞移植仅推荐用于年轻、身体状况良好、一次或多次复发的患者，清髓或非清髓异基因移植仅适合于少数研究患者。本例患者对化疗敏感，前期治疗仅用了 R-CHOP 和 R-CDOP 方案，再缓解后很可能从自体移植中获益，但患者年龄偏大，疾病呈明显的惰性进程，应用美罗华维持治疗也可能取得较好的长期生存。

【专家点评】

李杰（山东大学齐鲁医院干部保健血液肿瘤科　教授）

滤泡性淋巴瘤为非霍奇金淋巴瘤中最常见的类型之一，属于惰性但难以治愈，治疗决策取决于准确的病理分级、临床分期、肿瘤负荷及预后评分，同时还必须结合患者的年龄、体能状况、治疗意愿和经济承受能力，由于患者大多能够长期存活，治疗时除了尽可能延长生存期以外，还应当努力保存生活质量，追求无事件存活或无进展存活。本例患者的诊治过程具有很好的代表性，在治疗指征的把握、诱导治疗的选用以及放疗的介入等方面均较好地遵循了国际和国内指南，也取得了较好的治疗效果，下一步应当努力做好定期随访和美罗华维持治疗。

参考文献

1. Ansell SM, Armitage JO. Positron emission tomographic scans in lymphoma: convention and controversy. Mayo Clin Proc, 2012, 87 (6): 571-580.

2. 中国滤泡性淋巴瘤诊断与治疗指南. 中华血液学杂志, 2013, 34 (9): 820-824.

3. Ghielmini M, Vitolo U, Kimby E, et al. ESMO Consensus Conference on Malignant Lymphoma. ESMO Guidelines consensus conference on malignant lymphoma 2011 part 1: diffuse large B-cell lymphoma (DLBCL), follicular lymphoma (FL) and chronic lymphocytic leukemia (CLL). Ann Oncol, 2013, 24 (3): 561-576.

4. Press OW, Palanca-Wessels MC. Selection of first-line therapy for advanced follicular lymphoma. J Clin Oncol, 2013, 31 (12): 1496-1498.

5. Kahl B. Is there a role for " watch and wait" in follicular lymphoma in the rituximab era? Hematology Am Soc Hematol Educ Program, 2012, 2012: 433-438.

6. Federico M, Luminari S, Dondi A, et al. R-CVP versus R-CHOP versus R-FM for the initial treatment of patients with advanced-stage follicular lymphoma: results of the FOLL05 trial conducted by the Fondazione Italiana Linfomi. J Clin Oncol, 2013, 31 (12): 1506-1513.

7. Salles G, Seymour J-F, Offner F et al. Rituximab maintenance for 2 years in patients with high tumour burden follicular lymphoma responding to rituximab plus chemotherapy (PRIMA): a phase 3, randomised controlled trial. Lancet, 2011, 377: 42-51.

8. Rummel MJ, Niederle N, Maschmeyer G et al. Bendamustin plus Ritxuiamb is superior in respect of progression free survival and CR rate when compared to CHOP plus Rituximab as first-line treatment of patients with advanced follicular, indolent, and mantle cell lymphomas: final results of a randomized phase III study of the STIL. Blood, 2009, 110: 168-169.

9. Vidal L, Gafter-Gvili A, Salles G, et al. Rituximab maintenance for the treatment of patients with follicular lymphoma: an updated systematic review and meta-analysis of randomized trials. J Natl Cancer Inst, 2011, 103 (23): 1799-1806.

10. Laport GG. Changing role of stem cell transplantation in follicular lymphoma. Hematology Am Soc Hematol Educ Program, 2012, 2012: 417-425.

11. Khouri IF, Saliba RM, Erwin WD, et al. Nonmyeloablative allogeneic transplantation with or without 90yttrium ibritumomab tiuxetan is potentially curative for relapsed follicular lymphoma: 12-year results. Blood, 2012, 119 (26): 6373-6378.

老年慢性 NK 细胞淋巴增殖性疾病一例

彭 雯 张秀娥 王朝晖

【病例介绍】

患者男性，86 岁，因"活动后乏力 2 年"收入院。患者起病无诱因，伴有心慌、气短，多次查血红蛋白 90g/L 左右，未行进一步诊治。2 个月前患者因泌尿系感染查血常规提示血红蛋白降至 71g/L，溶血 Coomb 试验（+），骨髓穿刺细胞学检查示："骨髓象增生低下"，给间断输血，促红细胞生成素（EPO）等治疗效果不佳，为进一步明确诊治，以"贫血原因待查"收入院。

既往史：有高血压、糖尿病，慢性肾功能不全等病史。

入院查体：T 36.3℃，R 16 次/分，P 70 次/分，BP 120/70mmHg。神清，颈软，贫血貌，皮肤黏膜无黄染，浅表淋巴结未触及肿大，双肺呼吸音清，无啰音，心率 70 次/分，律齐，无杂音。腹软，无压痛反跳痛，肝脾未触及，双肾区无叩痛，双下肢不肿，四肢肌力正常，病理征阴性。

辅助检查：

血常规：WBC 4.3×10^9/L，RBC 1.93×10^9/L↓，Hb 61g/L↓，HCT 17.3%↓，PLT 93×10^9/L↓，N 71.60%↑，L 13.9%，单核细胞 10.7%。

尿便常规正常。

血清铁蛋白 1647.7μg/L↑，血清铁 32μmol/L（正常值 11~27μmol/L），总铁结合力 46μmol/L（正常值 45~71μmol/L）。

肝功能：ALT 52U/L↑，γ-GT 166U/L↑，ALB 37.3g/L。

肾功能：BUN 11.7mmol/L↑，Cr 195.5μmol/L↑，尿酸 515.2μmol/L↑，电解质正常。

维生素 B$_{12}$ 1029pg/ml，叶酸 5.12ng/ml。

微小病毒 B19（-），EPO 3129.48mIU/ml。

ENA 全套：（-）。

甲状腺功能：正常。

心脏 B 超：符合高血压心脏声像图改变。

心电监护：窦性心律，平均心律 69 次/分，偶发室上性期前收缩，ST-T 无改变。

骨髓细胞学：粒系、红系增生减低，骨髓象幼红细胞少见（见文末彩图 88-1）；淋巴细胞增生明显活跃，占 60%，以成熟淋巴细胞为主。免疫分型：淋巴细胞占有核细胞的 58%，其中 82.5% 表达为 CD7，CD2，CD5，CD4，弱表达为 CD57，CD3（-），CD8（-），CD56（+），为异常 NK 细胞表型；骨髓活检：造血组织增生不均一，幼粒细胞比值偏高（见文末彩图 88-2、文末彩图 88-3）。

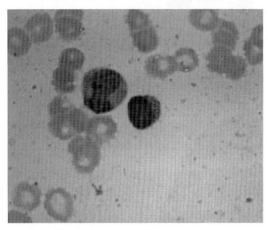

图 88-1　骨髓细胞学

粒系、红系增生减低，骨髓象幼红细胞少见

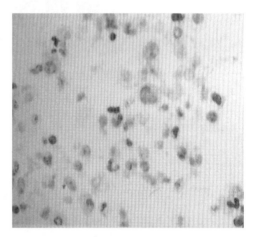

图 88-2　免疫分型

淋巴细胞占有核细胞的 58%，其中 82.5% 表达为 CD7，CD2，CD5，CD4，弱表达为 CD57，CD3（-），CD8（-），CD56（+），为异常 NK 细胞表型

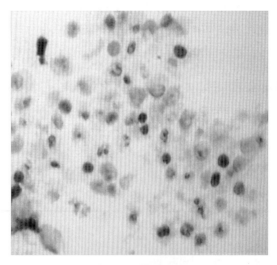

图 88-3　骨髓活检

造血组织增生不均一，幼粒细胞比值偏高

流式细胞术结果：CD34（+）细胞/有核细胞为 0.11%；FISH 检测结果：各位点未见异常信号。

染色体检查：正常。

全身 PET 扫描：未发现恶性肿瘤性病变。

胃钡餐检查：慢性胃炎表现。

诊断：1. 慢性 NK 细胞淋巴增殖性疾病；2. 高血压病 3 级（极高危）；3. 2 型糖尿病；4. 慢性肾功能不全。

治疗：入院后给予环孢素 A 口服，监测血环孢素 A 浓度，根据监测结果调整环孢素 A 剂量，同时降糖、降压、护肾、改善循环、营养、支持、对症治疗，期间出现咳嗽、咳痰，无发热，患者白细胞偏低，抵抗力差，给予升白细胞，抗感染治疗，间断输注红细胞纠正贫血，患者病情好转，复查 Hb 上升并维持稳定在 80g/L 以上，好转出院，继续服用环孢素 A，门诊定期监测血常规，环孢素 A 浓度和肾功能。

【病例讨论】

60 岁以上老年人的性腺、脑、心、肾功能日趋减退已为人所共知。随年龄进入老龄，造血功能的贮备虽有所减弱，但基础造血功能并无明显改变，也就是老年人与青年人的血红蛋白水平相似，仅在应激状态下，如失血时，造血的反应逊于年轻人。临床工作中如遇到老年人出现贫血，不应归因于年老体弱而应积极进行鉴别诊断，弄清病因以便及时进行正确有效治疗。

1. 营养缺乏性贫血　营养缺乏性贫血是老年人最常见的贫血，常为缺铁性贫血，叶酸、维生素 B_{12} 缺乏所致的巨幼红细胞贫血也常见。此类贫血诊断不难，通过外周血细胞的形态学特点，血清铁、总铁结合力、叶酸和维生素 B_{12} 代谢检查、骨髓穿刺涂片一般可确诊。该患因间断输血，血清铁和铁蛋白均偏高，而总铁结合力正常，叶酸、维生素 B_{12} 在正常范围，不考虑营养缺乏性贫血。

2. 进行性严重贫血必须排除严重疾病所致的继发性贫血　不少慢性病，如结核病、肝病、结缔组织病均可伴有轻至中度贫血，但原发病症状明显，一般不易误诊。重点要排除各系统肿瘤，如消化系统、生殖泌尿系统、呼吸系统肿瘤所致贫血。消化系统肿瘤以胃及结肠癌常见，对原因未明的老年贫血患者必须反复做大便隐血试验，及早作内镜和 X 线影像学检查。慢性肾功能不全和甲状腺功能减退是老年人继发性贫血的常见病因。肾功能检查及血 T_3、T_4、TSH 检查有较大的诊断价值。

该患全身 PET 扫描排除了实质器官恶性病变的可能；反复大便常规正常，也无消化系统症状，且胃钡餐检查提示慢性胃炎，无恶性肿瘤表现；甲状腺功能正常；虽然肾功能不全，因间断使用 EPO，血 EPO 浓度偏高，贫血原因应该与此无关。

3. 不能忽略血液系统疾病引起的贫血　再生障碍性贫血（以下简称再障）及急性白血病均可发生在老年，往往病程较缓慢，出血和感染相对较轻。有时因急性白血病为低增生性，血象中白细胞不增高，幼稚细胞少见而易漏诊。骨髓细胞学及组织学检查可助确诊，核素骨髓扫描对再障诊断也有重要意义。多发性骨髓瘤也是多发于老年人的浆细胞恶性增生性疾病，少数患者只有贫血而无多发性骨髓瘤典型症状，必须进一步作有关检查而确诊。老年人的溶血常是继发于淋巴瘤或慢性淋巴细胞白血病的免疫性溶血；少数情况下，在转移性肿瘤时可致微血管病性溶血性贫血。

慢性 NK 细胞淋巴增殖性疾病是近年来逐步认识到的一个淋巴细胞增殖性疾病新病种，由于免疫学临床应用的广泛开展，临床报道逐渐增多，临床特征为外周血 NK 细胞计数的绝对增多≥0.6×10⁹/L，且持续 6 个月以上。病因不明，可能与病毒感染及杀伤性免疫球蛋白样受体（KIR）大量活化有关。本病 NK 细胞大多数为大颗粒性淋巴细胞（LGL）[1]，免疫表型为 CD3（-）CD16（+）/CD56（+），占淋巴细胞总数的 40% 以上，可出现细胞毒标志阳性（T 细胞内抗原、粒酶 B 和粒酶 M）。大多数患者可无任何症状和体征，部分患者可出现淋巴结肿大、肝脾肿大和皮肤损害表现等。治疗主要采用皮质类固醇及免疫抑制剂，患者生存期一般较长，少部分病患可进展为侵袭性 NK 细胞肿瘤性疾病。本病例外周血 NK 细胞计数的绝对增多≥0.6×10⁹/L，且持续 6 个月以上，微小病毒 B19 阴性，具有 CD34（+），CD3（-），CD56（+）表型特点，诊断为慢性 NK 细胞淋巴增殖性疾病。该患者由于高龄，合并症较多，预后不良。

【专家点评】

邹萍（华中科技大学同济医学院附属协和医院　教授）

这是一例老年慢性 NK 细胞淋巴增殖性疾病，临床医师通过外周血，骨髓细胞学，骨髓活检及免疫分型，并结合染色体、流式细胞术，FISH 等先进的检测手段获得诊断，并根据老年人贫血的病因学进行了全面的鉴别诊断，以防止误诊和对某些重要疾病的漏诊，是一个很好的示范病例。

以下几点需引起重视：

1. 慢性 NK 细胞淋巴增殖性疾病是 2008 年 WHO 分类新增的疾病类型[2]，是一种罕见的起源于成熟 NK 细胞系的恶性淋巴细胞增殖性疾病，外周血涂片可见 NK 大颗粒淋巴细胞增多，大多数患者没有症状，发热，肝脾肿大，淋巴结肿大少见。典型免疫表型为 CD2（+），CD3（+），CD16（+），CD56（+）。本病一般不合并 EBV 感染。因缺乏特异性克隆标志，临床上很难鉴别反应性和克隆性的增殖。前者多继发于感染，自身免疫性疾病，恶性肿瘤等，可自行恢复；后者病程多超过 6 个月或更长，且伴有系统症状或累及其他脏器。

2. 本病还应和 T 细胞大颗粒淋巴细胞白血病相鉴别[3]。后者易伴发纯红细胞再生障碍性贫血，中性粒细胞减少和类风湿关节炎，免疫表型为 CD8（+）T 淋巴细胞。

3. 慢性 NK 细胞淋巴增殖性疾病临床表现缺乏特异性，单独用于诊断存在一定的困难；骨髓细胞形态学因取材方便，标本制备也容易，在以往的诊断中起到十分重要的作用，但仍存在一定的局限性，不能区分淋巴细胞来源和对细胞亚型做出进一步分析；组织病理学和免疫组化染色对于慢性 NK 细胞淋巴增殖性疾病的诊断具有决定性意义，但由于它属于有创检查，而且有些组织标本的获取比较困难，处理也比较复杂，从而限制了它在临床的应用。流式细胞术[4]在短时间分析大量细胞，了解被测细胞所属细胞系列及分化程度，从而达到鉴别诊断的目的。随着流式细胞仪的普及，大量潜在慢性淋巴细胞增殖性疾病患者首先是通过外周血和（或）骨髓的流式细胞免疫分型得到确诊，在临床值得广泛推广。

4. 对于高龄老年患者，尤其伴有慢性肾功能不全，在使用环孢素 A 的过程中要密切关注肾功能的变化，预防肾功能恶化所带来的不良后果，血环孢素 A 浓度维持在 200 ~ 400ng/ml，根据血药浓度调整药物剂量。尽量减少输血次数，避免铁负荷过重造成的脏器损害，必要时可行去铁治疗。

───────── ■ 参考文献 ■ ─────────

1. Loughran Tp Jr. Clonal diseases of large granular lymphocytes. Blood, 1993, 82: 1-14.

2. Yamaguchi M, Suzuki R, Kwong YL, et al. Asia Phase Ⅰ study of dexamethasone, methotrexate, ifosfamide, L-asparaginase, and etoposide chemotherapy fou advanced-stage, relapsed or refractory extra nodal natural killer (NK) /T-cell lymphoma and leykemia. Cancer Sci, 2008, 10: 1349.

3. Jaffe ES, HarrisNL, Stein H, et al. World Health Orgnization Classification of Tumours. Pathology and genetics of tumours of hanatopoietic and lymphoid tissue. IARC Press, Lyon. 2001, 109-253.

4. 王建中. 临床流式细胞分析. 上海：上海科学技术出版社，2005, 4-14.

老年特发性高嗜酸性粒细胞综合征一例

李世彬　肖广辉　张　蕴

【病例介绍】

患者男性，61 岁，因"发现嗜酸性粒细胞增高 10 个月，间断发热 1 个月"于 2010 年 11 月 2 日入院。患者于入院前 10 个月因"痛风"发作查血常规示白细胞及嗜酸性粒细胞（eosinophil，EOS）增高，间断复查 EOS 27.3%~52.1%。逐渐出现胸闷、气短、乏力、双下肢水肿、脾肿大、蛋白尿、血红蛋白及血小板减低，此后发现心尖部附壁血栓，经相关检查除外寄生虫感染、风湿免疫系统疾病、变态反应等，诊断为特发性高嗜酸性粒细胞综合征（idiopathic hypereosinophilic syndrome，IHES）。口服阿赛松治疗后，EOS 可降至正常，腹水、心包积液消失，心尖部血栓缩小，肝损害脾大减轻，遂自行停用药物近三个月。于入院前 1 个月受凉后出现高热，体温达 39.7℃，无咳嗽咳痰，胸 CT 示右肺上叶实变伴空洞形成，于外院予青霉素类抗感染治疗 17 天，复查 CT 无明显好转，停药三天后再次发热，遂收入我院。

既往史： 过敏性鼻炎、冠心病、高血压、痛风病史。长期吸烟史，少量饮酒，否认疫区旅居史。

查体： 体温 38.5℃，神清语利，皮肤黏膜无黄染皮疹，双肺无明显干湿啰音，心率 127 次/分，律齐，无杂音，腹软，脾肋下 2cm，质中，无压痛，神经系统查体阴性。

辅助检查：

血常规：血红蛋白 102g/L↓，EOS 计数 $0.45×10^9$/L↑。

尿便常规、凝血功能基本正常。尿蛋白（++）。

血生化：谷草转氨酶 82mmol/L↑、谷丙转氨酶 76mmol/L↑、总胆红素 30.5μmol/L↑、结合胆红素 23.3μmol/L↑、白蛋白 29g/L↓；尿素 29.9mmol/L↑、肌酐 153.0μmol/L↑。

免疫球蛋白 A 6.23g/L、血沉 55mm/h↑、C 反应蛋白 50.50mg/L↑、抗核抗体阴性、G 实验阴性。

骨髓穿刺：骨髓增生极度活跃，EOS 多见（32.32%），片状分布，形态偏成熟，散在偏成熟阶段中性粒细胞及中晚幼红细胞，巨核细胞不少，未见原始细胞增多，未见淋巴细胞增多；FIP1L1/PDGFRα 融合基因检测（−）（见文末彩图 89-1）。

超声心动图：左房大，左室心尖部附壁血栓 3.7cm×1.7cm×1.5cm，二、三尖瓣轻度反流（见文末彩图 89-2）。

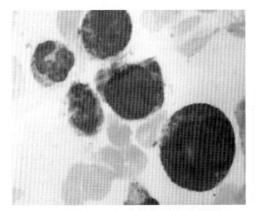

图 89-1　骨髓中嗜酸性粒细胞
比例增高

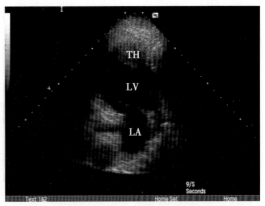

图 89-2　左室心尖部附壁血栓
3.7cm×1.7cm×1.5cm

腹部 B 超：肝脏多发实性结节，脾大 12.8cm×4.7cm。

胸部 CT：右上叶大片实变，并空洞形成（图 89-3），右下叶背段斑片影，考虑感染性病变。予抗感染治疗后右肺上叶实变及空洞较前缩小（图 89-4）。

气管镜：支气管炎症，支气管灌洗液：无菌落发育，真菌（−）抗酸染色（−），病理示（右上叶后段、右上、尖后段间嵴）肺泡间质纤维组织增生致间隔增宽，肺泡上皮轻度增生，肺泡腔内充满粉染物质，考虑为肺泡蛋白沉着症。另见小块支气管黏膜示基底膜增厚及纤维组织增生。

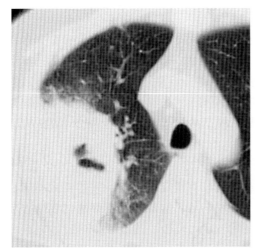

图 89-3　肺部 CT
右肺上叶实变伴空洞形成

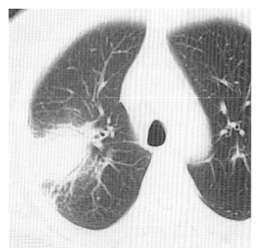

图 89-4　肺部 CT（抗感染治疗后复查）
右肺上叶实变及空洞较前缩小

诊断：1. 肺炎；2. 特发性高嗜酸性粒细胞综合征；3. 心尖部附壁血栓。

治疗：予口服阿赛松联合抗感染抗真菌保护靶器官对症治疗，患者肺内实变影缩小，但于 2010 年 12 月 8 日突发全血细胞减少（血红蛋白 58g/L，白细胞 0.31×10⁹/L，血小板 11×10⁹/L）；心尖部血栓增大（图 89-5）；复查骨穿 FIP1L1/PDGFRα 融合基因检测阳性；体温 38~40℃，肝区出现叩击痛，肝功能恶化。加大激素用量至甲泼尼龙 80mg/d，予丙种球蛋白及白蛋白输注出现过敏，并伴有一过性抽搐、记忆力丧失、谵语等精神症状 2010 年 12 月 11 日复查心尖部血栓仍存在（图 89-6），补充造血刺激因子等无效，于 2010 年 12 月 13 日死亡。

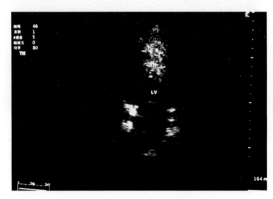
图 89-5　左室心尖部附壁血栓
4.0cm×3.0cm×2.1cm

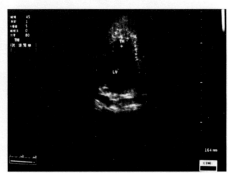
图 89-6　左室心尖部附壁血栓
2.0cm×1.4cm

【病例讨论】

特发性高嗜酸性粒细胞综合征（idiopathic hypereosinophilic syndrome，IHES）为一少见病，以 EOS 增高、伴有靶器官损害为特征并伴有与 EOS 增高相关的血管炎、骨髓增殖异常等的一类病征，临床表现各异。

IHES 诊断标准：①嗜酸性粒细胞绝对计数高于 1.5×10⁹/L，达半年以上；②有多系统及多脏器受累的证据；③未发现其他引起 EOS 增多的原因，包括寄生虫感染，变态反应性疾病，某些药物、感染、血液病、风湿性疾病和结缔组织疾病引起的 EOS 增多。本例患者，院外 EOS 曾达 11×10⁹/L 且持续增高病程达 10 个月，经多方检测缺乏明确的引起 EOS 增多的原因，并有左室心尖部附壁血栓、脾大肝损、神经系统症状，符合 IHES 的诊断标准。

IHES 可累及任何器官，较典型受损器官包括心、肺、肝、脾、皮肤和神经系统[1]，其中最严重且预后较差的是心脏病变。由于嗜酸性细胞直接浸润或其释放的毒素损伤心脏常可致残与死亡，心内膜和微血管的损害启动了血栓形成，造成心内膜纤维化和局限性心内膜病，乳头肌和腱索受损，常合并引起二尖瓣和三尖瓣反流，最终发生进行性充血性心力衰竭，心肌壁的血栓亦为全身或肺血管的栓子提供了来源。本例患者经治疗后肺部病变好转，但血液、心脏、肝肾等靶器官进行性恶化，并出现谵语等神经系统症状，不除外与心脏栓子脱落、弥漫性脑病有关。因此提高对 EOS 增多累及心脏临床表现的认识，有助于早期发现和给予积极的治疗，从而可能会改善患者的预后[2]。

IHES 的治疗首选肾上腺皮质激素，根据美国卫生研究院的资料分析，泼尼松的显效和部分有效分别为 38%、31%，总有效率占 69%。有血管神经水肿、荨麻疹、血清 IgE 水平增高的超敏型患者，泼尼松治疗效果显著，预后良好；如果单纯泼尼松治疗效果不好或伴有心脏、周围神经、皮肤等靶器官损害的患者，可加用或改用细胞毒药物羟基脲或环磷酰胺，疗程可根据外周血细胞数加以调整。效果仍不明显，可选用干扰素 α，50 周为一个疗程[3]或用环孢素 A。嗜酸性粒细胞计数较高者，可行白细胞或血浆置换，或可选用长春新碱及烷化剂。IHES 在 2008 年修订的 WHO 分类中归属于慢性骨髓增殖性疾病的范畴，并且强调了其肿瘤性质；同时指出原发性嗜酸性细胞增多的患者中存在不同的分子类型。有关 IHES 发病的分子机制的研究发现[4]，50% 以上的 IHES 中存在 FIP1L1/PDGFRα 融合基因，该基因是 4 号染色体 q12 中间缺失即 del（4）（Q12Q12）形成新的融合基因。针对这一作用靶点，研究者应用治疗慢性粒细胞白血病的特异性酪氨酸激酶抑制剂甲磺酸伊马替尼治疗 IHES，取得较好疗效。最近有学者统计[5]，对于 2 例 FIP1L1/PDGFRα 融合基因检测阴性患者，予伊马替尼治疗效果仍较好，因例数少，需要积累更多的病例进行观察。本例患者院外，单予口服泼尼松 1mg/（kg·d）治疗一个月后，EOS 可恢复正常，心脏血栓缩小，肝脾肾损害好转，遂将激素减量，此时合并肺部感染，予强有力抗生素抗真菌药物治疗的同时加大激素用量，肺部病变好转但血液、心脏、肝肾等靶器官进行性恶化，并出现谵语等神经系统症状，此时融合基因检测阳性，全血细胞减低造血系统衰竭难以接受相关药物治疗，最终死亡。有研究报道实际上曾被诊断为 IHES 的部分患者已经是慢性嗜酸性粒细胞白血病[6]。患者糖皮质激素治疗一度有效，停用后病情恶化，若针对 FIP1L1/PDGFRα 融合基因这一作用靶点，应用酪氨酸激酶抑制剂甲磺酸伊马替尼治疗，应是一个可行的治疗方案。

【专家点评】

邵宗鸿（天津医科大学总医院　教授）

这是一例以嗜酸性粒细胞（eosinophil，EOS）增高，伴有心脏、血液、肺、肾、中枢神经系统、皮肤等多器官受累的特发性高嗜酸性粒细胞综合征病例。曾激素治疗症状好转，停药三个月后病情急转恶化。高热、脾大、血红蛋白及血小板减低，并出现心尖部附壁血栓，胸 CT 右上叶前后段实变伴空洞形成，考虑为感染源不明的大范围肺内感染性病变所致的坏死性肺炎，符合特发性高嗜酸性粒细胞综合征脏器损伤表现，经积极抗炎激素等治疗病情一度控制，但很快恶化死亡，文献报道：IHES 患者未经治疗，50% 于 1 年内死亡，平均存活为 9 个月。近年来用激素、细胞毒类药物等应用，5 年生存率不断提高。此患者治疗中途停药是导致病情急变的主要因素。

整个诊治过程值得经验总结：

1. 患者间断复查 EOS 在 27.3%~52.1% 持续 10 个月，侵犯多个脏器，可基本确立特发性高嗜酸性粒细胞增多症诊断，治疗有所控制后突然恶化，应除外嗜酸性粒细胞白血病、慢性嗜酸性粒细胞白血病的可能，应动员患者经皮肺穿刺及组织病理，明确病变性质。

2. IHES 的治疗首选肾上腺皮质激素是正确的，根据美国卫生研究院的资料分析，泼尼松的显效和部分有效分别为38%、31%，总有效率占69%。IHES在2008年修订的WHO分类中归属于慢性骨髓增殖性疾病的范畴，并且强调了其肿瘤性质；同时指出特发性嗜酸性细胞增多的患者中存在不同的分子类型。50%以上的IHES中存在FIP1L1/PDGFRα融合基因，该基因是4号染色体q12中间缺失即del（4）（Q12Q12）形成的新的融合基因。该患者FIP1L1/PDGFRα融合基因检测阳性，在治疗上应更加积极。

3. 患者治疗过程中突发全血细胞减少；心尖部血栓增大；复查骨穿FIP1L1/PDGFRα融合基因检测阳性；体温38~40℃，肝区出现叩击痛，肝功能恶化。加大激素用量，予丙种球蛋白及白蛋白输注又出现过敏症状，并伴有一过性抽搐、记忆力丧失、谵语等精神症状，补充造血刺激因子无效，后死亡。这也符合IHES的恶性肿瘤性质。针对FIP1L1/PDGFRα融合基因这一作用靶点，有研究者应用治疗慢性粒细胞白血病的特异性酪氨酸激酶抑制剂甲磺酸伊马替尼治疗IHES，取得较好疗效。也有应用在融合基因检测阴性患者身上的成功病例，可供借鉴。

［本文引自：李世彬，冯淑芝，张蕴，等. 特发性高嗜酸细胞综合征一例报告. 天津医药，2011，（12）：1180-1181.］

参考文献

1. 郑淑芳，董作人，张静楠. 有特殊临床表现的高嗜酸细胞综合征. 中华内科杂志，2001，40（10）：706.

2. 田庄，方全，赵大春，等. 嗜酸性粒细胞增多症患者心脏受累的临床和病理表现. 中华内科杂志，2010，49（8）：684-687.

3. Yoon TY, Ahn GB, Chang SH. Complete remission of hypereosinophilic syndrome after interferon-alpha therapy: report of a case and literature review. Dermatol, 2000, 27（2）：110-115.

4. Metzgeroth G. Safety and efficacy of imatinib in chronic eosinophilic leukaemia and hypereosinophlic syndrome, a phase-II study. Br J Haematol, 2008, 143（5）：707-715.

5. 刘红. 特发性嗜酸粒细胞增多综合征多器官损害与预后的关系. 西部医学，2010，22（7）：1279-1280.

6. Bain BJ. Relationship between idiopathic hypereosinophilic syndrome, eosinophilic leukemia, and systemic mastocytosis. Am J Hematol, 2004, 77（1）：82-85.

以谵妄和低血压为首发症状的
巨幼红细胞贫血一例

吕雪英　张　勤　杨云梅

【病例介绍】

患者男性，75 岁。因"头晕、呕吐伴意识障碍 1 天"于 2010 年 6 月 30 日入院。患者无明显诱因出现头晕呕吐，呕吐物为胃内容物，伴面色苍白、四肢冰冷，随即意识模糊，烦躁，胡言乱语，大小便失禁，无四肢抽搐，无口吐白沫，由 120 送至本院。急诊头颅 CT 检查未见明显出血灶，血白细胞 $6.3×10^9$/L，中性粒细胞 85.9%，血红蛋白 40g/L，平均红细胞体积 122.9fl，平均血红蛋白量 44.7pg，平均红细胞宽度 23.1%，血小板 $43×10^9$/L，血乳酸脱氢酶 1270U/L，羟丁酸脱氢酶 1282U/L。

既往史： 2 年前常有"头晕"，伴双下肢行走无力，在外院诊断"颈椎病"，予中医治疗。1 年来因居住地变化，饮食欠佳，素食为主。近半年体重减轻 10kg。

入院查体： T 37.1℃，P 67 次/分，R 16 次/分，BP 91/49mmHg，神志清，精神差，皮肤巩膜无明显黄染，浅表淋巴结无肿大，全身皮肤未见出血点，两肺呼吸音清，未及干湿啰音，心率 67 次/分，律齐，未闻及杂音，腹软，肝脾未及，全腹无压痛，无反跳痛，双下肢不肿，双侧巴氏征阳性。

治疗经过： 入院后予以吸氧、监护，补充液体、输血及其他对症支持治疗。住院当晚患者再次出现间歇性谵妄，第二天查房时自诉有控制不住的幻觉。尿量较多，但血压偏低，经积极扩容等治疗后仍不能维持，故静脉给予多巴胺使血压维持在正常范围。住院期间检查结果如下：

尿常规正常。

血生化：球蛋白降低，胆红素 26μmol/L，总胆固醇、低密度脂蛋白胆固醇和极低密度脂蛋白胆固醇均下降，其他生化指标正常。

C 反应蛋白 18.0mg/L。

甲状旁腺激素 89.7pg/ml。

RF、ASO、ANA、ANCA 等均阴性。

骨髓报告：粒红两系均可见巨幼变等病态造血现象，首先考虑巨幼红细胞贫血，骨髓增生异常综合征待排除，巨核细胞中等量，产血小板功能差（见文末彩图 90-1）。

头颅 MRI：老年性脑改变。

脑电图示：慢 α 活动脑电图。

颈椎 MRI：①颈椎退行性变；②$C_5 \sim C_6$、$C_6 \sim C_7$ 椎间盘变性伴突出（中央型）。腰椎正侧位示腰椎退行性变。

心脏超声：主动脉硬化，左室舒张功能减退，二、三尖瓣轻度反流。

肺部 CT：①两侧胸腔少量积液；②左肺舌叶少许感染性病变，两肺纤维增殖灶。

诊断：巨幼红细胞贫血

治疗：确诊后给叶酸 10mg 3 次/日口服和维生素 B_{12} 1mg 肌内注射 1 次/日治疗，5 天后两药剂量均减半。患者住院 1 周后头晕、乏力减轻，食欲改善，颈腰酸痛渐消失，精神状态好转，幻觉消失，血红蛋白稳中有升，血小板稳步上升，血压维持于 $120 \sim 140/70 \sim 80$mmHg，多巴胺剂量逐渐减少，并于 7 月 14 日停用。复查骨髓常规报告未再发现粒红两系巨幼变等病态造血现象（见文末彩图 90-2）。血常规（7 月 27 日）：血红蛋白 98g/L，平均红细胞体积 95.3fl，平均血红蛋白量 30.9pg，平均红细胞宽度 17.1%，血小板 277×10^9/L（图 90-3~图 90-8）。7 月 28 日出院。

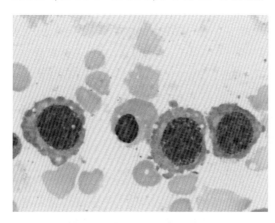

图 90-1　6 月 30 日骨髓改变

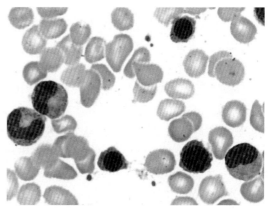

图 90-2　7 月 9 日骨髓改变

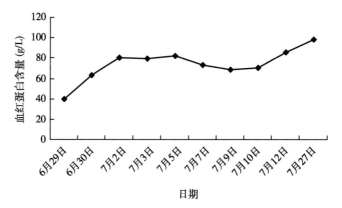

图 90-3　血红蛋白含量变化趋势

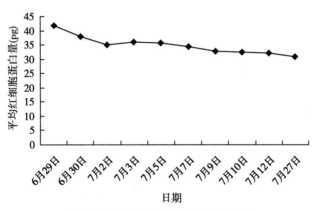

图 90-4 平均红细胞蛋白量变化趋势

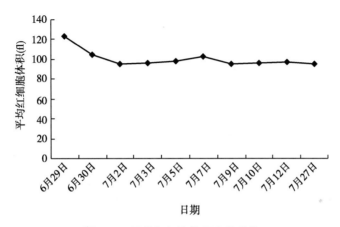

图 90-5 平均红细胞体积变化趋势

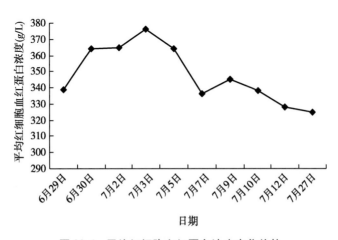

图 90-6 平均红细胞血红蛋白浓度变化趋势

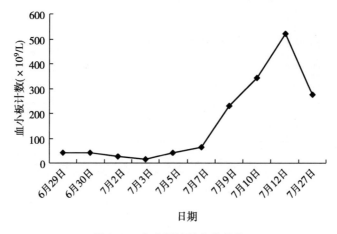

图 90-7 血小板计数变化趋势

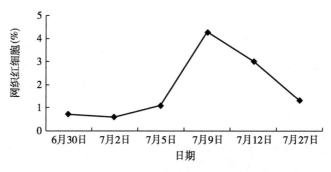

图 90-8 网织红细胞变化趋势

患者出院后仍服用小剂量叶酸和维生素 B_{12} 片，半年后随访，自觉无不适，生活基本能自理，饮食正常，不再偏食，每天能去公园散步。在当地医院复查血常规、血压均正常。

【病例讨论】

巨幼红细胞贫血（megaloblastic anemia，MA）是一种由体内缺乏叶酸和（或）维生素 B_{12} 所引起的脱氧核糖核酸（DNA）合成障碍所致的贫血，亦可因遗传性或药物等获得性 DNA 合成障碍引起[1]。近年来，随着人口老龄化，老年巨幼红细胞贫血患者逐渐增加[2]。老年人巨幼红细胞贫血的原因相对复杂，以摄入不足最为多见，胃大部切除术后、恶性肿瘤等原因次之。

巨幼红细胞贫血临床上一般表现为中重度贫血，除贫血的症状如乏力、头晕、活动后气短心悸外，严重贫血者可有轻度黄疸，也可同时有白细胞和血小板减少。除了贫血，巨幼红细胞贫血患者也常常合并有反复发作的舌炎、舌面光滑乳头及味觉消失、食欲不振、腹胀、腹泻、便秘等消化道表现。维生素 B_{12} 缺乏特别是恶性贫血的患者常有神经系统症状，主要是由于脊髓后、侧索和周围神经受损所致。表现为乏力、手足对称性麻木感觉障碍、下肢步态不稳、行走困难。老年患者常表现脑神经受损的精神异常、无欲、抑郁、嗜睡或精神错乱。部分巨幼红细胞贫血患者的神经系统症状可发生于贫血之前。国外学者报道，老年巨幼红细胞贫血与认知功能下降和神经精神异常密切相关，并认为叶酸与维生素 B_{12} 在记忆获取与认知发展方面有着不同的作用[3,4]。一般患者在进行适当的治疗后可得到很快的反应，临床症状迅速改善，神经系统症状恢复较慢或不恢复[5]。

一般来说，符合以下诊断依据即可诊断巨幼红细胞贫血：①有叶酸、维生素 B_{12} 缺乏的病因及临床表现；②外周血呈大细胞贫血（MCV>100fl），大多红细胞呈大卵圆形，中性粒细胞核分叶过多，5 叶者>5%或有 6 叶者出现；③骨髓呈现典型的巨型改变巨幼红细胞>10%，粒细胞系统及巨核细胞系统亦有巨型改变，无其他病态造血表现；④血清叶酸水平降低<6.81nmol/L、红细胞叶酸水平<227nmol/L、维生素 B_{12} 水平降低<75pmol/L。

近年来随着人口老龄化，老年人巨幼红细胞贫血的发生率也有增多趋势，而其原因更为复杂[6]。老年患者由于合并内、外科疾病较多，贫血临床表现多不典型，多仅表现非特异性的临床症状，如胸闷、心悸、头晕、乏力、食欲不振等，并以非血液病作为首诊原因。老年巨幼细胞贫血与其他疾病的表现多重叠或类似，如心前区疼痛、下肢水肿、气促、心悸等易与心血管疾病混淆。老年巨幼细胞贫血所表现的手足麻木、共济失调、步态不稳、精神异常等又与小脑疾病、脑动脉供血不足、老年精神病等难以区别。临床医师若对老年巨幼红细胞贫血的临床特点知之甚少，则极易将其忽视，造成误诊或漏诊。

就此例患者，我们组织院内专家，进行了如下讨论：

杨云梅（浙江大学医学院附属第一医院老年病科　主任医师）

患者老年男性，以突发恶心呕吐、谵妄、低血压起病；查体重度贫血貌，双侧巴氏征阳性；血常规示红细胞和血小板减少，血 LDH 明显升高；骨髓象提示巨幼红细胞贫血；头颅 MRI 未见梗死和出血病灶；颈椎 MRI 示颈椎病（脊髓型）；此患者巨幼红细胞贫血诊断是否成立；谵妄和低血压能否用一元论解释？请各位专家讨论。

金洁（浙江大学医学院附属第一医院血液科　主任医师）

患者住院前一天的血常规示重度贫血，红细胞平均体积、平均血红蛋白量和红细胞宽度均明显大于正常，支持巨幼红细胞贫血的诊断。乳酸脱氢酶明显升高，有轻度的黄疸，说明患者骨髓有无效造血或红细胞的原位溶血使红细胞寿命缩短，也支持巨幼红细胞贫血的诊断。入院当天的骨髓检查有巨幼红细胞贫血的表现。患者老年男性，结合患者情况，首先考虑巨幼红细胞贫血，骨髓增生异常综合征待排除，临床上不很符合血栓性血小板减少性紫癜。可先予以叶酸、维生素 B_{12} 治疗，观察网织红细胞、血红蛋白和血小板变化情况。如指标改善，临床其他症状好转，说明治疗有效，支持巨幼红细胞贫血的诊断。

罗本燕（浙江大学医学院附属第一医院神经内科　主任医师）

患者有谵妄、巴氏征阳性，头颅 MRI 和 CT 未见明显异常，颈椎 MRI：$C_5 \sim C_6$、$C_6 \sim C_7$ 椎间盘变性伴突出（中央型）。考虑患者巴氏征阳性可能与颈髓受压迫有关。

胡少华（浙江大学医学院附属第一医院精神卫生科　副主任医师）

患者有一过性谵妄表现，无既往病史，考虑原发病引起可能。维生素 B_{12} 是单胺代谢的一个重要元素。维生素 B_{12} 和叶酸缺乏可导致甲基化过程障碍，引起同型半胱氨酸蓄积，维生素 B_{12} 和叶酸缺乏可引起意识障碍和谵妄状态，且这种情况在老年人中更常见，可先治疗原发病。

徐三中（浙江大学医学院附属第一医院骨科　副主任医师）

患者颈、腰及下肢酸痛与颈椎脊椎退行性变及长期卧床有一定关系，颈椎 MRI 提示颈椎病（脊髓型），可加用鲑鱼降钙素肌内注射、碳酸钙维生素 D_3、骨化三醇补钙治疗，如全身情况允许可考虑手术。

吕雪英（浙江大学医学院附属第一医院老年病科　副主任医师）

患者住院过程中出现明显的低血压，国外曾有维生素 B_{12} 缺乏引起的直立性低血压病例报道，巨幼细胞性贫血患者由于站立位时交感神经释放去甲肾上腺素减少，导致血管张力下降而引起直立性低血压。本例患者血压在血容量补充后血压仍不能上升，又无心功能的问题。一元论解释，考虑可能与维生素 B_{12} 缺乏引起血管张力下降所致，可适当补充叶酸和维生素 B_{12} 后，观察血压变化。

杨云梅（浙江大学医学院附属第一医院老年病科　主任医师）

患者一年来居住外乡，以素食为主，再加上老年人肠道吸收功能减退，可能是造成维生素 B_{12} 缺乏的主要原因。本例患者近一年体重下降 10kg，本次入院后作了全面检查，可以排除肿瘤、甲状腺功能亢进、糖尿病等常见病引起的消瘦，说明了其体重下降为饮食不当、营养不佳所造成。有报道维生素 B_{12} 缺乏的发生率随年龄增加而增加。维生素 B_{12} 缺乏在早期症状轻微或无症状，到后期除可引起巨幼红细胞性贫血外，还往往有周围神经系统损害表现，如双下肢无力、麻木，行走不稳等，本例就有这些表现。但颈椎病的症状不可能在用叶酸和维生素 B_{12} 治疗后消失。可治疗后观察症状变化。

【专家点评】

杨云梅（浙江大学医学院附属第一医院老年病科　教授　主任）

巨幼红细胞贫血是血液系统常见病。近年来，随着人口老龄化，老年人巨幼红细胞贫血的发病率有增加趋势，这与老年人消化功能减退（消化道细胞萎缩，多种消化酶分泌减少，肠蠕动功能减弱），牙齿疾病，运动减少，不良饮食习惯（如膳食中加工过度的蔬菜等），使叶酸、维生素 B_{12} 等营养素吸收减少有关。一般以慢性贫血症状起病，如头晕、乏力，四肢酸软等，以精神神经系统为首发症状在临床上较少见，容易误诊。该病例通过体检、实验室检查，临床医师拓展思路，及时明确了诊断，给予了正确治疗，使患者得到较快的康复，值得我们思考和总结。

1. 老年人消化吸收功能下降，再加环境改变，饮食不习惯等原因，使老年患者摄食减少，造血原料不足，更容易发生营养性贫血。临床表现不典型是老年病的特点之一。

2. 此例患者的首发症状以神经精神系统为主，同时伴有低血压表现，又不能以常见的低血容量、感染性休克、心力衰竭、迷走神经兴奋等原因解释，而维生素 B_{12} 缺乏也可导致直立性的血压下降及交感神经释放的激素减少。经过叶酸和维生素 B_{12} 治疗后，患者病情好转，血压稳定正常，进一步证实低血压与维生素 B_{12} 缺乏有关。

3. 巨幼红细胞贫血的主要症状控制后，还应制订长期的治疗方案，定期的门诊复查，这样才能巩固治疗效果，防止复发。

■ 参考文献 ■

1. Selhub J, Morris MS, Jacques PF, et al. Folate-vitamin B-l2 interaction in relation to cognitive impairment,

anemia，and biochemical indicators of vitamin B-12 deficiency. Am J Clin Nutr，2009，89（2）：702S-706S.

2. Stover PJ. Vitamin B12 and older adults. Curr Opin Clin Nutr Metab Care，2010，13（1）：24-27.

3. Morris MC，Evans DA，Bienias JL，et al. Dietary folate and vitamin B12 intake and cognitive decline among community-dwelling older persons. Arch Neurol，2005，62（4）：641-645.

4. Aaron S，Kumar S，Vijayan J，et al. Clinical and laboratory features and response to treatment in patients presenting with vitamin B12 deficiency-related neurological syndromes. Neurol India，2005，53（1）：55-58.

5. 朱晓敏. 老年贫血综合治疗的疗效分析. 中国民康医学，2011，23（20）：2507，2525.

6. Sánehez H，Albala C，Lera L，et al. Comparison of two modes of vitamin B_{12} supplementation on neuroconduction and cognitive function among older people living in Santiago，Chile：a cluster randomized controlled trial. a study protocol. Nutr J，2011，10：100.

老年 POMES 综合征一例

张佳妮　刘慧霞

【病例介绍】

患者男性，66 岁，因"双下肢麻木伴乳房发育 1 年余，加重伴双下肢水肿 1 周"于 2012 年 6 月 5 日入院。入院 1 年前患者劳累后开始出现双足麻木，后逐渐发展为双膝以下麻木，尤以双足底明显，左右对称，无下肢疼痛等不适。在多家医院诊治症状无缓解。近 1 周双下肢麻木较前加重，并出现水肿来就诊。患者起病以来，精神、食欲、睡眠较差，大小便正常，体重减轻大约 5kg。

既往史： 高血压 10 年，现长期口服氨氯地平片控制血压。

入院查体： BP 151/86mmHg，慢性病容。全身皮肤粗糙、色素沉着，无肝掌、蜘蛛痣、出血点。腋下、锁骨上及腹股沟均可扪及多个大小不等淋巴结，质中，活动度可，局部皮肤（−）。甲状腺无肿大。双侧乳房发育，乳晕色素沉着，大小对称。心肺未见明显异常。腹部稍膨，未见肠型及蠕动波，腹壁静脉无曲张，腹软，无压痛反跳痛。肝脏于肋下 2cm 可触及，质中。脾肋下未触及，移动性浊音阳性。双下肢轻度水肿。可见杵状指（趾）。肌张力正常，肌力 5 级。双膝踝反射正常，病理征未引出。

辅助检查：

血常规：血红蛋白 106g/L↓，余正常。

尿常规：尿蛋白（+/−）。

血生化：尿酸 615.7μmol/L↑，钾 3.29mmol/L↓，余正常。

甲状腺功能：TSH 11.09mIU/L↑，余正常。

血沉 48mm/h↑，CRP 12.59mg/L↑。

抗核抗体阳性（1：40）。

性激素：黄体生成素 10.37IU/L（参考值：1.24~8.16IU/L），雌二醇 75pg/ml（参考值：20~75pg/ml），催乳素 23.74ng/ml（参考值：4.79~23.3ng/ml）。皮质醇（8：00）12.87μg/dl（参考值：6.2~19.4μg/dl），（16：00）9.40μg/dl（参考值：2.3~11.9μg/dl）；ACTH（8：00）40.92pmol/L（参考值：1.6~13.9pmol/L），（16：00）5.87pmol/L（参考值：1.6~13.9pmol/L）。

PTH 86.3pg/ml（参考值：15.0~68.3pg/ml）。

血吸虫抗体弱阳性。

尿轻链 κ119mg/dl↑，轻链 λ114mg/dl↑，微量白蛋白 81.5mg/dl↑，尿免疫球蛋白 G 30.7mg/dl↑。

血轻链 κ1610mg/dl↑，轻链 λ750mg/dl↑。

神经肌电图：①双三角肌、肱二头肌、股内肌胫前肌、腓肠肌、右大鱼际肌、小指展肌未见自发电位。所查肌肉未见宽大电位。双三角肌、肱二头肌多相电位增多。②双正中神经、尺神经、腓总神经、胫神经运动传导速度明显减慢。双腓总神经、胫神经运动反应电位消幅减低。双正中神经、尺神经、腓神经感觉反应电位消失。③双胫神经 H 反射消失。意见：神经源性肌电图。四肢周围神经及神经根损害。

骨髓穿刺活检：骨髓增生活跃，粒、红系均活跃，胞体较大的网状样淋巴细胞占 3.5%，巨核细胞正常（见文末彩图 91-1）。

骨髓增生活跃，粒、红系均活跃，胞体较大的网状样淋巴细胞占 3.5%，巨核细胞正常；血片示白细胞分布正常，分类可见异常淋巴细胞占 8%

颈部+双乳、双腋、锁骨上下淋巴结+腹股沟体表彩超示：①甲状腺多发结节，性质待定，良性可能性大；②双乳男性乳腺发育，双侧腋窝及双侧锁骨上窝、锁骨下多发淋巴结肿大（较大者分比为 24mm×14mm、22mm×9mm）；③右腹股沟多发淋巴结肿大（较大者 21mm×8mm）。

右腹股沟淋巴结穿刺活检结果：淋巴结反应性增生。

血、尿免疫固定蛋白电泳均显示检测到单克隆免疫球蛋白 IgA-λ（图 91-2）。

胸腹部 CT 示：①两肺下叶背段及左肺下叶后基底段炎症，两侧胸腔积液（少量），心包积液（少量）；②肝硬化、脾大、腹水；③T_9~T_{11}椎体左侧迂曲的血管影：血管畸形？④两侧肾周筋膜增厚：胰腺炎？腹膜炎？鞍区磁共振平扫增强未见明显异常。

骨 SPECT：第 10 胸椎左侧骨质代谢稍见异常。

胃镜：慢性非萎缩性胃炎，未见明显食管胃底静脉曲张。

心电图、肝功能、血脂、大便常规、凝血常规、肿瘤标志物 12 项、免疫全套、ENA、血糖、HbA1c、肝炎全套（-）。

诊断：1. POMES 综合征；2. 高血压 1 级（极高危）。

治疗：①应用甲泼尼龙 80mg/d 冲击治疗 2 周；②冲击治疗后，环磷酰胺 1g 每周 1 次+口服泼尼松（30mg/d）维持治疗；③低盐饮食，注意休息，营养神经，适当利尿。患者皮肤色素沉着明显减退，多浆膜腔积液较前明显好转。住院治疗 48 天后症状缓解出院。

随访：出院半年后曾联系患者，患者自诉症状自出院后 3 个月左右再次加重，目前已不能下床行走，并合并有多浆膜腔积液、明显皮肤色素沉着，同时男性乳房发育未得到明显控制。后失访。

血液研究室
骨髓细胞学图文报告单

住院号：　　　　取材部位：髂骨　　　　临床诊断：双下肢麻木查

细胞名称		血片	髓片		
		%	平均值	+/-SD	%
原始血细胞			0.08	0.01	
原始粒细胞			0.64	0.33	
早幼粒细胞			1.57	0.60	1
粒细胞系统	中性 中幼		6.49	2.04	10
	晚幼		7.90	1.97	15
	杆状核	10	23.72	3.50	15
	分叶核	53	9.44	2.92	21
	嗜酸 中幼		0.38	0.23	
	晚幼		0.49	0.32	0.5
	杆状核	1	1.25	0.61	
	分叶核	3	0.86	0.61	1
	嗜碱 中幼		0.02	0.05	
	晚幼		0.06	0.07	
	杆状核		0.06	0.09	0.5
	分叶核		0.03	0.05	
红细胞系统	原始红细胞		0.57	0.30	
	早幼红细胞		0.92	0.41	0.5
	中幼红细胞		7.41	1.91	3.5
	晚幼红细胞		10.75	2.36	10
	早巨红细胞				
	中巨红细胞				
	晚巨红细胞				
淋巴	原始淋巴细胞		0.05	0.09	
	幼稚淋巴细胞		0.47	0.84	
	成熟淋巴细胞	21	22.78	7.04	13
	异型淋巴细胞	8			3.5
单核	原始单核细胞		0.01	0.14	
	幼稚单核细胞		0.14	0.19	
	成熟单核细胞	4	3.00	0.88	1.5
浆细胞	原始浆细胞		0.004	0.02	
	幼稚浆细胞		0.104	0.16	
	成熟浆细胞		0.71	0.42	2.5
巨核细胞	原始巨核细胞				
	幼稚巨核细胞				
	颗粒巨核细胞				
	产板巨核细胞				
	裸核巨核细胞				
其他	网状细胞		0.16	0.21	1.5
	内皮细胞		0.05	0.09	
	巨核细胞		0.03	0.06	
	吞噬细胞		0.05	0.09	
	组织嗜碱细胞		0.03	0.09	
	组织嗜酸细胞		0.03		
	脂肪细胞		0.02		
	分类不明细胞		0.03	0.09	
粒系：红系			2.76	0.87	
共计数细胞		100	个		200

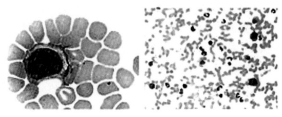

形态描述：

（一）骨髓片
1.取材、涂片、染色可
2.骨髓增生活跃。粒系占64%，红系占14%，粒：红=4.5：1。
3.粒系增生活跃，中性晚幼、分叶核细胞比值升高，余各阶段粒细胞比值大致正常，形态大致正常。
4.红系增生活跃，幼红细胞比值稍低，形态大致正常。
5.淋巴细胞比值大致正常，可见胞体较大的网状样淋巴细胞占3.5%。
6.全片巨核细胞分布正常。血小板成堆分布。
7.未见寄生虫。

（二）血片
白细胞分布正常，分类可见异淋占8%，成熟红细胞形态大致正常，血小板成堆分布。未见寄生虫。

诊断意见：
骨髓增生活跃，粒、红系均活跃，胞体较大的网状样淋巴细胞占3.5%，巨核细胞正常。
血片：白细胞分布正常，分类可见异淋占8%。

建议作淋巴活检、荧光原位杂交Fish（淋巴瘤）。
请结合临床。

图 91-1　骨髓穿刺结果

送检材料：☑ 血清　　　　☐ 尿液

标本质量：☑ 满足实验要求　☐ 基本满足实验要求　☐ 不满足实验要求　☐ 与送检方确认，要求试做　☐ 退检

分子检测结果：

	项目	结果	参考范围
1	免疫固定分型IgG	阴性（−）	阴性（−）
2	免疫固定分型IgA	阳性（＋）	阴性（−）
3	免疫固定分型IgM	阴性（−）	阴性（−）
4	免疫固定分型κ链	阴性（−）	阴性（−）
5	免疫固定分型λ链	阳性（＋）	阴性（−）

结果：检测到单克隆免疫球蛋白IgA-λ。

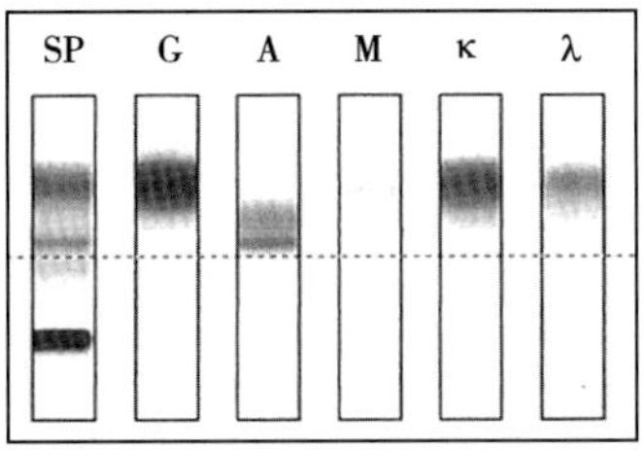

送检材料：☐ 血清　　　　☑ 尿液

标本质量：☑ 满足实验要求　☐ 基本满足实验要求　☐ 不满足实验要求　☐ 与送检方确认，要求试做　☐ 退检

分子检测结果：

	项目	结果	参考范围
1	免疫固定分型IgG	阴性（−）	阴性（−）
2	免疫固定分型IgA	弱阳性（＋）	阴性（−）
3	免疫固定分型IgM	阴性（−）	阴性（−）
4	免疫固定分型κ链	阴性（−）	阴性（−）
5	免疫固定分型λ链	弱阳性（＋）	阴性（−）

结果：检测到极弱的单克隆免疫球蛋白IgA-λ，建议随访。

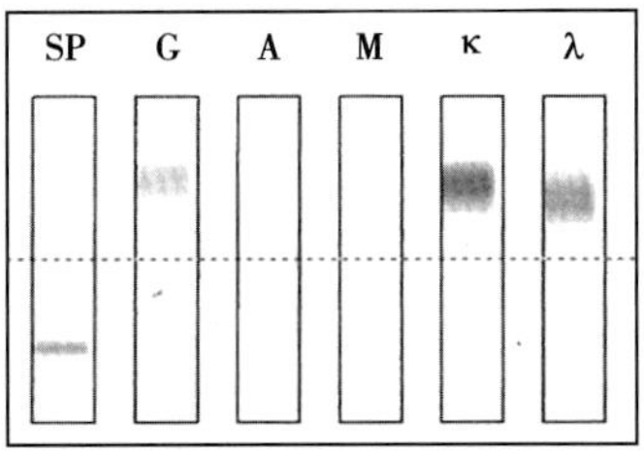

图 91-2　血、尿免疫固定蛋白电泳示检测到单克隆免疫球蛋白 IgA-λ

【病例讨论】

POMES 综合征，是一种与浆细胞病有关的可损害多个脏器的系统性病变。1956 年和 1969 年 Crow 和 Fukase 首先报道并进行了病例描述，1980 年 Bradwick 对该综合征的临床特征进行了总结，并以这些症状的英语首字母缩写而成为今天我们所知的 POMES，即多发性神经病（polyneuropathy）、脏器肿大（organomegaly）、M-蛋白（M protein）、内分泌病变（endocrinopathy）及皮肤改变（skin changes）[1]。1984 年，Nakanishi 将本病又称为 Crow-Fukase 综合征[2]。

本综合征的病因及发病机制尚不完全清楚。有观点认为可能是孤立性骨髓瘤或者浆细胞瘤的远隔效应所致，有些则认为是淋巴因子的作用，还有些认为是毒物质的作用（如三氯乙烯、农药、有机溶剂等），甚至也有观点认为是病毒的作用（如 EB 病毒、卡波肉瘤相关疱疹病毒等）。但目前比较一致的看法是由浆细胞产生异常免疫球蛋白血症引起的多系统损害。

本综合征发病年龄为 26~80 岁，男女比例为（2~3）：1。临床表现如下：

1. 多发性周围神经病变　见于所有患者，也是最常见的首发症状，往往呈进行性、对称性的感觉和运动损害，从四肢远端向近端发展，呈手套、袜套样麻木。部分患者可有麻木、针刺样疼痛、伴或不伴乏力，严重者可出现肌肉萎缩甚至瘫痪。常以感觉受累在先，运动损害在后，颅神经一般不受影响。部分患者颅压增高，并有蛋白和细胞分离现象。少部分可见视乳头水肿，多汗，低血压，阳痿，腹泻，便秘，肠麻痹等自主神经功能障碍。肌电图检查示运动神经和感觉神经的传导速度显著减慢。

2. 脏器损害　肝脾大较常见，肝功能多正常，但 ALB 可低。其次为淋巴结肿大，约 10%~20% 患者可出现 Castleman 病。其他器官也可出现变化，如：肺动脉高压，心肌病变及肾功能不全等。

3. 内分泌系统改变　常影响性腺，甲状腺，胰腺等。尤其以性腺受累多见，常表现为男性阳痿，男性乳房发育，女性闭经，痛性乳房增大，溢乳，雌激素增高，泌乳素增高，睾酮下降，甲状腺多减退，部分可见甲亢，糖耐量异常，糖尿病，也可见肾上腺皮质功能改变。

4. M 蛋白和骨髓异常　约 80% 患者血中出现 M 蛋白，多为 IgG 型，其次为 IgA，IgM 少见。脑脊液内也可出现 M 蛋白。M 蛋白轻链测定绝大部分为 λ 型，极少为 κ 型。10% 的患者尿内有本-周蛋白。骨髓象显示：浆细胞增生，其中 50% 轻度增生，少部分呈中度增生，少数患者骨髓中虽未见浆细胞增生，但可有髓外浆细胞瘤。

5. 皮肤改变　常见皮肤色素沉着，以四肢及头面部为主，可以遍及全身，呈棕黑色，乳晕呈黑色，皮肤增厚，变硬，多毛，有皮肤瘙痒。部分患者躯干出现血管软疣，直径似米粒大小，杵状指，雷诺征，指甲变白等。

6. 其他

（1）水肿多见，常为双下肢凹陷性水肿，也可为全身性。可合并多浆膜腔积液。另外，低热，多汗，杵状指等症状见于半数以上患者。部分患者骨骼 X 线检查显示特征性骨质硬化改变，伴或不伴溶骨性损伤，以躯干，四肢远端和骨盆受累多见。

（2）肾损害多表现为轻中度蛋白尿，可合并肾功能不全，肾脏病理免疫荧光多阴性，或为免疫复合物的非特异沉积；光镜下肾小球和肾小动脉内皮细胞增生、肿胀，可合并缺血性肾损伤，透射电镜表现为内皮细胞增生、肿胀，基底膜内疏松层增厚，未见电子致密物。部分病例可有高尿酸血症。

在该病例中患者全身皮肤粗糙、色素沉着明显，有男性乳房发育，发育的乳房乳晕区皮肤亦呈黑色。下肢麻木症状长达 1 年，并呈上行性发展趋势。患者肝脾肿大，腋窝、锁骨上下窝、颈部、腹股沟等多处可扪及淋巴结肿大，还可见杵状指趾。另外该病例中患者不仅双下肢水肿，同时合并有多浆膜腔积液（如胸腔、心包少量积液，中等量腹水），而相关的检查结果不仅显示其有感觉及运动神经病变、慢性肾炎、高尿酸血症、高泌乳素及高雌二醇水平，同时合并有亚临床型甲减。彩超及 CT 亦显示肝脾肿大。免疫固定蛋白电泳提示可检测 M 蛋白，为 IgA 型-λ 链。骨髓检查中骨髓增生活跃，粒、红系均活跃，胞体较大的网状样淋巴细胞占 3.5%，巨核细胞正常。同时患者在住院期间曾有低热。故 POMES 综合征诊断明确。

【专家点评】

刘慧霞（中南大学湘雅医院老年内分泌科 教授 主任医师）

这是一例较为典型的 POMES 综合征，临床医师通过临床症状、实验室生化指标、影像学检查、骨髓穿刺、淋巴结活检及免疫固定蛋白电泳等一系列手段明确了 POMES 综合征的诊断，并根据其症状及可能的发病机制进行了有效的激素冲击、免疫干预及对症支持治疗，是一个很好的示范病例。

有以下几点需要注意：

1. POEMS 综合征（Crow-Fukase 综合征） 患者常因四肢麻木无力或突发肢体水肿而就诊，由于首发症状无特异性，病程不同时期表现复杂、多变，容易造成误诊或漏诊，常误诊为吉兰-巴雷综合征、肝硬化、肾炎、骨髓瘤、结缔组织病等。如本病例就曾经在外院诊治时就曾经将男性乳房发育归因于肝硬化、周围神经病变认为是吉兰-巴雷综合征，从而忽视了其他非特异性症状的诊断价值，造成误诊或漏诊。此外，该病属于少见病，医师对此类疾病经验不足，询问病史及查体不细，片面强调较突出的症状，或局限于本科疾病的诊断，加之诊断技术手段不足，无条件进行 M 蛋白等项目的检查，亦是误诊原因之一。

2. Dispenzieri 提出新的 POEMS 综合征诊断标准（2003 年）[3]，见表 91-1。

表 91-1　POEMS 综合征诊断标准（2003 年）

主要标准	①多发性神经病变 ②单克隆浆细胞增殖性异常
次要标准	①硬化性骨病变 ②Castleman 病 ③脏器肿大（脾肿大、肝大或淋巴结肿大） ④水肿（外周水肿、胸腔积液或腹水） ⑤内分泌病变（肾上腺、甲状腺※、垂体、性腺、甲状旁腺及胰腺※） ⑥皮肤改变（色素沉着、多毛、血管瘤、指甲苍白、多血症） ⑦视盘水肿
伴随症状	畸形、杵状指、体重减轻、血栓、红细胞增多、甲亢
可能伴随症状	肺动脉高压、限制性肺病、血栓体质、关节痛、收缩性心功能障碍、发热、腹泻

注：符合 2 条主要标准和至少 1 条次要标准可诊断为 POEMS 综合征

※甲状腺异常和糖尿病临床比较常见，单纯此两病不算满足诊断标准的次要标准

3. POEMS 综合征目前尚无特殊治疗方法，目前主要采用：①免疫干预治疗：可应用免疫抑制药和细胞毒性药物，如皮质激素、环磷酰胺、硫唑嘌呤、环孢素、美法仑等。②手术及放射治疗：有人主张手术切除局部骨髓瘤病灶或采取放射治疗，对孤立性骨髓瘤有一定效果，但对于伴发多发性骨髓瘤者疗效差，肾上腺皮质激素治疗可使部分症状缓解，对于使用泼尼松、环磷酰胺无效的患者，曾有报道称改用他莫昔芬（tamoxfen）后，各种症状得到改善。③另外也有学者报道对于免疫抑制剂不敏感的患者，应用自体造血干细胞移植的疗法可使患者的临床症状明显改善。④亦有报道血浆置换疗法可使临床症状明显缓解。⑤最新研究表明血管内皮生长因子（VEGF）在 POMES 综合征患者血清中较高，认为在病理生理方面比其他单克隆 γ 球蛋白病起着更重要的作用，并描述 1 例 POMES 综合征患者 VEGF 水平增高，贝伐单抗（bevacizumab）治疗后迅速降低，临床表现有显著改善。但该结论缺乏更多的证据支持。但到目前为止，该病虽经综合治疗后症状可有不同程度缓解，但其远期疗效差，预后不佳，死因常为多器官功能衰竭。

参考文献

1. Bardwick PA, Zvaifler NJ, Gill GN. Plasma cell dyscrasia with polyneuropathy, organomegaly, endocrinopathy, M-protein and skin changes: the POEMS syndrome. Medicine (Baltimore), 1980, 59 (4): 311-322.

2. Nakanishi T, Sobue I, Toyokura Y. Crow-Fukase syndrome: a study of 102 cases in Japan. Neurology, 1984, 34 (6): 712-720.

3. DispenzieriA, KyleRA, LacyMQ, et al. POEMS syndrome: definition and long-term outcome. Blood, 2003, 101 (7): 2496-2506.

以晕厥、血沉高为主要表现的
原发性巨球蛋白血症一例

吕雪英　杨云梅

【病例介绍】

患者男性，80 岁，因"反复胸闷、心前区不适 3 年，意识丧失 1 次"入院。3 年前患者无明显诱因出现反复发作的胸闷，夜间明显，偶感心前区闷痛，一般持续数分钟，无放射痛，与活动无明显关系，自服庆余救心丸症状可缓解，无夜间阵发性呼吸困难，无少尿和双下肢水肿，未进一步诊治。1 天前在双上肢活动时突然出现心前区不适，头胀、头晕，视物旋转，恶心出汗，四肢无力，晕倒在沙发上，呼之不应，不能言语，无四肢抽搐，无口吐白沫，无尿便失禁。15 分钟后被家人送到单位医务室时神志转清，给葛根素等输液治疗后症状好转。

既往史： 十二指肠球部溃疡史数年，定期复查胃镜。慢性支气管炎史 10 多年，近 2 年几乎无急性发作。无高血压、冠心病史，无肝炎、结核病等传染病史。

入院查体： 体温 36.0℃，脉搏 72 次/分，呼吸 20 次/分，血压 111/63mmHg，神志清，慢性病容，口唇略发绀，轻度桶状胸，两肺呼吸音稍低，两肺底少量湿啰音，心界不大，心音中等，律齐，无明显病理性杂音。腹部体检正常，无杵状指，四肢脊柱无畸形，活动正常，神经系统无病理体征。

入院诊断： 1. 冠心病；2. 短暂性脑缺血；3. 颈椎病；4. 慢性支气管炎临床缓解期。

诊疗经过： 给吸氧、金钠多、氯吡格雷等活血化淤治疗，尼莫地平改善脑血供，脑生素（脑蛋白水解物）改善脑细胞营养等治疗后，晕厥未再发作，头晕明显减轻，但看报时头晕加重，同时一直感觉颈肩部不适，酸胀难受，无肩关节和颈部活动障碍。给予塞来昔布、盐酸乙哌立松和降钙素针剂治疗，同时配合理疗，1 周后症状无改善。因胃镜检查提示慢性糜烂性胃炎伴胆汁反流，十二指肠球部霜降样溃疡，予奥美拉唑口服，但颈肩部酸胀和看报时头晕症状未见改善。

辅助检查：

血常规：白细胞 $5.5×10^9/L$，中性粒细胞 59%，淋巴细胞 26%，血红蛋白 121g/L，血

小板 $195×10^9/L$。

尿常规正常。

血生化：总蛋白 85g/L，白蛋白 40.8g/L，球蛋白 44.2g/L，白/球比为 0.9，丙氨酸转氨酶、天冬氨酸转氨酶、碱性磷酸酶等均正常，血脂、血电解质、血糖正常。

凝血功能：凝血酶原时间 14.2 秒（正常对照 13 秒），国际标准化比值 1.13。

血沉 118mm/h↑。

CRP、血抗核抗体谱、血结核抗体、PPD 试验、血肿瘤标志物、甲状腺功能、血气分析均正常。肝炎系列、血梅毒抗体（－）。

心电图：窦性心律，一度房室传导阻滞，肢导低电压。

24 小时动态心电图：窦性心律，不完全性左房内传导阻滞，一度房室传导阻滞，多源房性期前收缩，偶发多源室性期前收缩。

心脏超声：主动脉硬化，左室舒张功能减退，肺动脉瓣、主动脉瓣、三尖瓣轻度反流。

肺部 CT：两侧支气管病变，左侧斜裂胸膜轻度增厚。

肺功能：轻度阻塞性通气功能障碍。

脑电图报告：轻中度异常。双下肢肌电图检查未见异常。

颈椎 MRI：颈椎退行性变，C_4~C_5、C_5~C_6、C_6~C_7椎间盘膨出。

头颅 MRI：未见异常。

椎基底动脉 MRA：颈部所见血管未见异常。

双颈动脉彩超血流通畅，未见增厚及斑块，双下肢动脉血流通畅。右侧颈部探及淋巴结，大小 1.6cm×0.5cm，左侧颈部探及淋巴结，大小 1.1cm×0.6cm，双腋下探及淋巴结，右侧约 0.5cm×0.3cm，左侧约 0.5cm×0.2cm，后腹膜未见明显异常。

B 超：左肝囊肿，胆囊、脾正常，前列腺增生伴钙化。

骨骼 ECT 正常。

因诊断不明在血液科指导下进一步检查，结果如下：

血免疫球蛋白：IgG 6.25g/L，IgA 6.8g/L，IgM 36g/L。

血 κ 轻链 41.90g/L↑（正常 5.74~12.8g/L），λ 轻链 2.10g/L（正常 2.69~6.38g/L）。

尿 κ 轻链 50.39g/L↑（正常 0~10.85g/L），λ 轻链<0.05g/L（正常 0~50g/L。

尿本-周蛋白阴性。

血蛋白电泳：总蛋白 46.6%，γ34.5+M%。

头颅正侧位片未见明显异常。

骨髓报告：粒系增生活跃，以成熟中性分叶核细胞为主，部分粒细胞胞质中有中毒颗粒和少量空泡。红系增生受抑，幼红仅占 2%，成熟红细胞形态无殊，成熟淋巴细胞形态无特殊，巨核细胞未见。

诊断：原发性巨球蛋白血症。

治疗：血浆置换，第 1 次置换血浆量 1700ml，次日患者颈肩部不适症状明显缓解，看报时头晕也消失，复查血沉 83mm/h，IgM 22.8g/L，γ29.1+M%，血浆置换后开始服苯丁酸氮芥 2mg，每日 3 次。第 2 次血浆置换为 1 年后，置换前查血免疫球蛋白 IgM 又明显升高，血清蛋白电泳 γ32.2+M%，血清免疫电泳呈单克隆 IgM 增高。复查骨髓检查结果：骨髓增生活跃，粒红比例 3.2 : 1，骨髓以淋巴样浆细胞增生为主，占 51%，粒系减少，有中毒颗粒空泡变性，红系减少，偶见各阶段幼红细胞，成熟红细胞形态大小不等，呈缗钱状排列，全片见巨核细胞 5 个，血小板数略减少，浆细胞增多，可见双核浆细胞。血浆置换后症状改善明显。

随访：继续按医嘱服苯丁酸氮芥，定期血浆置换，已随访 2 年，患者一般情况较好，继续随访中。

【病例讨论】

原发性巨球蛋白血症是由 Waldenstrom 于 1944 年首先报道的一种浆细胞恶性病变，又称华氏巨球蛋白血症，以骨髓和淋巴结内淋巴样浆细胞浸润、血清中出现单克隆 IgM 为特征，多见于老年人，平均年龄 63 岁。原发性巨球蛋白血症患者约占巨球蛋白血症全部患者的 25%，属恶性浆细胞病范畴。临床表现无特异性，常见症状有乏力，虚弱，体重减轻，发作性出血及高黏滞综合征。本病例患者临床表现极不典型，根据患者症状、体征及入院后所行常规辅助检查，我们以心脑血管疾病及颈椎病来解释及治疗患者，但是临床症状改善不明显，因而我们组织了全院大会诊，记录如下。

吕雪英（浙江大学医学院附属第一医院老年病科 副主任医师）

患者高龄老人，本次因突然意识丧失 1 次入院，入院后查体无明显阳性体征发现，实验室检查 2 次血沉在 100mm/h 以上，其他指标无明显异常。入院后给予扩张脑血管、抗血小板、肌松、止痛等治疗后，患者未再发生意识丧失，但颈肩部酸胀和看报时头晕症状未好转，目前此患者诊断不明确，请各位专家讨论还需进一步做什么检查来明确诊断。

罗本燕（浙江大学医学院附属第一医院神经内科 主任医师）

本例的病史特点：老年男性，在双上肢活动时突然意识丧失，时间较长，约 15 分钟后意识转清，不伴语言和肢体活动障碍，体检无神经系统病理体征发现，故可排除脑出血和脑血栓形成，但短暂性脑缺血发作（TIA）要考虑。TIA 的临床表现根据受累脑血管的部位不同而有差异，如基底动脉受累时可出现眩晕、视觉语言障碍、意识丧失等，颈内动脉受累时引起对侧肢体无力、麻木、一过性偏盲或弱视、失语、意识丧失等。本例入院后查双侧颈动脉彩超未见动脉硬化和粥样斑块形成，头颅 MRI 和椎基底动脉 MRA 检查未发现异常，病史中无高血压、糖尿病病史，无类似症状反复发作史，故对 TIA 的支持依据不足。颈部及双肩部的酸胀不适，伴有血沉明显增高，也不能以脑血管病解释。另外，老年人常见的晕厥是心源性的，老年人可能有隐性冠心病存在，可能会发生一过性的严重心律失常，致脑供血不足而发生晕厥，可惜没有发作当时的心电图等记录。但心源性晕厥一般发作时间短暂，多在数秒内意识恢复，持续 15 分钟的意识障碍不像是心源性所致。

朱建华（浙江大学医学院附属第一医院心内科 主任医师）

此患者主诉为反复胸闷、心前区不适 3 年，意识丧失 1 次入院，再加患者高龄，首先会想到心源性晕厥。但患者的胸闷、心前区不适症状与活动无关，夜间多发，且无明确胸痛，不像是心绞痛发作。入院后查心界不大，无心脏杂音，无心律失常，心电图仅有一度房室传导阻滞，无 ST 段和 T 波改变，24 小时动态心电图显示多源房性期前收缩，偶发多源室性期前收缩。心超显示各个房室大小正常，升主动脉内径 4.2cm，主波低平，重搏波欠清晰。主瓣细，启闭可。二尖瓣细，前叶双峰，后叶逆向。室间隔不厚，与左室后壁运动逆向，主肺动脉内径 28mm。静息状态下未见明显室壁节段性运动异常。这些表现都不足以诊断冠心病，当然突发性心律失常不是没有，但心源性晕厥持续时间一般短暂，晕厥发作前无先兆症状。严重的心源性晕厥发作即称为急性心源性脑缺血综合征，此时患者可合并抽搐，偶有尿便失禁。发作时患者心音消失，脉搏触不到。发作停止后不会总是在看报时头晕和双肩、颈部酸胀不适，这些都与心源性晕厥不符。另外临床上最常见的是血管性晕厥，其中以血管抑制性晕厥最常见，此病多发生于年轻女性，有明显的诱因为特点。本例为老年人，在双上肢活动时可能有情绪紧张等诱因，发作前有心前区不适，头胀、头晕，视物旋转，恶心出汗，四肢无力等先兆症状，与本病表现相似，但此类晕厥发作一般在平卧或头低位时立即恢复，醒后无后遗症，更不可能有血沉的增快。

林向进（浙江大学医学院附属第一医院骨科　主任医师）

本患者主要是因突然意识丧失而入院检查，入院后经活血化淤抗凝治疗未再有意识丧失发作，但一直诉颈部及双肩部酸胀不适，追问病史，患者颈肩部症状并非入院后才有，而是已有数月时间了，曾在外院作过理疗，未见效果，此次起病后症状较前明显。检查患者一般情况尚好，颈椎无畸形，未及明显压痛，左肩胛旁压痛，压颈牵拉试验阴性，双上肢肌力正常，腱反射（++），Hofmann 征阴性。颈椎正侧位 X 线片报告：颈椎退变。颈椎 MRI：$C_4 \sim C_5$、$C_5 \sim C_6$、$C_6 \sim C_7$ 椎间盘膨出。骨科考虑为颈椎退变，颈椎 4~5、5~6、6~7 膨出，肩胛旁筋膜炎。已给予盐酸乙哌立松松弛肌肉、塞来昔布止痛治疗，同时予降钙素针剂每日 1 次、碳酸钙维生素 D_3 和阿法骨化醇口服，配合理疗，1 周后颈肩部症状无改善，故要寻找其他原因引起的症状，尤其是血沉快，不能单纯以颈椎退变解释。

金洁（浙江大学医学院附属第一医院血液科　主任医师）

此患者综合表现主要有意识丧失、颈肩部酸胀不适和血沉快。此三大表现能否用一元论解释是本病诊断的关键。从目前的临床资料中，血结核抗体阴性，PPD 试验阴性，血抗核抗体谱正常，血肿瘤标志物正常，胃镜检查示慢性糜烂性胃炎伴胆汁反流及十二指肠球部霜降样溃疡，骨骼 ECT 正常，基本可以排除结核性、风湿性和肿瘤性所致的血沉增快。血液成分改变也可致晕厥，常见为重度贫血，但本例血红蛋白正常。另外，还应注意到此患者球蛋白明显升高，白/球蛋白比例倒置，而不能用肝硬化等解释，在血液科疾病中要考虑有多发性骨髓瘤或巨球蛋白血症的可能，建议做骨髓检查、查血免疫球蛋白、蛋白电泳、血尿轻链、头颅和骨盆平片等检查，以协助诊断。

根据患者血沉增快在 100mm/h 以上，血尿轻链增高，血免疫球蛋白 IgM 36g/L，蛋白电泳 γ34.5+M%，基本可诊断为巨球蛋白血症。因瘤体细胞在骨髓中可呈灶性分布，第 1 次骨髓检查表现不典型不能排除此病，必要时多部位穿刺。因患者无恶性肿瘤、风湿病和其他慢性病的病史和表现，故以原发性巨球蛋白血症可能。巨球蛋白血症为一种源自 B 细胞具有合成和分泌 IgM 能力的淋巴样浆细胞恶性增生的疾病，以分泌大量的单克隆巨球蛋白并广泛浸润骨髓和髓外脏器为特点，多见于 50 岁以上男性，临床表现无特异性，常被误诊为多发性骨髓瘤、慢性再障、慢性淋巴细胞性白血病、肝硬化、慢性肾炎、结核病等其他疾病，像本例这样以意识丧失入院者少见报道。由于血液中有大量的 IgM，且 IgM 分子易相互聚合并与血中其他蛋白结合，使血浆黏聚性增高，引起高黏血症，影响脏器血液循环而引起相应的症状。在脑部可表现为头昏、眩晕、轻瘫、意识障碍等，在四肢关节可表现肢体无力、关节酸胀疼痛，在眼部可出现视力障碍，在心脏可表现胸闷、乏力等症状，部分患者可出现雷诺现象。本例临床表现不典型，无贫血、出血表现，无肝脾肿大等，再加本病属于少见病，对其认识缺乏，故造成误诊。本病最易与多发性骨髓瘤、意义未明单克隆免疫球蛋白血症相混淆。前者的诊断依据：①骨髓中浆细胞>15%，且有形态异常；②血中有大量的免疫球蛋白（IgG>35g/L，IgA>20g/L，IgM>15g/L，IgD>2g/L，IgE>2g/L）或尿中本-周蛋白>1g/24h；③溶骨病变或广泛的骨质疏松。后者的诊断依据：无骨骼病变，骨髓中浆细胞增多不明显，单克隆免疫球蛋白一般少于10g/L，且数年无变化。原发性巨球蛋白血症是一病程进展缓慢的疾病，被确诊后平均生存期30~40个月，但此病有转变为其他血液系统恶性肿瘤的可能。

根据大会诊结果，患者诊断基本考虑为巨球蛋白血症。老年巨球蛋白血症患者没有临床表现时，即无贫血、出血倾向、高黏滞综合征、肾功能不全或神经系统症状时，不宜进行化疗。进行治疗的指征是患者有上述临床表现。烷化剂是治疗本病的主要化疗药物，其中苯丁酸氮芥（瘤可宁）是应用最多的一种。当发生严重高黏滞综合征而引起视力障碍、严重出血倾向或昏迷时，应给予血浆置换。本病患者给予相应治疗后症状明显改善，也验证了巨球蛋白血症的诊断。

【专家点评】

吕雪英（浙江大学医学院附属第一医院老年病科　副主任医师）

患者以胸闷、心前区不适3年及突然意识丧失起病，发生于老年人，一般首先会想到是心源性晕厥，但经入院查体和辅助检查后，最后明确了巨球蛋白血症的诊断，较为少见。对于此病例还值得注意几点：

1. 晕厥在老年人很常见，往往由心律失常、低血压或高血压、脑血管疾病、心包积液、严重贫血等原因引起。该病例无上述疾病的证据，唯有血沉这一非特异性指标明显异常，据此检查，最后明确诊断为巨球蛋白血症。说明老年人临床表现的复杂性和不典型性，老年病科医师必须思路开阔，具备各科扎实的基础知识和临床经验，不轻易放弃任何疑点。

2. 巨球蛋白血症与多发性骨髓瘤等浆细胞病容易混淆，后者在老年人较常见，除血沉增快外，可伴有贫血、骨质破坏、肾功能损害等，两者必须加以鉴别，因为治疗方案完全不同。

3. 此类患者易发生高凝状态，老年人伴有动脉硬化、冠心病等时，极易并发心脑血管事件，应高度重视。

参考文献

1. 许小平，居小萍，许燕群，等．原发性巨球蛋白血症转变为非霍杰金淋巴瘤1例．中华血液学杂志，2003，24（3）：114.

2. 高睿哲，陈莉，许小平，等．原发性巨球蛋白血症转化为急性淋巴细胞白血病1例．中华内科杂志，2004，43（11）：870.

3. Foran JM, Rohatiner AZ, Coiffier B, et al. Multicenter phase and study of fludarabine phosphate for patients with newly diagnosed lymphoplasm acytoid lymphoma, Waldenstrom smacroglobu linemia, and mantle-cell lymphoma. Clin Oncol, 1999, 17 (2): 546-553.

4. Laurencet FM, Zulian GB, Guetty-AlbertoM, et al. Cladribine with cyclophosphamide and prednisone in the management of low-grade lymphoproliferative malignancies. Br J Cancer, 1999, 79 (7-8): 1215-1219.

老年抗心磷脂抗体综合征
合并肺栓塞一例

方美琴　洪华山　杨　明　窦　萍　陈道纯　黄慧玲　韩　英

【病例介绍】

患者男性，80 岁，因"咯血1天"于 2012 年 3 月 15 日入院。患者无明显诱因起病，咯鲜血 3 次，总量约 50ml，不含食物及胃内容物，伴咳嗽，无咳痰，无发热，无气促，无胸痛、胸闷、心悸，无盗汗。

既往史： "垂体瘤伽马刀术后" 20 余年，术后出现腺垂体功能减退，长期予"氢化可的松、左甲状腺素钠片及十一酸睾酮"替代治疗。另有"原发性高血压、冠状动脉粥样硬化性心脏病、全身多发脂肪瘤、末梢神经炎、L_1 椎体压缩性骨折"病史。

入院查体： T 36.3℃，P 70 次/分，R 18 次/分，BP 120/80mmHg。体重 106kg，BMI 32.9kg/m^2。神志清，口腔内少许新鲜血，口唇无发绀。双侧呼吸音粗，双下肺闻及湿啰音，以左下肺为甚，未闻及干啰音。心率 70 次/分，律齐，无杂音。腹部未查及阳性体征。双下肢中度凹陷性水肿。

诊疗经过： 入院当晚无诱因再次出现咯血，气促明显，无咳痰、发热、无胸痛、胸闷、心悸等。血压 156/82mmHg，SpO_2 77%，R 22 次/分，神志清，呼吸稍急促，颈软，颈静脉无怒张。双肺呼吸音粗，可闻及大量湿啰音，右下肺可闻及少许干啰音。心率 88 次/分，律齐，无杂音。腹部无阳性体征。双下肢中度凹陷性水肿。予呋塞米（速尿）利尿消肿，多索茶碱解痉平喘等处理后气促好转。

辅助检查：

血常规：白细胞 $11×10^9/L$↑，中性粒细胞 75.2%↑，血红蛋白 152g/L，血小板 $169×10^9/L$。

心肌酶：正常；NT-proBNP 287pg/ml。

凝血功能：D-二聚体 6.90μg/ml↑，其余正常。

血气分析：pH 7.466↑，PCO_2 29.9mmHg↓，PO_2 51.5mmHg↓，BE-0.4，SO_2 88.7%↓。

心磷脂抗体（ACA）+β₂糖蛋白抗体：抗心磷脂抗体 IgG 42.876 GPL/ml↑（正常范围<18），IgM 354.207 MPL/ml↑（正常范围<18），抗β₂糖蛋白 1 抗体 165.993 RU/ml↑（正常范围<20）。

抗中性粒细胞胞浆抗体 cANCA、抗中性粒细胞核周抗体 pANCA、抗核抗体（ANA）+ANA 抗体谱、人免疫缺陷病毒抗体（HIV）+丙型肝炎抗体（HCV）+梅毒螺旋体抗体：均阴性。

心电图：胸导联 $V_3 \sim V_6$ 导联 T 波低平。

肺动脉 CTA（图 93-1）：双肺动脉分支栓塞，左肺舌段动脉、左下肺动脉、右肺上中下叶动脉多发充盈缺损，考虑栓子形成。

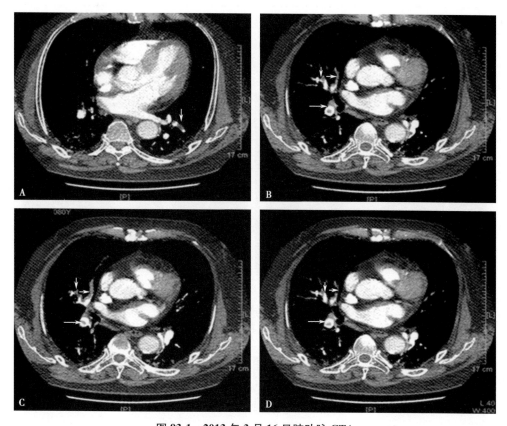

图 93-1　2013 年 3 月 16 日肺动脉 CTA
双肺动脉分支栓塞（栓塞部位为箭头所示）
A. 左下肺动脉充盈缺损；B. 右肺上中下叶动脉多发充盈缺损；
C. 右肺上中下叶动脉多发充盈缺损；D. 右肺上中下叶动脉多发充盈缺损

诊断：1. 肺栓塞（左肺舌段动脉、左下肺动脉、右肺上中下叶动脉）；2. 原发性高血压；3. 冠状动脉硬化性心脏病；4. 全身多发脂肪瘤；5. 末梢神经炎；6. L_1 椎体压缩性骨折。

治疗：患者无右心功能不全表现，血压正常，为"非大面积肺栓塞"，立即开始低分子肝素抗凝治疗，之后两周内两次出现与华法林叠加用药时咯血，改单药抗凝后咯血消失（具体见表 93-1），最终在 INR 未达目标时更换为单用华法林，据 INR 调整华法林剂量，维持 INR 在 2.0 左右，监测 D-二聚体均在正常范围。其他对症处理包括抗感染、化痰等治疗。

表 93-1　抗凝治疗方案及凝血结果一览表

时间	治疗方案	咯血	INR	D-二聚体（μg/ml）
治疗前		是	正常	6.90
治疗 1~2 天	低分子肝素	否		
治疗 3~4 天	低分子肝素+华法林	是	1.4~1.5	1.52
治疗 5~12 天	低分子肝素	否	1.0~1.3	0.84
治疗 13~14 天	低分子肝素+华法林	是	1.2~1.5	0.42
治疗 15 天之后	华法林	否	2.0	正常

随访：

2013 年 3 月 31 日肺动脉 CTA（图 93-2）：双肺动脉分支栓塞较前好转。

2013 年 5 月 17 日肺动脉 CTA（图 93-3）：双肺动脉显影未见明显异常。

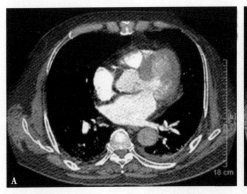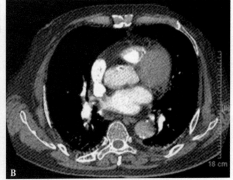

图 93-2　2013 年 3 月 31 日肺动脉 CTA

双肺动脉分支栓塞较前好转

A. 左下肺动脉充盈缺损基本消失；B. 右肺叶分支动脉充盈缺损较前明显减少

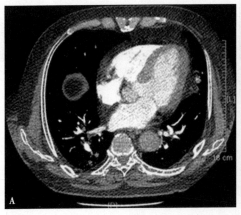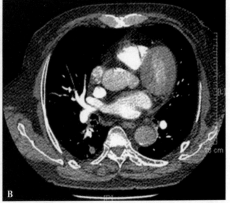

图 93-3　2013 年 5 月 17 日肺动脉 CTA

双肺动脉显影未见明显异常

A. 左下肺动脉显影正常；B. 右肺叶分支动脉显影正常

2012 年 6 月 15 日复查抗心磷脂抗体 IgG 14.534 GPL/ml，IgM 66.021 MPL/ml↑，抗 β_2 糖蛋白 1 抗体 91.593 RU/ml↑。

2012 年 12 月 27 日复查抗心磷脂抗体 IgG 8.114 GPL/ml，IgM 8.159 MPL/ml，抗 β_2 糖蛋白 1 抗体>200 RU/ml↑。

【病例讨论】

临床上特别是老年人"典型肺栓塞三联征"患者少见，对于气促、咯血不能解释者应考虑肺栓塞的可能。对于此类患者应急查 D-二聚体，<0.5μg/ml 可排除肺栓塞；>0.5μg/ml 要进一步肺动脉 CTA 以明确诊断。如果为非大面积或次大面积肺栓塞，治疗应抗凝为主。

本例在重叠使用低分子肝素和华法林时多次反复出血，应考虑以下几个方面：①再次发生肺栓塞：复查肺动脉 CTA 较前好转，不支持再次肺栓塞引起的咯血。②合并全身系统疾病：查 ANA 抗体谱、ANCA 均阴性，但间隔 3 个月 2 次复查抗心磷脂抗体 IgM 均为阳性，抗 β_2 糖蛋白 1 抗体持续阳性，支持"抗心磷脂抗体综合征（APS）"的诊断，治疗上仍以抗凝治疗为主。③药物相互作用：患者应用双联抗凝药物时反复出现咯血，单用抗凝低分子肝素或华法林均未出现咯血，故考虑反复咯血与双联抗凝有关。高龄老年人凝血与抗凝血机制比较脆弱，使用不当容易产生出血，特别是联合使用时较一般人更容易出血。因此要密切观察病情变化，调整用药。如本例在华法林 INR 达 1.3 左右即停用低分子肝素，而逐步调整华法林用量最终 INR 达标而未再出血。因此，高龄老年的抗凝治疗特别是联合使用时要十分注意出血倾向，要根据高龄老年的具体情况而实施个体化抗凝治疗。

【专家点评】

洪华山（福建医科大学附属协和医院老年病科　教授　博士生导师）

诊断：患者以咯血为主要表现，住院当天晚上再发咯血伴呼吸困难、血氧饱和度下降，有高龄、肥胖、长期使用皮质醇激素及雄激素等高凝危险因素存在，D-二聚体升高，应考虑肺栓塞可能，因此，在患者住院第 2 天查肺动脉 CT 血管造影显示"双肺动脉分支栓塞，左肺舌段动脉、左下肺动脉、右肺上中下叶动脉多发充盈缺损，考虑栓子形成"，所以"肺动脉栓塞"诊断明确。

本例的难点与重点在于患者在抗凝期间反复出现咯血，其原因应考虑以下几个方面：①反复发生肺栓塞：但 D-二聚体检测值逐渐下降，更为重要的是半月后复查肺动脉 CTA 较前好转，因此可以排除反复肺栓塞引起的咯血。②合并自身免疫性疾病：本例患者抗心磷脂抗体 IgM 间隔 12 周以上两次测量阳性，抗 β_2 糖蛋白 1 抗体间隔 12 周以上 3 次测量阳性，根据 2013 抗心磷脂抗体综合征治疗指南诊断标准[1]，考虑"抗心磷脂抗体综合征（APS）"可以诊断，肺栓塞为 APS 的临床表现之一。对于 APS 的治疗仍以抗凝治疗为主。③与高龄患者应用双联抗凝药物有关：本例在治疗过程中单独使用低分子肝素或华法林均未出现咯血，而上述 2 种抗凝药重叠使用时出现咯血，虽然 INR 只有 1.3~1.5，尚未达到指南所要求的 2.0~3.0[2,3] 左右的要求，但高龄老年人凝血与抗凝血机制比较脆弱，联合使用时较一般人更容易出血，故本例患者的反复咯血与双联抗凝有关。因此，从本例得到的经验是高龄老年人的抗凝治疗特别是联合不同药物时要十分注意出血倾向，应根据高龄老年的具体情况而实施个体化抗凝治疗。

随访：患者每 2 周门诊随访治疗，长期应用华法林 4.5mg，1 次/晚，INR 维持在 2.0 左右，D-二聚体均维持在正常范围，每月复查 INR1 次，半年后复查肺动脉 CT 血管造影提示肺动脉各分支未见明显血栓影。目前仍在继续服用华法林抗凝，一般情况良好。

老年人由于其生理、病理和解剖学上的特点，在原有慢性病的基础上容易发生肺栓塞。老年肺栓塞具有三高的特点：发病率高、误诊率高、死亡高，因此必须提高早期诊断水平。文献报道老年肺血栓栓塞误诊率>70%，误诊率高的原因主要有如下：症状不典型、多种病并存、临床表现多样。因此，如何提高临床诊断率十分重要，临床上如果出现不能解释的呼吸困难、晕厥、咯血等均要考虑肺栓塞的可能，可查 D-二聚体、血气分析、肺动脉 CT 血管造影、床边超声心动图等进一步明确。目前，我国临床上肺栓塞的治疗仍不规范：如溶栓太多、抗凝不足、介入技术待加强、手术治疗条件有限。因此应严格遵循指南，把握好适应证，规范治疗。2011 年发表的《大面积肺栓塞和次大面积肺栓塞、深静脉血栓形成和慢性血栓性肺动脉高压的处理：美国心脏协会科学声明》[4]文章中，把急性肺栓塞分为如下 3 种临床分型：①大面积肺栓塞：急性肺栓塞伴低血压（收缩压<90mmHg 持续至少 15 分钟或需要升压药物维持，且除外其他原因如心律失常、低血容量、脓毒血症或左室功能障碍所致）、无脉或持续性严重心动过缓（心率<40 次/分，有休克的症状或体征）。②次大面积肺栓塞：急性肺栓塞不伴体循环低血压（收缩压≥90mmHg），但合并右室功能障碍或心肌坏死。有下列一项即有右室功能障碍：A. 超声心动图示右心室扩张（心尖四腔心切面中右心室直径与左心室直径之比>0.9）或右心室收缩障碍；B. CT 示右心室扩张（四腔心右室直径与左心室直径之比>0.9）；C. 脑钠尿肽升高（>90ng/L）；D. N 端脑钠尿肽前体（NT-proBNP）升高（>500ng/L）；E. 心电图改变（新发生的完全性或不完全性右束支阻滞、前间隔导联 ST 段抬高或压低或前间隔导联 T 波倒置。出现下列一种情况即为心肌坏死：肌钙蛋白 I 升高（>0.4μg/L）或肌钙蛋白 T 升高（>0.1μg/L）。③低危肺栓塞：急性肺栓塞不伴有反映大面积肺栓塞或次大面积肺栓塞预后不良的临床指标。

肺栓塞溶栓的适应证包括：①急性大面积肺栓塞且无明显出血并发症风险的患者；②急性次大面积肺栓塞患者若有预后不良的临床证据（新出现的血流动力学不稳定，呼吸衰竭恶化，严重右心室功能障碍，严重心肌坏死）且出血并发症风险较低时，可考虑溶栓治疗。肺栓塞溶栓的禁忌证：①低危肺栓塞患者；②对急性次大面积肺栓塞伴轻度右心室功能不全，轻度心肌坏死，且无临床恶化的患者；③不明原因的心跳骤停患者。按照美国美国心脏协会关于肺栓塞的科学声明[3]，本例患者无血压下降，无右心室功能障碍等表现，为低危肺栓塞，同时又是高龄 80 岁患者，共病多，因此，不宜进行溶栓，只需要进行足够长程的抗凝治疗，而我们的治疗策略和效果是非常好的。

在此，特别指出关于老年肺栓塞抗凝治疗应注意的问题：①抗凝强度要适合：INR 在 2.0 左右，有些患者要根据具体情况可以把 INR 控制在 1.7~2.0；②抗凝时间要足：6 个月至 1 年甚至长期抗凝；③肝素或低分子肝素抗凝转换成华法林时一般要有重叠时间（3~5天）使 INR 基本达标。在老年人由于肝肾功能差、吸收功能低下、排泄功能低下、代谢功能低下、药物不良反应增多、凝血系统、抗凝系统脆弱等原因，在抗凝过程中要特别注意小剂量开始，谨慎联合用药；联合用药过程中严密观察，如出血，则不一定按常规重叠，如本例患者的诊疗过程提示：老老年人（>80 岁）不能像中青年人一样使用常规抗凝药物剂量，低分子肝素与华法林重叠时间应短于常规时间，或特殊情况下可以不重叠，否则容易出血。另外，需要指出的是关于华法林启用时间要合适，一般在低分子肝素抗凝 1 周后，重叠使用华法林为宜。

　　［本文引自：方美琴，洪华山，黄慧玲，等．80 岁高龄患者咯血 1 天．中华高血压杂志，2014，22（2）：192-197.］

■ 参考文献 ■
---

1. Danowski A，Rego J，Kakehasi AM，et al. Guidelines for the treatment of antiphospholipid syndrome. Rev Bras Reumatol，2013，53（2）：184-192.

2. Torbicki A，Perrier A，Konstantinides S，et al. Guidelines on the diagnosis and management of acute pulmonary embolism：the Task Force for the Diagnosis and Management of Acute Pulmonary Embolism of the European Society of Cardiology（ESC）. Eur Heart J，2008，29（18）：2276-2315.

3. Kearon C，Kahn SR，Agnelli G，et al. Antithrombotic therapy for venous thromboembolic disease：American College of Chest Physicians Evidence-Based Clinical Practice Guidelines（8th Edition）. Chest，2008，133（6 Suppl）：454S-545S.

4. Jaff MR，McMurtry MS，Archer SL，et al. Management of massive and submassive pulmonary embolism，iliofemoral deep vein thrombosis，and chronic thromboembolic pulmonary hypertension：a scientific statement from the American Heart Association. Circulation，2011，123（16）：1788-830.

病例 94

老年巨细胞动脉炎一例

李艳伟　王晓丽

【病例介绍】

患者男性，75 岁，因"头皮疼痛 2 个月，发热 17 天"入院。入院前 2 个月患者感冒后出现头皮疼痛，呈持续性中度钝痛，间断服去痛片治疗。17 天前出现发热，最高体温 38.9℃，以午后及夜间发热为主，伴周身乏力、食欲不振，在当地医院静滴抗生素及口服扑热息痛，仍有反复发热，10 天前出现咀嚼肌疼痛、无力。入院后给予抗感染、改善微循环等对症治疗，仍有午后发热，最高 38.5℃。

既往史：否认糖尿病、高血压、心脏病病史。

入院查体：T 37.0℃，BP 120/80mmHg，P 94 次/分，神清语利，头皮触痛阳性，皮肤黏膜无苍白及黄染，浅表淋巴结未触及，视物清晰，口唇无发绀，咽无红肿，扁桃体无肿大。心、肺、腹无阳性体征，双下肢无水肿，双侧巴氏征阴性。

辅助检查：

血常规：白细胞 $6.1×10^9$/L，血红蛋白 121g/L，血小板 $348×10^9$/L↑。

血生化：白蛋白 30.1g/L↓，球蛋白 42.5g/L。

血沉：120mm/h↑，C 反应蛋白：187.09mg/L↑，结核菌素试验弱阳性。

头 CT：脑白质变性。

肺部 CT：双肺局限性肺气肿。

心电图：完全性右束支传导阻滞。

泌尿系超声示：右肾结石，慢性膀胱炎。

肾功能、血糖、血脂、血气分析、肿瘤标志物、肌钙蛋白、心肌酶谱正常。布氏杆菌凝集试验、肺炎支原体抗体、出血热抗体、结核抗体均阴性，风疹病毒、巨细胞病毒、弓形体和单纯疱疹病毒筛查阴性。抗链球菌溶血素 O、类风湿因子、乙肝五项、抗核抗体谱、抗中性粒细胞胞浆抗体三项正常。

尿常规正常，中段尿培养未查到细菌。

心脏、肝胆脾胰、甲状腺及颈部淋巴结超声未见明显异常。

入院后第 6 天左侧颞动脉显露明显，较入院时增粗且有压痛。颞动脉超声示：血管壁回声减低，血管腔狭窄，病变血管呈节段性改变；彩色多普勒超声血流显像示颞动脉血管腔内血流信号呈周边充盈缺损样改变。患者拒绝行颞动脉活检。根据患者年龄、头皮疼痛、咀嚼肌疼痛及无力、发热、周身乏力，查体颞动脉增粗、压痛，化验血沉快，C反应蛋白高及颞动脉超声改变考虑巨细胞动脉炎。排除结核及感染性疾病。

治疗：给予口服泼尼松50mg/d，次日体温降至正常，头皮疼痛、咀嚼肌疼痛明显减轻，泼尼松治疗第6天给环磷酰胺1.0g分两天静脉滴注，同时合用维生素B_6静点。泼尼松治疗第7天头皮疼痛、咀嚼肌疼痛消失，治疗2周血沉32mm/第一小时，C反应蛋白84.0mg/L。

随访：口服泼尼松4周后每周减2.5mg，至维持量10mg/d用药1年。环磷酰胺每月静滴1次，连用6个月。于出院后1个月颞动脉变细、变软，随访3年病情无反复。

【病例讨论】

巨细胞动脉炎（giant cell arteritis，GCA）又称颞动脉炎，是一种原因不明的以大动脉侵犯为主并以血管内层弹性蛋白为中心的坏死性动脉炎，伴肉芽肿的形成，有淋巴细胞、巨噬细胞、多核巨细胞浸润，一般无纤维素样坏死。由于内膜增生血管壁增厚、管腔变窄和阻塞，造成组织缺血。血管病变常呈节段性、多灶性或广泛性损害。血管炎主要累及主动脉弓起始部的动脉分支，亦可累及主动脉的远端动脉以及中小动脉。GCA主要影响50岁以上白种人，亚洲人和黑人少见[1]，随着诊疗技术及临床医师对其认识度提高，此病的检出率逐渐增加。该病典型临床表现为：颞部头痛、头皮及颞动脉触痛、间歇性下颌运动障碍。不典型表现：不明原因发热、乏力、厌食、视物不清、短暂脑缺血发作等。体检可发现颞动脉肿胀、压痛伴结节，在大血管部位可闻及杂音。实验室检查指标的异常是非特异性的，炎性指标如血沉和（或）CRP的正常不能排除GCA的诊断。颞动脉活检是诊断GCA的金标准，特异性高。选择有触痛或有结节的部位可提高检出率，在局麻下切取长度为1.5~3cm的颞动脉，做连续病理切片。影像学检查可以显示颞动脉炎症变化。诊断标准采用1990年美国风湿病协会制定的巨细胞动脉炎分类标准：①发病年龄≥50岁；②新近出现的头痛；③颞动脉病变：颞动脉压痛或触痛、搏动减弱，除外颈动脉硬化所致；④血沉增快：魏氏法测定红细胞沉降率≥50mm/h；⑤颞动脉活检异常：活检标本示血管炎，其特点为单核细胞为主的炎性浸润或肉芽肿性炎症，常有多核巨细胞。符合上述五条标准中的至少三条可诊断为巨细胞动脉炎。该病须与下列疾病进行鉴别：①风湿性多肌痛：GCA早期可能出现风湿性多肌痛综合征表现，在此情况时，应特别注意寻找GCA血管炎的证据，以作出正确的鉴别诊断；②中枢神经孤立性血管炎：仅颅内动脉受影响；③大动脉炎：主要侵犯主动脉及其分支，发病年龄较轻；④韦格纳肉芽肿：虽可侵犯颞动脉，但常累及呼吸系统和（或）肾脏，组织病理学改变及抗中性粒细胞胞浆抗体阳性与GCA不同；⑤结节性多动脉炎：以中小血管为主的节段性坏死性炎症，部分病情严重的患者在血管炎局部可以触及结节，主要累及四肢、胃肠道、肝、肾等动脉和神经滋养血管，引起相应部位的缺血梗死及多发单神经炎。治疗：糖皮质激素被认为是GCA的一线治疗药物，联合免疫抑制剂治疗有利于尽快控制血管炎症，减少并发症。首选泼尼松40~60mg/d，顿服或分次口服。眼部病变对糖皮质激素治疗反应较慢，必要时可使用甲泼尼龙冲击治疗。免疫抑制剂一般首选环磷酰胺。待病情稳定后，应继续糖皮质激素维持治疗[2,3]。通常每1~2周减5~10mg，至20mg/d改为每周减10%，一般维持量为5~10mg/d。维持治疗用糖皮质激素或糖皮质激素加免疫抑制剂。有报道英夫利昔单抗对激素抵抗型和难治型GCA有效，且不增加恶性肿瘤的发生[2,4]。另有研究发现英夫利昔单抗对GCA无效，可能有害[5]。对英夫利昔单抗的应用，还需进一步研究。

GCA是一种全身性血管炎，具有广泛的临床特征，包括重要的神经系统和眼部表现，可导致严重的后果。因此，临床医师需要对本病要有足够的认识，保持高度的警惕性。

【专家点评】

高薇（锦州医科大学附属第一医院风湿免疫科　教授）

本例患者为75岁男性，新近出现的头痛，伴有颞动脉压痛、触痛，咀嚼肌疼痛、无力，食欲不振，并且血沉≥50mm/h，结合上述特点，不难诊断巨细胞动脉炎。该病例应用糖皮质激素及环磷酰胺治疗效果理想，患者未出现失明、神经系统损害等严重并发症。

有以下几点需要提出：①巨细胞动脉炎是一种全身性血管炎，具有广泛的临床特征，由于其表现复杂及对本病认识不足，早期常被误诊。如果患者出现典型的临床表现，红细胞沉降率及C反应蛋白明显升高，应尽早使用激素治疗，尽可能减少并发症发生。此患诊治比较及时，防止了严重并发症视力丧失的发生。②对于高度怀疑GCA的患者的确诊主要依赖活检。颞动脉活检为有创检查，且GCA病变呈非连续性，仍有约15%的颞动脉炎患者颞动脉活检阴性，因此活检取材应在症状最为突出位置，且取材长度应大于2cm。目前随着超声、CT扫描技术和动脉血管三维重建的发展，图像空间分辨率和时间分辨率的明显提高，观察颞浅动脉改变的彩色多普勒超声和CTA检查成为首选检查方法，磁共振成像（MRI）、正电子发射断层扫描（PET）上亦有一定特征，为临床诊断拓宽了思路。

======■ 参考文献 ■======

1. Gonzalez GM, Garcia PC. Epidemiology of the vasculitides. Rheum Dis Clin North Am, 2001, 27（4）：729-749.

2. Balsalobre Aznar J, Porta-Etessam J. Temporal arteritis：treatment controversies. Neurologia, 2010, 25：453-458.

3. Ytterberg SR, Warrington KJ, Daniel A, et al. Vasculitis working group：Selected unanswered questions related to giant cell arteritis and anti-neutrophil cytoplasmic antibody-associated vasculitis. Joint Bone Spine, 2009, 76：440-443.

4. Kaushik P, Cote D. Giant cell arthritis. Ind J Rheumatol, 2009, 4：20-24.

5. Hoffman GS, Cid MC, Rendt-Zagar KE, et al. Infliximab for maintenance of glucocorticosteroid-induced remission of giant cell arteritis：a randomized trial. Ann Intern Med, 2007, 146（9）：621-630.

老年髂动脉多发炎性动脉瘤伴银屑病一例

吴雪萍　樊　瑾

【病例介绍】

患者男性，66 岁，因"阵发性左侧腹痛 2 日"于 2011 年 7 月 6 日入院。患者初次发作无诱因，呈牵拉痛，无明显放散，持续 4 小时自行缓解。次日再发，腹痛程度加重，自左侧腹部向右侧及全腹放散，伴大汗、恶心，先后予山莨菪碱 5mg 及哌替啶 10mg 后 2 小时疼痛缓解。当地医院行腹部 CT 检查发现双侧髂动脉瘤，疑诊"髂动脉瘤先兆破裂"转入。发病后仅少量进食，尿量少，体重下降 4kg。

既往史：6 年痛风史，4 年高血压史，1 年半银屑病史，吸烟 30 余年，20 支/d。

入院查体：生命体征平稳，神志清，精神差。四肢及头部皮肤可见散在皮疹及脱屑，左侧季肋部压痛明显，范围局限，无反跳痛，左肾区叩痛阳性。

实验室检查：血常规、肝功能正常；血沉 48mm/h↑、C 反应蛋白 134mg/L↑、类风湿因子 44.3IU/ml↑、肌酐 123.1μmol/L↑、尿酸 679.1μmol/L↑。

诊疗经过：入院后经抗感染及降尿酸治疗，发作 2 次腹痛，性质如前，同时伴血压持续升高，最高 190/100mmHg，体温升高，37.4~37.6℃，腹痛缓解期体温血压恢复正常。

腹部超声：左侧肾盂及左侧输尿管上段扩张。

腹主动脉增强 CT：腹主动脉下段扩张，腹主动脉分叉处及双侧髂动脉瘤，左右侧动脉瘤外径分别为 3.5cm 和 3.8cm，内径为 2.7cm 和 2.9cm，瘤壁增厚，左侧输尿管向左移位，中段于左侧髂动脉瘤处局限性受压，与左侧髂动脉瘤外侧壁分界不清，左侧肾盂输尿管扩张，周围炎性渗出（图 95-1，图 95-2）。

盆腔及腹膜后 MRI：左侧输尿管壁增厚，周边显著渗出改变，自肾周至盆腔。腹主动脉下段及双侧髂动脉瘤。

最终诊断：炎性动脉瘤（腹主动脉、双髂动脉），左侧输尿管不全性梗阻。

治疗：给甲泼尼龙 40mg，1 次/日口服治疗，服药 24 小时内仅发作 1 次腹痛，持续 20

分钟，疼痛程度明显减轻，之后未再腹痛。激素治疗 1 周后开始合用吗替麦考酚酯胶囊 750mg，2 次/日。治疗 20 天后皮疹明显消退。复查血沉、C 反应蛋白、尿酸降至正常，肾功能恢复，MRI 提示左侧肾盂及输尿管未见扩张，炎性渗出已吸收，好转出院。

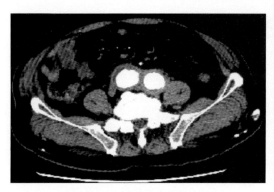

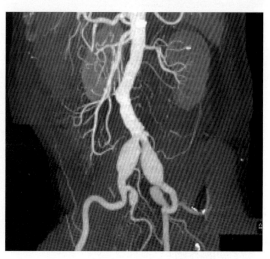

图 95-1　腹主动脉增强 CT
双侧髂动脉瘤体扩张，血管壁增厚

图 95-2　三维重建腹主动脉 CT
双侧髂动脉多处扩张，最大管径超过腹主动脉

随访：出院后继续甲泼尼龙治疗，逐渐减量至 5mg 维持剂量，随访 1 年无腹痛，皮疹未复发，动脉瘤稳定。

【病例讨论】

动脉瘤多见于腹主动脉，偶发于胸主动脉及髂动脉。腹主动脉瘤临床发病率为每年万分之 6.5，而炎性腹主动脉瘤（IAAA）更为罕见，占腹主动脉瘤的 3%~10%[1]。由于发病机制有别于普通腹主动脉瘤，临床表现也不尽相同。表现为受累动脉扩张的动脉壁增厚，广泛动脉周围炎性反应及纤维化，与相邻脏器粘连。患者好发于 70 岁左右、有吸烟史男性，以腹部或背部疼痛为主要临床表现，伴体重减轻，血沉加快，累及输尿管者出现肾盂积水占 20%。CT 或 MRI 表现为动脉瘤壁增厚，输尿管向腹主动脉方向移位致尿路狭窄或梗阻有助于诊断。病理表现为动脉内膜粥样变性，中膜变薄，外膜淋巴细胞、浆细胞浸润及纤维化。其发病机制及病因并不明确，有观点认为 IAAA 只是动脉粥样硬化性腹主动脉瘤的一种变型，更多观点倾向其与自身免疫有关[2]。一些 IAAA 患者伴发如韦格纳肉芽肿、强直性脊柱炎、硬化性胆管炎等免疫疾病，银屑病与 IAAA 伴发的病例也有[3]。IAAA 的病理学改变和自身免疫病特发性腹膜后纤维化的病理学改变一致，且可因累及相同腹腔脏器表现同样的临床症状。IAAA 炎症进展还可致腹膜后纤维化包块形成，即 IAAA 并发腹膜后纤维化，又名为动脉瘤周围腹膜后纤维化。因此，特发性腹膜后纤维化、IAAA 及动脉瘤周围腹膜后纤维化被统称为慢性主动脉周围炎，三种疾病有共同的临床和病理过程，代表了同一疾病的不同发展阶段[4]。

本例患者临床特点为：①66 岁吸烟男性，有银屑病和痛风病史；②临床症状为单侧突发剧烈腹痛，影像学可见扩张的动脉瘤，瘤体动脉壁增厚伴周围炎性渗出；输尿管壁增厚，与动脉瘤分界不清，局部有炎性渗出。③血沉及 C 反应蛋白明显升高，肾功能不全。根据以上特点，该患者出现髂主动脉瘤周围的炎症改变并累及输尿管出现梗阻症状及肾功能受累，诊断并不困难。一般说来，动脉瘤直径>5cm，需手术治疗。伴输尿管梗阻患者约占 IAAA 发病的 20%，部分经切除动脉瘤后输尿管梗阻逐渐缓解，也可在动脉瘤手术前行输尿管局部松解术或放置 J 形管。有术后随访研究显示，即使腹主动脉瘤术后，仍有部分患者出现术前未曾出现的输尿管梗阻症状，甚至进展为肾功能不全，或是术后炎性动脉瘤复发，说明单纯手术治疗后的炎症进程并未终止。肾上腺糖皮质激素是有效的治疗腹膜后纤维化的药物，合并免疫抑制剂或他莫昔芬治疗，能明显消除腹膜后及动脉周围炎症，缓解症状。本患者由于动脉瘤多发，且瘤直径小于 4cm，且腹痛的原因与动脉瘤相关性不大，更多考虑输尿管梗阻，因此髂动脉瘤手术非首选治疗，改善肾盂积水进而缓解腹痛是首要治疗目标。本病例在应用甲泼尼龙后 24 小时内即缓解症状，20 天内肾功能恢复正常且肾盂积水消失，单纯药物治疗有效，避免了输尿管介入治疗。不仅如此，治疗后患者原有痛风及银屑病亦得到明显改善。

【专家点评】

樊瑾（解放军总医院老年心内科　主任医师）

因炎性动脉瘤临床患病率低，容易漏诊，本病例的快速诊断和有效治疗为临床提供了宝贵的资料。

炎性动脉瘤的特征是伴有动脉瘤周围组织的慢性炎症和明显纤维化，常与十二指肠、输尿管、左肾静脉、下腔静脉等紧密粘连，引发患者不适。如腹部、腰背部疼痛，体重减轻、血沉增快；输尿管受累可引起输尿管梗阻，出现肾积水，长期可导致肾功能受损，甚至演变为尿毒症；十二指肠受累可出现肠梗阻，并且有贫血、食欲不振等表现；腹部触诊可触及搏动性肿块。有人将腹主动脉瘤、输尿管向心偏移和血沉增快三大临床表现其归纳为炎症性腹主动脉瘤"三联征"。对本病的充分认识和熟悉影像学的特征性表现对增加临床诊断准确率非常重要。

本病例以腹痛、发热、输尿管梗阻为主要临床表现，结合影像学及化验检查在入院第一时间确诊炎性动脉瘤，及时的激素使患者症状在首次用药 24 小时之内完全缓解，后续联用及免疫抑制剂期间银屑病、高尿酸血症等也同时控制，随访期间病情稳定。该病例的诊治过程为进一步了解本病积累了宝贵的经验。

［本文引自：吴雪萍，樊瑾，曹剑，等. 老年髂动脉多发炎性动脉瘤的临床特点分析. 中华老年心脑血管病杂志，2012，14（6）：603-605.］

■ 参考文献 ■

1. Tang T, Boyle JR, Dixon AK, et al. inflammatory abdominal aortic aneurysmas. Eur J Vasc Endovasc Surg, 2005, 29（4）：353-362.

2. Vaglio A, Greco P, Corradi D, et al. Autoimmune aspects of chronic periaortitis. Autoimmune Rev, 2006, 5（7）：458-464.

3. Famularo G, Palmisano A, Afeltra A, et al. Retroperitoneal fibrosis associated with psoriasis: a case series. Scand J Rheumatol, 2009, 38 (1): 68-69.

4. Vaglio A, Buzio C. Chronic periaortitis: a spectrum of diseases. Curr Opin Rheumatol, 2005, 17 (1): 34-40.

病例 96

老年成人 Still 病一例

胡　芳　朱黎明　罗　曼　戴爱国

【病例介绍】

患者男性，78 岁。因"咳嗽、发热 20 余天"于 2013 年 2 月 19 日入院。患者无诱因起病，以干咳为主，发热，体温多>39℃，伴全身乏力、关节疼痛及肌肉酸痛，无畏寒、盗汗，无鼻塞、咽痛、流涕，胸部 CT：双下肺后基底段少许感染，予以青霉素类抗感染治疗 3 天，病情无好转，收入院。

既往史：有"高血压、冠心病、椎基底动脉供血不足、血管性头痛"病史，否认"肝炎、结核"病史，曾因髌骨外伤行手术治疗，有"斜疝"手术史，无药物、食物过敏史，无输血史。

入院查体：T 39.1℃，P 78 次/分，R 20 次/分，BP 110/70mmHg，神志清，发育正常，体型消瘦，皮肤、巩膜无黄染，浅表淋巴结未扪及肿大，口唇苍白，颈静脉无充盈，胸廓无畸形，双肺呼吸音低，未闻及明显干湿啰音及胸膜摩擦音，心界无扩大，心率 78 次/分，律齐，无杂音，腹平软，肝脾不大，无压痛反跳痛，双下肢轻度凹陷性水肿，四肢肌力肌张力正常，病理征阴性。

辅助检查：

血常规：白细胞 $13.68×10^9/L$↑，中性粒细胞 84.01%↑，淋巴细胞 9.62%，红细胞 $392×10^{12}/L$，Hb 88g/L↓。

肝功能：谷丙转氨酶 258U/L↑，谷草转氨酶 116U/L↑，碱性磷酸酶 155U/L↑，谷氨酰转肽酶 105U/L↑，胆碱酯酶 109U/L。

ESR 97.8mm/h↑，CRP 298.3mg/L↑。

痰真菌培养：白念珠菌。

以下免疫学检查均为（−）：抗"O"、类风湿因子、狼疮全套、MPO（抗髓过氧化物酶抗体）、PR3（抗嗜中性粒细胞胞浆抗体）、抗 GBM（抗肾小球基底膜抗体）、1∶80 抗 ENA 抗体、结核抗体 IgM、衣原体、支原体、HIV Ab/Ag；肥达反应、血培养、G 实验、GM 实验、结核感染 T 细胞检测（−）。

肺部 CT：支气管疾患，双下肺后基底段少许感染，左上肺陈旧性结核病变（图

96-1）。

骨髓细胞学检查：粒系增生活跃，骨髓培养：未见异常。

腹部 B 超：左肾结石、前列腺增生并钙化。

心脏彩超：左房增大。

入院诊断：1. 发热查因：社区获得性肺炎？肺结核？肿瘤？风湿免疫系统疾病：成人 Still 病？2. 高血压（2 级极高危）；3. 冠心病心绞痛型心功能 Ⅱ 级；4. 椎-基底动脉供血不足。

鉴别诊断：

1. 感染

（1）细菌性：患者可出现发热，白细胞升高，可以有感染诱因及感染灶，相关血液及分泌物培养有诊断意义，但抗炎治疗无效不支持。

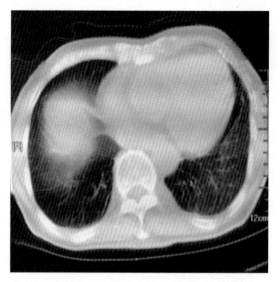

图 96-1　肺部 CT（2 月 19 日）

（2）真菌性：患者也可出现发热，痰多黏痰有拉丝，肺部表现可有真菌感染表现，痰真菌图片多可见真菌孢子甚至芽孢、菌丝，痰真菌，G 实验，GM 实验阳性可支持，该患者抗真菌治疗无效。

（3）结核：患者多为中低热，多有盗汗，午后低热，消瘦等结核中毒症状，多有血沉增快，肺部 CT 有结核相关表现，结核抗体、结核感染 T 细胞检测、痰找抗酸杆菌阳性可确诊。

2. 肿瘤　可有长期低热，为癌性发热，多有血象升高，有相应肿瘤标志物升高或影像学检查寻找依据可支持。

3. 血液系统疾病　患者也可出现发热，多有血象明显升高，查骨髓穿刺，骨髓培养及骨髓细胞学检查异常可明确。

4. 风湿免疫系统疾病　患者也可出现发热，多有关节肌肉疼痛，皮疹，淋巴结肿大，口腔溃疡，雷诺症等，常伴有全身多系统损害，查狼疮全套，自身抗体和类风湿因子等阳性可支持。

治疗经过：入院后因血象明显升高，予以头孢孟多酯及左氧氟沙星抗感染，5 天后患者仍有发热，换用头孢哌酮舒巴坦，仍无明显疗效，5 天后换用替考拉宁抗 G+。因巨细胞病毒 IgG 弱阳性，于 2 月 25 日加用更昔洛韦抗病毒。痰培养：白念珠菌，于 2 月 27 日加用氟康唑抗真菌。复查肺部 CT：肺部病灶基本同前，左下肺可见少量胸腔积液（图 96-2），完善血清铁蛋白>2000ng/ml（正常<400ng/ml），在抗感染治疗无效并反复检查除外感染、结核及肿瘤后，最终诊断考虑为：1. 成人 Still 病；2. 高血压 2 级极高危；3. 冠心病心绞痛型心功能 Ⅱ 级；4. 椎-基底动脉供血不足。更改治疗方案：①停用氟康唑和替考拉宁；②加用泼尼松 25mg 每日 2 次口服。复查肺部 CT：左肺少量胸腔积液较前吸收（图 96-3）。

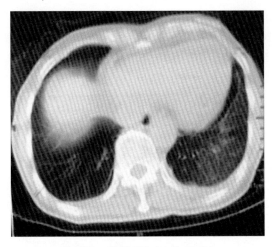 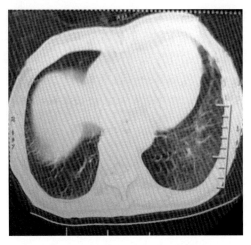

图 96-2　肺部 CT（2 月 28 日）　　　　　图 96-3　肺部 CT（3 月 26 日）

随访： 于 4 月 3 日出院后一直坚持予以泼尼松 25mg 每日 2 次口服，症状控制良好；患者于 6 月份自行停用泼尼松，再次出现发热前来就诊，并出现关节疼痛，下肢局部皮疹（见文末彩图 96-4），再次使用泼尼松 20mg 每日 2 次后症状好转，体温正常，下肢皮疹消失。后一直门诊随访，激素逐渐减量至 10mg 每日 1 次维持，一般情况良好。

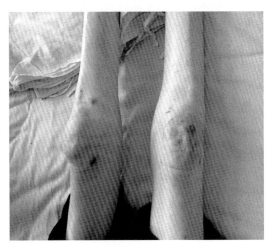

图 96-4　下肢皮疹

【病例讨论】

成人 Still 病（AOSD）是一种病因未明，以发热、一过性皮疹、关节痛、咽痛、淋巴结肿大等为主要表现的、以白细胞总数、中性粒细胞增高，肝功能受损等为临床特征的少见全身炎症性疾病[1]。实验室检查特点：血白细胞、中性粒细胞、ESR、CRP 等升高[2]。血清铁蛋白升高是最主要的实验室指标，且常常高于正常值 5 倍以上[3]。肝功能也常常受损。目前认为 Yamaguchi 诊断标准[4]的敏感度、准确率最高，其主要标准：发热≥39℃并持续 1 周以上，关节痛持续 2 周以上，典型皮疹，白细胞≥$10×10^9$/L，中性≥80%，次要标准：咽痛，淋巴结大和（或）脾大，肝功能异常，抗核抗体和类风湿因子阴性。符合以上诊断指标中的 5 项或以上，其中主要指标需在 2 项或以上并排除感染性疾病、恶性肿瘤和其他风湿性疾病即可诊断。成人 Still 病各系统受累情况：肺部受累常有少量胸腔积液、斑片状密度增高影、间质性肺炎；心脏受累常有少量心包积。治疗上普通抗炎治疗无效，加用糖皮质激素治疗后迅速吸收好转。治疗：糖皮质激素，非甾类抗炎药，免疫抑制剂。

【专家点评】

朱黎明（湖南省老年医院老年呼吸科　教授）

成人 Still 病常以发热就诊，临床表现复杂多变，症状不典型，且该病缺乏特异诊断指标和统一的诊断标准，极易漏诊和误诊，需反复检查排除感染性疾病、肿瘤及其他结缔组织疾病。除日本 Yamaguchi 分类标准外，美国 Cush 分类标准也广泛应用：①必备条件：发热≥39℃；关节痛或关节炎；类风湿因子<1∶80；抗核抗体<1∶100。②另需具备以下任何两项：血白细胞≥15×10^9/L；皮疹；胸膜炎或心包炎；肝大或脾大或淋巴结肿大。对于不明原因长期发热的患者，若同时伴有皮疹、关节痛，病变累及多个系统，实验室检查有血象升高、ESR、CRP 增高，风湿免疫方面检查阴性，常规抗感染治疗疗效欠佳，在排查肿瘤及其他系统结缔组织疾病的同时，不要忘了查血清铁蛋白，若明显升高，要考虑"成人 Still 病"的可能，并根据随访激素治疗效果确定诊断。此患者在入院时及第一次住院期间一直无皮疹出现，是导致入院时未考虑到成人 Still 病，未查血清铁蛋白的原因。成人 Still 病的皮疹可以发生在疾病任何阶段，应仔细观察。

■ 参考文献 ■

1. Bagnari V, Colina M. Ciabcio c, et al. Adult-onset Still's disease. Rheumatol Int, 2010, 30：855-862.

2. 李丽，李响，栾九松，等. 成人 Still 病 63 例临床诊治分析并文献复习. 中国全科医学，2011，14（1）：99-101.

3. 雷小妹，李守新. 血清铁蛋白检测在成人 Still 病诊断和治疗中的临床价值. 临床内科杂志，2006，23（10）：667-669.

4. Yamaguchi M, Otha A, Tsunematsu T, et al. Preliminary criteria for classification of adult Still's disease. J Rheumatol, 1992, 19（3）：424- 430.

老年 IgG4 相关性腹膜后纤维化一例

田建立　张　蕴

【病例介绍】

患者男性，82 岁。因"阵发性头晕、视物旋转，伴排尿不尽、下腹胀 2 天"于 2013 年 3 月 24 日入院。

既往史：缺血性脑血管病 10 年，冠心病 10 年，左下肢深静脉血栓 10 年，甲状腺结节行甲状腺次全切除术后 10 年，2 型糖尿病史 1 年。个人史、婚育史、家族史无特殊情况。

入院查体：血压 180/95mmHg，痛苦面容，下腹部膨隆，叩诊脐下两指浊音。

辅助检查：

血常规：WBC 6.87×10^9/L，Hb 108g/L，PLT 168×10^9/L，N 73.1%，L 15.4%。

尿常规：红细胞（++）。

肝肾功能：白蛋白/球蛋白 42/45g/L，Cr 420μmol/L↑，BUN 28mmol/L↑。

腹部 B 超：双侧肾盂积水，输尿管起始端扩张，尿潴留，前列腺大小正常。

入院诊断：1. 上下尿路梗阻；2. 急性尿潴留；3. 高血压 3 级；4. 肾功能不全。

入院后予以导尿，降压，维护肾功能等治疗，并进一步检查以明确病因。

血肿瘤标志物：CA199 54.65U/ml↑，PSA 及 fPSA 在参考值范围内。

免疫功能：IgG 2290mg/dl↑，CRP 2.66mg/dl↑，余均正常，自身抗体及 ANCA 阴性，血免疫球蛋白电泳正常，尿本-周蛋白阴性。

ESR 50mm/h↑。

腹部 CT：胰尾区见软组织密度肿块影，与胰尾、左肾上极分界不清，并向前延续走行于腹主动脉旁；腹主动脉肾门水平至髂血管走行区软组织密度肿块影，肿块包绕腹主动脉、双侧髂动脉及输尿管，双侧肾盂积水，输尿管近端扩张积水（图 97-1）。

腹部 MRI 平扫+尿路成像：腹膜后不规则肿块，包绕腹主动脉、双侧髂动脉，并侵犯左肾上极、胰尾及双侧输尿管，双侧肾盂扩张，双侧输尿管近端扩张，右侧于盆段、左侧

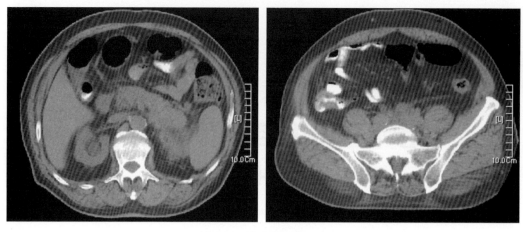

图 97-1　治疗前腹部 CT

胰尾区见软组织密度肿块影，与胰尾、左肾上极分界不清，并向前延续走行于腹主动脉旁；腹主动脉肾门水平至髂血管走行区软组织密度肿块影，肿块包绕腹主动脉、双侧髂动脉及输尿管，双侧肾盂积水，输尿管近端扩张积水

于腹段明显狭窄。

全身 PET-CT：胰尾区、腹主动脉、髂动脉周围软组织密度肿块影，代谢异常增高，SUV_{max} 为 5.9（见文末彩图 97-2）。

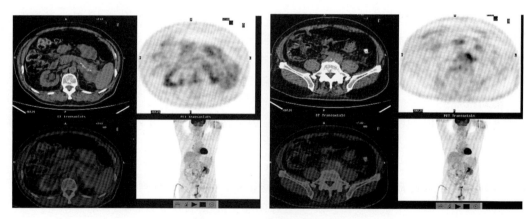

图 97-2　治疗前腹部 PET-CT

胰尾区、腹主动脉、髂动脉周围软组织密度肿块影，代谢异常增高，SUV_{max} 为 5.9

由于腹膜后不规则肿物性质不明，遂行超声引导下经腹腔腹膜后肿物穿刺活检术，病理结果：后腹膜软组织慢性炎症，淋巴细胞、浆细胞、嗜酸性粒细胞浸润，伴纤维化（见文末彩图 97-3A）；免疫组化染色：IgG4（＋）（见文末彩图 97-3B），CD3（＋），CD20（＋），κ（＋），λ（＋），Bcl-2（＋），Bcl-6（＋），Ki-67（＋），病理诊断：IgG4 相关性腹膜后纤维化不除外，低级别 B 细胞淋巴瘤不除外。进一步检测血 IgG 亚型，显示 IgG4 明显升高，IgG4 为 14g/L（0.03～2.01g/L）。

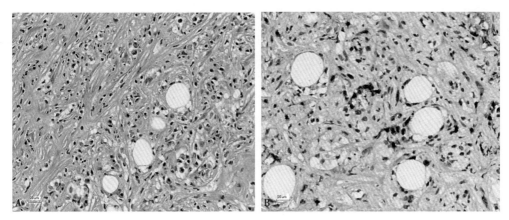

图 97-3　组织学检查

A. 后腹膜软组织慢性炎症，淋巴细胞、浆细胞浸润，伴纤维化（HE 染色）；

B. 免疫组化染色 IgG4 阳性浆细胞浸润

【病例讨论】

田建立（天津医科大学总医院老年科　教授）

患者为腹膜后不规则肿物性质待查者。临床特点：老年，男性，以尿路梗阻、肾功能不全为首发症状，影像学检查显示腹膜后自胰尾区至髂血管周围广泛不规则肿块影，组织病理学检查不除外 IgG4 相关性腹膜后纤维化、低级别 B 细胞淋巴瘤。组织各位专家对以下问题进行讨论：①关于诊断：腹膜后肿物性质？IgG4 相关性腹膜后纤维化诊断是否成立？腹膜后纤维化系原发还是继发？淋巴瘤等恶性肿瘤能否除外？②关于治疗：激素应用及相关问题？其他治疗方案？

孙浩然（天津医科大学总医院影像科　教授）

鉴于患者肾功能不全未能行腹部强化 CT 检查，从腹部 CT 平扫、腹部 MRI 平扫+尿路成像结果来看，腹膜后软组织肿块影范围较大，自胰尾区至髂血管周围广泛不规则肿块影，肿块包绕腹主动脉、双侧髂动脉，并侵犯胰尾、左肾上极及双侧输尿管，继发双侧肾盂扩张，双侧输尿管近端扩张。以上符合腹膜后纤维化特点，但原发还是继发性腹膜后纤维化不能确定，结合患者年龄，以及结合 PET-CT 肿物高摄取，不能除外恶性肿瘤基础上腹膜后纤维化可能。

孙宝存（天津医科大学总医院病理科　教授）

穿刺活检标本 HE 染色显示病变为纤维脂肪组织，伴有淋巴组织和多种炎性细胞浸润，脂肪细胞变性，脂肪小叶结构破坏，被增生的纤维组织替代。炎症细胞中以浆细胞增生为主，可见嗜酸性粒细胞浸润；免疫组化染色显示浆细胞呈 IgG4 阳性表达。结合外周血 IgG4 异常增高，因此首先考虑特发性腹膜后纤维化。但肿瘤病理专家阅片后有异型淋巴细胞存在，免疫组化 CD20（+），Bcl-2（+），低级别 B 细胞淋巴瘤不除外，建议如有条件可再取合适的组织进行病理检查（如腹腔镜取淋巴结）。

杨长海（天津医科大学总医院泌尿外科　主任）

患者入院时排尿不畅，急性尿潴留，下尿路梗阻存在，与前列腺增生有关，同时也有膀胱颈纤维化可能，已行导尿术+保留尿管长期开放。由于腹膜后肿块包绕并压迫双侧输尿管，特别是左侧输尿管狭窄更明显，导致上尿路梗阻，如何解决，可在膀胱镜下行经尿道双侧输尿管支架植入术，放置双 J 管，以解除上尿路梗阻，改善肾功能。双 J 管可保留半年。

齐军元（中国医学科学院血液学研究所　主任）

患者一般情况较好，从影像学及病理学均不支持淋巴瘤，淋巴瘤基本可除外，再做活检也是这个结果，意义不大。CD20（+），提示有应用抗 CD20 药物利妥昔单抗的基础。治疗建议方案从简单开始，先激素治疗，无效联合利妥昔单抗，再无效可试行 RCP 方案，即激素+利妥昔单抗+环磷酰胺。

王鹏志（天津医科大学总医院普外科　教授）

根据临床资料倾向自身免疫性腹膜后纤维化，该病可累及多器官如胰腺、胆管、输尿管。膜后纤维化时增生的纤维组织常包绕腹主动脉、髂动脉、输尿管等而产生一系列临床表现。腹膜后纤维化分为特发性和继发性两种，前者约占 2/3，病因不明，后者常继发于恶性肿瘤，包括淋巴瘤。目前认为一些特发性腹膜后纤维化是 IgG4-RD 疾病谱中的一种类型，命名为 IgG4 相关性腹膜后纤维化。所以该患者腹膜后纤维化、血 IgG4 异常增高、免疫组化 IgG4（+），可以确诊 IgG4 相关性腹膜后纤维化。该病对激素效果好，建议尽快开始治疗，结合患者年龄，可激素单药开始，观察疗效。

魏微（天津医科大学总医院风湿免疫科　教授）

IgG4 相关性疾病是一种新近被命名的疾病，其综合诊断标准有 3 条：①临床检查显示 1 个或多个器官弥漫性或局限性肿大或肿块形成；②血液学检查显示血清 IgG4 水平升高（>1350mg/L）；③组织学检查显示，大量淋巴细胞和浆细胞浸润伴纤维化；组织中浸润的 IgG4 阳性浆细胞与浆细胞比值>40%，且>10 个 IgG4 阳性浆细胞/高倍视野。IgG4 相关性疾病疾病谱广泛，IgG4 相关性腹膜后纤维化是 IgG4 相关性疾病谱中的一种类型。IgG4 相关性腹膜后纤维化具有 IgG4 相关性疾病共性特点，同时具有腹膜后脏器器官特异性表现。IgG4 相关性腹膜后纤维化好发于中老年男性，通常累及或压迫腹膜后脏器，如腹主动脉、胰腺、肾脏、输尿管、下腔静脉等，导致相应的临床表现，如压迫肾脏、输尿管出现肾盂积水、输尿管远端狭窄近端扩张、肾功能不全；压迫肠管，导致不完全或完全肠梗阻；压迫下腔静脉导致下肢水肿等。该患者符合 IgG4 相关性疾病诊断标准，IgG4 相关性腹膜后纤维化诊断明确。但需明确原发还是继发，与其他肿瘤关系尚无定论，目前缺乏支撑恶性肿瘤的证据。关于治疗，该病对糖皮质激素治疗反应良好，多采用泼尼松或甲泼尼龙治疗，剂量中等量就能取得很好效果，开始剂量甲泼尼龙 0.6mg/kg（40mg/d），以后逐渐减量，减至 6~8mg/d 维持。激素对炎症效果好，但对纤维化效果不好，可加用他莫昔芬 10mg/d 抗纤维化治疗。免疫抑制剂雷公藤可以加，但需等肾功能改善后使用。对于无效或复发患者可考虑加用免疫抑制剂环磷酰胺，该患者目前暂时不需要。

田建立（天津医科大学总医院老年科　教授）

患者肾功能恢复是目前最重要的问题，是进行其他治疗的前提和保障，目前已给予肾康等保肾治疗，解除上下尿路梗阻对缓解肾功能非常重要，同意尽快进行双侧输尿管支架植入术，以解除上尿路梗阻，改善肾功能。

张蕴（天津医科大学总医院老年科　教授）

综合各位专家意见，并结合患者具体情况，汇总如下：

（1）关于诊断：IgG4 相关性腹膜后纤维化诊断明确，原发性可能性大，恶性肿瘤如淋巴瘤目前无证据，暂不考虑。

（2）关于治疗：①首先解除上下尿路梗阻，改善肾功能；②同意激素治疗，观察疗效，如有效 2 周症状有改善，4 周血沉、CRP、IgG4 可下降，故激素治疗 4 周后评估疗效，包括腹部影像学检查。激素治疗也可作为诊断性治疗；③加用他莫昔芬 10mg/d 抗纤维化，肾功能改善后加用雷公藤；④治疗中注意激素相关副作用，同时注意他莫昔芬雌激素样作用而导致的血栓问题，患者既往 10 年前有下肢深静脉血栓形成史，因此予华法林抗凝预防血栓，注意监测凝血功能；⑤如上述治疗无效，酌情环磷酰胺或利妥昔单抗治疗。

治疗结果： 通过导尿术及双侧输尿管支架植入术，解除上下尿路梗阻。给予甲泼尼龙 40mg/d（0.6mg/kg）治疗 4 周（静脉 2 周后口服），复查腹部 MRI 平扫示肿物部分吸收，双肾盂积水消失，化验检查肾功能恢复正常，CRP 由原来的 2.66mg/dl 降至 <0.1mg/dl。以后甲泼尼龙按每周 4mg 速度减量，同时加用他莫昔芬 10mg/d 改善腹膜后纤维化，雷公藤多甙 30mg/d 加强免疫抑制治疗。治疗 8 周后，腹部 MRI 平扫示肿物大部分吸收，血 IgG4 由原来的 14g/L 降至 3g/L，ESR、CRP 正常。12 周后甲泼尼龙减量至 12mg/d，复查腹部 CT 及 MRI 平扫示肿物绝大部分吸收（图 97-4）。以后甲泼尼龙按每月 2mg 速度减量至 6mg/d，并以此剂量维持治疗。目前已治疗随访 1 年，病情平稳，无复发表现。

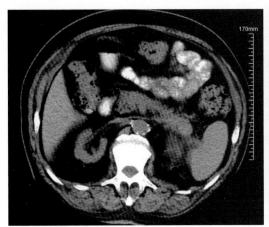 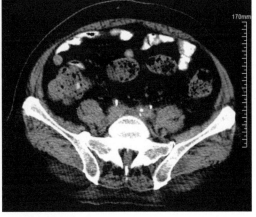

图 97-4　治疗 12 周腹部 CT

较治疗前比较，肿物绝大部分吸收

【专家点评】

巩路（天津医科大学总医院风湿免疫科　教授）

这是一例老年男性患者，以尿路梗阻、肾功能不全为主要临床表现，影像学检查显示腹膜后不规则肿块影，活检病理示后腹膜软组织慢性炎症伴纤维化，免疫组化染色 IgG4 阳性浆细胞浸润，血清 IgG4 水平明显升高，符合 IgG4 相关性腹膜后纤维化确诊病例，是一个很好的示范病例。

　　IgG4 相关性疾病（IgG4-related disease，IgG4-RD）是 2010 年被正式命名的新的综合征，它是一类原因不明的，以血清 IgG4 水平升高、受累组织大量淋巴细胞和 IgG4 阳性浆细胞浸润及纤维化为特征的，慢性、进行性自身免疫性疾病[1]。腹膜后纤维化（retroperitoneal fibrosis，RPF）是以腹膜后组织慢性非特异性炎症伴纤维组织显著增生为特点的罕见疾病，增生的纤维组织常包绕腹主动脉、髂动脉、输尿管等而产生一系列临床表现[2,3]。RPF 分为特发性 RPF 和继发性 RPF 两种，前者约占 2/3，病因不明[2]。近年来在对 IgG4-RD 研究中发现，一些特发性 RPF 患者腹膜后纤维肿块活组织检查有大量 IgG4 阳性浆细胞浸润，被认为是 IgG4-RD 疾病谱中的一种类型，命名为 IgG4 相关性腹膜后纤维化[4,5]。IgG4 相关性腹膜后纤维化确诊有赖于影像学、血清 IgG4 水平及组织病理学检查。该病对糖皮质激素治疗反应良好，多采用泼尼松或甲泼尼龙治疗[4,5]。但国内外尚缺乏远期疗效观察，复发率不详。

　　IgG4 相关性腹膜后纤维化是一种罕见疾病，临床极易误诊，多被误诊为腹膜后脏器的恶性肿瘤，而行手术切除肿物治疗。提高临床医师对 IgG4-RD 及 IgG4 相关性腹膜后纤维化的认识，可减少误诊，避免患者受累器官产生不可逆损伤或接受不当治疗，以获得良好的预后。

参考文献

1. Takahashi H，Yamamoto M，Suzuki C，et al. The birthday of a new syndrome：IgG4-related diseases constitute a clinical entity. Autoimmun Rev，2010，9（9）：591-594.

2. Pipitone N，Vaglio A，Salvarani C. Retroperitoneal fibrosis. Best Pract Res Clin Rheumatol，2012，26（4）：439-448.

3. Nishimura M，Kamisawa T，Kitahara Y，et al. Improvement of a compressed inferior vena cava due to IgG4-related retroperitoneal fibrosis with steroid therapy. Intern Med，2012，51（13）：1705-1707.

4. Mahajan VS，Mattoo H，Deshpande V，Pillai SS，Stone JH. IgG4-related disease. Annual Review of Pathology：Mechanisms of Disease，2014，9：315-47.

5. Fujimori N，Ito T，Igarashi H，et al. Retroperitoneal fibrosis associated with immunoglobulin G4-related disease. World J Gastroenterol，2013，19（1）：35-41.

老年系统性血管炎一例

胡　芳　朱黎明　戴爱国

【病例介绍】

患者女性，79 岁。因"反复咯血、咳嗽、气促 5 个月"于 2012 年 5 月 22 日入院。患者自 2012 年 1 月起反复出现咯血、干咳、恶心、呕吐、乏力、气促、少尿，下肢水肿等症状，发现双侧胸腔积液，腹腔积液，心包积液，贫血、低蛋白血症，慢性肾功能不全，低钠、高钾、低钾血症，在外院给予双侧胸腔置管引流术，积极抗炎、血液透析、诊断性抗结核（异烟肼、乙胺丁醇、利福喷汀）、伏立康唑抗真菌、纠正贫血、补充白蛋白等治疗近 2 个月，仍有干咳、恶心、水肿，且双侧胸腔积液仍然存在，遂转入。

既往史：有"冠心病、高血压"史。无哮喘、鼻炎病史，否认"肝炎"、"结核"等传染病史，无药物、食物过敏史，无手术外伤史，无输血史，预防接种史不详。无烟酒等不良嗜好。无相关遗传病史可询。

入院查体：T 36.3℃，P 66 次/分，R 20 次/分，BP 130/80mmHg，身高 156cm，体重 46kg，BMI 24.9kg/m^2，营养较差，面色灰暗，贫血貌，神志清楚，全身皮肤、黏膜无黄染及出血点，浅表淋巴结未触及肿大及压痛。口唇无发绀，颈软，颈静脉无充盈，气管居中，甲状腺不大，未触及震颤，双侧颈动脉区未闻及杂音。胸廓畸形，左侧胸廓下部稍膨隆，可见胸腔引流管留置，引流通畅。双下肺触诊语颤减弱，下肺叩诊实音，双肺呼吸音低，双下肺呼吸音消失，双肺未及明显干湿啰音。心前区无隆起，心尖搏动位于第五肋间左锁骨中线内侧 0.5cm 处，心脏各瓣膜区未扪及震颤，心界不大，心率 66 次/分，律齐，各瓣膜区未闻及心脏杂音。腹部、神经专科检查无异常，全身关节无畸形，双足背高度凹陷性水肿。

辅助检查：

血常规：白细胞 22.7×10^9/L↑，中性粒细胞 87.9%↑，淋巴细胞 2.29%，红细胞 2.29×10^{12}/L↓，Hb 70g/L↓。

血生化：肝功能基本正常，白蛋白 29.4g/L↓，血钾 6.1mmol/L↑，血钠 133mmol/L，肌酐 226.3mmol/L↑，尿素氮 28.38mmol/L↑，尿酸 518mmol/L↑。

尿常规：蛋白（++），潜血（+）。

多次胸腔积液常规、生化示漏出液，胸腔积液 CEA、AFP、ADA（－）。

胸腔积液涂片：大量淋巴细胞、间皮细胞、中性粒细胞、未见癌细胞。

结核相关检查均为阴性：结核抗体（IgM、IgG），结核感染 T 细胞检测，痰抗酸染色，胸腔积液 ADA：干扰素检测 A（结核特异抗原 ESAT-6），干扰素检测 B（结核特异抗原 CFP-10），抗酸杆菌液积集菌夹层杯法（FTCT）。

真菌相关检查（痰真菌培养，痰真菌涂片，G 实验、GM 实验）、肿瘤、病毒相关检查均为阴性。

胸腔镜：左侧前肋、后肋胸膜表面光滑，有少量纤维素沉着，较多胸膜粘连带，肺底脏层胸膜与膈胸膜粘连，致膈胸膜不能窥视到。

肺部 CT：①双肺感染性病变；②双侧胸腔积液并双下肺膨胀不全；③心包积液（图 98-1）。动态监测发现双侧胸腔积液明显增多，并于左肺舌段出现新发结节灶（图 98-2）。

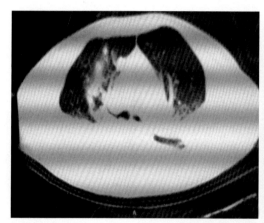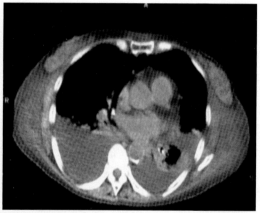

图 98-1　肺部 CT（1 月 13 日）

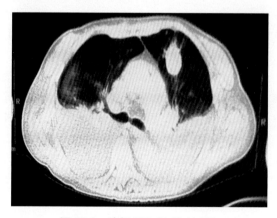

图 98-2　肺部 CT（2 月 11 日）

心电图：窦性心律，ST-T 改变，U 波明显。

B 超示：胆囊息肉样病变声像，双肾实质回声增强，右侧少量胸腔积液，左侧胸腔（少-中量）积液。

心脏彩超：主动脉硬化，二、三尖瓣轻度反流，左室舒张功能减退，收缩功能正常。

入院诊断：1. 双侧胸腔积液性质待定：免疫性？代谢性？；2. 高血压 3 级（极高危），高血压肾病　慢性肾功能不全（CKD3 期）　肾性贫血；3. 冠心病　缺血性心肌病　心功能 Ⅲ 级；4. 高钾血症。

鉴别诊断：

（1）变应性肉芽肿性血管炎（Churg-Strauss 综合征）：累及呼吸道的高嗜酸性粒细胞肉芽肿性炎症，涉及小到中等大小血管的坏死性血管炎，可有 ANCA 阳性，以 MPO 阳性为多。但多有变应性鼻炎、鼻息肉、哮喘病史，以及高嗜酸性粒细胞血症。

（2）韦格纳肉芽肿（WG）：为上、下呼吸道的坏死性肉芽肿、全身坏死性血管炎和肾小球肾炎，严重者发生肺出血-肾炎综合征，PR3 阳性为多。涉及小到中血管的坏死性血管炎（如毛细血管、微小静脉、微小动脉、动脉）。

（3）显微镜下多血管炎：累及小血管（毛细血管、微小静脉、或微小动脉）的坏死性血管炎，很少或无免疫物沉积，也可能涉及小及中等动脉。坏死性肾小球肾炎很多见，肺的毛细血管炎也常发生。

（4）狼疮肾炎：具有典型系统性红斑狼疮表现，血清学自身抗体多项阳性，加上蛋白尿即可诊断，肾活检见大量各种免疫复合物沉着。

治疗经过：入院后因诊断性抗结核效果欠佳及真菌感染证据不足，停用抗结核及抗真菌药物。给氨氯地平降压，单硝酸异山梨酯扩冠、百令胶囊、尿毒清颗粒、护肾、间断白蛋白输注与利尿、强骨生血口服液、多糖铁复合物联合改善贫血、莫沙比利促进胃肠动力等对症支持处理，患者症状改善不明显。由于此病例为一个多系统疾病，涉及呼吸、肾脏、血液、心脏、消化系统等各个系统，因此可以从免疫系统疾病和代谢性疾病两方面去考虑，若为免疫性疾病考虑可能为系统性血管炎？肺出血肾炎综合征？狼疮性肾炎？该患者支持点：咯血、咳嗽、肾损害、贫血、胸腔积液、血尿、蛋白尿、低蛋白血症；不支持点：高钾、恶心、呕吐。还需完成的检查：血管炎三项、狼疮全套、肾活检。若为代谢性疾病，考虑是否可能为艾迪生病？支持点：面色晦暗、低钠、高钾、低血糖、恶心、呕吐，不支持点：咯血，咳嗽，胸腔积液，肾损害，低蛋白血症，还需完成的检查：皮质醇、ACTH，肾上腺 CT、垂体 MRI。

完善相应检查回报：血管炎三项：MPO（+++），PR3（-），GBM（-）；免疫学检查：ANA（均质型）阳性 1∶40，ANCA（核周型）阳性，dsDNA 阴性；狼疮全套：阴性。肾上腺 CT：双侧肾上腺体积增粗。头部 MRI：①部分空泡蝶鞍；②垂体 MRI 平扫及增强扫描未见异常。

最终诊断：1. 系统性血管炎　双侧胸腔积液　重度贫血　慢性肾功能不全；2. 高血压 3 级（极高危）；3. 冠心病　缺血性心肌病　心功能 Ⅱ 级；4. 高钾、低钠血症；5. 低蛋白血症。

明确诊断后开始调整治疗方案，加用激素治疗：泼尼松 20mg 每日 2 次，逐渐减量泼尼松 10mg 每日 1 次；同时给予维生素 B_6 止呕、铝碳酸镁护胃；骨化三醇抗骨质疏松；余降压，护心，补血，营养支持，护肾等治疗方案同前。患者咳嗽、咯血、气促、乏力消失。复查血常规：白细胞正常，中性 77%，Hb 86g/L，B 超：双侧胸腔积液消失，肾功能：尿素氮 18.98mmol/L，肌酐 174.5μmol/L，尿酸 347.4μmol/L，电解质正常。肺部 CT：两肺多发纤维灶，双肺胸腔积液完全吸收，双肺感染性病灶明显吸收（图 98-3）。

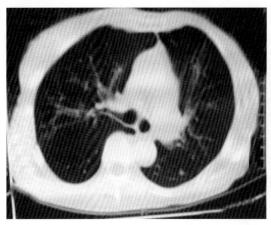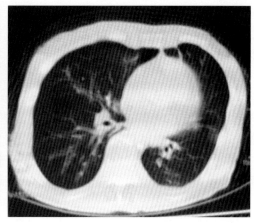

图 98-3　肺部 CT（9 月 19 日）

【病例讨论】

系统性血管炎（VS）是一组异质性疾病，它们共同的病理基础是血管或血管周围的炎症，伴有血管纤维素坏死或肉芽肿形成，是一种以多器官受累为主要临床特征的系统性疾病。易累及肾脏的系统性血管炎有显微镜下多血管炎（MPA）、韦格纳肉芽肿（WG）、变应性肉芽肿血管炎（CSS）、结节性多动脉炎、大动脉炎、超敏性血管炎等。其中前三种为 ANCA 相关小血管炎。在系统性血管炎患者，主要有两种 ANCA 的抗原异性物质，一种是抗髓过氧化物酶（MPO），另一种蛋白酶 3（PR3）。ANCA 相关小血管炎是以血清中出现 PR3 或 MPO 靶抗原的 ANCA 为特征，主要累及小血管。在血管炎患者中，60%MPA 患者是 MPO（P-ANCA）阳性，40% PR3（C-ANCA）阳性，绝大部分 WG 患者为 PR3（C-ANCA）阳性。3 种疾病在发病机制、临床表现及实验室检查等方面有许多相似之处，由于 ANCA 相关小血管炎常有多器官受累，其中以肾、肺最常受累、临床表现复杂、误漏诊现象严重。

MPA 是一种主要累及小血管的系统性坏死性血管炎。可侵犯肾脏、皮肤和肺等脏器的小动脉、微动脉、毛细血管和微小静脉。常表现为坏死性肾小球肾炎和肺毛细血管炎。可急性起病，表现为快速进展性肾小球肾炎和肺出血，也可隐匿起病，以间断紫癜、轻度肾脏损害、间歇的咯血等为表现[1]。其实验室检查的特点：ESR 多大于 100mm/h，CRP（+）；Hb 低，WBC 和 PLT 高；C_3 正常，ANCA 阳性是其特异性指标，可达 80%，是原发性小血管炎诊断的特异指标，并可用于判断临床病情活动和复发[2]。肺部受累临床表现可出现咳嗽、咯血、呼吸困难，肺部 CT 表现[3]：①双侧不规则结节、肺实质浸润影：易误诊为感染、结核和肿瘤，实为肺出血、肺泡毛细血管炎；②磨玻璃影、条索影、斑片影、网格影：易误诊为肺间质纤维化；③胸腔积液：易误诊为心衰、结核性胸膜炎。肺活检：肺毛细血管炎、纤维化，无或极少免疫复合物沉积。肾脏受累的表现有血尿、蛋白尿，BUN、Cr 急剧升高，肾活检：（肾小球毛细血管丛）节段性纤维素样坏死血栓形成，新月体形成，极少有免疫复合物沉积。

治疗分为诱导期、维持缓解期和治疗复发。诱导缓解经典方案：目前公认激素+细胞毒药物优于单用激素。环磷酰胺（CTX）+泼尼松为视为标准方案：CTX：口服 1.5~2mg/

（kg·d），或每月冲击 0.5~1g/m²，至少 3 个月；泼尼松：口服 1mg/（kg·d）至少一个月，病情缓解后逐渐减量。病情不太重的，可用泼尼松 1mg/（kg·d），4~8 周后减量，当泼尼松治疗 10~14 天时，口服 CTX 2mg/（kg·d）共 12 周。病情或活检病变较轻者，如正使用免疫抑制剂，可考虑增加其剂量；病情重和已停用免疫抑制剂者，可重新开始诱导治疗，缓解后维持期延长到 2 年。维持期复发者，也可考虑换用其他免疫抑制剂，如吗替麦考酚酯（MMF）；需慢性血透和（或）肾移植者，理想的治疗方案非常少。但只要有肾外活动病变，应积极治疗；可在控制活动病变后进行肾移植，ANCA 滴度不影响移植肾存活。

【专家点评】

朱黎明（湖南省老年医院老年呼吸科　教授）

系统性血管炎的临床表现复杂多样且无特异性，故给临床诊断带来一定的困难。系统性血管炎需根据临床表现、实验室检查、病理活检资料以及影像学资料包括 X 线胸片、血管造影、CT、MRI 等综合判断，以确定血管炎的类型及病变范围。如出现无法解释的下列情况时，应考虑血管炎的可能：①多系统损害；②进行性肾小球肾炎或血肌酐和尿素氮进行性升高；③肺部多变阴影或固定的阴影/空洞；④多发性单神经根炎或多神经根炎；⑤不明原因发热；⑥缺血性或淤血性症状；⑦紫癜性皮疹或网状青斑；⑧结节性坏死性皮疹；⑨无脉或血压升高；⑩不明原因的耳鼻喉或眼部病变；⑪ANCA，AECA 阳性。此外，在作出血管炎诊断时应除外感染、肿瘤以及弥漫性结缔组织病，如系统性红斑狼疮、类风湿关节炎、干燥综合征等。

本病例为一个累及多系统的疾病，涉及呼吸、肾脏、血液、心脏、消化系统等各个系统，其阳性症状有咯血，干咳，气促，乏力，恶心，呕吐，双侧胸腔积液，腹腔积液，肾功能不全，低蛋白血症，贫血，低钾，高钾，无发热、胸痛及结核中毒症状，在排除了结核和真菌感染后，可以从免疫系统疾病和代谢性疾病两方面去考虑，然后完善相应的检查，明确诊断后再给予相应治疗，方能取得较好的疗效。

血管炎的治疗原则是早期诊断、早期治疗，以防止不可逆的损害。患者一旦确诊为血管炎，就应积极治疗，即使尚未明确分型，以免因分型而延误病情，贻误治疗时机。血管炎的常用治疗药物为糖皮质激素和免疫抑制剂，后者以环磷酰胺最为常用。部分血管炎，如川崎病使用静脉用丙种球蛋白具有良好效果。还可试用血浆置换[4]。近年来，不断地有新的生物制剂用于临床。抗感染治疗在韦格纳肉芽肿的治疗中具有作用。

因此，凡是累及多系统的病例，首先要尽量用一元论的观点来解释患者的所有病症，且思维要放广泛一些，从而避免误诊。

■ 参考文献 ■

1. 中华医学会风湿病学分会. 显微镜下多血管炎诊治指南. 中华风湿病杂志, 2004, 9（8）: 564-565.

2. Hagen EC, Daha MR, Hesmans J, et al. Diagnostic value of standardized assays for antineutrophil cytoplasm in idiopathic systemic vasculitis. Kidney Int, 1998, 53: 7543.

3. Eschun GM, Mink SN, Sharma S. Pulmonary intersitial fibrosis as a presenting manifestation in perinuclear antineutrophilic cytoplasmic antibody microscopic polyangiitis. Chest, 2003, 123: 297-301.

4. 杨拓，黄慈波. 原发性系统性血管炎的诊断与治疗进展. 临床药物治疗杂志, 2010, 8（2）: 39-44.

进行性神志淡漠合并血钙增高和肾功能损害一例

钟 华 吴红梅 董碧蓉

【病例介绍】

患者男性，62 岁，因"咳嗽、咳痰 1 个月，加重伴头昏、纳差 10⁺天"入院。入院前 1 个月，患者受凉后出现咳嗽、咳少量白黏痰，不伴畏寒、发热、头痛、胸闷、胸痛、气紧等，未予重视。入院前 10⁺天，患者咳嗽加重，咳痰较前增多，为黄黏痰，并出现头昏、纳差，曾在当地卫生院就诊，服药治疗（具体不详），无明显好转，为进一步诊治来我院，门诊以"肺部感染？"收入院。患病以来，大小便无异常，睡眠、精神尚可。

既往史： 既往体健，否认糖尿病、高血压病、心脏病等病史。无外伤、手术及输血史。否认肝炎、结核等传染病史。预防接种史不详。无药物过敏史。

入院查体： 体温 36.2℃，脉搏 86 次/分，血压 180/105mmHg，呼吸 18 次/分，体重 64kg，身高 164cm。一般情况稍差，神志清楚，精神尚可，步入病房。皮肤巩膜无黄染。全身浅表淋巴结未扪及肿大。双肺底可闻及细湿啰音，心界正常，心率 86 次/分，律齐，心脏各瓣膜听诊区未闻及病理性杂音。余无特殊异常。

辅助检查：

血常规：白细胞 $11.56×10^9/L$↑，中性粒细胞 56.64%，单核细胞 9.8%，红细胞 $4.26×10^{12}/L$，血红蛋白 136g/L，血小板 $201×10^9/L$。

血生化：总蛋白 72g/L，白蛋白 32g/L，球蛋白 40g/L，钙 3.12mmol/L↑；尿素氮 12.2mmol/L↑，肌酐 427μmol/L↑，尿酸 628μmol/L↑，二氧化碳结合力 20mmol/L，内生肌酐清除率 25.8ml/（min·1.73m²）↓；肝酶指标及胆红素、血糖、血脂、钾、钠、氯、镁、磷均在正常范围。

血气分析：正常。

痰培养：流感嗜血杆菌，对头孢米诺、头孢曲松等敏感。

大小便常规：正常。

胸部 X 线检查：①两肺纹理较多，紊乱，左下肺纹理模糊；②主动脉稍迂曲，心脏外形未见增大；③左第 7、8 肋骨局部膨大、不规则，考虑陈旧性骨折。

24 小时动态血压：162～187mmHg/95～112mmHg，平均血压 175/103mmHg。

腹部超声：双肾大小正常，肾囊肿、左肾结石；肝、胆、胰、脾未见异常。

心电图、心脏彩超、双肾动脉超声及颅脑 CT：未见异常。

初步诊断： 1. 肺炎；2. 高血压病 3 级（极高危）；3. 肾功能损害（急性？）；4. 高钙血症；5. 高尿酸血症；6. 左肾结石；7. 左第 7、8 肋骨陈旧性骨折。

治疗经过： 入院后给予低盐、低脂、低嘌呤、低剂量优质蛋白饮食＋复方 α-酮酸 3.15g 口服 3 次/日；记录出入量；加强痰液引流；头孢米诺静滴抗感染；左旋氨氯地平与福辛普利控制血压；适当补充血容量，维持水、电解质酸碱平衡等。

入院后第 4 天，患者咳嗽、咳痰症状好转，头昏缓解，血压降至正常，双肺底湿啰音明显减少，但精神差，神志淡漠、懒言、自感乏力。至入院后第 8 天患者咳嗽、咳痰完全缓解，双肺底湿啰音消失，但神志淡漠及乏力进一步加重，不能下床，明显纳差。神经专科查体：患者神志淡漠、不愿回答问题，双上肢肌力 IV 级，双下肢肌力 III 级，病理征阴性，余无异常。多次化验复查发现白细胞、血钙进行性增高，肾功能进行性下降（表99-1），进一步行骨髓穿刺、血清蛋白电泳、血清免疫球蛋白固定电泳、尿本-周蛋白、肿瘤标志物、甲状腺功能、血沉、C-反应蛋白、类风湿因子、抗中性粒细胞胞浆抗体、免疫全套等检查。同时调整治疗方案：停抗生素；改福辛普利为阿罗洛尔 10mg 1 次/日口服降血压；加用鲑鱼降钙素 50IU 1 次/日肌内注射降低血钙。

骨髓涂片回报：浆细胞异常增生（占 35%）；血清蛋白电泳可见 M 蛋白带，血清免疫球蛋白 IgG 69g/L；血沉 53mm/h↑，C-反应蛋白 11.28mg/L↑；尿本-周蛋白阴性；血肿瘤标志物、甲状腺功能、类风湿因子、抗中性粒细胞胞浆抗体、免疫全套均正常。

最后诊断： 1. 多发性骨髓瘤（IgG 型）；2. 肺炎；3. 高钙血症；4. 急性肾功能不全；5. 肾性高血压；6. 高尿酸血症；7. 左肾结石；8. 左第 7、8 肋骨陈旧性骨折。

治疗方案调整： 停用鲑鱼降钙素，继续上述方案控制血压、改善循环，并给予沙利度胺＋VAD（长春新碱＋阿霉素＋地塞米松）方案化疗，每周 3 次血液透析，住院共 56 天出院，出院时主要化验检查见表 99-1。出院医嘱：①长期门诊随访；②定期来院化疗。

随访： 患者出院后回当地，因无法联系而失访。

表 99-1　治疗前后主要化验结果一览

项目（血）	入院时	第 4 天	第 8 天	出院时（第 56 天）
白细胞（×10⁹/L）	11.56	17.38	20.86	13.6
血钙（mmol/L）	3.12	3.34	4.15	2.32
尿素氮（mmol/L）	12.2	10.9	21.1	9.8
肌酐（μmol/L）	427	406.4	510.2	242
尿酸（μmol/L）	628	522	674	362
CCr（[ml/（min·1.73m²）]）	25.8	29.4	19.3	37.2

注：CCr：内生肌酐清除率

【病例讨论】

该患者病情特点：①老年男性。②病程不长。③既往体健。④主要症状：最初表现为咳嗽、咳痰等呼吸道症状，伴头昏、纳差，随着肺部感染控制，却出现了进行性加重的神志淡漠、懒言、乏力及四肢肌力下降等表现。⑤主要阳性体征：入院时血压明显增高（180/105mmHg）及双肺底部可闻湿啰音，治疗后双肺底部湿啰音消失、血压正常。⑥辅助检查：肺部感染控制后血白细胞却进行性升高；血钙持续增高；肾功能进行性恶化；有陈旧性骨折；左肾结石；血白/球蛋白比例倒置；骨髓穿刺涂片检查发现大量浆细胞增生，蛋白电泳出现 M 蛋白带，血清免疫球蛋白 IgG 增高明显。

根据以上特点，考虑该患者主要诊断为多发性骨髓瘤（multiple myeloma，MM），因并发肺炎就诊，同时表现为髓外组织器官浸润所致的一系列问题：高钙血症、急性肾损害、骨骼病变、高尿酸血症等。

诊断、鉴别诊断及治疗思路：

初期诊断及治疗思路：①该患者入院时有典型的呼吸道症状，血常规提示白细胞总数升高，痰培养查到病原菌，胸部 X 线检查也证实是肺部感染，故最初我们主要诊断考虑肺部感染，给予积极的抗感染治疗；②入院时头昏症状可以用高血压解释，虽然该患者以前并无高血压病史，可能只是因为既往自感体健从未检查、未被发现有血压高而已，此次由于肺部感染使其血压增高明显才表现出症状，故本次入院后在积极抗感染的同时给予了降血压治疗；③纳差在老年人病后很常见，一般可以用肺部感染和高血压来解释，以往的经验告诉我们随患者感染和血压控制，纳差很快可以纠正；④入院时发现肾功能有异常，我们起初考虑可能因肺部感染后患者纳差致摄入减少，存在有效血容量不足致肾脏低灌注，导致了一过性、肾前性急性肾功能损害，或者是长期高血压导致了靶器官损害未被发现，加之肺部感染应急反应，血压骤增，血管收缩，也影响肾脏灌注，故应先补足血容量、控制血压、纠正可能存在的肾脏低灌注状态，同时密切观察肾功能异常能否很快恢复，若不能纠正再进一步查找原因；⑤入院时血钙水平轻度增高也可能是纳差导致有效血容量不足、血液浓缩所致，故入院后我们对该患者进行了适当的血容量补充；⑥患者左第 7、8 肋骨的"陈旧性骨折"，考虑是以前有过不典型损伤所致，因无相应症状，未予特殊处理。以上是针对入院时相关临床表现和检查我们的思考和措施。

病情变化后诊断及治疗思路的转变：入院后第 4 天，经过治疗呼吸道症状好转，肺部啰音明显减少，血压控制尚可，头昏亦缓解，但仔细观察及问诊却发现患者神志淡漠、懒言、自感乏力，与血压及肺部感染好转不相符，我们立即给予化验复查。结果发现：随肺部感染控制，外周血白细胞不降反升；患者肾功能并未随肺部感染控制、血压纠正及血容量的补足而恢复正常；血钙水平还在继续上升。因此，我们认为患者最初表现出来的症状，可能只是一个表象，未必是此次患病的真正原因。需警惕内分泌、风湿免疫、血液等系统疾病及恶性肿瘤。具体鉴别诊断思考如下：①是否合并内分泌系统疾病？如淡漠型甲状腺功能亢进症或甲状腺功能减退症，这两种情况均可导致患者神志淡漠、纳差、乏力，应进行相关检查验证。②是否合并风湿免疫系统疾病？如：原发性小血管炎、系统性红斑狼疮、类风湿关节炎等，这些疾病往往损害全身各系统、器官，特别是肾脏，因该患者有肾功能异常，故应进行相关排查。③是否合并血液系统疾病？患者有外周血白细胞持续增多、高钙血症、肾损害、骨骼病变及血白/球蛋白比例倒置，使我们想到 MM 可能，但无贫血，似乎又不太支持。④是否合并恶性肿瘤？实体肿瘤往往可以导致肿瘤性肾损害、高钙血症及血白细胞反应性增高，出现机体免疫力下降后，可以合并肺部感染，但目前患者并无实体肿瘤的相关直接证据，胸片及颅脑 CT 亦未有实体肿瘤征象，需进一步查找证据。基于这些考虑，我们对患者进行了骨髓穿刺、血清免疫球蛋白、血清蛋白电泳、尿本-周蛋白、肿瘤标志物、甲状腺功能、血沉、C-反应蛋白、类风湿因子、抗中性粒细胞胞浆抗体、免疫全套等检查，最终确诊 MM。

回顾该例患者的临床表现几乎都可以用 MM 解释：由于肿瘤损害免疫系统，导致患者机体抵抗力下降，血白/球蛋白比例倒置，受凉后出现了肺部感染、纳差；骨髓瘤浸润组织器官导致了肾衰竭；高血压、高尿酸血症源于肾衰竭；血白细胞增多源于 MM 对外周血的刺激性反应；肋骨骨折归因于骨髓瘤对骨组织的破坏；进行性高钙血症及肾衰竭等综合因素导致了患者进行性神志淡漠。

由此，我们的体会是：当老年患者表现为进行性神志淡漠合并进行性血钙增高、肾衰竭及血白细胞增多时，应高度警惕 MM。

本病例诊治过程中有待改进之处：①接诊医生忽视了血管紧张素转换酶抑制剂的使用禁忌，福辛普利不适用于血肌酐>300μmol/L 的患者；②复方 α-酮酸不适用于未透析的高钙血症患者。

MM 流行病学特点、临床表现及诊断标准：

MM 是浆细胞恶性增殖性疾病，在人群中发病率并不高，欧美发病率为（2~5）/10万，约占所有恶性肿瘤的 1%。我国 MM 发病率约为 1/10 万，低于西方发达国家。但在血液系统肿瘤中占 10%~15%，已超过急性白血病仅次于非霍奇金淋巴瘤，位于第二位[1]。MM 又称浆细胞骨髓瘤（plasmacytoma），主要特征为骨髓内浆细胞恶性增生并浸润髓外软组织、恶性浆细胞（骨髓瘤细胞）分泌大量 M（monoclonal）蛋白所引起的一系列表现，好发于中老年人，男性多见，多数起病隐匿，早期并无特殊表现，易误诊为其他疾病而延误诊治，临床表现多样，主要与骨髓瘤细胞增生和 M 蛋白血症有关，可有贫血、骨痛、肾功能不全、感染、出血、神经症状、高钙血症、淀粉样变等，常伴有多发性溶骨性损害。

根据 2011 年《中国多发性骨髓瘤诊治指南》[2]，MM 诊断标准如下：

主要标准：

（1）组织活检证明有浆细胞瘤或骨髓涂片检查浆细胞>0.30，常伴有形态改变；

（2）单克隆免疫球蛋白（M 蛋白）：IgG>35g/L，IgA>20g/L，IgM>15g/L，IgD>2g/L，IgE>2g/L，尿中单克隆 κ 或 λ 轻链>1g/24h，并排除淀粉样变。

次要标准：

（1）骨髓检查：浆细胞 0.10~0.30；

（2）单克隆免疫球蛋白或其片段的存在，但低于上述标准；

（3）X 线检查有溶骨性损害和（或）广泛骨质疏松；

（4）正常免疫球蛋白量降低：IgM<0.5g/L，IgA<1.0g/L，IgG<6.0g/L。

凡满足下列任一条件者可诊断为 MM：

主要标准（1）+（2）；

或主要标准（1）+次要标准（2）、（3）、（4）中之一；

或主要标准（2）+次要标准（1）、（3）、（4）中之一；

或次要标准（1）、（2）+次要标准（3）、（4）中之一。

本例患者具备主要标准（1）+（2）+次要标准（3），以及骨髓瘤浸润组织器官所致的 CRAB 四联表现（C＝Hypercalcemia 高血钙，R＝Renal failure 肾衰竭，A＝Anemia 贫血，B＝Bone lesions 骨骼病灶）[3] 中的三个（肾衰竭、高钙血症、病理性骨折），故诊断 MM 成立。

【专家点评】

吴红梅（四川大学华西医院老年医学中心　主任医师）

这是一个典型的老年多个健康问题共存病例，最初以"肺部感染"为突出矛盾。当肺部感染控制后，该老年患者却出现进行性加重的神志淡漠，同时合并进行性血钙水平增高、肾功能损害等。主管医师通过耐心细致地观察、分析病情，最终确诊该老年人的原发基础疾病是 MM。本病例值得学习的亮点是诊治过程严谨、科学、临床逻辑思维能力较强，对提高临床医师对老年疾病的诊治水平非常有帮助。

老年患者常多病或多种健康问题共存，病情复杂，临床表现多不典型，正如该患者在入院时和病情发展过程中，就表现为多种临床健康问题：如呼吸道症状（咳嗽、咳黄痰等）、纳差、乏力、神志淡漠、懒言、高血压、白细胞升高、高血钙、高血尿酸、肾功能损害等。作为老年病科医师，如何从纷繁复杂的临床征象中把众多的疾病问题区别开来，早期及时识别患者的疾病和健康问题，减少误诊和漏诊，最后做出正确的诊断和处理呢？总结起来，应当充分运用以下辩证逻辑思维原则：

1. 现象与本质　通常与疾病对应的临床表现均具有一定的临床意义，但许多时候现象与本质并不完全一致。如该患者原发基础疾病是 MM，但并无贫血、骨痛等典型的临床表现，而以呼吸道感染、进行性神志淡漠为突出表现。

2. 常见病与罕见病　临床实践中遇到的多是常见病、多发病，但并不能排除罕见病的存在，在临床诊断思维中，首先考虑常见多发病，较少误诊；后适当考虑罕见病，避免漏诊。该患者诊治过程中，主管医师首先以常见多发的健康问题思考该患者出现的多种临床表现，如呼吸道症状考虑多为肺部感染；白细胞增多常为感染疾病所致；老年急性肾功能损害首先要考虑肾前性因素等。当常见多发疾病不能解释时，就要考虑到不常见疾病，如该患者，该老年患者肺部感染明显好转，但神志淡漠、高血钙、肾功能损害等临床表现却进行性加重，主管医师在进行鉴别诊断时思路较广，考虑到一些不常见疾病，最终确诊。

3. 一元病论与多元病论　一元病论是指用一种疾病来统一解释临床现象，多元病论是指用多种疾病来解释不同的临床现象。临床实践中，一方面要尽可能用一种疾病解释临床所见，不能孤立地根据多种症状体征提出多个疾病的诊断。即使同时共存多种疾病，如老年人常合并多种疾病，但医生诊断思维的主要方向也应指向一种主要疾病，抓主要矛盾。另一方面，又要从具体病情出发，是几种疾病就应该诊断为几种疾病，在治疗决策时，主次兼顾，避免把"单一诊断"绝对化，影响整个治疗效果。如该患者就是一典型的老年多病或多个健康问题共存现象：有呼吸道症状（咳嗽、咳黄痰等）、乏力、纳差、懒言、神志淡漠、高血压、白细胞增多、高血钙、高血尿酸、肾功能损害等。首先应考虑是否能用一个疾病解释多个并存的临床现象，回顾该患者上述多个临床现象均可用 MM 及其并发症解释。

4. 原发病与继发病　原发在甲处的病变转而反应于乙处的现象比较常见。临床上的误诊，常常是因为颠倒了原发与继发的关系。正确区分原发病与继发病，一是要重视病史的作用，依原发病、继发病及其并存关系的线索将临床资料连贯起来进行分析，有利于它们之间的区分。二是要注意区别症状表现，许多继发病早期症状和原发病症状相互重叠，必须仔细鉴别。就如该患者，最初以呼吸道症状为突出表现，但呼吸道症状缓解控制后，神志淡漠、高钙血症、肾功能损害等临床表现仍然进行性加重，故不好用肺部感染为原发病解释。最终确诊原发病为 MM，而肺部感染、进行性神志淡漠、高钙血症、高尿酸血症、肾功能损害等为该病的多种临床表现或并发症，即继发疾病。

5. 器质性疾病与功能性疾病　器质性疾病是指组织结构上有病理变化的疾病，它是功能性疾病发展的结果。功能性疾病一般指在临床上表现出某一疾病所特有的症状，但是运用目前的检查技术一般查不出器官、组织结构上的变化。在处理这一对矛盾时，相对于功能性疾病，应优先考虑器质性疾病；在没有充分排除器质性疾病以前，不轻易下功能性疾病的诊断。该病案的肺部感染症状明显好转，但神志淡漠的临床现象进行性加重，在综合评估该老年患者是否合并焦虑抑郁状态时，同时要考虑老年患者常多为器质性疾病和功能性疾病并存。

6. 良性疾病与恶性疾病　判定一个临床病症的出现是良性还是恶性疾病，要遵循的原则应是首先按恶性疾病进行检查，按良性疾病进行治疗。如在该患者的诊治过程中，主管医师首先按肺部感染、高血压、血容量不足等可治性疾病处理。当病情发生变化时，积极进行良性和恶性疾病的鉴别诊断，安排相应实验室及辅助检查，最终确诊并给予了及时、恰当的治疗。

参考文献

1. 陈灏珠. 实用内科学. 第 13 版. 北京：人民卫生出版社，2009，2554-2555.
2. 中国医师协会血液科医师分会等. 中国多发性骨髓瘤诊治指南. 中华内科杂志，2011，50（10）：892-896.
3. International myeloma working group. Criteria for classification of monoclonal gammopathies, multiple myeloma and related disorders: a report of the international myeloma working group. Br J Haematol., 2003, 121（5）：749-757.

以皮肌炎为首发临床表现的老年肺部肿瘤一例

乔礼芬　刘　建　张存泰

【病例介绍】

患者女性，82岁，因"全身皮疹4个月余"于2014年4月24日入院。患者无明显诱因出现颜面皮疹，为点状红色丘疹，后发展至躯干、四肢，伴瘙痒明显，并逐渐融合成片、脱屑，家属诉低热，体温37.1~37.5℃，无明显恶心、呕吐、胸闷、胸痛、四肢疼痛等不适，在当地医院住院诊治，予以静脉激素治疗5天后皮疹稍好转，停用后再发，遂予以中成药治疗（具体方案不详），皮疹无明显好转，同时逐渐出现四肢乏力，伴行走困难，四肢疼痛，以近端疼痛为主，不能下床活动，以"皮疹待查"收入院。患病以来，患者精神、食欲、睡眠差，大便干结，小便自诉量较少，体力明显下降，体重无明显减轻。

既往史：否认高血压、糖尿病、心脏病病史。无药物食物过敏史，无手术、外伤史。

入院查体：T 36.7℃，P 98次/分，R 20次/分，BP 135/57mmHg。神志清，精神不佳，轮椅入病房，查体合作。颜面及眶周水肿性红斑，手背皮肤鳞状红斑样改变。全身皮肤广泛融合性红斑，表面脱屑明显，浅表淋巴结未及肿大。颈软，双肺呼吸音低，双下肺少许湿啰音。心界向左下扩大，心率98次/分，律齐，心音低，无杂音。腹软，全腹无压痛，无反跳痛，肝脾肋下未触及，叩诊移动性浊音阴性。双下肢凹陷性水肿。生理反射存在，病理反射未引出。四肢肌力下降，3~4级，四肢按压有疼痛感，以近端明显。

辅助检查：

血常规：白细胞计数$6.81×10^9$/L，中性粒细胞72%，淋巴细胞8.4%，嗜酸性粒细胞8.2%↑。

心肌酶：谷草转氨酶125U/L↑（正常值4~32U/L）、肌酸激酶1150U/L↑、乳酸脱氢酶555U/L↑。

肿瘤标志物：癌胚抗原46.05ng/ml↑、糖类抗原125 49.40U/ml↑、鳞状细胞癌相关抗原17.3ng/ml↑。

血沉55mm/h↑，超敏CRP 33.9mg/L↑。

免疫全套：免疫球蛋白 G 18.4g/L↑（正常值 7.51~15.6g/L）、补体 C_3 0.74g/L↓（正常值 0.79~1.52g/L）、补体 C_4 0.15g/L↓（0.16~0.38g/L），风湿全套：抗核抗体核颗粒型 1∶100，余阴性。

肾功能、电解质、肝胆胰脾、泌尿系、颈部淋巴结彩超及心脏超声、心电图正常。

胸部 X 线片（图 100-1）：双侧慢性支气管炎，双肺感染；双下肺支气管扩张可能。

PET-CT（见文末彩图 100-2）：右中下肺多发结节灶，代谢增高（SUV_{max} 值 2.9~6.4），考虑肿瘤性病变所致，建议进一步结合临床及必要时行活检等，以除外转移。纵隔内及双肺门区小淋巴结，部分代谢轻度增高，右肺门区稍著，考虑肿瘤性病变可能，建议结合临床观察，以除外转移。

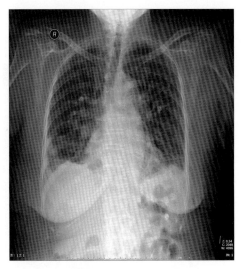

图 100-1　胸部 X 线片
双侧慢性支气管炎，双肺
感染，双下肺支气管扩张可能

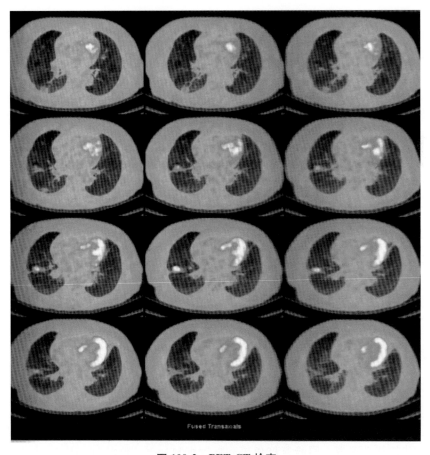

图 100-2　PET-CT 检查
右中下肺多发结节灶，代谢增高（SUV_{max} 值 2.9~6.4）

多次痰脱落细胞学（见文末彩图 100-3）：镜下见上皮细胞、细菌、少许中性粒细胞，吞噬细胞，另偶见细胞核浆比稍增大。

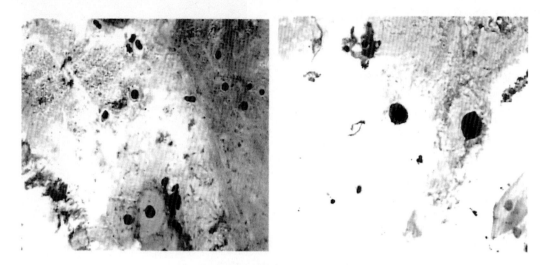

图 100-3　痰脱落细胞学检查
上皮细胞、细菌、少许中性粒细胞，吞噬细胞，另偶见细胞核质比稍增大

诊断：建议患者行肌活检，CT 引导下经皮肺穿刺活检术等有创检查明确诊断，但患者及家属拒绝行有创检查。经会诊后临床诊断：肺部肿瘤合并皮肌炎。

治疗：予激素（甲泼尼龙）、抗感染（头孢曲松）、抗过敏（地氯雷他定、维生素C）、外用药涂擦（VitE 霜、1% 樟脑冷霜）治疗。患者颜面及眼睑水肿性红斑明显好转。躯干及四肢皮疹颜色变淡，脱屑减少，逐渐出现色素沉着。肌痛减轻，肌力显著改善，可自行下床行走。肌酶谱进行性下降。但肿瘤标志物变化不大（表 100-1）。

表 100-1　使用甲泼尼龙后生化指标及肿瘤标志物变化

		ALT（U/L）	AST（U/L）	CK（U/L）	LDH（U/L）	ESR（mm/H）	CRP（mg/L）	CEA（ng/ml）	CA125（U/ml）	Cyfra21-1（ng/ml）
D1	24/4	32	125	1150	550	55	33.9	46.05	49.40	17.3
D5	28/4	35	81	335	410					
D10	2/5	24	49	229	334					
D18	10/5	37	37	131	320	23	28.9	57.71	46.70	3.5

【病例讨论】

皮肌炎（dermatomyositis，DM）是一种炎症性肌病伴特征性皮疹的自身免疫性结缔组织病，属于特发性炎症性肌病的一种[1]。在除外了肌营养不良、肉芽肿性肌炎、感染、横纹肌溶解、代谢性疾病、内分泌疾病、重症肌无力、药物和毒物诱导的肌病症状等疾病以后，具备皮肤特征性表现：眼睑紫红色斑和眶周水肿，手背鳞状红斑样皮炎，在掌指和近指关节处明显，皮损也可累及膝、肘、内踝以及面部、颈部和躯干上部。以及满足：①四肢对称性近端肌无力，②肌酶谱升高，③肌电图异常，④肌活检异常4条中的3条，可确诊 DM。其治疗需遵循个体化原则，多选择免疫抑制剂如糖皮质激素、甲氨蝶呤、硫唑嘌呤、羟氯喹等药物治疗。有心肺脏器受累者预后较差。

自从1976年 Stertz 首次报道1例多发性肌炎患者伴发胃癌以来，DM 与恶性肿瘤之间密切的相关性就引起国内外学者的广泛注意。DM 伴发恶性肿瘤的机制可能与遗传、免疫功能紊乱、病毒感染以及免疫交叉反应的产生等密切相关。DM 常常作为一种副癌综合征，与恶性肿瘤同时存在。DM 合并恶性肿瘤的发生率可达 5.0%~52.0%，恶性肿瘤成为 DM 患者死亡的主要病因之一[2]。因此诊断 DM 之后应积极排查有无合并恶性肿瘤，加强肿瘤诊治，也应进一步随访。

众多的回顾性研究[3]发现 DM 合并恶性肿瘤的发生与年龄、性别等存在一定的相关性，血清中酶学和肿瘤标志物水平升高是 DM 并发恶性肿瘤的危险因素，临床上需引起重视这些细节。

年龄>45岁是预测 DM 合并肿瘤的相关因素之一，女性 DM 患者伴发恶性肿瘤的危险性是男性的3倍。DM 伴发恶性肿瘤有种族倾向，西方国家以卵巢癌、乳腺癌、肺癌、胃肠道肿瘤及白血病等常见，而鼻咽癌多见于新加坡、中国东南部、中国香港及中国台湾地区。

DM 伴发的恶性肿瘤类型繁多，其中以肺癌的发病率最高，其次为乳腺癌、膀胱癌、胃癌、卵巢癌、鼻咽癌、肝癌等。

关于 DM 与恶性肿瘤发病先后次序的报道不尽相同，以报道 DM 先发者较多，且两者间隔时间多在2年以内。恶性肿瘤同时发生或后续于 DM 发生者可达 82.6%，提示 DM 患者确诊后2年内是恶性肿瘤的高发期。

国内文献[4]报道皮肤恶性红斑、荨麻疹性血管炎、皮肤坏死（坏死性皮肤溃疡）、指或趾甲周围红斑、严重的顽固性瘙痒、无肌病性皮肌炎、水疱或大疱等皮肤表现，是 DM 并发恶性肿瘤的高危因素。DM 合并恶性肿瘤时肺间质病变发生率低，并更易出现咽喉肌群受累（吞咽困难等）、颈部肌群受累（抬头困难）以及膈肌受累。肺部感染、心脏受累、对糖皮质激素治疗无效等。

实验室检查异常也与恶性肿瘤的伴发有关，ESR、CK、LDH 及对激素治疗不敏感、肺部或心脏受累在伴发恶性肿瘤与不伴发恶性肿瘤的患者中差异有统计学意义[5]；ESR 在恶性肿瘤、自身免疫性疾病中存在不同程度的增快，肿瘤晚期或有转移时 ESR 常明显增快，研究显示，ESR>35mm/h 与 DM 合并恶性肿瘤之间存在显著的相关性。CK 与 DM 活动性相关，且具有较高的敏感性，临床上常依据血清 CK 的高低判断 DM 的严重程度、病情的进展和治疗效果等。研究显示 CK 异常升高表明 DM 患者可能存在的恶性肿瘤。故血清中 ESR、CK 和 LDH 水平可作为预测 DM 是否并发恶性肿瘤的因素。肿瘤标志物是由肿瘤细胞产生的存在于肿瘤细胞内或分泌进入体液的一种物质，CEA 是消化道肿瘤相关抗原的一种；甲胎蛋白是原发性肝癌最灵敏、特异的标志；CA125 是上皮性卵巢癌和子宫内膜癌的标志。DM 合并恶性肿瘤患者血清中肿瘤标志物亦存在异常改变，且以 CEA 和 CA125 升高最常见。

本例病例中，依据患者进行性肢带肌无力伴有吞咽困难数月。血清肌酶谱升高，尤其肌酸磷酸激酶，谷草转氨酶、谷丙转氨酶和乳酸脱氢酶。眼睑紫红色斑和眶周水肿，手背鳞状红斑样皮炎，在掌指和近指关节处明显。全身皮损累及膝、肘、内踝以及面部、颈部和躯干上部等特征性表现，诊断可能皮肌炎。同时，患者亦存在以下危险因素：老年女性，出现颜面及眼睑水肿性红斑，全身皮肤融合性红斑，脱屑，手背鳞状红斑样皮炎，吞咽困难，咯血，咯痰等临床表现。ESR、LDH、CK 明显增高。肿瘤标志物：CEA、CA125、鳞状细胞癌抗原明显增高。胸部 X 线片提示肺部感染等合并肿瘤的危险因素。故应积极排查恶性肿瘤。

PET-CT 是一种集功能代谢显像和解剖形态成像于一身的新型影像诊断技术，它根据恶性肿瘤细胞对葡萄糖摄取增高的特征显示恶性肿瘤病灶，不仅能显示灶的形态及大小，还能反映病灶的代谢活性，已被临床广泛应用于恶性肿瘤的诊断、分期及疗效判断。患者行 PET-CT 后发现，右中下肺多发结节灶，代谢增高（SUV_{max} 值 2.9~6.4），考虑肿瘤性病变所致可能，建议进一步结合临床及必要时行活检等，以除外转移。纵隔内及双肺门区小淋巴结，部分代谢轻度增高，右肺门区稍著，考虑肿瘤性变可能，建议结合临床观察，以除外转移。多次痰脱落细胞学检查：见上皮细胞，中性粒细胞，吞噬细胞，另偶见细胞核浆比增大。

由于患者及家属不愿行有创性的进一步检查和治疗，故未行肌电图、肌活检和肺部病灶活检。依靠临床表现，PET-CT、痰脱落细胞学检查、CEA 明显增高等特异性检查结果考虑诊断为肺部肿瘤合并皮肌炎。给予静脉注射甲泼尼龙治疗皮肌炎。经 3 周左右，患者颜面及眼睑水肿性红斑明显好转。躯干及四肢皮疹颜色变淡，脱屑减少，逐渐出现色素沉着。肌痛减轻，肌力显著改善，可自行下床行走。肌酶谱进行性下降。但肿瘤标志物变化不大。

该病例给我们的启发是诊断了 DM 这一疾病并不难，应该考虑到该疾病特别容易合并恶性肿瘤或其他免疫性疾病这一特性，可依据一些合并恶性肿瘤的危险因素，对患者进行危险分层，有针对性的根据肿瘤标志物的提示行肿瘤的筛查。若能行 PET-CT 检查，则对肿瘤的发现和肌炎的严重程度进行评估，早期诊疗可能能明显改善患者预后。

【专家点评】

刘建（华中科技大学附属同济医院　主任医师）

这是一例典型的肿瘤相关性皮肌炎病例。临床医师通过皮肌炎这一副癌综合征线索，以及结合患者年龄、性别、血清中酶学和肿瘤标志物水平升高等皮肌炎合并恶性肿瘤等临床危险因素，进一步行 PET-CT 检查和痰脱落细胞学检查，从而早期诊断肺部肿瘤。是一个很好的示范病例。

有以下几点需要提出：

1. DM 合并恶性肿瘤的患者预后很差，早期诊断及治疗伴发的恶性肿瘤对患者的预后有重要意义。

2. 目前多项研究表明在 DM 伴发肿瘤的多因素分析中发现，预测发生相关恶性肿瘤的危险因素：发病年龄>45 岁和女性，ESR、CK、LDH 及肿瘤标志物明显增高。较少出现间质性肺炎、关节炎、雷诺现象，而肌炎症状更为严重，并更易出现吞咽困难、抬头困难等临床表现，需尽早排查肿瘤。

3. 肿瘤相关性皮肌炎在 PET-CT 影像学表现上具有一定的特征性。PET-CT 不仅能早期发现恶性肿瘤，还能判断肌肉有无炎性细胞浸润。认识此病的 PET-CT 影像学表现，有助于提高诊断准确性。

参考文献

1. Bohan A，Peter JB. Polymyositis and dermatomyositis. N Engl J Med，1975，292（7）：344-347.

2. Buchbinder R，Forbes A，Hall S，et al. Incidence of malignant disease in biopsy proven inflammatory myopathy：a population based cohort study. Ann Intern Med，2001，134（12）：1087-1095.

3. Wang J1，Guo G，Chen G，et al. Meta-analysis of the association of dermatomyositis and polymyositis with cancer. Br J Dermatol，2013，169（4）：838-847.

4. 蔡云雅，方红. 恶性肿瘤相关性皮肌炎/多发性肌炎. 国际皮肤性病学杂志，2012，38（1）：51-54.

5. Marvi U，Chung L，Fiorentino DF. Clinical presentation and evaluation of dermatomyositis. Indian J Dermatol，2012，57：375-381.

中国医科大学附属第一医院
骨髓细胞检查报告

编号：

姓　名：	年　龄：96	科　别：门诊	取材部位：
性　别：男性	住院号：	床　号：	骨髓片号：其他17079

细胞名称		血片(%)	髓片 平均值	髓片 标准差	(%)
	原始血细胞		0.08	±0.01	
粒细胞系统	原始粒细胞		0.64	±0.33	
	早幼粒细胞		1.57	±0.60	2.00
中性 中幼			6.49	±2.04	7.20
中性 晚幼			7.90	±1.97	4.80
中性 杆状核		12.00	23.72	±3.50	16.00
中性 分叶核		68.00	9.44	±2.92	24.40
嗜酸 中幼			0.38	±0.23	
嗜酸 晚幼			0.49	±0.32	
嗜酸 杆状核			1.25	±0.61	
嗜酸 分叶核			0.86	±0.61	0.80
嗜碱 中幼			0.02	±0.05	
嗜碱 晚幼			0.06	±0.07	
嗜碱 杆状核			0.10	±0.09	
嗜碱 分叶核			0.03	±0.05	0.40
红细胞系统	原始红细胞		0.57	±0.30	
	早幼红细胞		0.92	±0.41	2.00
	中幼红细胞		7.41	±1.91	20.00
	晚幼红细胞		10.75	±2.36	7.60
	巨早幼红细胞		0	0	
	巨中幼红细胞		0	0	
	巨晚幼红细胞		0	0	
粒系：红系			3.00	±1.00	1.88
淋巴细胞	原始淋巴细胞		0.05	±0.09	
	幼稚淋巴细胞		0.47	±0.84	
	成熟淋巴细胞	12.00	22.78	±7.04	10.80
	异形淋巴细胞				
单核	原始单核细胞		0.01	±0.04	
	幼稚单核细胞		0.14	±0.19	
	成熟单核细胞	8.00	3.00	±0.88	3.60
浆细胞	原始浆细胞		0.004	±0.02	
	幼稚浆细胞		0.104	±0.16	
	成熟浆细胞		0.71	±0.42	0.40
其他细胞	组织细胞		0.16	±0.21	
	组织嗜碱细胞		0.03	0.09	
	分类不明细胞		0.05	0.09	
巨核细胞	原始巨核细胞	0–3			
	幼稚巨核细胞	0–10			2只
	颗粒型巨核细胞	10–30			13只
	产板型巨核细胞	40–70			1只
	裸核型巨核细胞	0–30			8只

RBC: ×10¹²/L	HGB: 75 G/L	RC: %
PLT: 27 G/L	WBC: 9.7 ×10⁹/L	

化学染色			
NAP积分值	74分/100分叶		
POX阳性		POX弱阳性	
PAS阳性		PAS弱阳性	
细胞内铁	58%	NAE	
细胞外铁	(+++)	NAE-NaF	

RBC: ×10¹²/L 为 $\times 10^{12}/L$；WBC: 9.7 ×10⁹/L 为 $\times 10^{9}/L$

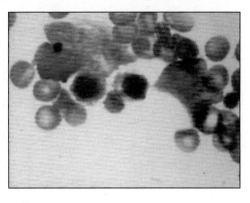

分析：

骨髓取材满意，涂片、染色佳，骨髓有核细胞增生活跃，无核红细胞/有核细胞=21.28/1，G占55.6%，E占29.6%，G/E=1.88/1。

1. 粒细胞系统增生活跃，各阶段细胞比值及形态大致正常。
2. 红细胞系统增生活跃，以中幼红细胞为主，细胞形态正常。成熟红细胞大小不等。
3. 淋巴细胞比值减低，细胞形态正常。
4. 未查到特殊细胞。
5. 视片一张见巨核细胞24只，分类见表，血小板成堆可见。

血片：分类见表，成熟红细胞及血小板同髓象。

诊断：

见描述（结合临床）

报告人：	审查人：	报告日期：2013–03–06

图3-2　骨髓穿刺结果提示免疫相关性血小板减少症

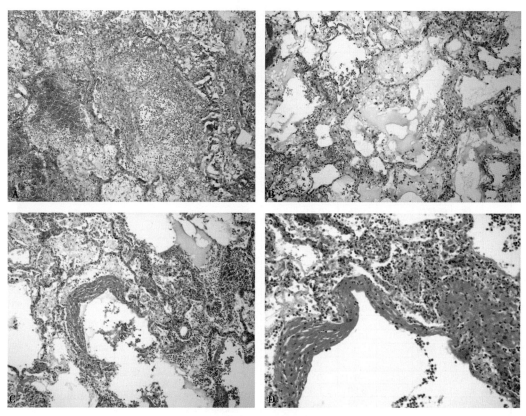

图 5-5　尸检病理

弥漫性的肺泡损伤及广泛的肺部透明膜形成

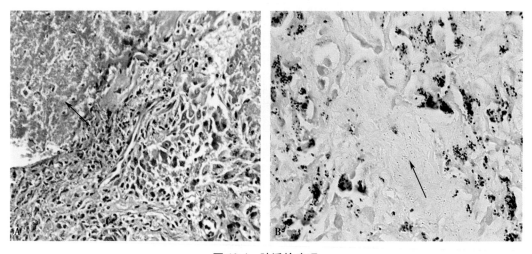

图 10-4　肺活检病理

A. 干酪样坏死（箭头所示）；B. 抗酸杆菌（箭头所示）

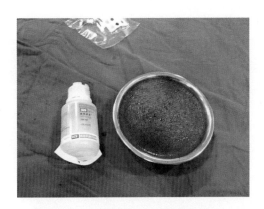

图 29-2　抽出暗红色血性液体 280ml

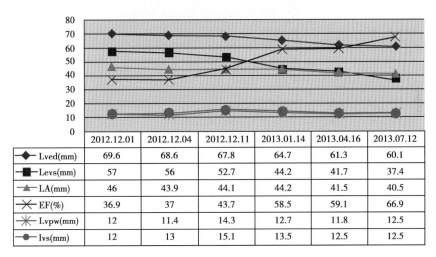

	2012.12.01	2012.12.04	2012.12.11	2013.01.14	2013.04.16	2013.07.12
Lved(mm)	69.6	68.6	67.8	64.7	61.3	60.1
Levs(mm)	57	56	52.7	44.2	41.7	37.4
LA(mm)	46	43.9	44.1	44.2	41.5	40.5
EF(%)	36.9	37	43.7	58.5	59.1	66.9
Lvpw(mm)	12	11.4	14.3	12.7	11.8	12.5
lvs(mm)	12	13	15.1	13.5	12.5	12.5

图 31-2　超声心动图变化趋势

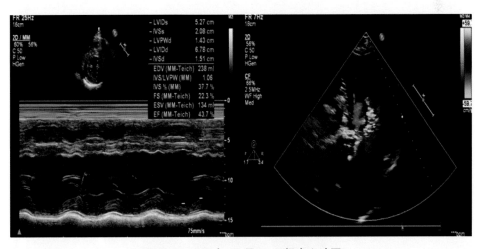

图 31-3　2012 年 12 月 11 日超声心动图

左室肥大伴左室整体收缩功能减退（Lved 67.8mm，Lves 52.7mm，LA：44.1mm，EF 43.7%），二尖瓣后叶瓣环钙化伴反流Ⅰ度，主动脉硬化（Ao：31.0mm），主动脉瓣关闭不全（反流Ⅱ度），三尖瓣反流Ⅰ度伴肺动脉高压（轻度，35mmHg）

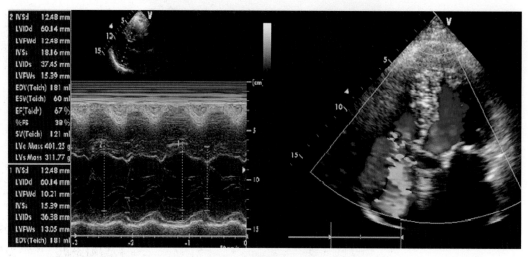

图 31-4　2013 年 7 月 12 日超声心动图

左房室增大，左室壁增厚，右房增大（Lved 60.1mm，Lves 37.4mm，LA：40.5mm，EF 66.9%），主动脉硬化（Ao：30.3mm），主动脉瓣钙化并反流Ⅱ度，二尖瓣后叶瓣环钙化，三尖瓣后叶瓣环钙化，三尖瓣反流Ⅲ度伴肺动脉高压（轻度，39mmHg）

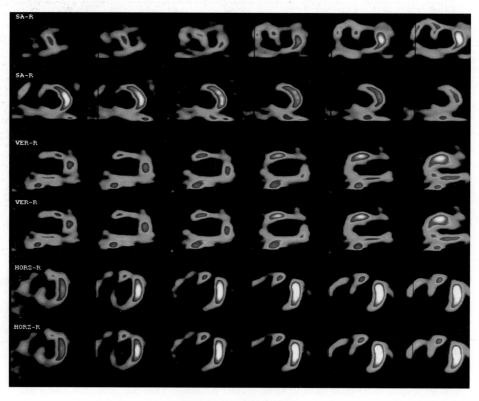

图 32-2　心肌核素扫描

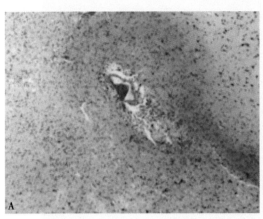
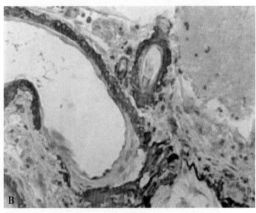

图 41-6 2014 年 8 月 12 日术后病理

A 图示淀粉样变性脑血管病，脑出血；脑组织萎缩，胶质细胞增生，可见大量老年斑及神经原纤维缠结。免疫组化结果：Aβ［血管壁（＋）；老年斑（＋），参见 B 图］，S-100［胶质细胞（＋）］，Tau 蛋白［神经原纤维缠结（＋）］。特殊染色结果：刚果红［血管壁（＋）］

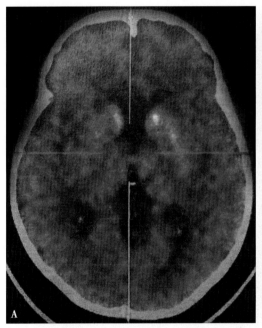
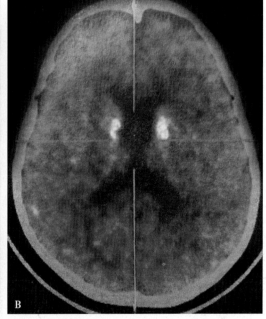

图 50-1 多巴胺转运体 PET 显像

A. 双侧壳核分布区放射性示踪剂 ^{11}C-β-CFT 摄取明显下降；

B. 双侧尾状核分布区放射性示踪剂 ^{11}C-β-CFT 摄取轻度下降

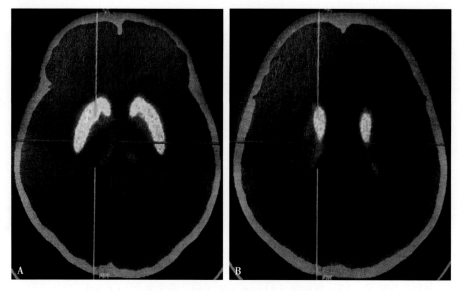

图 50-2　多巴胺 D$_2$ 受体 PET 显像

A. 双侧壳核分布区放射性示踪剂[18]F-Fallypride 摄取大致正常；

B. 双侧尾状核分布区放射性示踪剂[18]F-Fallypride 摄取大致正常

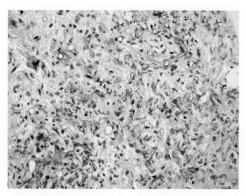

图 56-6　肺组织病理

多个随机分布的宽大无分隔的菌丝、可见直角分叉，符合肺毛霉病

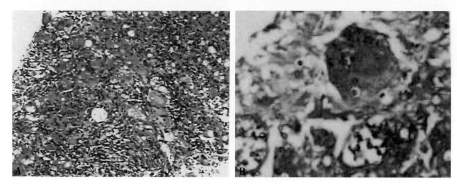

图 60-3　肺穿刺活检病理

HE 染色，A. ×200，B. ×400

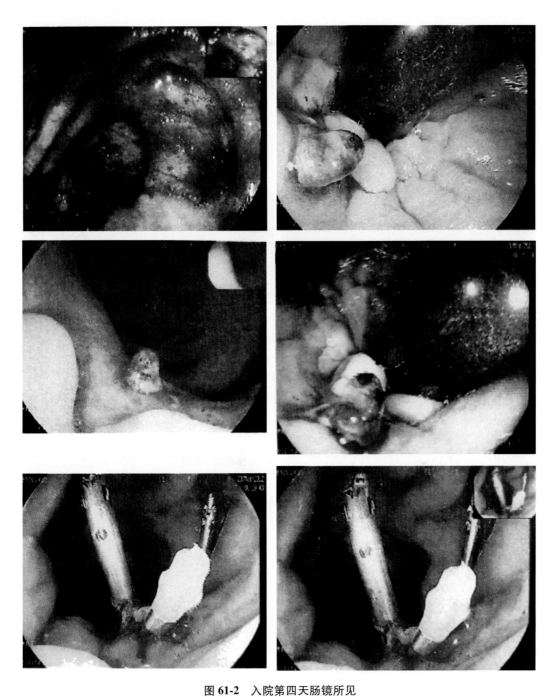

图 61-2　入院第四天肠镜所见

直肠内大量暗红色血液潴留，视野观察受限。冲洗后暴露齿状线，可见内痔，齿状线处不规则
溃疡，大小约 1.5cm×1.2cm，底覆白苔，溃疡边缘见一红色血栓，呈搏动性

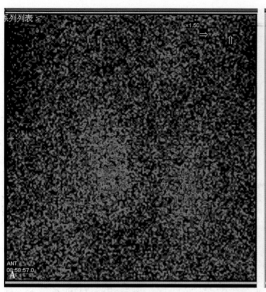
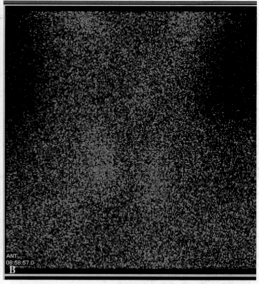

（治疗前）　　　　　　　　　　　　　　（治疗后）

图 62-1　甲状腺 ECT

A. 治疗前：双叶甲状腺摄取^{99m}Tc 功能明显减低，可见甲状腺轮廓，
体积增大，边界欠清晰，放射性分布稀疏；B. 治疗后：明显改善

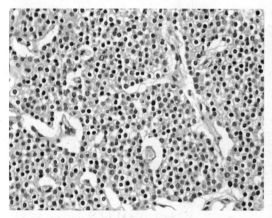

图 63-2　术后病理提示甲状旁腺增生

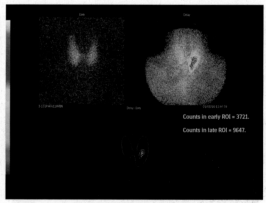

图 67-1　甲状旁腺显像（ECT）

甲状腺左叶下半部分及下极下方部位软组织局
限性示踪剂增高，考虑甲状旁腺组织功能亢进
或甲状旁腺瘤

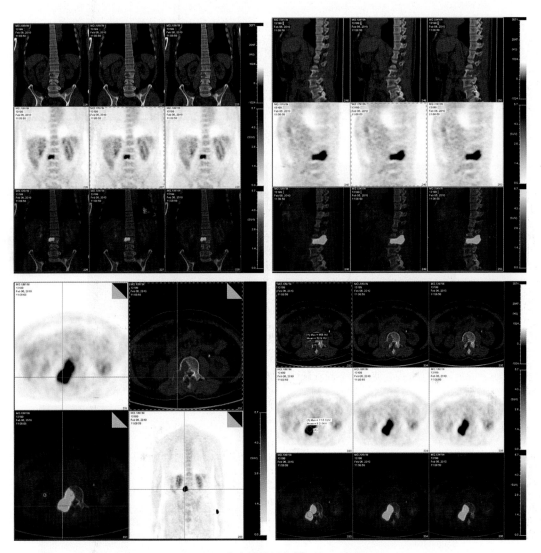

图 67-2　全身正电子扫描（PET/CT）

L_3 椎体及其右侧椎弓根溶骨性骨质破坏，局部葡萄糖代谢明显增高

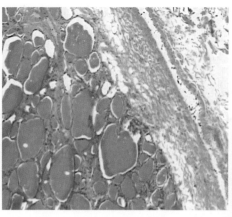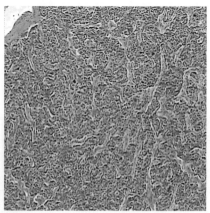

图 67-3　甲状旁腺腺瘤病理

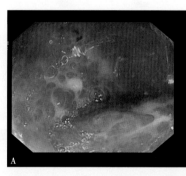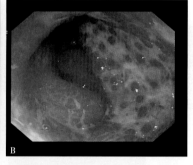

图 71-1　电子结肠镜镜下所见

横结肠处黏膜充血、水肿、粗糙、血管纹理不清及有息肉，
有浅表溃疡，表面有脓性分泌物附着，诊断为缺血性肠病

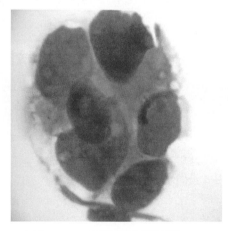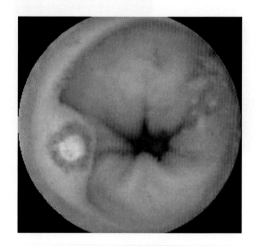

图 72-3　骨髓象见成团恶性细胞　　　　图 75-1　胶囊内镜检查

全肠见多发散在的大小不一的凹陷，
上覆有白苔，周围黏膜充血水肿

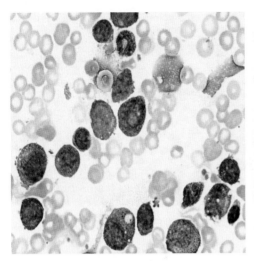

图 75-2　骨髓涂片

瑞氏-姬姆萨复合染色（×1000）

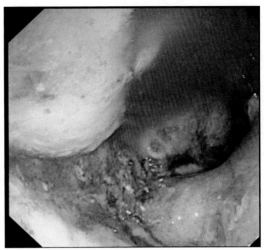

图 79-5　电子结肠镜（2014 年 3 月 25 日）：

升结肠肿瘤

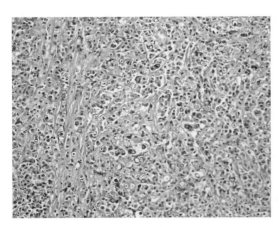

图 79-6　病理（2014 年 3 月 25 日）：

（升结肠）低分化腺癌

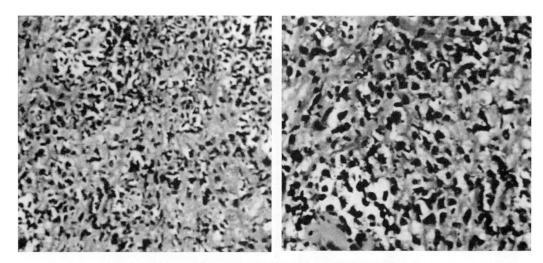

图 82-3　病理结果：颅内弥漫大 B 细胞性淋巴瘤

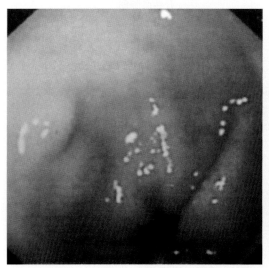

图 83-1　胃镜：慢性非萎缩性胃窦炎

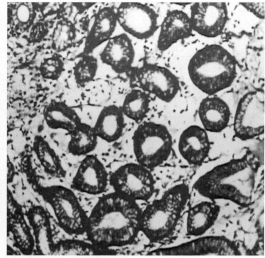

图 83-2　病理：胃黏膜有较多嗜酸性粒细胞浸润

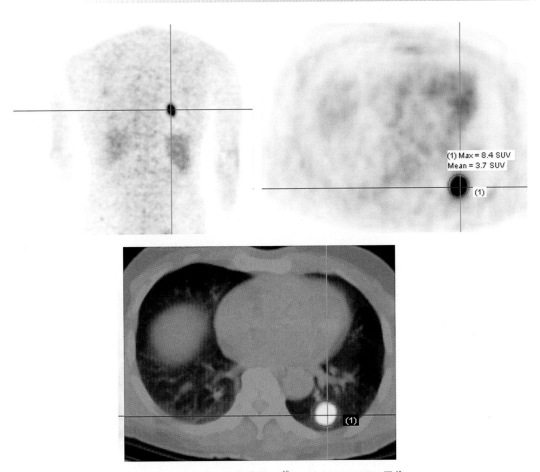

图 84-2　氟代脱氧葡萄糖（^{18}F-FDG）PET/CT 显像

左肺下叶后基底段结节灶局部葡萄糖代谢局部均匀增高，最大标准摄取值（SUV$_{max}$）约为 8.4

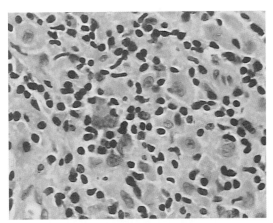

图 84-3　左侧腋窝淋巴结活检病理

灶性的上皮样组织细胞增生并散在 R-S 样大细胞　HE 染色（×400）

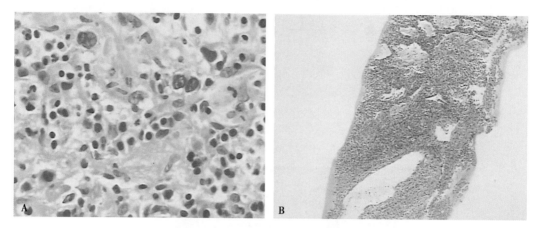

图 84-4　经皮肺穿刺病灶活检病理

肺组织见大量淋巴组织增生并浸润血管壁，伴局灶变性坏死，浸润的淋巴样细胞体积中等至大，核形态不规则，可见核分裂，并可见组织细胞、浆细胞浸润（HE 染色，A×400，B×40）

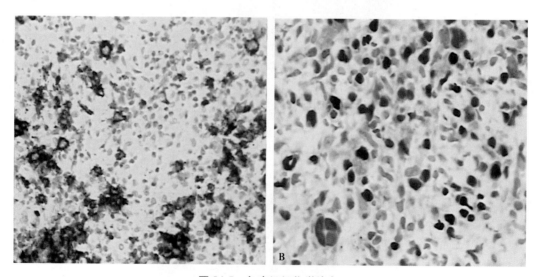

图 84-5　免疫组织化学染色

A. CD20 SP 染色；B. 原位杂交 EBERs 阳性

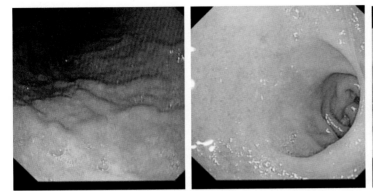
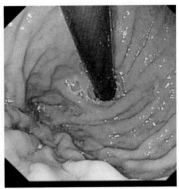

图 85-2　胃镜检查图片

胃体黏膜粗糙颗粒样增生，胃窦黏膜粗糙、充血水肿、点状红斑

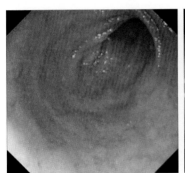
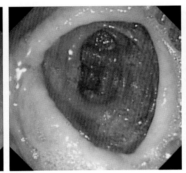
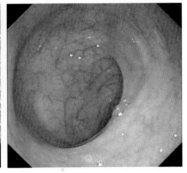

图 85-3　肠镜检查图片

回盲部息肉

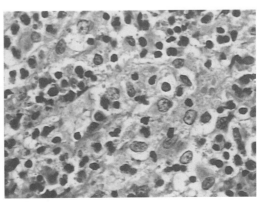

图 85-4　腹腔镜下肿块活检病理

纤维脂肪组织中见弥漫性浆细胞、嗜酸性粒细胞、组织细胞，少许淋巴细胞浸润

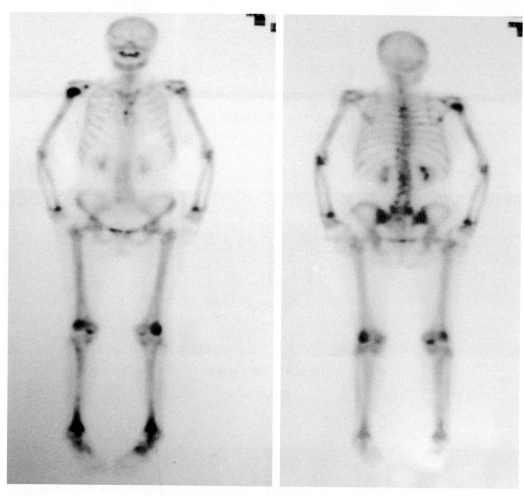

图 86-3　骨扫描
下颌骨、四肢长骨骨代谢活跃

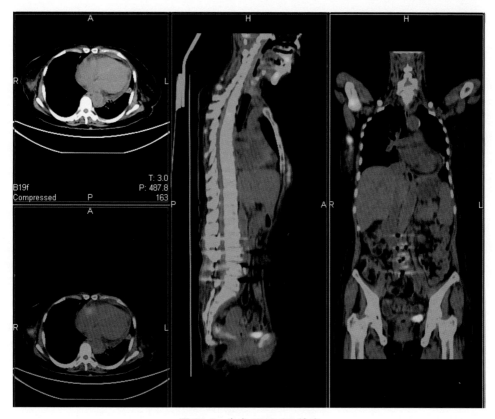

图 86-4 全身 PET-CT 检查

双侧腋窝、双侧乳腺、前胸、腹壁等部位多个疏松片状软组织病变，双侧下颌骨、锁骨胸骨、脊柱多个椎体及其附件、骨盆、双侧股骨头等多部位弥漫性成骨性病变，双侧腋窝、双侧乳腺、前胸、腹壁、右心房、升、腹主动脉周围软组织均呈葡萄糖代谢增高

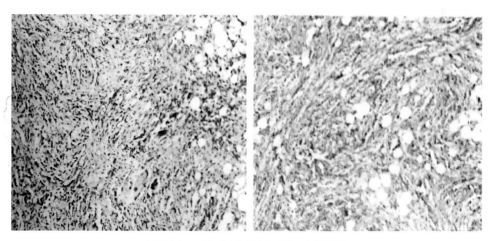

图 86-5 （剑突下腹壁包块）病理结果

（肌纤维）组织细胞伴脂肪组织瘤样增生；免疫组织化学结果示：CD163（＋）、CD68（＋）、DES（－）SMA（＋）、CD1a（－）、CD34（＋）、S-100（－）、CD123（＋）、Lys（＋）、Ki-67 增殖指数<5%

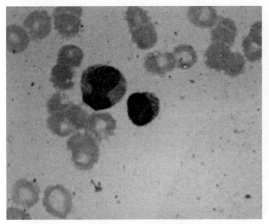

图 88-1　骨髓细胞学

粒系、红系增生减低，

骨髓象幼红细胞少见

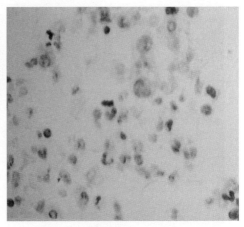

图 88-2　免疫分型

淋巴细胞占有核细胞的 58%，其中 82.5%
表达为 CD7，CD2，CD5，CD4，弱表达为
CD57，CD3（－），CD8（－），CD56（＋），
为异常 NK 细胞表型

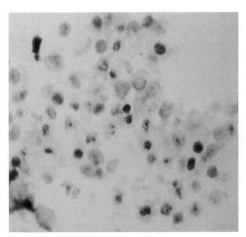

图 88-3　骨髓活检

造血组织增生不均一，幼粒细胞比值偏高

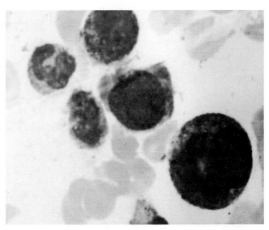

图 89-1　骨髓中嗜酸性粒细胞比例增高

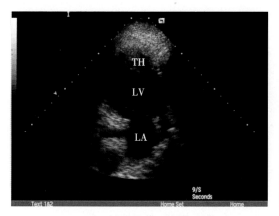

图89-2　左室心尖部附壁血栓
3.7cm×1.7cm×1.5cm

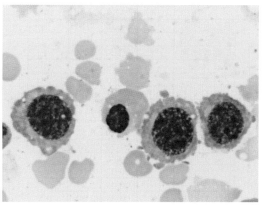

图90-1　6月30日骨髓改变

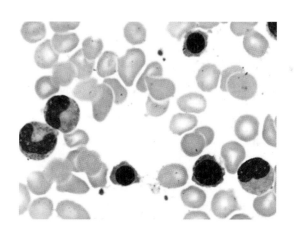

图90-2　7月9日骨髓改变

血液研究室
骨髓细胞学图文报告单

住院号：　　　取材部位：髂骨　　　临床诊断：双下肢麻木查

细胞名称		血片 %	髓片 平均值	髓片 +/-SD	%
原始血细胞			0.08	0.01	
粒细胞系统	原始粒细胞		0.64	0.33	
	早幼粒细胞		1.57	0.60	1
	中性 中幼		6.49	2.04	10
	中性 晚幼		7.90	1.97	15
	中性 杆状核	10	23.72	3.50	15
	中性 分叶核	53	9.44	2.92	21
	嗜酸 中幼		0.38	0.23	
	嗜酸 晚幼		0.49	0.32	0.5
	嗜酸 杆状核	1	1.25	0.61	
	嗜酸 分叶核	3	0.86	0.61	1
	嗜碱 中幼		0.02	0.05	
	嗜碱 晚幼		0.06	0.07	
	嗜碱 杆状核		0.06	0.09	0.5
	嗜碱 分叶核		0.03	0.05	
红细胞系统	原始红细胞		0.57	0.30	
	早幼红细胞		0.92	0.41	0.5
	中幼红细胞		7.41	1.91	3.5
	晚幼红细胞		10.75	2.36	10
	早巨红细胞				
	中巨红细胞				
	晚巨红细胞				
淋巴	原始淋巴细胞		0.05	0.09	
	幼稚淋巴细胞		0.47	0.84	
	成熟淋巴细胞	21	22.78	7.04	13
	异型淋巴细胞	8			3.5
单核	原始单核细胞		0.01	0.14	
	幼稚单核细胞		0.14	0.19	
	成熟单核细胞	4	3.00	0.88	1.5
浆细胞	原始浆细胞		0.004	0.02	
	幼稚浆细胞		0.104	0.16	
	成熟浆细胞		0.71	0.42	2.5
巨核细胞	原始巨核细胞				
	幼稚巨核细胞				
	颗粒巨核细胞				
	产板巨核细胞				
	裸核巨核细胞				
其他	网状细胞		0.16	0.21	1.5
	内皮细胞		0.05	0.09	
	巨核细胞		0.03	0.06	
	吞噬细胞		0.05	0.09	
	组织嗜碱细胞		0.03	0.09	
	组织嗜酸细胞		0.03		
	脂肪细胞		0.02		
	分类不明细胞		0.03	0.09	
粒系：红系			2.76	0.87	
共计数细胞		100	个		200

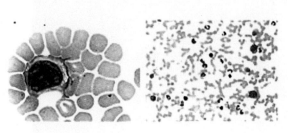

形态描述：

（一）骨髓片
1.取材、涂片、染色可
2.骨髓增生活跃。粒系占64%，红系占14%，粒：红=4.5：1。
3.粒系增生活跃，中性晚幼、分叶核细胞比值升高，余各阶段粒细胞比值大致正常，形态大致正常。
4.红系增生活跃，幼红细胞比值稍低，形态大致正常。
5.淋巴细胞比值大致正常，可见胞体较大的网状样淋巴细胞占3.5%。
6.全片巨核细胞分布正常。血小板成堆分布。
7.未见寄生虫。

（二）血片
白细胞分布正常，分类可见异淋占8%，成熟红细胞形态大致正常，血小板成堆分布。未见寄生虫。

诊断意见：
骨髓增生活跃，粒、红系均活跃，胞体较大的网状样淋巴细胞占3.5%，巨核细胞正常。
血片：白细胞分布正常，分类可见异淋占8%。

建议作淋巴活检、荧光原位杂交Fish（淋巴瘤）。
请结合临床。

图 91-1　骨髓穿刺结果

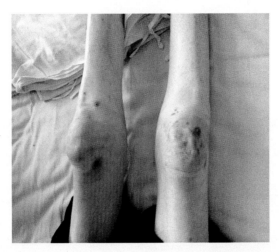

图 96-4　下肢皮疹

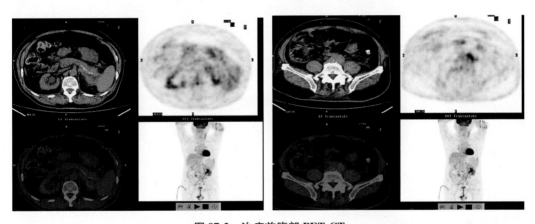

图 97-2　治疗前腹部 PET-CT

胰尾区、腹主动脉、髂动脉周围软组织密度肿块影，代谢异常增高，SUV$_{max}$ 为 5.9

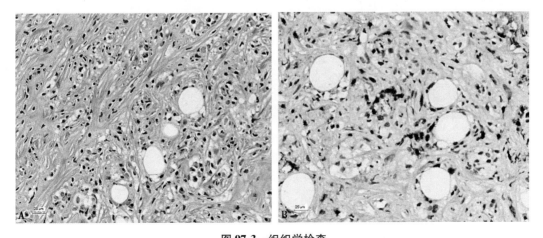

图 97-3　组织学检查

A. 后腹膜软组织慢性炎症，淋巴细胞、浆细胞浸润，伴纤维化（HE 染色）；
B. 免疫组化染色 IgG4 阳性浆细胞浸润

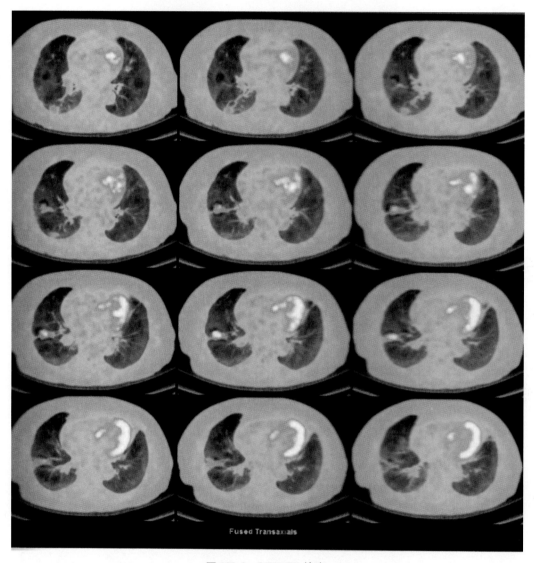

图 100-2　PET-CT 检查

右中下肺多发结节灶，代谢增高（SUV_{max}值 2.9~6.4）

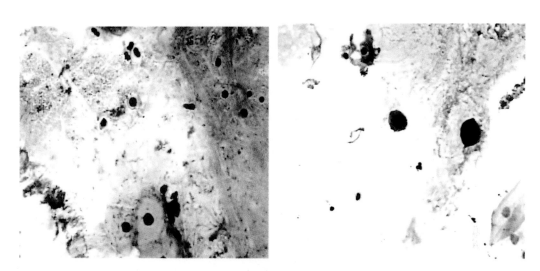

图 100-3　痰脱落细胞学检查
上皮细胞、细菌、少许中性粒细胞，吞噬细胞，另偶见细胞核质比稍增大